医教协同、课证融通、院校合作创新教材

（供各药学类、中医药类、药品与医疗器械类、医学技术类等相关专业用）

药用基础化学

含实验实训

主编◎ 陈晓靓　　代甜甜

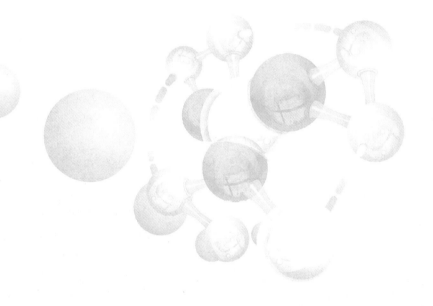

郑州大学出版社

图书在版编目(CIP)数据

药用基础化学／陈晓靓，代甜甜主编. — 郑州：郑州大学出版社，2022. 9
ISBN 978-7-5645-8922-6

Ⅰ. ①药… Ⅱ. ①陈…②代… Ⅲ. ①药物化学 - 教材 Ⅳ. ①R914

中国版本图书馆 CIP 数据核字(2022)第 132571 号

药用基础化学

YAOYONG JICHU HUAXUE

策划编辑	李龙传		封面设计	苏永生
责任编辑	李龙传		版式设计	苏永生
责任校对	张彦勤		责任监制	凌　青　李瑞卿

出版发行	郑州大学出版社		地　　址	郑州市大学路 40 号(450052)
出版人	孙保营		网　　址	http://www.zzup.cn
经　销	全国新华书店		发行电话	0371-66966070
印　刷	河南大美印刷有限公司			
开　本	850 mm×1 168 mm　1 / 16			
印　张	25.75		字　　数	747 千字
版　次	2022 年 9 月第 1 版		印　　次	2022 年 9 月第 1 次印刷

| 书　号 | ISBN 978-7-5645-8922-6 | | 定　　价 | 78.00 元 |

本书如有印装质量问题,请与本社联系调换。

作者名单

主　编　陈晓靓　贵阳康养职业大学
　　　　代甜甜　贵阳康养职业大学
副主编　郭晓青　贵阳康养职业大学
　　　　罗世霞　贵州师范大学
　　　　蔡　娟　赣南卫生健康职业学院
　　　　刘　杰　铜仁职业技术学院
　　　　王　丽　贵州医科大学
编　者　（以姓氏首字拼音为序）
　　　　曹　霞　中国铁路成都局集团有限公司贵阳疾病预防控制中心
　　　　陈和举　贵阳康养职业大学
　　　　何　文　河南护理职业学院
　　　　何昌发　贵州省粮油产品质量监督检验站
　　　　何茂秋　贵州医科大学
　　　　黄镇良　福建卫生职业技术学院
　　　　李翠萍　河南护理职业学院
　　　　林沁华　赣南卫生健康职业学院
　　　　刘春叶　贵阳职业技术学院
　　　　欧　娅　贵阳康养职业大学
　　　　魏　进　贵州省农业科学院
　　　　吴娜怡郁　贵阳康养职业大学
　　　　肖奇志　贵阳康养职业大学
　　　　张晓春　贵阳康养职业大学
　　　　周　玮　贵州省农业科学院
　　　　朱　芳　贵阳康养职业大学

前　言

　　为贯彻落实《国家职业教育改革实施方案》《关于推动现代职业教育高质量发展的意见》《教育部关于职业院校专业人才培养方案制订与实施工作的指导意见》《教育部办公厅关于印发"十四五"职业教育规划教材建设实施方案的通知》中加强课程改革和教材建设的精神,紧紧围绕培养符合医药卫生类岗位需求的"创新型、应用型、技能型"人才目标,按"需用为准、够用为度、实用为先"的原则,遵循"价值塑造、知识传授和能力培养融为一体"的编写思路,安排教学内容,注重体现内容的思想性、科学性、先进性和实用性,突出高职高专教育的特色,我们编写了本版《药用基础化学》,以适应我国高等职业教育教学改革和高质量发展的需要。

　　全书内容分为无机化学、有机化学、分析化学三篇和实验实训,包括物质结构、分散体系、化学反应速率和化学平衡、非金属元素和金属元素、有机化合物的命名(根据新版《有机化学命名原则》命名)、有机化合物的反应、立体化学基础、定量分析概述、滴定分析法等。通过设置"学习引导""知识链接""课堂互动""同步检测"等编写模块,融入新技术、新规范和新知识,培养学生理论联系实际、分析问题和解决问题的能力以及创新思维的能力。搭建与教材配套的数字化教学资源,助力学生自主学习。本教材为书网融合教材,即纸质教材有机融合课程教学资源(PPT、微课、视频等)、题库、数字化教学服务(在线教学、在线作业、在线考试等)。注重挖掘提炼教学内容中所蕴含的思想价值和精神内涵。在"知识链接中"融入"卢嘉锡院士与小数点的故事""青蒿素的发现"等思政元素,以培养学生科学人文精神和勇于探索的创新精神。注重教学知识与专业知识、医学知识相结合。编写中,尽可能引用医药相关教学案例,如"抗癌药顺铂""血液透析"等,增强教材的可读性、实用性和趣味性。

　　本书的编写坚持承前启后、深入浅出、精益求精的原则,创新教材编写模式,注重理论与实践相结合,突出学生创新能力、实践能力的培养。授课参考学时为126学时左右,为一学年教材。在使用本教材时,各院校可根据具体教学情况,在保证课程基本要求的前提下对内容斟酌取舍。本书的编写顺序只供参考,任课教师可根据需要自行调整。

鉴于药用基础化学的专业基础课程地位和作用,在实验实训内容的选取和设计上,注重与专业核心课程和药学岗位的衔接,强化与职业资格标准(技能鉴定)的对接,突出与职业技能竞赛的承接,体现"岗位能力为本、服务后续课程、兼顾职业技能鉴定和竞赛"编写理念。

实验实训,以学生操作为主,放在本书最后简易装订,便于学习、查阅和携带。

本教材在编写过程中参考、借鉴了部分著作、教材及相关资料,在此向有关作者和出版社表示感谢。同时,本教材在编写过程中得到了各位编者所在单位的大力支持与帮助,在此谨向他们致以诚挚的敬意,也感谢贵州师范大学田义敏教师和杨芳、赵玉桂、刘讯等的辛苦付出。

限于编者水平和编写时间有限,书中难免有不妥和疏漏之处,恳请广大读者批评指正,以期修订时进一步完善。

编 者

2022 年 5 月

目　录

第二篇　有机化学

第三篇　分析化学

绪　论

一、药用基础化学研究的对象

药用基础化学是一门为药学类专业提供相关化学基础知识的专业基础课,研究的主要对象是人类周围的物质,把物质的化学变化及应用作为它的主要研究方向,是围绕医药卫生类专业人才培养目标来培养学生基本化学素养的一门重要基础课程。

化学是在原子、分子层次上研究物质的组成、结构、性质及其变化规律的自然科学。作为自然科学中的一门基础学科,是一门中心、实用、创造性的学科,促进当代科学技术进步和人类物质文明飞速发展的基础和动力。

二、化学的发展

(一)古代及中古时期(萌芽阶段)(17世纪中叶以前)

人类从懂得用火开始,就开始从野蛮进入了文明。燃烧是人类最早利用的化学反应,人类的饮食条件、生活条件都得到了改善,在制作陶器及青铜器等金属、寻求长生不老制药、造纸、染色、酿造、火药等使人类生活质量提高的生产技术的发明无一不是经历无数化学反应的结果。从古代开始,经验性、零散性和实用性的技术就已经和人类的生活密切相关了,只是化学尚没有成为一门科学。

(二)近代化学时期(17世纪末—19世纪末)

17世纪中叶以后,生产的迅速发展和数学、物理学、天文学等相关学科的发展促进了化学的发展。1661年玻义耳(Boyle R)首次指出"化学研究的对象和任务就是寻找和认识物质的组成和性质",把化学确立为科学。18世纪末,较精密的天平出现在化学实验室,化学的研究从对物质变化的简单定性进入到准确的定量研究。19世纪初,道尔顿(Daltan J)和阿伏加德罗(Avogadro)分别创立了原子论和原子-分子论说明了这些定律的内在联系,化学进入了近代化学的发展时期。19世纪下半叶,化学引入了物理学的热力学理论,从宏观角度解决了化学平衡的问题。随着化工工业的发展也促使了化学科学的深入发展。化学开始形成了无机化学、分析化学、有机化学和物理化学四大基础学科。

(三)现代化学时期(20世纪初,工业化阶段)

20世纪化学取得巨大的成就,研究对象从宏观世界发展到微观世界,无论在理论、研究方法、实验技术及应用等方面都发生了巨大的变化。四大基础化学学科也衍生出了新的生物化学、分子生物学、环境化学、材料化学、药物化学、地球化学和化学生物学等学科分支,化学已成为促进社会及科学发展的基础学科之一。21世纪化学向其他学科的渗透和交融的趋势更加明显。化学的发展已经并还将带动和促进其他相关学科的发展,同时其他学科的发展和技术的进步也会反过来推动化学学科的不断前进。

总之,化学是与国民经济各部门、人民生活各个方面、科学技术各领域都有密切联系的基础学科。它不仅是化学工作者的必备专业知识,而且是理、工、农、医各相关学科专业人士所必须掌握的专业基础知识。为培养基础扎实、知识面宽、能力强、具有创新精神的高级人才,较为系统地学习化学基本原理、掌握化学基本技能,了解它们在现代科学各个领域的应用是十分必要的。

三、药用基础化学的内容

药用基础化学的内容包括无机化学、有机化学和分析化学中与药学相关的三部分内容。

①无机化学部分包括溶液的组成、性质、表示方法等知识;②有机化学部分主要介绍与药物相关的有机化合物的组成、结构、性质、合成、应用以及它们之间的相互转变和内在联系;③分析化学部分介绍的是研究物质化学组成的分析方法、基础理论和分析技术。

学生通过药用基础化学课程的学习,应了解化学变化的基本规律,学会从化学反应产生的能量、反应的方向、反应的速率、反应进行的程度等方面来分析化学反应的条件,从而优化化学反应的条件;学会用原子分子结构的观点解释元素及其化合物的性质;正确处理各类化学平衡(酸碱平衡、沉淀溶解平衡、氧化还原平衡、配位平衡)的移动及平衡之间的转换;学会用定量分析的方法来测定物质的量,从而解决生产、科研中的实际问题,为进一步学习各门有关的专业课程打下基础。

四、药用基础化学与医学的关系

(一)药用基础化学是药学的基础

药学的发展首先是从化学开始的。早在 16 世纪,欧洲的化学家就致力于研制医治疾病的化学药物,从而推动了医学与化学的同步发展。1800 年,英国化学家 Davy 发现了 N_2O 的麻醉作用,后来乙醚、普鲁卡因等更加有效的麻醉药物相继问世,使无痛外科手术成为可能。1932 年,德国化学家 Domagk 发现一种偶氮磺胺染料 Prontosil,可治愈细菌性败血症。此后,抗生素的新时代到来了。用化学的概念和方法发现和开发药物,进而从化学的角度设计和创建新药。因为高端的药物研究,着重从分子水平讨论药物的作用原理和规律,寻找药物分析设计的途径和方法。

(二)药学的研究内容既包括化学学科又涉及生命科学

药学是医学的基础、化学的衍生,亦即化学与医学两界的交叉地带.没有化学基础,就无法研制药物;没有药物,亦无法治病救人。现代药学随着化学、物理学、医学、生物学、解剖学和生理学的兴起,大大促进了药学的发展。其主要标志就是学科分工越来越细,尤其是 20 世纪以来,早期没有分科的药物,因科学技术的发展,已先后发展成为独立的学科,从而使药学分离出去。而且又与其他学科互相渗透成为新的边缘学科。尤其是受体学说和基因工程的创立,为药学事业的发展产生了一个新的飞跃。

目前以无机物为主的制剂也大量出现,药物无机化学是近十多年来十分活跃的一个方面。人体内含有二十多种元素,这些生命元素在生命体内各司其职,维持着生命体的正常活动并推动生命体的发展。金属和它的配合物在生命体和药物中占有极为重要的地位。药物无机化学对于探讨发病因素,阐述药物分子的药理和作用机制,药物的改进和新药的设计有着极为重要的意义。

五、学习药用基础化学的基本方法

学习药用基础化学,首先要了解课程的特点和化学知识的结构特点。

药用基础化学是一门具有高度的抽象性、严密的逻辑性以及生动的形象性和趣味性,以实践为基础的自然科学。因此学习药用基础化学的学习既要掌握好理论知识,又要重视实践技能的锻炼。化学知识不仅有着普遍性和特殊性的联系,又有着相似性和递变性的联系。因此,在本门课程的学习中,可以通过一个知识点的学习,在这个基础上,总结出共性(即普遍性),区别出个性(即特殊性)。在药用基础化学的学习中,还要注意联系实际,尤其要联系专业、联系社会、联系生活,做到学以致用。

(刘 杰)

第一篇
无机化学

项目一　物质结构

任务一　原子结构与元素周期律

知识要求

◆掌握四个量子数的意义;原子核外电子排布的规律;多电子原子轨道近似能级图。

◆熟悉元素周期表及元素周期律。

◆了解微粒波粒二象性;不确定原理。

能力要求

◆能够写出前36位元素核外电子排布图。

◆能够描述元素周期表的排布。

◆能够理解元素周期律。

原子是组成自然界物质的基本单元,而原子是由居于原子中心带正电荷的原子核和核外带负电荷的电子构成的。自然界物质千千万万,性质都各不相同。所以,要了解物质的性质及其变化规律就需要学习原子的内部结构,特别是核外电子的运动状态。

一、原子核外电子的运动状态

1.电子的波粒二象性与电子云

化学反应中的最小微粒是原子。自然界中的化学反应,无论是宏观的,如爆炸、燃烧,还是微观的,如生物体内发生的生化反应,这些反应中的原子核并不发生变化,只是核外电子发生变化。因此,要了解物质性质及变化规律就需要学习核外电子的运动状态和规律。

(1)电子的波粒二象性:1924 年法国科学家德·布罗意(deBroglie L)提出:一般被看成物质粒子的电子,其实有波动性的观点,即电子等实物具有波粒二象性。用公式来表示就是:

$$\lambda = \frac{h}{p} = \frac{h}{mv}$$

式中,h 为普朗克常数;p 为动量;m 为质量;v 为速度;λ 为波长

上式称为德布罗意关系式。它表示能观粒子的波动性和粒子性可通过普朗克常量 h 联系起来。对于宏观粒子,物质的波长太短,一般不显示波动性。但对于微观粒子,质量很小,所以在微观粒子运动状态中,物质的波动性开始被人察觉。

不断有科学家对微观粒子的波粒二象性进行研究,科学家在之后进行的实验中进一步证实,对于微观粒子:分子、原子、质子、中子等,都具有波动性,并且都符合德布罗意方程式,最后证实了物质波的假设适用于一切物质微粒。

在证实电子是具有波动性之后,怎样把连续分布在空间为特征的波动性与分立分布的粒子性相统一呢? 德国科学家玻恩(Born M)提出了"统计解释",即空间任一点波的强度与粒子出现的概率成正比。

(2)不确定原理:牛顿经典力学中,宏观世界里物体的运动是遵循一个确定的轨道,即在任一瞬间,宏观质点运动同时有着确定的坐标、速度或动量。但是对于微观世界,微粒有着具有统计性质的波动性,还会有确定的位置和动量吗?

1927 年,德国科学家海森堡(Heisenberg W)提出了著名的不确定理论:具有波动性的粒子,不能同时有精确的坐标和动量。当它的某个坐标被确定得越精确,其动量就越不确定,反之亦然。两个量不确定的程度的乘积约为普朗克常数 h 的数量级,这就是著名的"不确定原理"。

海森堡的不确定理论为人们打开了一扇通往微观世界的大门。让人们意识到微观世界中物质的运动与宏观世界中是不一样的。任何粒子的运动都是不确定的,是在一个范围内运动。因此核外电子被局限在 10^{-10} m 的空间内运动,速度方面的不确定性很大,那么怎样来描述核外电子的运动呢?

(3)电子云:核外电子在原子核直径范围内以速度接近光速(即 3×10^8 m/s)运动,其运动规律与宏观物质不同,没有固定的轨道,不能同时准确地测定某一瞬间的位置及速度。因此,在描述核外电子运动时只能指出它在原子核外空间某处出现的机会(即概率)多少。如果以小黑点代表电子出现过的地方,小黑点的疏密就代表电子在核外出现的概率的大小,化学上常形象地称为电子云,如图 1-1-1。

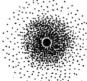

图 1-1-1　氢原子电子云示意

由图 1-1-1 可知,离核越近,电子云密度越大,表明电子出现的概率就越大。离核越远,电子云密度越小,表明电子出现的概率就越小。我们把电子出现概率相等的地方连接起来,称为电子云的界面,这个界面所包括的空间范围叫作原子轨道。可见,原子轨道与宏观轨道的含义不同,原子轨道表示的是电子经常出现的区域。

2. 原子核外电子运动转态的描述

电子在原子核外高速运动,都具有一定能量。实验表明,离原子核近的电子能量低,离原子远的电子能量高。氢原子核外只有 1 个电子,它出现在原子核的地方能量最低,称为基态。除氢原子以外,其他元素的原子的核外电子都多于 1 个,这些原子称为多电子原子,多电子原子的电子在核外运动状态更为复杂,其运动状态需用四个量子数来描述,它们各自反映着电子不同的运动状态及能量关系。

(1)主量子数(n):n 为电子层数,表示了电子运动离原子核的远近程度。n 可以取任意整数,如 1,2,3…,在光谱学中这些整数对应英文为 K、L、M、N…相同主量子数表明电子在同一电子层。主量子数是决定电子能量的主要因素,n 越大,离原子核越远,电子能量越高,反之亦然。

(2)角量子数(l):虽然主量子数相同的电子在同一电子层,但是同一电子层中的电子能量也有差别,而且电子云的形状(原子轨道)也不同。所以在同一电子层中又会分为能量稍有差别的电子亚层,用角量子数(l)表示。l 的值受到主量子数 n 的限制,可取 0,1,2,3…,($n-1$),共 n 个整数值,在光谱学中在光谱学中这些整数对应英文 s,p,d,f,g…l 又称电子亚层,决定了电子云的形状。

实验测出,不同亚层的电子云形状不同。s 电子云为球形对称;p 电子云呈哑铃形;d 电子云呈花瓣形。如图 1-1-2。

多电子原子中,由于电子间存在相互静电排斥,原子轨道的能量由 n、l 共同决定。在描述多电子原子核外电子能量状态时,需要 n 和 l 两个量子数,如 $n=3$,$l=1$ 时,相应的电子亚层可表示为 3p,即第三电子层中 p 亚层。处于同一电子亚层电子具有相同能量,故电子亚层又可称为能级,第三个电子层共有 3s、3p、3d 三个能级。当确定后,即在同一电子层中,l 越大,轨道能量越高。如 $n=3$,l 取值为 0、1、2,分别对应 3s、3p、3d 电子亚层或能级,则有 $E_{3d}>E_{3p}>E_{3s}$。

(3)磁量子数(m):在同一亚层中的电子,虽然电子云形状一致,但是在空间中的位置取向可能不一致,所以在同一亚层中表示电子云空间位置取向不同用磁量子数(m)表示。m 取值受 l 的限制,对于给定的 l,m 可以取 0、±1、±2、±1,共 ($2l+1$) 个值。它决定原子轨道的空间取向。即 l 电子亚层共有 ($2l+1$) 个不同空间伸展方向的原子轨道。例如,$l=1$ 时,m 可取 0、±1,表示 p 轨道(亚层)有三种空间取向,如图 1-1-3 所示。

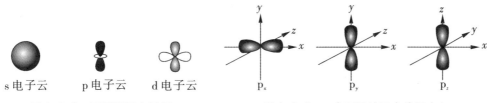

图 1-1-2　不同亚层电子云　　　　图 1-1-3　p 电子云的三个伸展方向

(4)自旋量子数(m_s):原子中核外电子绕着原子核进行高速运动过程中,也进行着"自旋"运动。自旋方向有顺时针和逆时针两个方向,用符号"↑""↓"表示,可取 $+1/2$ 和 $-1/2$ 两个值。

二、原子核外电子的排布

(一)多电子原子轨道近似能级图

美国化学家鲍林(L. Pauling)根据光谱实验结果,总结出多电子原子轨道近似能级图,如图 1-1-4 所示。

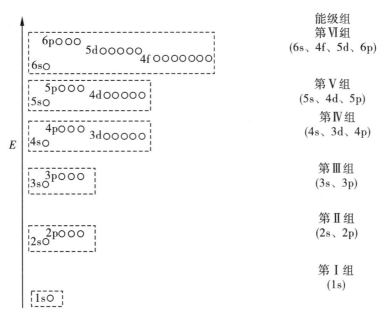

图 1-1-4　多电子原子轨道能级分组(Ⅰ-Ⅵ)

　　能级分组示意图反映各轨道能级能量高低的顺序。根据各轨道能量大小的相互接近程度分成七个能级组。能级组之间的能量相差较大,而能级组内各轨道能量相差较小。

　　我国化学家徐光宪由光谱实验数据归纳出判断能级高低的近似规律-(n+0.7l)规则,见表1-1-1。

表1-1-1　原子轨道能级分组

能级组	I	II	III	IV	V	VI	VII
原子轨道	1s	2s 2p	3s 3p	4s 3d 4p	6s 4f 5d 6p	6s 4f 5d 6p	7s 5f 6d 7p
n+0.7l	1.0	2.0 2.7	3.0 3.7	4.0 4.4 4.7	6.0 6.1 6.4 6.7	6.0 6.1 6.4 6.7	7.0 7.1 7.4 7.7
组内轨道数	1	4	4	9	9	16	16

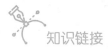
知识链接

屏蔽效应和钻穿效应

　　屏蔽效应:在多原子体系中,原子中其他电子对某电子 i 的排斥作用相当于它们屏蔽住了原子核,抵消了部分核电荷对电子 i 的吸引力,这种作用称为对电子 i 的屏蔽效,用电子的屏蔽常数 σ 表示被抵消的原子核的正电荷。

　　钻穿效应:由于电子的运动倾向于占有能量较低的区域,外层电子穿过内层电子空间钻入原子核附近,使电子的能量降低的现象称为钻穿效应。

　　由于屏蔽效应和钻穿效应的存在,会使得原子轨道发生能级交错现象、从第四能级开始出现能级交错现象。

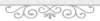

(二)核外电子排布规律

基态原子核外电子排布遵循如下三条规律。

1.泡利不相容原理

1925 年奥地利科学家泡利(W. pauli)提出:同一原子中,不可能有运动状态完全相同(即 4 个量子数完全相同)的电子同时存在。所以在一个原子轨道中,只可能存在 2 个自旋方向相反的电子。如在 s 亚层中有 2 个电子,p、d、f 亚层,分别有 6、10、14 个电子,这个规律可总结为每个亚层所容纳电子数为 $2n^2$。

2.能量最低原理

原子核外电子的排布在满足泡利不相容原理之后,会尽可能的使体系的总能量最低,这就是能量最低原理。根据核外电子填入能级的顺序图排布电子时,可以得到使整个原子能量最低的电子排布式,如图1-1-5所示。

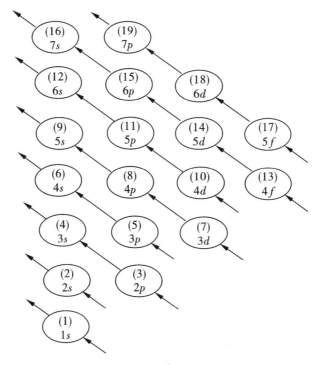

图1-1-5 电子填入能级的顺序

核外电子的排布式有如下两种表示方法。

(1)电子排布表示法:按照原子轨道高低顺序写出亚层符号,在亚层右上角表明其电子数。如基态$_4$Be原子,电子排布式为$1s^22s^2$,即在2个电子把1s轨道占满后,第3个电子填充到2s轨道;基态$_{11}$Na原子$1s^22s^22p^63s^1$,在K、L层填充了10个电子后,最后一个电子根据能量最低原理填充到3s中。

屏蔽效应和钻穿效应的存在,会使得原子轨道发生能级交错现象、从第四能级开始出现能级交错现象。如基态$_{19}$K原子,电子排布式表示为$1s^22s^22p^63s^23p^64s^1$,在K、L、M电子层填充满18个电子后,最后一个电子不是填充到3d轨道,而是填充到4s轨道中。基态$_{21}$Sc原子的电子先填满4s再填充3d,但是书写时还是要按电子层顺序书写,基态$_{21}$Sc原子的电子排布式为$1s^22s^22p^63s^23p^63d^14s^2$。

有时为避免电子排布式太长,习惯把内层电子已达稀有气体结构的部分,用稀有气体的元素符号加括号表示,如$_{10}$[Ne]、$_{18}$[Ar]、$_{36}$[Kr]、$_{54}$[Xe],称为原子实。如基态$_{26}$Fe原子的电子排布式是$1s^22s^22p^63s^23p^63d^64s^2$可简化为,$_{18}$[Ar]$3d^64s^2$。

(2)轨道方框图表示法:这种方法用一个方框表示一个轨道,从左到右表示轨道由低到高。此方法能更加直观地表示电子的排布方式。如9号元素的轨道表示为$_6$F:

↑↓	↑↓	↑↓	↑↓	↑

1s　　2s　　　　2p

3.洪特规则

当电子分布在能量相同的轨道上时,优先占据磁量子数m不同的轨道,且自选方向向反。这种排布让这两个电子不必挤在同一个轨道上,减小了电子间的相互斥力,使原子能量最低。如基态$_8$O原子的电子排布式为$1s^22s^22p^4$,用轨道方框图来表示即是:

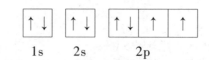

$$1s \qquad 2s \qquad 2p$$

但是也有特例：当 l 相同的简并轨道上，电子在的全充满（p^6、d^{10}、f^{14}）、半充满（p^3、d^5、f^7）或全空（p^0、d^0、f^0）这三个状态下，原子的能量最低。所以电子优先按这三种情况排布，如基态原子 $_{29}Cu$ 原子的电子排布式为 $1s^22s^22p^63s^23p^63d^{10}4s^1$，简写为 $[Ar]3d^{10}4s^1$，而不是 $[Ar]3d^94s^2$。

（二）价电子构型

一般在化学反应中参与的知识原子的外层电子，内层电子一般不改变。也就是原子实部分的电子排布一般不发生变化，原子实以外的电子层结构容易发生变化，从而引起元素化合价的变化。所以，外围电子一般称为价电子，价电子所处的电子层称为价电子层或价层。如 $_{20}Ca$：$[Ar]4s^2$，价层电子构型为 $4s^2$；$_{13}Al$：$[Ne]3s^23p^1$，价层电子构型为 $3s^23p^1$。

> 课堂互动
> 请写出基态原子 $_{24}Cr$ 原子的电子排布式。

三、元素周期律

（一）元素周期律

为了认识元素之间的相互联系和内在规律，现将核电荷数为 3～18 的元素原子的价电子层构型、原子半径、最高正化合价和负价以及元素的金属性和非金属性，按表 1-1-2 来以讨论。

> 课堂互动
> 请写出下列基态原子的电子排布式及价层电子构型。
> 1. $_{26}Fe$ 2. $_{47}Ag$ 3. $_{15}P$ 4. $_{12}Mg$

表 1-1-2 元素性质随原子序数的变化情况

原子序数	元素符号	价层电子构型	原子半径/pm	电负性	最高正价	最高负价	金属/非金属性
3	Li	$2s^1$	152	0.98	+1		活泼金属
4	Be	$2s^2$	111	1.57	+2		两性元素
5	B	$2s^22p^1$	88	2.04			不活泼非金属
6	C	$2s^22p^2$	77	2.55	+4	−4	非金属
7	N	$2s^22p^3$	70	3.04	+5	−3	活泼非金属
8	O	$2s^22p^4$	66	3.44		−2	很活泼非金属
9	F	$2s^22p^5$	64	3.98		−1	最活泼非金属
10	Ne	$2s^22p^6$	160				稀有气体元素
11	Na	$3s^1$	186	0.93	+1		很活泼金属
12	Mg	$3s^2$	160	1.31	+2		活泼金属
13	Al	$3s^23p^1$	143	1.61	+3		两性元素
14	Si	$3s^23p^2$	117	1.90	+4	−4	不活泼非金属
15	P	$3s^23p^3$	110	2.19	+5	−3	非金属
16	S	$3s^23p^4$	104	2.58	+6	−2	活泼非金属
17	Cl	$3s^23p^5$	99	3.16	+7	−1	很活泼非金属
18	Ar	$3s^23p^6$	191				稀有气体元素

元素原子随着原子序数的递增,其结构和性质都呈现周期性的变化。即每间隔一定数目的元素之后,又出现和前面元素相类似的性质。

1. 原子核外电子排布的周期性变化

原子序数从 3 ~ 10 的元素,即从锂到氖,有两个电子层,价层电子排布由 $2s^1$ 到 $2s^22s^6$,最外层电子数从 1 个递增到 8 个,达到稳定结构。原子序数从 11 ~ 18 的元素,即从钠到氩,有 3 个电子层,价层电子排布由 $3s^1$ 到 $3s^23p^6$,最外层电子数也从 1 递增到 8 个,达到稳定结。即随原子序数的递增,元素原子的价层电子排布呈现周期性的变化。

2. 原子半径的周期性变化

除稀有气体外,从金属锂到非金属氟,随着原子序数的递增,原子半径由大逐渐变小。再由金属钠到非金属氯,随着原子序数的递增,原子半径也是由大逐渐变小。若将所有的元素原子半径按原子序数递增顺序排列起来,将会发现随着原子序数的递增,原子半径发生周期性的变化。

3. 元素的电负性的周期性变化

1932 年美国科学家鲍林(L. C. Pauling)提出了电负性这一概念,电负性是指元素原子在分子中吸引电子的能力。鲍林确定了氟的电负性最大为 3.98,以此通过对比求得其他元素的电负性数值。电负性越大,原子在吸引成键电子的能力越强,反之就越弱。从锂到氖,随着原子序数的递增,电负性逐渐增大。再从钠到氯,随着原子序数的递增,电负性也是逐渐增大。即随着原子序数的递增,元素的电负性呈周期性变化。

4. 元素主要化合价的周期性变化

元素最高正化合价周期性地从+1 价依次递变到+7 价(氧、氟例外),非金属性的负化合价周期地从–4 价依次递变到–1 价。并且,非金属元素的最高正化合价与最低负化合价绝对值之和等于 8。

5. 元素金属性和非金属性的周期性变化

从表 1–1–2 中可看出,3 ~ 10 号元素是从活泼的金属元素开始逐渐递变到活泼的非金属元素,最后是稀有气体元素,11 ~ 18 号元素重复出现了上述变化规律。由此可知,元素的金属性和非金属性随着原子序数的递增而呈现周期性的变化。

如果继续对 18 号元素以后的元素继续分析,同样会发现与前面 18 种元素有相似的变化规律。通过上述研究,可以归纳出这样一条规律:元素的性质随着元素原子序数的递增而呈现周期性的变化,这个规律称为元素周期律。

元素周期律深刻揭示了原子结构和元素性质的内在联系,元素性质的周期性变化是元素原子核外电子排布的周期性变化的必然结果。

(二)元素周期表

元素性质周期性变化规律,称为元素周期律,决定元素性质的主要因素是原子核外电子排布的不同。因此,原子核外电子排布的周期性变化是元素周期律的本质原因。

> 课堂互动
> 请将元素 B、C、N、O、F 的非金属性按从强到弱的顺序排列。

1. 元素周期表的结构

(1)周期:人们发现,在近似能级图中,每个能级组所能容纳最多的电子数对应于周期表中一个周期所包含的元素数,如表 1–1–3 所示。

表 1-1-3　各周期和相应能级组的对应情况

周期		能级组		
周期数	元素数目	能级组数	最高能级组	可容纳最多电子数
1	2	1	1s	2
2	8	2	2s2p	8
3	8	3	3s3p	8
4	18	4	4s3d4p	18
5	18	5	5s4d5p	18
6	32	6	6s4f5d6p	32
7	31(未完)	7	7s5f6d7p	32

因此,能级组划分是化学元素划分为周期的根本原因。由于每个能级组包含的能级数目不同,可填充的电子数目不同,所以周期可分为:特短周期(第一周期);短周期(第二、三周期);长周期(第四、五周期);特长周期(第六周期)和未完成周期(第七周期)。

(2)族:元素周期表有 18 个纵行。同一主族元素的最外层电子数相同,除第 8、9、10 三个纵行称为第Ⅷ族元素外,其余 15 个纵行,每个纵行为一族。族序数用罗马数字Ⅰ、Ⅱ、Ⅲ、Ⅳ、Ⅴ、Ⅵ、Ⅶ等表示。族可分为主族、副族、第Ⅷ族和 0 族。

各主族元素的族数与该元素原子的最外层电子数(或价电子数)相等,同一主族元素的原子,虽然电子层数不同,但价电子构型相同。而副族的情况相对复杂。

(3)周期表中元素的分区:根据价电子构型还可以将元素分为 5 个区,分别是 s 区、p 区、d 区、ds 区和 f 区。如图 1-1-6 所示。

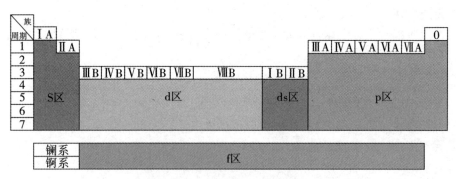

图 1-1-6　周期表中元素的分区

s 区元素:价电子构型特点为 $ns^{1\sim2}$。最后一个电子填充在 s 能级上(不包括氦)。包括 I A 至 II A 族,价电子容易失去,除氢元素外,均为活泼金属元素。

p 区元素:价电子构型特点为 $ns^2np^{1\sim6}$。最后一个电子填充在 p 能级上的元素(氦在 s 能级上)。包括 III A ~ VIII A,除氢以外所有非金属元素和少量金属元素。

d 区元素:价电子构型特点为 $(n-1)d^{1\sim9}ns^{1\sim2}$。最后一个电子填充在 d 能级上的元素。包括 III B ~ VIII B,d 区皆为金属元素。

ds 区元素:价电子构型特点 $(n-1)d^{10}ns^{1\sim2}$。包括 I B 和 II B,都为金属元素。

2. 元素周期性质变化规律

(1)同周期元素性质的递变规律:在同一周期中(第 1 周期除外),各元素的原子核外电子层数相同,从左到右,核电荷数依次增多,原子核对核外电子的吸引力逐渐增强,导致原子半径逐渐减少,故失电子能力逐渐减弱,得电子能力逐渐增强。因此,从左到右,同周期元素的金属性逐渐减弱,非金属性逐渐增强,电负性增大。一般来说,可以根据元素的最高价氧化物的水化物的碱性来判断元素金属性强弱;也可以根据最高价氧化物的水化物的酸性来判断元素非金属性强弱。

> **课堂互动**
> 写出第 17 号元素 Cl 原子的基态原子的电子排布式,指出它在周期表的位置;判断它是金属还是非金属;推测它的最高正价和最低负价。

(2)同主族元素性质的递变规律:在同一主族中,各元素原子的最外层电子数相同,自上而下电子层数逐渐增多,原子半径逐渐增大,导致原子核对核外层电子的吸引力逐渐减弱,故失电子能力逐渐增强,得电子能力逐渐减弱,所以,元素的金属性逐渐增强,非金属性逐渐减弱,电负性逐渐减弱。

3. 元素周期律和元素周期表的意义

元素周期律的发现和元素周期表的创立,对化学的学习、研究具有重要的指导意义。应用元素周期律和元素在周期表中的位置及相邻元素的性质关系可以判断元素的一般性质;预言和发现新元素;寻找和制造新材料等。不仅如此,周期律和周期表对所有元素进行了科学分类,给系统学习和掌握元素及其化合物的性质提供了正确的途径和方法,还可推动化学和其他科学及工农业生产的发展。例如,它对制造新化合物具有指导作用。由于位置相近的元素性质也相似,故利用 F、Cl、S、P、As 等元素制造农药;利用 W、Mo、Nb、Zr、Ti 等稀有金属制造收音机中的电子管;利用 Gs(铯)和 Rb(铷)等制造电视机中的光电管;利用 W、Mo、Ta、Nb 等元素制成的合金,能耐摄氏上千度的高温,是制造导弹、飞船、火箭所不可缺少的优良材料等等。元素周期律和元素周期表的重大意义,还在于它在自然科学上强有力地论证了自然界从量变到质变的转化。

知识小结

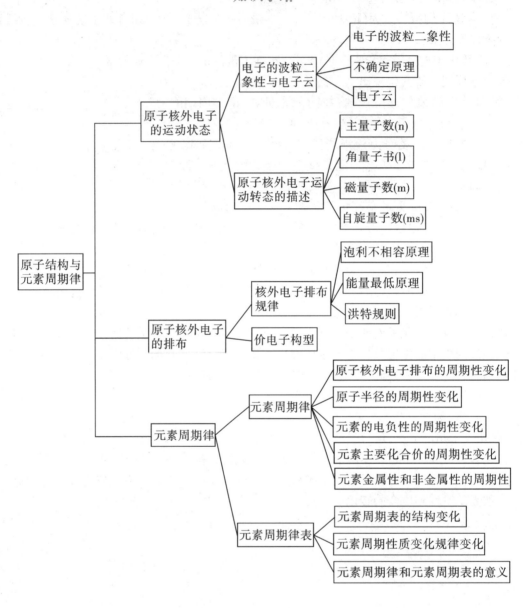

 同步检测

一、选择题

（一）单项选择题

1. 决定原子种类的是(　　)

　　A. 核内质子数　　　　　　　　　B. 核内电子数　　　　　　　　C. 核内中子数

　　D. 质子和中子数　　　　　　　　E. 核外电子数

2. 元素化学性质发生周期性变化的根本原因是(　　)

　　A. 元素的核电荷数逐渐增大　　　　　　B. 元素的原子半径呈周期性的变化

C.元素的化合价呈现周期性变化　　　　　　　　D.元素原子核外电子排布呈现周期性变化

E.元素的电负性呈现周期性变化

3.某元素位于周期表中第 3 周期ⅢA 族,原子最外层电子排布是(　　)

A.$3s^23p^3$　　　　　　　　　　B.$3s^13p^2$　　　　　　　　　　C.$3s^23p^1$

D.$3s^3$　　　　　　　　　　　　E.$3s^23p^2$

4.同一周期中,从左到右,元素的(　　)

A.金属性逐渐增强　　　　　　　B.非金属性逐渐增强　　　　　　C.元素半径逐渐增大

D.非金属性逐渐减弱　　　　　　E.元素极性逐渐减小

5.s 区的价电子构型为(　　)

A.$ns^{1\sim2}$　　　　　　　　　　B.$ns^2np^{1\sim6}$　　　　　　　　C.$(n-1)d^{1\sim9}ns^{1\sim2}$

D.$(n-1)d^{10}ns^{1\sim2}$　　　　　　E.$(n-2)d^{10}ns^{1\sim2}$

6.决定多原子电子能量 E 的量子数是(　　)

A.n　　　　　　　　　　　　　B.n 和 l　　　　　　　　　　C.n、l、m

D.l　　　　　　　　　　　　　E.m

7.p 电子云图形呈(　　)

A.球形　　　　　　　　　　　　B.哑铃型　　　　　　　　　　　C.花瓣形

D.椭圆形　　　　　　　　　　　E.四面体形

8.1992 年,我国取得的最重大科技成果之一是发现了三种元素的同位素,有一种是$^{208}_{80}Hg$,它的中子数是(　　)

A.80　　　　　　　　　　　　　B.128　　　　　　　　　　　　C.208

D.288　　　　　　　　　　　　E.108

9.下列各组量子数中合理的有(　　)

A.$n=0,l=0,m=-1$　　　　　　B.$n=0,l=3,m=1$　　　　　　C.$n=1,l=2,m=0$

D.$n=4,l=4,m=0$　　　　　　　E.$n=1,l=1,m=-1$

10.下列元素的原子半径最小的是(　　)

A.Al　　　　　　　　　　　　　B.S　　　　　　　　　　　　　C.P

D.Si　　　　　　　　　　　　　E.F

(二)多项选择题

1.电子在核外的运动状态常用四个量子数来表示(　　)

A.n　　　　　　　　　　　　　B.l　　　　　　　　　　　　　C.m

D.o　　　　　　　　　　　　　E.m$_s$

2.某一电子有下列成套量子数$(n、l、m、ms)$,其中可能存在的是(　　)

A.3,2,2,1/2　　　　　　　　　B.3,1,-1,1/2　　　　　　　　C.1,0,0,-1/2

D.2,-1,0,1/2　　　　　　　　　E.3,2,2,-1/2

3.对下列金属性描述正确的是(　　)

A.Na<Li　　　　　　　　　　　B.Ra>Ba　　　　　　　　　　　C.Fr<K

D.Mg>K　　　　　　　　　　　E.Ba>Ca

4.下列对第 3 周期元素描述正确的是(　　)

A.Al 是两性元素　　　　　　　B.金属性 NA<Mg　　　　　　　C.Cl 的非金属性最强

D.金属性随原子序数增大而减弱　E.极性随原子序数增大而增大

5.原子核外电子排布时应遵循的原则有(　　)

A.泡利不相容原理　　　　　　　B.能量守恒原理　　　　　　　　C.能量最低原理

D.洪特规则　　　　　　　　　　E.能量最高原理

二、填空题

1.元素周期表中有_____个周期,其中_____个短周期,_____个长周期,_____个不完全周期。周期表中共有_____个族,其中_____个主族,_____个副族,_____个Ⅷ族,_____个

0 族。

2. 某一多电子原子,在其第三电子层的亚层数是_____表示符号分别是_____,该电子层一共有_____个轨道。

3. 4p 亚层中轨道的主量子数为_____,角量子数为_____,该亚层的轨道最多可以有_____种空间取向,最多可容纳_____个电子。

4. 完成下表

原子序数	核外电子排布式	价电子构型	所在周期	所在族	所在区
	$1s^2 2s^2 2p^6 3s^2 3p^5$				
			4	ⅡA	s
23					
		$3d^{10} 4s^1$			

三、是非题(对的画√,错的画×)

1. 主量子数为 1 时,有两个方向相反的轨道。 (　　)

2. 因为 H 原子中只有 1 个电子,故它只有 1 个轨道。 (　　)

3. 当主量子数为 2 时,其角量子数只能取 1 个数,即 l=1。 (　　)

4. 任何原子中,电子的能量只与主量子数有关。 (　　)

5. 主量子数为 2 时,有 2s、2p 2 个轨道。 (　　)

四、简答题

1. 为什么各个电子层所能容纳的最多电子数是 $2n^2$?

2. 比较离子键和共价键的区别。为什么说离子键和共价键没有绝对的界限?

任务二 化学键与分子结构

知识要求

◆ 掌握离子键、共价键的形成、概念及特点;氢键的形成及条件;价键理论。

◆ 熟悉杂化轨道理论、分子间作用力的内容。

◆ 了解离子晶体、分子晶体、原子晶体的概念。

能力要求

◆ 能够理解离子键、分子键、氢键的概念。

◆ 能够描述价键理论、杂化轨道理论。

◆ 能够描述分子间作用力。

分子是参与化学反应的基本单元,而分子又是由原子组成。构成分子的原子种类、数目、原子的键合顺序和排列方式,这些都决定了分子的性质。原子可以相互结合成分子,原子既然可以结合成分子,说明原子之间存在着相互作用。化学上把这种相邻的两个或多个原子之间强烈的相互作用称为化学键。根据相互作用的方式不同,化学键可以分为离子键、共价键等不同类型。

一、离子键

(一)离子键的形成

1916 德国科学家科赛尔(W. kossel),提出了离子键的理论,认为离子键的本质是正离子和负离子间的相互作用。在活泼金属原子和活泼非金属原子相互接近时,因为两者电负性相差较大,有着形成稀有气体稳定结构的正离子和负离子的倾向。我们知道,金属钠和氯气能发生反应生成氯化钠。由于钠原子的最外层只有 1 个电子,容易失去,氯原子的最外层有 7 个电子,容易得到 1 个电子,从而使双方最外层都成为 8 个电子的稳定结构。当金属钠和氯气反应时,就发生了这种电子的得失,形成了带正电荷的钠离子(Na^+)和带负电荷的氯离子(Cl^-)。钠离子和氯离子之间除了有静电相互吸引的作用外,还有电子与电子、原子核与原子核之间的相互排斥作用。当两种离子接近到某一距离时,吸引和排斥作用达到平衡,于是阴离子和阳离子之间就形成了稳定的化学键。

这种阴、阳离子间通过静电作用所形成的化学键,称为离子键。

当活泼金属(如钾、钠、钙等)与活泼非金属(如氟、氯、氧等)化合时,都能形成离子键。例如,$NaCl$、CaF_2、K_2O 等都是由离子键所形成的。

氯化钠离子键的形成过程,可以用电子式来表示:

$$Na \times \ + \cdot \ddot{\underset{\cdot\cdot}{Cl}} : \longrightarrow Na^+ \left[\times \ddot{\underset{\cdot\cdot}{Cl}} : \right]^-$$

(二)离子键的特点

离子键无方向性也无饱和性。离子的电荷呈球形,对于空间上任意位置的相反电荷的吸引能力是一致的,没有空间选择性,所以无方向性。离子周围空间允许的条件下,可以尽可能多的吸引带相反电荷的离子,所以也无饱和性。

(三)影响离子键强度的因素

影响离子键引力大小的因素主要有离子的电荷和离子半径。离子的电荷越多,吸引相反电荷的能力也越强,形成的离子键也越强,离子化合物越稳定。离子的半径越小,相互间作用越强,离子键也越强,离子化合物也越稳定。

(四)离子晶体

由离子键形成的化合物称为离子化合物,又称离子晶体,如 $MgCl_2$、$AgCl$ 等都是离子晶体。离子晶体熔点和沸点较高,且硬度较大。常温下为固体,易溶于水难溶于有机溶剂;在水或熔融状态下能够导电。

知识链接

离子键的离子性成分

原子在形成化合物时,电负性差值大于1.7时,可形成离子键。由离子键形成的化合物称为离子化合物近代实验指出,即使是典型的离子型化合物,如CsF,其中Cs^+与F^-之间也不是纯粹的静电作用,仍有部分原子轨道重叠,Cs^+与F^-之间有92%的离子性,只有8%的共价性。当电负性的差值为1.7时,键的离子性约为50%,因此可认为当两元素电负性差值大于1.7可形成离子型化合物。

二、共价键

(一)共价键的形成

离子键是通过电子的得失形成离子化合物,那么有没有不通过得失电子也能形成稳定的化学键呢。1916年,美国科学家路易斯(G. N. Lewis)提出了经典共价键理论。该理论指出,共价键是原子间通过共用电子对形成的化学键。通常,相同的或者不同的非金属原子形成化合物时,一般是以共价键的形式结合。如氢气(H_2)的生成是由于当2个H原子相互作用时,它们得失电子的能力相同,所以只能采用每个H原子各提供1个电子,组成1个电子对,使每个H原子的最外层都达到2个电子的稳定结构。这种由2个原子各提供1个电子形成的电子对,称为共用电子对。如Cl_2、HCl、H_2O、NH_3等也是通过共价键结合形成的化合物称为共价化合物。其电子式可表示为

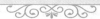

氢分子　　　　　H· + ×H ⟶ H×H

氯分子

氯化氢分子

水分子

氨分子

在化学上,通常用一根短线"—"表示一对共用电子。用这样的方法表示分子结构的式子称为结构式。例如,H_2的结构式为H—H,HCl分子的结构式为H—Cl。

经典的共价键理论可以初步解释共价键不同于离子键的本质,但是也存在着局限性。比如为什么同带着负电荷的两个电子也可以相互配对成键;共用电子对怎样形成空间构型稳定的分子等问题。1927年,德国科学家海特勒(W. H. Heitler)和伦敦(F. W. London)提出了价键理论,把量子力学理论运用到分子结构中,进一步阐明了共价键的本质。在1931年,美国科学家鲍林(L. C. Pauling)提出了杂化轨道理论,使得共价键理论得到进一步完善。

（二）价键理论

1. 价键理论基本要点

（1）自旋方向相反的未成对的两个原子接近时才能形成稳定化合物。

（2）原子中有未成对电子数等于原子所能形成的共价键数目。

（3）形成共价键的电子云重叠越多，共价键越稳定。

后两条要点又称为电子配对原理和原子轨道最大重叠原理。

2. 共价键类型

根据成键时原子轨道重叠方式的不同，分为 σ 健和 π 健。

（1）σ 健：成键时两原子轨道沿键轴方向以"头碰头"的方式发生最大程度的重叠，形成的共价键。重叠程度较大，相对稳定，可以绕键轴任意旋转，可以独立存在于两原子之间。如 s-s、s-s、s-p_x、p_x-p_x、轨道之间都可以形成 σ 健，如图 1-2-1 所示。

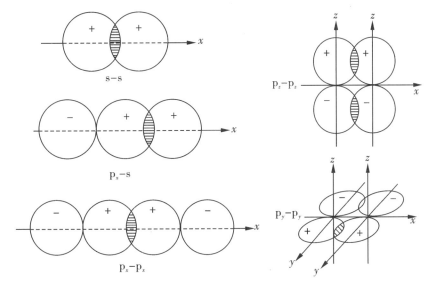

图 1-2-1　σ 健形成示意图

如 H_2 的形成过程中就是两个 H 原子轨道以"头碰头"的方式形成 σ 健。两个 H 原子的 1s 轨道发生重叠，2 个 H 原子核间电子云密度增大，体系能量下降，形成的共用电子对为 2 个成键原子所共有，最终形成稳定的 H_2 分子，如图 1-2-2 所示。

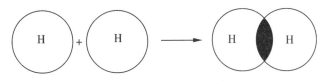

图 1-2-2　氢分子形成示意

（2）π 健：成键时两原子轨道沿着键轴方向以"肩并肩"的方式发生重叠，形成的共价键。p_y-p_y、p_z-p_z 轨道之间可以形成 π 健。

σ 健的轨道重叠程度比 π 健大，所以 π 键相对不稳定，容易断裂，化学活性较强。因此，π 键不能独立存在，只能与 σ 健存在于双键和三键中。

在形成 N_2 的过程当中，2 个 N 原子的 $2p_x1$ 轨道分别以"头碰头"方式相重叠成一个 σ 键，剩下两个 N 原子的 $2p_y$ 和 $2p_y$，$2p_z$ 和 $2p_z$ 只能以"肩并肩"的形式形成两个相互垂直的 π 键，如图 1-2-3 所示。

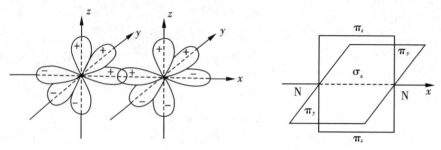

图 1-2-3　N_2 分子形成过程

3. 共价键的特点

（1）饱和性：一个原子有几个未成对电子，便和几个自旋相反的电子配对成键；而未成对电子数是有限的，故形成化学键的数目是有限的。

（2）方向性：在形成稳定的共价键是，原子核间电子云总是尽可能沿着密度最大的方向进行重叠。

课堂互动
　　指出下列物质中化学键的类型：
　　（1）KCl　（2）MgO　（3）HBr
　　（4）H_2S　（5）NaOH

 知识链接

配位键

在一些化合物中，还存在一种特殊的共价键。这种共价键中的共用电子对是由其中 1 个原子单方面提供的，这种共价键称为配位键。如果是 A 原子提供 1 对电子与 B 原子共用形成的配位键，可以用 A→B 表示。如 NH_3 分子和 H^+ 形成时，由于 NH_3 分子中 N 原子与 3 个 H 原子形成共价键后，还有 1 对未共用的电子对（也称孤对电子），而 H^+ 已经没有电子了（也称裸露的原子核），这样 NH_3 分子中的 N 原子就可以提供 1 对电子与 H^+ 共用，形成配位键。配位键的形成用电子式可表示为：

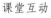

（三）杂化轨道理论

价键理论比经典共价键理论更好的阐明了共价键的形成过程和本质，但是不能解释一些分子或多原子分子离子的空间构型，比如 CH_4 形成过程中，C 原子的电子排布式为 $1s^2 2s^2 2p_x^1 2p_y^1$，只有两个未成对电子，按照价键理论只能与两个 H 原子形成共价键，但是实际中 C 与四个 H 原子形成正四面体结构。鲍林的杂化轨道理论能更好的解释多原子分子的空间构型和性质，丰富了现代价键理论。1953年，中国科学家唐敖庆等统一处理 s、p、d、f 轨道的杂化，提出杂化轨道一般方法，进一步发展了杂化轨

道理论内容。

1. 杂化轨道理论基本要点

(1)原子轨道杂化:在分子的形成过程中,中心原子使用的原子轨道不是原来的 s 轨道和 p 轨道,而是在同一原子中类型不同、能量相近的原子轨道经过叠加重新形成的一个新的原子轨道称为:杂化轨道。

(2)有几个原子轨道参与杂化,结果就会形成几个新的杂化轨道。杂化轨道比之前未杂化的轨道会更有利于原子轨道间最大程度的重叠,杂化轨道的成键能力更强。

(3)在原子轨道杂化过程中,杂化轨道的能量重新分配,轨道的性状和空间方向都发生改变。不同类型的杂化轨道具有不同的空间构型。

2. 杂化轨道的类型

根据参与杂化的原子轨道不同,可以分为 s-型、s-p-d 型杂化等。根据参与杂化的原子轨道数目不同,s-p 型杂化分子分为以下几类。

(1)sp^3 杂化轨道:能量相近的 1 个 s 轨道和 3 个 p 轨道,发生轨道杂化后重新形成 4 个相同的 sp^3 杂化轨道。每个 sp^3 有 1/4 的 s 成分和 3/4 的 p 成分,杂化轨道之间的夹角为 109°28′,形状呈四面体结构。

如 CH_4 分子形成,基态 C 原子的外层电子构型为 $2s^2 2p_x^1 2p_y^1$。C 原子杂化过程中,基态下 1 个 2s 电子被激发进入到 2p 轨道上,形成 $1s^2 2s^1 2p_x^1 2p_y^1 2p_z^1$ 的激发态,然后这 2s 轨道和 3 个有单电子的 2p 的电子再发生杂化形成 4 个等同的 sp^3 杂化轨道。4 个杂化轨道指向正四面体的四个顶点,每个轨道再与 H 原子的 1s 轨道重叠成 4 个 σ 健,生成 CH_4 分子,过程如图 1-2-4 所示。

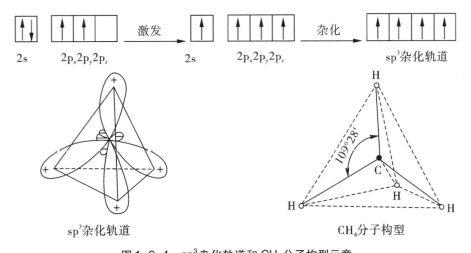

图 1-2-4　sp^3 杂化轨道和 CH_4 分子构型示意

(2)sp^2 杂化轨道:能量相近的 1 个 s 轨道和 2 个 p 轨道,发生轨道杂化后重新形成 3 个相同的 sp^2 杂化轨道。每个 sp^2 有 1/3 的 s 成分和 2/3 的 p 成分,杂化轨道之间的夹角为 120°,形状呈平面三角形结构。

如 BF_3 分子的形成,基态 B 原子的外层电子构型为 $2s^2 2p_x^1$。B 原子杂化过程中,基态下 1 个 2s 电子被激发进入到 2p 轨道上,形成 $1s^2 2s^1 2p_x^1 2p_y^1$ 的激发态,然后这 2s 轨道和 2 个有单电子的 2p 的电子再发生杂化形成 3 个等同的 sp^2 杂化轨道。3 个杂化轨道指向平面三角形的三个顶点,每个轨道再与 F 原子的 2p 轨道重叠成 3 个 σ 健,生成 BF_3 分子,过程如图 1-2-5 所示。

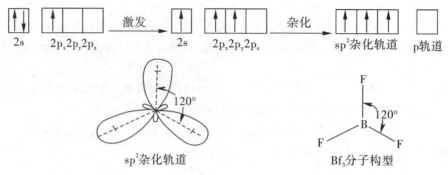

图 1-2-5　sp²杂化轨道和 BF₃ 分子构型示意

（3）sp 杂化轨道：能量相近的 1 个 s 轨道和 1 个 p 轨道，发生轨道杂化后重新形成 2 个相同的 sp 杂化轨道。每个 sp 有 1/2 的 s 成分和 1/2 的 p 成分，杂化轨道之间的夹角为 180°，形状呈直线型构型。

如气态分子 $BeCl_2$ 分子的形成，基态 Be 原子的外层电子构型为 $2s^2$。Be 原子杂化过程中，基态下 1 个 2s 电子被激发进入到 2p 轨道上，形成 $1s^2 2s^1 2p_x^1$ 的激发态，然后这 2s 轨道和有单电子的 2p 的电子再发生杂化形成 2 个等同的 sp 杂化轨道。每个 sp 轨道再与 Cl 原子的 3p 轨道重叠成 2 个 σ 键，生成 $BeCl_2$ 分子，如图 1-2-6 所示。

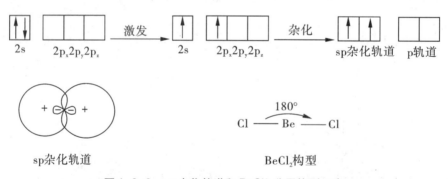

图 1-2-6　sp 杂化轨道和 BeCl2 分子构型示意

（4）不等性杂化：在杂化过程中如果有不参加成键的孤对电子，使得各杂化轨道的成分和能量不完全相同，称为不等性杂化。如 H_2O、NH_3。

如 H_2O 分子形成过程，基态 O 原子的外层电子构型为 $2s^2 2p^4$。杂化过程中 1 个 2s 轨道和 3 个 sp 轨道形成了 4 个 sp³杂化，其中 2 个杂化轨道各有 1 对孤对电子所占据，不参与成键；另两个杂化轨道各有 1 个成单电子，这两个杂化轨道分别与 2 各 H 原子的 1s 形成 2 个 σ 键。2 对孤对电子的轨道在原子核周围所占的空间较大，排斥挤压成键电子对，导致 σ 键的夹角被压缩到 103°30′。因此 H_2O 分子的空间构型呈 V 型，如图 1-2-7 所示。

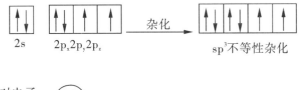

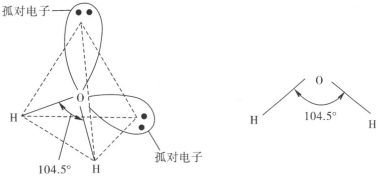

图1-2-7　sp³不等性杂化轨道和H₂O分子构型示意

3. 共价键的键参数

为了表征化学键的性质,常用键能、键长、键角和键的极性作为主要的键参数。

(1)键能:用来描述化学键强弱的物理量。在298 K和101.3 kPa标准状态下,将1 mol理想气体AB分子解离为理想气态A、B原子所需要的能量,称为AB的解离能,称为键能,单位为kJ/mol。

不同类型的化学键有不同的键能,键能越大表明键越牢固,分子更稳定。

(2)键长:成键的两个原子核间的平均距离的物理量,单位符号为pm。

成键原子半径越短,成键电子对越多,其键长越短,键能越大,共价键越牢固。

(3)键角:分子中键与键之间夹角的物理量,反映了分子空间构型的重要参数。常见分子键角、键长和几何构象见表1-2-1。

表1-2-1　某些分子键角、键长和几何构型

分子式	键角	键长/pm	分子几何构型
H_2O	104°30′	98	V型
CO_2	180°	121	直线型
NH_3	107°20′	107	三角锥型
CH_4	109°28′	109	正四面体
BF_3	120°	130	平面三角形

（四）原子晶体

相邻原子之间通过共价键结合而成的空间网状结构的晶体为原子晶体,例如金刚石、SiO_2等。由于原子晶体中原子之间的共价键很牢固,所以原子晶体熔点、沸点较高,硬度较大,不导电。

课堂互动
　　试用杂化轨道理论解释 NH_3 分子的形成。

三、分子间作用力和氢键

前面讨论离子键、共价键都是原子之间的相互作用。除了这种原子间较强的作用力之外,分子与分子之间还存在着一种较弱的力,大小只有化学键键能的 1/100 ~ 1/10。1873 年荷兰科学家范德华(van der Waals)提出了这种分子间作用力,故又称范德华力。原子结合成分子之后,分子通过分子间作用力结合成物质,物质固液气态的转化、溶解度等物理性质都与分子间作用力有关。分子间作用力本质上也属于静电引力的一种,其大小不仅与分子结构有关,也与分子极性有关。

(一)分子的极性

在介绍分子间作用力之前我们先来学习分子的极性。两个成键原子之间密电子云,两个成健原子的电负性相同与否,会影响电子云是否发生偏移,依据电子云是否发生偏移,将共价键分为极性共价健和非极性共价键两类。分子从总体上看是不显电性的。但因为分子内部电荷分布情况的不同,分子可分为非极性分子和极性分子。分子的极性与键的极性有一定的关系。

1. 极性共价键与非极性共价键

成键原子的电负性不同导致了化学键键的极性不同。当成键的两个原子相同时,由于同原子的电负性相同,吸引电子的能力相同,则共用电子对不偏向任何一个原子,成键的原子都不显电性,这种共价键称为非极性共价健,简称非极性键。如 H—H、Cl—C 等相同原子之间形成的共价键都是非极性键。

当成键的两个原子不同时,由于不同原子的电负性不同,吸引电子的能力不同,所以共用电子对必然偏向吸引电子能力较强的原子一方,使其带部分负电荷,而吸引电子能力较弱的原子则带部分正电荷,这种共价键称为极性共价健,简称极性键。如 H—C 健是极性健,共用电子对偏向 C 原子一端,使 C 原子带部分负电荷,H 原子带部分正电荷。

共价键极性的大小与成键原子电负性的差值有关,差值越大,极性越大。如 H—F 键的极性大于 H—C 键的极性。

2. 极性分子与分极性分子

极性分子是指分子内正负电荷重心不重合的分子;非极性分子是指分子内正负电荷重合的分子。

(1)双原子分子:双原子分子的极性与键的极性一致的。当非以极性键结合成的双原子分子就是非极性分子,如 H_2、O_2、N_2、Cl_2 等。当以极性键结合成的双原子分子就是极性分子,如 HCl、HBr、HI 等。

(2)多原子分子:多原子分子不单单取决于键的极性,还与分子的结构类型关。一般非极性键组成的多原子分子,大多数是非极性分子,如 P_4。

当多原子分子有极性键时,如果分子的空间构型均匀对称,键的极性可以相互抵消,则分子的正、负电荷中心重合,是非极性分子,如:CO_2 分子是直线型,BF_3 为平面正三角形,CH_4 分子为正四面体型。这些都是非极性分子。

如果分子的空间构型不对称,则分子中正、负电荷重心不重合,是极性分子。如 H_2O 分子是 V 型分子。

3. 偶极矩

既然分子有极性,那么分子极性的大小可以用偶极矩这一物理量来衡量,符号为 μ,单位为符号 C·m(库伦米)。偶极矩还是一个矢量,方向从正电荷重心指向负电荷重心。

$$\mu = qd$$

式中,q 为正电荷重心或负电荷重心的电量(C);d 为正、负电荷重心的距离(m)。μ 可以通过实验测得,μ=0 时分子是分极性分子;μ 越大,分子极性越强。

(二)分子间作用力

1. 取向力

极性分子的正电荷和负电荷的重心本来就不重合,并且极性分子中又始终存在着一个正极和一个负极,极性分子的这种固有的偶极,称为永久偶极。当极性分子两两相互接近时,分子间会发生"同性相斥,异性相吸"现象使得极性分子的偶极定向排列,而产生的静电作用力,即靠永久偶极之间产生的相互作用力称为取向力。分子极性越大,分子所带电荷越大,取向力越强。如图1-2-8所示。

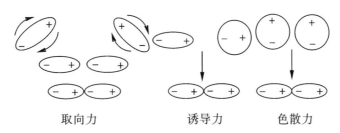

取向力　　　　诱导力　　　　色散力

图1-2-8　取向力、诱导力和色散力的示意

2. 诱导力

当极性分子和非极性分子间相互接近时,可将永久偶极看成一个外加电场,由于永久偶极的存在,使得非极性分子中的电子发生位移,产生了诱导偶极。在极性分子的永久偶极和分极性分子的诱导偶极之间发生的静电作用力,称为诱导力。

3. 色散力

非极性分子间相互接近时,非极性分子由于电子的运用及原子核的不断震动会发生瞬间电子云的相对运动,导致正、负电荷重心相对位移,产生瞬时偶极。瞬时偶极会诱导与其分子接近的分子产生与它相吸的瞬时偶极,这种分子间因为瞬时偶极产生的作用力称为色散力。分子的相对分子质量越大越易变形,从而色散力越大。

综上所述:非极性与非极性分子之间只存在色散力只存在;极性分子与非极性分子之间存在色散力和诱导力;极性分子与极性分子存在色散力、诱导力和取向力。

分子的极性和变形性受到这三种力的影响,极性越大,取向力越大;变形性越大,色散力越大;诱导力与这两种因素有关。大多数分子中色散力是主要的分子间作用力。

分子间作用力影响了物质的物理性质,如沸点、熔点、溶解度等。分子间作用力越大,沸点、熔点较高。相同类型的单质、相同类型的化合物的沸点和熔点随分子质量的增大而增大。如卤素单质的分子量、熔点和沸点见表1-2-2。

表1-2-2　卤素单质的分子量、熔点和沸点

卤素单质	F_2	Cl_2	Br_2	I_2
分子量	38	71	160	254
熔点/℃	−219.6	−101	−7.2	113.5
沸点/℃	−188.1	−34.6	58.78	184.4

(三)氢键

一般结构相似的物质,熔点、沸点随着相对分子质量的增大而增大。但是氢化物的熔点、沸点却出

现了意外。如氢化物的沸点见表1-2-3。

表1-2-3 氢化物的沸点

氢化物	HF	HCl	HBr	HI
分子量	20	36.5	81	128
沸点/℃	19.54	-84.9	-67.0	-35.38

HF 的沸点比同族其他元素 HX 高很多,因为 HF 分子之间除分子之间作用力之外还有氢键。

(1)氢键的形成:以 HF 为例来说明氢键的形成。在 HF 中,H 原子与电负性很大、半径很小的 X 原子(如 F、O、N 等)形成强极性的共价键时。两原子之间的电子云强烈地偏向 X 原子,使得氢原子几乎变成一个"裸露"的带正电荷的原子核。这时的 H 原子可以和另一个电负性大、半径小其有故对电子的 Y 原子(如:F、O、N 等)产生较强的静电吸引作用,从而形成氢键。

氢键一般用虚线来表示,如:F—H…F、O—H…O、N—H…O。

(2)氢键的类型:氢键可以分为分子内氢键和分子间氢键,如图1-2-9所示。

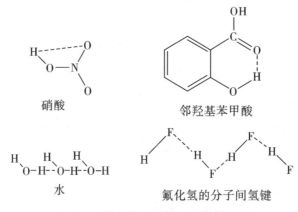

图1-2-9 分子内氢键和分子间氢键的示意

(3)氢键对化合物物理性质的影响:在同类化合物中分子间氢键的存在,会使得物质的熔点、沸点升高许多。但是分子内氢键的形成,会使得分子极性下降,熔点、沸点不会上升,反而会下降。

在极性溶剂中,如果溶质分子和溶剂分子间存在氢键,则溶质的溶解度增大。所以甲醇、乙醇能与水任意比例混合。如果溶质分子内形成氢键,会使得分子极性下降,在极性溶剂中溶解度下降;但在非极性溶剂中,其溶解度会增大。

> **课堂互动**
>
> 判断下列各组分子键存在何种分子间作用力。
>
> (1)CCl₄ 和 NH₃　(2)HCl 和 H₂O　(4)H₂S 和 CS₂

(四)分子晶体

分子晶体有分子间作用力相互结合而成,由于分子间作用力比共价键和离子键要弱得多,所以分子晶体熔点、沸点较低,硬度很小。分子溶解性决定分子的极性,遵循"相似相溶"原理,其固态或熔融状态下均不导电,分子不带电。

知识小结

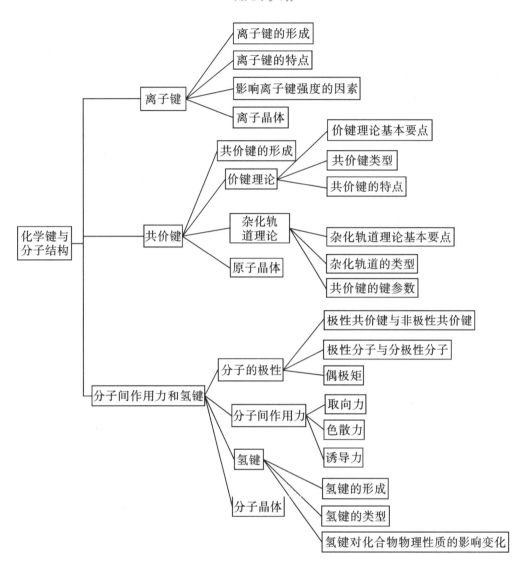

 同步检测

一、选择题

（一）单项选择题

1. 甲烷分子（CH_4）中 C 原子以（　　）杂化轨道成键。

A. sp 　　　　　　　　　　　 B. sp^2 　　　　　　　　　　　 C. sp^3

D. 不等性 sp^3 　　　　　　　 E. 不等性 sp^2 杂化

2. 下列分子中，属非极性分子的是（　　）

A. SO_2 　　　　　　　　　　 B. CO_2 　　　　　　　　　　 C. NO_2

D. ClO_2 　　　　　　　　　　 E. H_2O

3. 下列物质分子间能形成氢键的是（　　）

A. HBr   B. H_2O C. H_2S

D. CH_4 E. HCl

4. 下列物质中,含有极性键的非极性分子是(　　)

A. H_2O B. CO_2 C. HCl

D. NH_3 E. HBr

5. SiF_4、NH_4^+ 和 BF_4^- 具有相同的空间构型,其构型是(　　)

A. 三角锥形   B. 正四面体形   C. 正方形

D. 平面正三角形   E. 四边形

6. O_2 分子之间存在的作用力是(　　)

A. 取向力   B. 色散力   C. 分子间氢键

D. 诱导力   E. 分子内氢键

7. 下列物质中含有共价键的离子化合物是(　　)

A. NaOH   B. H_2SO_4 C. $MgCl_2$

D. I_2 E. H_2O

8. sp^3 杂化轨道的空间构型是(　　)

A. 正四面体   B. 正三角形   C. 三角锥形

D. 直线型   E. 四边形

9. 物质沸点最高的是(　　)

A. H_2O B. H_2S C. H_2Se

D. H_2Te E. H_2S

10. 下列物质中,含有非极性共价键的化合物是(　　)

A. H_2O_2 B. HCl   C. Na_2SO_4

D. HI   E. H_2O

(二)多项选择题

1. 离子晶体具备的性质是(　　)

A. 较高的熔点   B. 较好的延展性   C. 较好的水溶性

D. 熔融时有较强的导电性   E. 较差的水溶性

2. 下列物质中,分子间同时有色散力和取向力的是(　　)

A. CH_4 B. NH_3 C. H_2O

D. HBr   E. H_2

3. 能与水产生氢键的物质有(　　)

A. HF   B. HCl   C. NH_3

D. C_2H_5OH E. HBr

4. 下列分子中,属于非极性分子的有(　　)

A. BF_3 B. NH_3 C. H_2O

D. CO_2 E. O_2

5. 氢气分子之间不存在的作用力是(　　)

A. 分子内氢键   B. 取向力   C. 色散力

D. 诱导力   E. 分子间氢键

二、填空题

1. 共价键具有两个特性,是_____和_____。

2. 两个原子的原子轨道以"头碰头"方式重叠而形成的共价键,称为_____键,以"肩并肩"的方式重叠而形成的共价键,称为_____键。

3. 非极性共价键是由_____的原子组成,由于元素的电负性相同,电子云在两核中间是_____。极性共价键是由_____的原子组成。

4. 下列分子中键角由大到小排列的顺序是_____。①BCl_3;②NH_3;③H_2O;④CH_4;⑤$HgCl_2$。

5. 化学键分为_____键、_____键和_____键。

三、是非题（对的画√,错的画×）

1. 分子轨道理论是以原子轨道理论为基础建立的。　　　　　　　　　　　　　　　　（　　）

1. 原子轨道发生杂化后可以增强成键能力。　　　　　　　　　　　　　　　　　　　（　　）

2. 凡是中心原子采取 sp^3 杂化轨道成键的分子,其空间构型都是正四面体。　　　　（　　）

3. 含有120°键角的分子,其中心原子的杂化轨道方式均为 sp^2 杂化。　　　　　　（　　）

4. 由极性键结合的物质,其分子一定是极性分子。　　　　　　　　　　　　　　　　（　　）

5. 所有 AB_3 型分子的偶极矩都不为零,故都是极性分子。　　　　　　　　　　　　（　　）

6. 同一原子中能量相近的原子轨道进行杂化,是形成杂化轨道的基本条件之一。　　（　　）

四、简答题

1. 判断下列各组的两种分子间存在哪些作用力。

（1）Cl_2 和 CCl_4

（2）CO_2 和 H_2O

（3）HBr 和 H_2O

（4）HF 和 H_2O

2. 分析下列化合物形成时采用的杂化类型及其空间构型。

CH_4　　BCl_3　　$BeCl_2$　　H_2O

（林沁华）

项目二　分散体系

任务一　分散系

在进行科学研究时,常把作为研究对象的那一部分物质或空间称为体系。体系中物理性质和化学性质完全相同,且与其他部分有明显界面的均匀部分称为相,只含有一个相的体系,称为单相或均相体系;含有两个或两个以上相的体系称为多相体系或非均相体系。

(一)基本定义

一种或几种物质被分散成细小的粒子,分布在另一种物质当中所形成的体系叫作分散系。其中,被分散的物质叫分散相,容纳分散相的物质叫做分散介质或分散剂。例如,生理盐水就是氯化钠的氯离子和钠离子分散在水中的分散系,氯化钠是分散相,水是分散介质。

(二)分散系的分类

根据分散相粒子的大小,分散系可分为以下3类:分子或离子分散系、胶体分散系和粗分散系(表2-1-1)。

分子或离子分散系通常又叫真溶液,简称溶液。在真溶液里,分散相又叫溶质,分散介质又叫做溶剂。酸、碱、盐溶液均属于此类分散系。一般均一、稳定,澄清透明。临床中常见的真溶液有碘酒、酒精等。

胶体分散体系中粒子直径在 $1 \sim 100$ nm,一般不能通过半透膜、均一、较稳定、有丁达尔现象,包括高分子溶液和胶体溶液,高分子溶液剂指高分子化合物溶解于溶剂中形成的均相液体制剂,以水为溶剂者,称之为亲水性高分子溶液剂,如胃蛋白酶溶液,右旋糖酐(可作为血浆代用品)。胶体溶液又称疏水胶体溶液或为溶胶剂,固体药物微细粒子(粒径大小为 $1 \sim 100$ nm)分在在分散介质中形成的非均相液体制剂,胶粒带电及胶粒表面的水化膜是胶体溶液稳定的主要原因。临床上通常使用经亲水胶体保护的溶胶剂,如制备氧化银胶体时,加入血浆蛋白作为保护胶而制成稳定的蛋白银溶液,用作眼睛、鼻子收敛杀菌药。

表 2-1-1　分散系的类型

分散质粒子直径	分散系类型		分散质粒子	实例
<1 nm	分子或离子分散系		小分子或离子	葡萄糖溶液、生理盐水
1 ~ 100 nm	胶体分散系	胶体溶液	胶粒	氢氧化铁溶胶
		高分子溶液	单个高分子	蛋白质溶液
>100 nm	粗分散系	乳浊液	液体小液滴	医药用松节油搽剂
		悬浊液	固体小颗粒	医用杀菌药硫黄合剂

　　粗分散系中的分散质可以是固体微粒也可以是小液滴,如果分散质是小液滴,则称之为乳浊液;若分散质固体微粒,则称之为混悬剂。乳浊剂一般是指一相液体以小液滴状态均匀分散于另一种液体中,临床中常用的乳浊剂有鱼肝油乳剂、脂肪乳注射剂等;混悬剂中微粒一般在 0.5 ~ 10 μm,生活中常用的混悬剂有:复方炉甘石洗剂、阿奇霉素干混悬剂等。

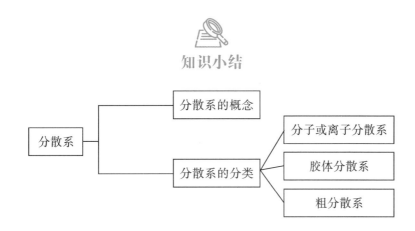

知识小结

同步检测

一、选择题

1. 下列分散系属溶液的是(　　　)
　　A. 牛奶　　　　　　　　　　　B. 淀粉溶液　　　　　　　　　　C. 消毒酒精
　　D. 水　　　　　　　　　　　　E. 胃蛋白酶溶液
2. 胶体溶液不具备的性质是(　　　)
　　A. 较稳定　　　　　　　　　　B. 能透过滤纸　　　　　　　　　C. 不均匀
　　D. 电泳现象　　　　　　　　　E. 能透过半透膜
3. 临床医学中所用的碘酒属于(　　　)
　　A. 溶液　　　　　　　　　　　B. 悬浊液　　　　　　　　　　　C. 乳浊液
　　D. 胶体溶液　　　　　　　　　E. 以上均不是
4. 溶液不具备的性质是(　　　)
　　A. 均一性　　　　　　　　　　B. 透明性　　　　　　　　　　　C. 丁铎尔现象
　　D. 稳定性　　　　　　　　　　E. 澄清

二、填空题

1. 根据分散性粒子的大小,分散系可分为 _____ 、 _____ 和 _____ 三大类。胶体中,分散相粒子的直径在 _____ 范围内,粗分散系的分散质粒子直径 _____ 。

2. 胶体溶液的主要性质有 _____ 、 _____ 和 _____ 。

3. 粗分散系中的分散质如果是固体颗粒,也可以是 _____ 。

三、简答题

1. 胶体溶液具有一定的稳定性的原因是什么?

2. 水、氯化钠溶液、淀粉溶液、炉甘石洗剂、鱼肝油分别属于哪种分散系。

任务二 溶液组成的表示方法及配制

知识要求

◆ 掌握物质的量及摩尔质量的概念。

◆ 熟悉常见溶液浓度的表示方法及相关计算。

◆ 熟悉溶液的配制和稀释换算。

能力要求

◆ 能够配制常见溶液。

◆ 能够对常见溶液进行稀释。

在化学实验室做实验或在医院中取用药品,可以用器具称量取用,用质量 m 或体积 V 衡量。而物质之间发生的化学反应是原子、离子或分子之间按一定的数目关系进行的,为了建立物质的微观粒子数目与宏观物质的质量或体积之间的联系,科学上引入了"物质的量"这个物理量。

一、溶液浓度的表示方法

(一)物质的量

在微观世界里,物质的量是用来表示构成物质微观粒子数目多少的基本物理量。它与长度、质量、温度和时间等一样,是国际单位制(SI)7 个基本物理量之一。物质的量用符号"n"来表示,书写物质的量 n 时,要在 n 的右下角或用括号写明物质的化学式。在应用物质的量时,需要注意两点:一是"物质的量"是一个专有名词,必须保持完整性。二是物质的粒子类型应予指明,这些粒子必须是微观粒子,是一个基本单元。例如某物质基本单元 B 的物质的量可以表示为 n_B。

1. 物质的量的基本单位

物质的量的基本单位为"摩尔",用 mol 表示。1971 年第十四届国际计量大会定义,摩尔是一个系统的物质的量,它以 0.012 kg ^{12}C 所含有的原子数为基准,即 0.012 kg ^{12}C 中碳原子的数量为 1 mol,0.012 kg ^{12}C 中的数原子称为阿伏伽德罗常数,目前测得阿伏伽德罗常数的近似值为 $6.02×10^{23}$,即 1 mol 包括 $6.02×10^{23}$ 个基本单元,例如:1 mol C 约含有 $6.02×10^{23}$ 个碳原子;1 mol Na^+ 约含有 $6.02×10^{23}$ 个钠离子;1 mol H_2SO_4 约含有 $6.02×10^{23}$ 个硫酸分子。

2. 物质的量的基本单元

以摩尔为单位表示物质的量必须指明基本单元。例如：

$n_{O_2} = 1 mol$ 表示基本单元 O_2 的物质的量为 $1 mol$，即 6.02×10^{23} 个氧气分子

$n_{2O_2} = 1 mol$ 表示基本单元 $2O_2$ 的物质的量为 $1 mol$

$n_{\frac{1}{2}O_2} = 1 mol$ 表示基本单元 $\frac{1}{2}O_2$ 的物质的量为 $1 mol$

以上例子中，O_2、$2O_2$、$\frac{1}{2}O_2$ 即为基本单元。

当选择不同基本单元时，如选择 B 或 aB（a 为不等于 0 的正整数或分数 ）为基本单元时，物质的量的关系为

$$n_{aB} = an_B$$

基本单元可以是分子、离子、原子、电子、光子及其他粒子，也可以是这些粒子的特定组合。选择基本单元不同，反应的化学计量数（即摩尔数）关系也是不同的。对于酸碱反应，一般选择得失一个质子对应的化学式为基本单元，如选择 HCl、$NaOH$、$\frac{1}{2}H_2SO_4$、$\frac{1}{2}Na_2CO_3$ 等为基本单元，对于氧化还原反应，一般选择得失一个电子对应的化学式为基本单元，如选择 Fe^{2+}、$\frac{1}{2}I_2$、$\frac{1}{5}KMnO_4$、$\frac{1}{6}K_2Cr_2O_7$ 等为基本单元。

物质的量相等的物质，它们所含的粒子数一定相同，而微观粒子数目太大，在以后的应用中，我们要比较几种物质所含粒子数目的多少，只需比较它们的物质的量的多少即可。在实际应用中，物质的量的单位也常采用毫摩尔（mmol）、微摩尔（μmol）等。

$$1\ mol = 10^3\ mmol = 10^6\ \mu mol$$

（二）物质的摩尔质量

$1 mol$ 物质所具有的质量称为摩尔质量，其单位常用 g/mol。若某物质 B 的质量为 m_B，物质的量为 n_B，则其摩尔质量为

$$M_B = \frac{m_B}{n_B}$$

摩尔质量也必须指明基本单元，当选择不同基本单元时，如选择 B 或 aB（a 为不等于 0 的正整数或分数 ）为基本单元时，摩尔质量的关系为

$$M_{aB} = aM_B$$

$1 mol$ 任何物质中所含的分子、原子或离子的数目虽然相同，但由于不同粒子的质量不同，不同物质的摩尔质量也不相同。某物质的摩尔质量，数值等于基本单元的化学式量。

即：

$$C\ 的摩尔质量\ M_C = 12\ g/mol$$

例如：

$$NaCl\ 的摩尔质量\ M_{NaCl} = 58.5\ g/mol$$

$$SO_4^{2-}\ 的摩尔质量\ M_{SO_4^{2-}} = 96\ g/mol$$

例 2-2-1 H_2SO_4 的化学式量为 98.078，H_2SO_4 的摩尔质量 $M_{H_2SO_4} = 98.078\ g/ml$，$\frac{1}{2}H_2SO_4$ 的摩尔质量是多少？

解：根据 $M_{aB} = aM_B$ 可知

$$M_{\frac{1}{2}H_2SO_4} = \frac{1}{2}M_{H_2SO_4} = \frac{1}{2} \times 98.078 = 49.039(g/mol)$$

物质的量 $n_B(mol)$ 与物质的质量 $m_B(g)$ 和物质的摩尔质量 $M_B(g/mol)$ 之间关系

$$n_B = \frac{m_B}{M_B}$$

例 2-2-2 试计算 10.6 gNa_2CO_3 的物质的量是多少？

解：已知 $M(Na_2CO_3) = 106.0$ g/mol

根据 $n_B = \frac{m_B}{M_B}$ 可知，$n_{Na_2CO_3} = \frac{m_{Na_2CO_3}}{M_{Na_2CO_3}} = \frac{10.6}{106.0} = 0.1(mol)$

(三)溶液浓度的表示方法

在化学实验，药品生产、临床工作的溶液配制中，经常需要精确地知道溶液中各组分的含量。例如，医院常用的药品消毒酒精、过氧化氢溶液（双氧水）、氯化钠注射液等都要求溶液具有一定的浓度，所以，规范地表示和准确地计算溶液的浓度是非常必要的。

溶液的浓度是指一定量的溶液或溶剂中所含溶质的量。可用下式表示：

$$溶液浓度 = \frac{溶质的量}{溶液(或溶剂)的量}$$

溶液的浓度有多种表示方法，医学上常用以下几种。

1. 物质的量浓度

物质的量浓度简称浓度，以溶质为 B 的溶液为例，溶质 B 的物质的量除以溶液的体积为"B 的物质的量浓度"或"B 的浓度"，用符号 c_B 或 $c(B)$ 表示。例如，氢氧化钠溶液物质的量浓度，记为 c_{NaOH} 或 $c(NaOH)$。

物质的量浓度的表示式为：

$$c_B = \frac{n_B}{V}$$

$$c_B = \frac{m_B}{M_B V}$$

式中，n_B 为溶质 B 的物质的量，V 为溶液的体积。

物质的量浓度的单位在化学和医学上多用 mol/L、mmol/L、μmol/L 等表示。

> 考点：
> 物质的量浓度计算。

$$1 \ mol/L = 10^3 \ mmol/L = 10^6 \ \mu mol/L$$

例 2-2-3 将 9 g NaCl 溶于水配制成 1000ml 溶液，求该溶液物质的量浓度。

解：已知 $\quad m_{NaCl} = 9$ g $\quad M_{NaCl} = 58.5$ g/mol $\quad V = 1000$ mL $= 1$ L

故 $\quad c_{NaCl} = \frac{m_{NaCl}}{M_{NaCl}V} = \frac{9 \ g}{58.5 \ g/mol \times 1 \ L} = 0.154$ mol/L

答：该溶液的物质的量浓度为 0.154 mol/L。

例 2-2-4 正常人血清中 Ca^{2+} 的物质的量浓度为 2.50 mmo/L，求 100 mL 正常人血清中含多少毫克 Ca^{2+}？

解：已知 $c_{Ca^{2+}} = 2.50$ mmol/L $= 0.0025$ mol/L $\quad M_{Ca^{2+}} = 40.0$ g/mL $\quad V = 100$ mL $= 0.1$ L

故 $\quad m_{Ca^{2+}} = c_{Ca^{2+}} \times M_{Ca^{2+}} \times V = 0.0025$ mol/L $\times 40.0$ g/mL $\times 0.1$ L $= 0.01$ g $= 10$ mg

答：100 mL 正常人血清中含 10 mg Ca^{2+}。

2. 质量浓度

质量浓度是指溶质的质量除以溶液的体积。对于溶质 B,其质量浓度用符号 ρ_B 表示:

$$\rho_B = \frac{m_B}{V}$$

表示溶液体积的单位一般用 L(升)。在化学和医药上质量浓度多用 g/L、mg/L、μg/L 等单位表示。

应注意质量浓度的符号 ρ_B 与密度符号 ρ 的区别,密度 ρ 没有下标,表示的是溶液的质量与溶液的体积之比,单位多用 kg/L、g/mL。质量浓度 ρ_B 要有下标指明溶质,如氯化钠溶液的质量浓度记为 ρ_{NaCl}。

考点:
质量浓度的计算。

例 2-2-5　临床上使用的生理盐水规格就是 100 mL 的生理盐水中含有 NaCl 0.9 g(100 mL:0.9 g),问生理盐水的质量浓度是多少? 某患者需要静脉滴注 800 mL,问有多少克 NaCl 进入了体内?

解: 已知 $m_{NaCl} = 0.9$ g　　$V = 100$ mL $= 0.1$ L

故　　　　　　　　　　　　$\rho_{NaCl} = \frac{m_{NaCl}}{V} = \frac{0.9 \text{ g}}{0.1 \text{ L}} = 9$ g/L

现患者需要　　　　　　　　　$V = 800$ mL $= 0.8$ L

故　　　　　　　　　$m_{NaCl} = \rho_{NaCl} \times V = 9$ g/L $\times 0.8$ L $= 7.2$ g

答:生理盐水的质量浓度是 9 g/L,某患者需要静脉滴注 800 mL,有 7.2 g NaCl 进入体内。

世界卫生组织建议,在医学上表示溶液浓度时,凡是已知相对分子质量的物质,均用其物质的量浓度;在使用物质的量浓度时,必须将该物质的基本微粒指明,它可以是原子、分子、离子以及其他粒子或这些粒子的特定组合体。如正常人体血液中 Na^+ 的浓度为 135~145 mmol/L,K^+ 的浓度为 3.5~5.5 mmol/L。对于未知其相对分子质量的物质,则可用其他溶液的浓度来表示,如质量浓度。

3. 质量分数

质量分数是指溶质 B 的质量与溶液质量之比,用符号 ω_B 表示:

$$\omega_B = \frac{m_B}{m}$$

应注意溶质与溶液的质量单位必须相同,ω_B 可用小数表示,也可用百分数表示,如市售浓硫酸的 $\omega_B = 0.98$ 或 98%。

考点:
质量分数的计算。

例 2-2-6　氯化钾注射液在临床常用来治疗各种原因引起的低钾血症,将 5 g KCl 完全溶于 95 g 水中,计算氯化钾溶液中 KCl 的质量分数。

解: 已知 $m_{KCl} = 5$ g　　$m = 5$ g$+95$ g $= 100$ g

故　　　　　　　　　　　　$\omega_B = \frac{m_{KCl}}{m} = \frac{5 \text{ g}}{100 \text{ g}} = 0.05$

答:此氯化钾溶液中 KCl 的质量分数为 0.05。

4.体积分数

体积分数是指液态溶质 B 的体积与溶液体积之比,用符号 φ_B 表示:

$$\varphi_B = \frac{V_B}{V}$$

应注意溶质与溶液的体积单位必须相同,体积分数既可用小数表示,也可用百分数示。例如,消毒酒精溶液中酒精的体积分数为 $\varphi_B = 0.75$ 或 $\varphi_B = 75\%$ 。

例 2-2-7 根据我国药典规定,0.5 L 消毒酒精中含纯酒精 0.375 L,计算消毒酒精的体积分数为多少?

解:已知 $V_{C_2H_5OH} = 0.375$ L $V = 0.5$ L

故 $$\varphi_{C_2H_5OH} = \frac{V_{C_2H_5OH}}{V} = \frac{0.375 \text{ L}}{0.5 \text{ L}} = 0.75$$

答:消毒酒精的体积分数为 0.75。

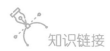
知识链接

酒类的"度"

乙醇的体积分数是商业上表示酒类浓度的方法。白酒、黄酒、葡萄酒等酒类的"度"就是指酒精的体积分数。我国白酒历史悠久,俗称烧酒,是一种高浓度的酒精饮料,一般为 50~65 度。例如:52 度的白酒,表示 100 mL 溶液里含有乙醇 52 mL。

(四)溶液浓度的换算

在实际工作中,我们常需要将溶液浓度由一种表示法变换成另一种表示法,换算只是不同的浓度表示方法之间单位的变换,而溶质的量和溶液的量都没有改变。常见的有两类型。

1.物质的量浓度与质量浓度之间的换算

由于配制溶液时使用质量浓度比较方便,而进行有关化学反应计算时使用物质的量度比较方便,将两者进行换算。

根据公式: $c_B = \dfrac{m_B}{M_B V} \rightarrow m_B = c_B \times M_B \times V$

$\rho_B = \dfrac{m_B}{V} \rightarrow m_B = \rho_B \times V$

$\rightarrow c_B \times M_B \times V = \rho_B \times V$

得 $c_B = \dfrac{\rho_B}{M_B}$ 或 $\rho_B = c_B \times m_B$

> 考点:
> 溶液浓度的换算。

例 2-2-8 患者在临床需要大量补液时,使用 50 g/L 的葡萄糖($C_6H_{12}O_6$)溶液,求该溶液物质的量浓度是多少?

解:已知 $\rho_{C_6H_{12}O_6} = 50$ g/L $M_{C_6H_{12}O_6} = 180$ g/mol

故
$$c_{C_6H_{12}O_6} = \frac{\rho_{C_6H_{12}O_6}}{M_{C_6H_{12}O_6}} = \frac{50 \text{ g/L}}{180 \text{ g/mol}} = 0.278 \text{ mol/L}$$

答:这种葡萄糖溶液的物质的量浓度是 0.278 mo/L。

2. 物质的量浓度与质量分数之间的换算

根据两者公式: $c_B = \frac{m_B}{M_B V} \rightarrow m_B = c_B \times M_B \times V$

$\omega_B = \frac{m_B}{m} \rightarrow m_B = \omega_B \times m$

$\rightarrow c_B = \frac{\omega_B \times m}{M_B \times V}$,因 $\rho = \frac{m}{V}$

$\rightarrow c_B = \frac{\omega_B \times \rho}{M_B}$

例 2-2-9 市售浓 HCl 含量 $\omega_{HCl} = 0.365$,密度 $\rho = 1.19 \text{ kg/L}$,它的物质的量浓度是多少?

解:已知 $M_{HCl} = 36.5 \text{ g/mol}$ $\omega_{HCl} = 0.365$ $\rho = 1.19 \text{ kg/L} = 1190 \text{ g/L}$

故
$$c_{HCl} = \frac{\omega_{HCl} \times \rho}{M_{HCl}} = \frac{0.365 \times 1190 \text{ g/L}}{36.5 \text{ g/mol}} = 11.9 \text{ mo/L}$$

答:这种浓 HCl 的物质的量浓度是 11.9 mol/L。

二、溶液的配制和稀释

(一)溶液的稀释

在工作中,常需要把一定浓度的浓溶液稀释成所需要的浓度。如将 $c_B = 12 \text{ mol/L}$ 的浓 HC1 稀释为分析化学实验常用的 $c_B = 0.1 \text{ mol/L}$ 的稀 HCl,或将 $\varphi_B = 0.95$ 的药用酒精稀释为 $\varphi_B = 0.75$ 的消毒酒精等。

溶液的稀释过程中常在原溶液中加入溶剂,使原溶液的浓度降低。其特点是溶液的体积增大了,但溶质的量没有变。即:

稀释前溶质的量=稀释后溶质的量

稀释前浓度×稀释前体积=稀释后浓度×稀释后体积

表达式为 $c_1 V_1 = c_2 V_2$

上式为溶液的稀释公式,下标"1"表示稀释前状态,下标"2"表示稀释后状态。必须注意以下几个方面的问题:①稀释前后的浓度 c_1、c_2 单位必须相同,体积 $V_1 V_2$ 单位也必须一致。②c_1、c_2 为广泛意义上的浓度,可以是物质的量浓度 c_B、质量浓度 ρ_B 或体积分数 φ_B 等,但不能是质量分数 ω_B。若浓度用质量分数 ω_B 表示,则稀释公式为:

> 考点:
> 溶液的稀释计算。

$$\omega_{B1} m_2 = \omega_{B2} m_2$$

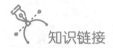
知识链接

溶液的浓缩

溶液的浓缩是溶液的稀释的反过程,浓缩是使原溶液的浓度升高的过程。其特点是溶液的体积因溶剂减少而缩小,但溶质的量没有变。即浓缩前溶质的量等于浓缩后溶质的量,因此溶液的浓缩也符合稀释公式。

例 2-2-10 苯巴比妥钠(俗名鲁米那)在临床上用于镇静、催眠及抗惊厥等。该注射液的质量浓度 $\rho_B = 100$ g/L,现将一支 1 mL 的注射液稀释为小白鼠抗惊厥的药物实验中需要用的质量浓度 $\rho_B = 5$ g/L 的溶液,问稀释后的体积是多少毫升?

解:已知　　　　　　　　　$\rho_1 = 100$ g/L　　　$\rho_2 = 5$ g/L　　　$V_1 = 1$ mL

根据稀释公式 $\rho_1 V_1 = \rho_2 V_2$

$$V_2 = \frac{\rho_1 V_1}{\rho_2} = \frac{100 \text{ g/L} \times 1 \text{ mL}}{5 \text{ g/L}} = 20 \text{ mL}$$

答:稀释后的体积是 20 mL。

(二)溶液的配制

溶液的配制一般分两种情况:一种是溶质为固体,直接配成一定浓度的溶液,如 $NaCl$、KCl、$NaHCO_3$ 等溶液的配制;另一种是溶质为浓溶液稀释成一定浓度的溶液,如 HCl、H_2SO_4、酒精等溶液的稀释。

◆溶质为固体,直接配成一定浓度的溶液的配制步骤为:

$$计算 \rightarrow 称量 \rightarrow 溶解 \rightarrow 转移 \rightarrow 定容 \rightarrow 混匀$$

例 2-2-11 如何配制 9 g/L 的 $NaCl$ 溶液(生理盐水)100 mL?

解:(1)计算:根据所需溶液的浓度和体积计算所需溶质的质量。

$$m_{NaCl} = \rho_{NaCl} \times V = 9 \text{ g/L} \times 0.1 \text{ L} = 0.9 \text{ g}$$

(2)称量:用托盘天平称取 0.9 g $NaCl$ 固体。

(3)溶解:将 0.9 g $NaCl$ 倒入烧杯中,加入适量蒸馏水,并用玻璃棒搅拌至溶解。

(4)转移和洗涤:将上述溶液用玻璃棒引流至 100 mL 量筒中,用洗瓶快速冲洗烧杯内壁和玻璃棒 2~3 次,并将洗涤液全部转移至量筒中。

> 考点:
> 　　配制溶液过程

(5)定容:向量筒中加蒸馏水距 100 mL 刻度线 1~2 cm 处,改用胶头滴管滴加蒸馏水至与溶液凹液面相切。

(6)混匀:用玻璃棒将溶液搅拌均匀。

◆溶质为浓溶液时,稀释成一定浓度的溶液稀释步骤

例 2-2-12 如何用 $\varphi_B = 0.95$ 的药用酒精配制 $\varphi_B = 0.75$ 的消毒酒精 100 mL?

解:(1)计算:根据稀释公式,计算出所需要溶质的体积。

$$V_1 = \frac{\varphi_2 V_2}{\varphi_1} = \frac{0.75 \times 100 \text{ mL}}{0.95} \approx 78.9 \text{ mL}$$

(2)量取:用 100 mL 量筒准确量取 $\varphi_B = 0.95$ 的药用酒精 78.9 mL。

(3)定容:向量筒中加入蒸馏水稀释至液面距 100 mL 刻度线 1~2 cm 处,改用胶头滴管滴加蒸馏

水至溶液凹液面的最低点与刻度线相切。

(4)混匀:用玻璃棒将溶液搅拌均匀。

一般情况下,配制溶液使用的仪器主要是托盘天平称量固体质量,量杯或量筒量取液体和盛装所配溶液,但如果对配制溶液的浓度要求十分精确时,则需要使用分析天平称量固体质量,移液管或吸量管准确量取浓溶液和容量瓶盛装所配溶液。

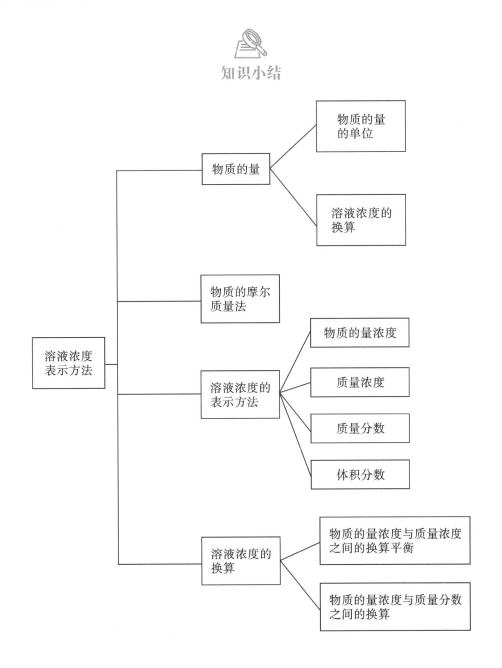

知识小结

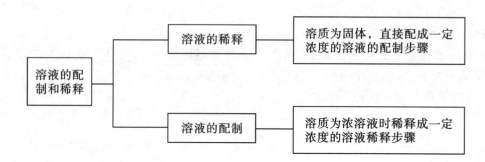

同步检测

一、选择题

（一）单项选择题

1.下列物质不属半透膜的是(　　)

　　A.鸡蛋衣　　　　　　　　　　B.滤纸　　　　　　　　　　C.蛋白质胶膜

　　D.火棉胶膜　E.细胞膜

2.(　　)为0.75的酒精称消毒酒精。

　　A.c_B　　　　　　　　　　　B.ρ_B　　　　　　　　　C.ω_B

　　D.φ_B　　　　　　　　　E.n_B

3.浓溶液稀释成稀溶液时(　　)保持不变。

　　A.溶剂的量　　　　　　　　　B.溶质的量　　　　　　　　C.溶液的量

　　D.溶液的浓度　　　　　　　　E.溶液的质量

4.在临床医学中,世界卫生组织(WHO)建议:在医学上表示体液浓度时,凡是已知相对分子质量的物质,均用(　　)表示。

　　A.质量浓度　　　　　　　　　B.物质的量浓度　　　　　　C.体积分数

　　D.质量分数　　　　　　　　　E.物质的量

5.在临床医学中,世界卫生组织(WHO)建议:注射液各成分的浓度应用(　　)同时加以注明。

　　A.物质的量浓度c_B和质量浓度ρ_B　　　　B.质量分数ω_B和质量浓度φ_B

　　C.物质的量浓度c_B和体积分数φ_B　　　　D.质量浓度ρ_B和质量分数ω_B

　　E.物质的量和物质的量浓度

（二）配伍选择题

1～3共用备选答案

　　A.硫酸　　　B.氧气　　　C.二氧化碳　　　D.水　　　E.甲烷

1.以上物质的质量相同,则所含分子数最少的是(　　)

2.以上物质的质量相同,则所含分子数最多的是(　　)

3.以上物质的分子数相同,则质量最大的是(　　)

4～7共用备选答案

　　A.1 mL 硫酸　　　B.16 g 氧气　　　C.22.4 mL 二氧化碳　　　D.22.4 L 水　　　E.1 mol 甲烷

4.以上物质中含有6.02×10^{23}个分子的是(　　)

5.以上物质中含有0.5 mol分子的是(　　)

6.以上物质中含有6.02×10^{23}个氧原子的是(　　)

7.以上物质中含有4 mol氢原子的是(　　)

二、填空题

1.溶液配制步骤一般为_____、_____、_____、_____、_____、_____。

2. 溶液的浓度是指_____。

3. 质量浓度与密度的区别是_____。

4. 扩散是指溶液中物质自发地由_____向_____迁移的现象。

三、简答题

如何配制 500 毫升生理盐水?

四、计算题

1. 某患者需要补充 4.6 g Na+,问需要补充多少毫升生理盐水?

2. 正常人血清中每 100 mL 含 100 mg 葡萄糖,计算正常人血清中葡萄糖的物质的量浓度(用 mmol/L 表示)。

3. 需用多少毫升的 0.95 酒精溶液配制 500 mL 的消毒酒精?

4. 100 mL 生理盐水中含 0.90 g NaCl,计算生理盐水的质量浓度和物质的量浓度。

5. 市售浓硫酸的密度 ρ 为 1.84 g/ml,质量分数为 98%,求其物质的量浓度 c_B。

（蔡　鹃）

任务三　稀溶液的依数性

知识要求
- ◆掌握蒸气压、沸点、凝固点和渗透压的定义。
- ◆理解蒸气压下降、沸点升高、凝固点下降的原理。
- ◆理解渗透现象。
- ◆熟悉渗透压在医药行业的应用。

能力要求
- ◆能够判断蒸气压、沸点、凝固点受溶剂及压力的变化。

溶液在形成过程中有两类性质会发生变化。一类性质变化取决于溶质的本性,如溶液的颜色、密度、酸碱性和导电性等;另一类性质变化取决于溶液中所含溶质的粒子数目,与溶质的本性无关,如溶液的蒸气压下降、沸点升高、凝固点下降和渗透压,对于难挥发非电解质稀溶液来说,称之为稀溶液的依数性。

一、溶液的蒸气压下降

(一)蒸气压

在一定温度下,密封容器中液体分子不断地蒸发在液面上方形成蒸汽,同时,液面附近的蒸汽分子也凝聚回到液体之中。当蒸发与凝聚速度相等时,气、液两相处于平衡状态,此时蒸汽的压强称为该液体在该温度下的饱和蒸气压,简称蒸气压。液体的蒸气压与温度和液体的固有属性有关。易挥发物质的蒸气压大,难挥发物质的蒸气压小。固体物质的蒸气压一般都很小。

(二)溶液的蒸气压下降

在一定温度条件下,稀溶液的蒸汽压比纯溶剂饱和蒸汽压低,这种现象叫蒸气压下降。这是因为溶液表面溶剂分子位置被溶质分子(或离子)占据,溶质难挥发,使得单位时间内逸出液面的溶剂分子数比纯溶剂少,达到平衡后溶液的蒸气压低于纯溶剂的蒸气压。溶液中难挥发性溶质浓度愈大,占据溶液表面的溶质质点数感多,蒸气压则下降越多(图2-3-1)。

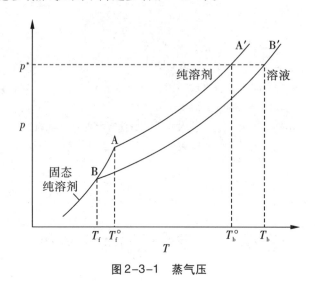

图2-3-1 蒸气压

若某温度下纯溶剂的蒸气压为 p_A^* ,溶液的蒸气压为 p , p_A^* 与 p 的差值就称为溶液的蒸气压下降,用 $\triangle p$ 表示:

$$\triangle p = p_A^* \times \chi_B$$
$$\triangle p = K b_B$$

式中, $\triangle p$ 为难挥发性非电解稀溶液的蒸气压下降值; b_B 为溶质的质量摩尔浓度; K 为比例常数。

上式表明:在一定温度下,难挥发性非电解质稀溶液的蒸气压下降($\triangle p$)与溶质的质量摩尔浓度成正比,而与溶质的种类和本性无关。

二、溶液的沸点升高

(一)沸点

沸点是液体的饱和蒸汽压等于外压时的平衡温度,当外压为标准大气压(101.325 kPa)时的沸点称为正常沸点。比如在标准大气压下,水的沸点是100 ℃,乙醇的沸点是78.5 ℃。液体的沸点与外界大气压有很大关系。外界大气压越大,液体的沸点就越高。例如:在101.3 kPa 下,水的沸点为100 ℃,如果外界大气压增高时,水的沸点就会高于100 ℃,如外界大气压降低时,水的沸点就会低于100 ℃。

液体沸点随外界压力改变的性质,在科学实验、化工生产和生活中都得到广泛应用。例如,提取和浓缩中药材中对热不稳定的有效成分时,常采用减压蒸馏或减压浓缩的方法,以降低蒸发溶剂的沸点,防止中药材中的有效成分在高温下分解;药品、容器、培养基、无菌衣、及其他对热稳定的物品,常在高温高压条件下进行灭菌,可缩短灭菌时间,提高灭菌效能。

(二)溶液的沸点升高

在一定外压条件下,当溶液中含有不挥发性溶质时,溶液的沸点会比纯溶剂的沸点高,这种现象叫沸点升高。

难挥发性非电解质溶液,由于蒸汽压下降,温度在纯溶剂沸点时溶液的蒸气压就小于外界大气压,要使溶液的蒸气压等于外界纯溶剂大气压,必须升高温度,这一现象就称为稀溶液沸点升高。从图 2-3-1 中可见,在 T_b^* 时溶液的蒸气压与外界的大气压(101.3 kPa)并不相等,只有在大于 T_b^* 的某一温度 T_b 时才能相等,因此,溶液的沸点要比纯溶剂的沸点高。

稀溶液沸点的升高与溶液的蒸气压下降有关,而蒸气压降低又与溶质的质量摩尔浓度成正比,因此,沸点升高也与溶质的质量摩尔浓度成正比,而与溶质的种类和本性无关。

$$\triangle T_b = T_b - T_b^* = K_b b_B$$

式中,$\triangle T_b$ 为沸点升高数值;b_B 为溶质的质量摩尔浓度;K_b 为溶剂的沸点升高常数,它是溶剂的特征常数,随溶剂的不同而不同。几种常见溶剂的 K_b 列于表 2-3-1。

表 2-3-1　常见溶剂的 K_b 和 K_f

溶剂	沸点(℃)	K_b(℃·kg/mal)	凝固点(℃)	K_f(℃·kg/mol)
水	100	0.512	0	1.86
乙醇	78.5	1.22	−177.3	1.99
丙酮	56.2	1.71	−95.4	−
苯	80.1	2.53	5.53	5.12
乙酸	117.9	3.07	16.6	3.9
萘	218.0	5.80	80.3	6.94

纯溶剂的沸点是恒定的,但非纯溶液的沸点却在不断变化。随着溶液的沸腾,溶剂不断被蒸发,溶液的浓度不断增大,沸点也不断升高,直到形成饱和溶液。此时溶剂蒸发,溶液浓度不再改变,蒸气压也不再改变,此时沸点才是恒定的,一般来说,溶液的沸点是指溶液刚开始沸腾时的温度。

三、溶液的凝固点降低

(一)凝固点

在一定外压条件下,固体溶剂与稀溶液达成两相平衡时的温度称为稀溶液的凝固点。如外压为 101.3 kPa 时,纯水和冰在 0 ℃时的蒸气压均为 0.611 kPa,0 ℃即为水的凝固点。而溶液的凝固点通常是指溶液中纯固态溶剂开始析出时的温度,对于水溶液而言,就是指水开始变成冰析出时的温度。

(二)溶液的凝固点降低

稀溶液中与只析出固态纯溶剂成相平衡时,稀溶液的凝固点比相同压力下纯溶剂的凝固点要低,这种现象叫凝固点下降。与稀溶液中沸点升高的原因相似,水溶液和冰的蒸气压只有在 0 ℃以下的某一温度 T_f 时才能相等,也就是说,在 0 ℃以下才出现溶液的凝固点,如图 2-3-1 所示。由于溶液的凝固点降低也是由溶液的蒸气压降低所引起的,因此,凝固点的降低也与溶液的质量摩尔浓度 b_B 成正比,而与溶质的种类和本性无关。

$$\triangle T_f = T_f^* - T_f = K_f b_B$$

式中,$\triangle T_f$ 为稀溶液的凝固点降低数值;K_f 为溶剂的凝固点降低常数,也是溶剂的特征常数,随溶剂的不同而不同,其单位是 ℃·kg/mL 或 K·kg/mL。

K_b、K_f 分别是稀溶液的 $\triangle T_b$、$\triangle T_f$ 与 b_B 的比值,不能机械地将 K_b 和 K_f 理解成质量摩尔浓度为 1 mol/kg 时的沸点升高 $\triangle T_b$ 和凝固点降低 $\triangle T_f$,因 1 mol/kg 的溶液已不是稀溶液,溶剂化作用及溶质粒子之间的作用力已不可忽视,$\triangle T_b$、$\triangle T_f$ 与 b_B 之间已不成正比。

在实际工作中,常用凝固点降低法测定溶质的相对分子质量,常用测定化合物的熔点或沸点来检验化合物的纯度。含有杂质的化合物的熔点比纯化合物的低,沸点比纯化合物的高,而且熔点的降低值和沸点的升高值与杂质含量有关。

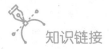
知识链接

冰雪天的道路上泼洒工业食盐加速除冰融雪

每逢冬春季节,道路被冰雪覆盖时,路政工作人员就在冰雪上泼洒工业食盐,来加速冰雪融化,从而使道路畅通。这就根据依数性的凝固点降低原理,冰雪可以认为是固态纯水,在冰雪中撒一些食盐,食盐溶解在水中后形成稀溶液。由于稀溶液的凝固点要低一些,依据相平衡条件,随着白天温度稍稍回升,就可以使平衡向稀溶液方向移动,冰雪就会加速溶解变成液体,从而达到除冰融雪的目的。同样基于凝固点降低的原理,在冬季,汽车的散热器里通常加入丙三醇(俗称甘油)、建筑工地上经常给水泥浆料中添加工业盐等,都是通过降低凝固点来预防冻伤。

四、溶液的渗透压

(一)渗透现象

在一杯清水中加入浓糖水,不久整杯水都会有甜味,最后得到浓度均匀的糖水溶液,这种现象称为扩散,两种浓度不同的溶液混合时都会产生扩散现象。

物质自发地由高浓度向低浓度迁移的现象称为扩散,扩散现象不仅存在于溶质与溶剂之间,也存在于不同浓度的溶液之间。若用一种只允许溶剂分子透过而溶质分子不能透过的半透膜,把溶液和纯溶剂隔开,那么在两溶液之间会出现什么现象? 扩散开始之前,连通器两边的玻璃柱中的液面高度是相同,经过一段时间的扩散以后,玻璃柱内的液面高度不再相同,溶液一边的液面比纯溶剂一边的液面要高。这是因为膜两侧单位体积内溶剂分子数不等,在单位时间内由纯溶剂进入溶液中的溶剂分子数要比由溶液进入纯溶剂的多,其结果是溶液一侧的液面升高。这种物质微粒通过半透膜自动扩散的现象称为渗透。当单位时间内从两个相反方向通过半透膜的水分子数相等时,渗透达到平衡,两侧液面不再发生变化。

半透膜的存在和膜两侧单位体积内溶剂分子数不相等是产生渗透现象的两个必要条件。

(二)溶液的渗透压与溶液浓度和温度的关系

为了阻止渗透现象的发生,必须在溶液液面上施加一额外的压力。这种阻止渗透作用进行所需施加给溶液的额外压力称为渗透压。

荷兰物理学家范特荷夫(vant Hoff)于 1886 年总结前人实验得出范特荷夫公式:溶液的渗透压与溶质的物质的量浓度和热力学温度成正比,与溶质的本性无关,可表示为:

$$\pi = c_B RT$$

式中,π 为渗透压,单位 kPa,c_B 为溶质的物质的量浓度,单位符号为 mol/L,R 为摩尔气体常数,数值为 8.314 kPa·L(mol·K),T 为热力学温度,单位 K。对于稀溶液来说,物质的量浓度 c_B 约等于质量

摩尔浓度 b_B,故可表示为

$$\pi \approx b_B RT$$

利用范特荷夫公式可以测定溶质的相对分子质量。对于小分子溶质多采用凝固点降低法测定相对分子质量;对于高分子化合物溶质则采用渗透压法测定相对分子质量。渗透压法测定的相对分子质量要比凝固点降低法测定的灵敏度高。

在一定温度下,稀溶液渗透压的大小与单位体积内溶液中所含溶质的粒子(分子或离子)数成正比,与粒子的性质和大小无关。所以不论溶质是离子(如 Na^+、Cl^-)、小分子(如葡萄糖)还是大分子(如蛋白质),只要相同体积的溶液中,所含溶质的粒子总数目相等,它们的渗透压就相等。溶液中能产生渗透效应的溶质微粒(分子、离子等)称为渗透活性物质。溶液中渗透活性物质的物质的量浓度称为渗透浓度,用 c_{os} 表示,单位符号为 mmol/L。

课堂互动

1. 农民们都知道盐碱地种植的庄稼很难生长,请结合渗透压知识解释为什么。

2. 在淡水中睁开眼睛游泳,会感到眼睛红肿、疼痛,请解释原因。

3. 北方人吃冻梨时,将冻梨从冰箱内拿出来放入凉水中浸泡一段时间,冻梨表面会结出一层薄冰,里面却解冻了,请解释一下此现象。

对于非电解质溶液来说,产生渗透作用的粒子是非电解质分子,其渗透浓度即为溶质的物质的量浓度。例如 0.1 mol/L 的葡萄糖溶液,其渗透浓度为 100 mmol/L。对于强电解质溶液来说,溶质解离的阴阳离子均为渗透活性物质,因此其渗透浓度为阴阳离子的浓度总和。例如 0.1 mol/L 的 NaCl 溶液,因为 NaCl 为强电解质,完全解离为 Na^+ 和 Cl^-,且 Na^+ 和 Cl^- 浓度均为 0.1 mol/L,因此其渗透浓度为 200 mmol/L;同理,0.1 mol/L 的 $CaCl_2$ 溶液,其渗透浓度为 300 mmol/L。因此,范特荷夫公式通常表示为

$$\pi = ic_B RT$$

式中,i 为校正系数,对于非电解质来说,$i=1$;对于强电解质来说,i 为强电解质解离的阴阳离子总数;对于弱电解质,i 略大于 1。

五、渗透压在医学上的应用

(一)渗透压在医学中的应用

1. 低渗、高渗、等渗溶液溶液

渗透压的高低是相对的。若两种溶液有相等的渗透压,称它们为等渗溶液;若这两种溶液渗透压不等,则渗透压高的那种溶液为高渗溶液,渗透压低的溶液为低渗溶液。在医学上溶液的渗透压大小常用渗透浓度来表示。

在医学上等渗、高渗和低渗是以血浆的渗透压为标准确定的。正常人血浆的渗透浓度平均值为 303.7 mmol/L。临床上规定渗透浓度在 280～320 mmol/L 的溶液称为生理等渗溶液;渗透浓度低于 280 mmol/L 的溶液称低渗溶液;渗透浓度高于 320 mmol/L 的溶液称高渗溶液。

医药上常用的等渗溶液有 9 g/L 的 NaCl 溶液、50 g/L 的葡萄糖溶液、19 g/L 的乳酸钠溶液等。

等渗溶液在医学上具有很重要的意义。临床上,患者输液时,通常要考虑溶液的渗透压。因为红细胞内液为等渗溶液,当红细胞置于高渗溶液中时,溶液的渗透压高于细胞内液的渗透压,水分子透过细胞膜向细胞外渗透,红细胞将逐渐皱缩,这种现象在医学上称为胞质分离,皱缩后的细胞失去了弹

性,当它们相互碰撞时,就可能粘连在一起而形成血栓。当红细胞置于低渗溶液中时,溶液的渗透压低于细胞内液的渗透压,水分子透过细胞膜向细胞内渗透,红细胞将逐渐膨胀,当膨胀到一定程度后,红细胞就会破裂,释出血红蛋白,这种现象在医学上称为溶血现象。只有在等渗溶液中时,红细胞才能保持其正常形态和生理活性,溶血现象和血栓的形成在临床上都可能会造成严重的后果。临床为了治疗的需要,输入少量高渗溶液也是允许的,但高渗溶液的用量不能太大,输速度要缓慢,以免造成局部高渗引起红细胞皱缩。

临床上,除了大量补液需要等渗外,配制眼用制剂也要考虑等渗。滴眼剂为直接用于眼部的外用液体制剂,以低分子溶液剂为主,少数为水性混悬液。滴眼剂虽然是外用剂型,但质量要求类似注射剂,对 pH、渗透压、无菌、澄明度等都有一定的要求。其中,渗透压是滴眼液的一个重要理化指标,《中国药典》要求应与泪液等渗。因为高渗溶液或低渗溶液会刺激眼部,使泪液增加而迅速稀释或冲去药液,从而降低生物利用度,此外,还会使眼部产生不适甚至疼痛。

 知识链接

甘露醇的利尿原理

渗透性利尿药为一类不易代谢的低分子量的化合物,具有脱水利尿作用,能通过肾小球到肾小管,而且不再被重吸收,形成高渗而阻止重吸收。如甘露醇、山梨醇。甘露醇(分子式 $C_6H_{14}O_6$,分子量182.17)口服不吸收,该药静脉注射后不易从毛细血管渗入组织,可迅速降低颅内压及眼内压,是临床抢救特别是用于脑部疾患抢救的一种常用药物。

问题 1. 试分析为什么甘露醇静脉给药后能降低颅内压和眼内压?

2. 试分析甘露醇使用不当的不良反应,以水和电解质代谢紊乱最为常见的原因。

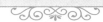

2. 晶体渗透压与胶体渗透压

人体体液中含有多种电解质(如 NaCl)、小分子物质(如葡萄糖)和高分子化合物(如蛋白质等)。其中电解质解离出的小离子和小分子物质产生的渗透压称为晶体渗透压,蛋白质等高分子化合物产生的渗透压称为胶体渗透压。人体血浆的正常渗透压约为 770 kPa,其中晶体渗透压约为 766 kPa,胶体渗透压仅为 3.85 kPa 左右。

由于生物半透膜(如细胞膜和毛细血管壁)对各溶质的通透性并不相同,所以晶体渗透压和胶体渗透压有不同的生理功能。由于晶体渗透压远大于胶体渗透压,所以细胞外液晶体渗透压对维持细胞内外的水盐平衡和细胞正常形态起重要作用。毛细血管壁也是半透膜,所以血浆中胶体渗透压对维持毛细血管内外的水、盐平衡也起着重要作用。如果因某种原因而使血浆蛋白含量减少,导致血浆胶体渗透压降低,血浆内的水、盐就会通过毛细血管壁进入组织间液,引起水肿。临床治疗中,因失血造成血浆渗透压降低的患者,不仅需要补充盐水,还应输入血浆或右旋糖酐等代血浆,恢复胶体渗透压的同时增加血容量。

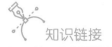

半透膜

有一种性质特殊的薄膜,它只允许较小的溶剂水分子自由通过而溶质分子很难通过,这种薄膜称为半透膜。半透膜是指某些物质可以自由通过,而另一些物质则不能通过的多孔性薄膜。这种膜可以是生物膜,也可以是物理性膜,如动物的膀胱膜、肠衣、蛋壳膜等,还有人工制成的半透膜如玻璃纸、胶棉膜等。物质能否通过半透膜,一是取决于膜两侧的浓度差,即只能从高浓度的一侧向低浓度的一侧移动;二是取决于该物质颗粒直径的大小,即某物质颗粒直径只有小于半透膜的孔径才能自由通过,否则不能通过。另外,标准的半透膜应是没有生物活性的,膜上无载体,膜两侧也无电性上的差异。物质通过半透膜遵循扩散作用的原理,是自由扩散过程。

(二)渗透压在食品加工行业中的应用

提高食品的渗透压压,使附着的微生物无法从食品中吸取水分,因而不能生长繁殖,甚至在渗透压大时,还能使微生物内部的水分反渗出来,造成微生物的生理干燥,使其处于假死状态或休眠状态,从而使食品得以长期保藏。常用的有盐腌法和糖渍法。盐腌法中,一般食品中盐浓度达到8%~10%可以抑制多数杆菌的生长,盐腌食品常见的有咸鱼、咸蛋、咸菜等。糖渍保存食品是利用高浓度的糖液抑致微生物生长繁殖,由于在同一质量百分比浓度的溶液中,离子溶液较分子溶液的渗透压大,因比,蔗糖必须比食盐大4倍以上的浓度,才能达到与食盐相同的抑菌作用;含有50%的蔗糖溶液可以抑制绝大多数酵母和细菌生长,65%~70%的蔗糖溶液可以抑制许多霉菌,70%~80%的蔗糖溶液几乎能抑制所有的微生物生长,糖渍食品常见的有甜炼乳、果脯、蜜钱和果酱等。

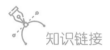

糖浆剂

糖浆剂系指含有药物、药材提取物或芳香物质的口服浓蔗糖水溶液。蔗糖及芳香剂等能掩盖药物的不良气味,改善口味,尤其受儿童欢迎。但是药典规定,糖浆剂中含糖量应不低于45%(g/mL)。请问是什么原因呢?

知识小结

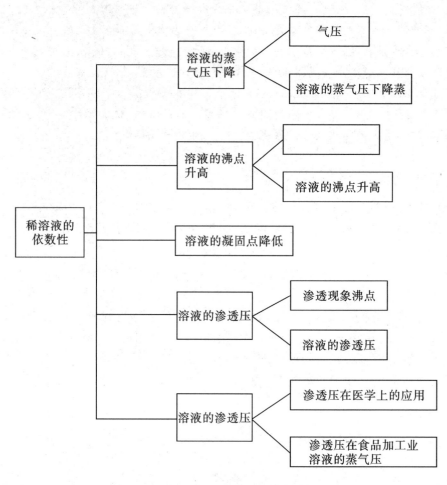

同步检测

一、选择题

（一）单项选择题

1.下列物质不属半透膜的是(   )

　　A.肠依　　　　　　　　　　　　B.滤纸　　　　　　　　　　　　C.蛋白质胶膜

　　D.火棉胶膜　　　　　　　　　　E.细胞膜

2.生理盐水是指(   )的 NaCl 溶液。

　　A.9 g/L　　　　　　　　　　　　B.0.9 g/L　　　　　　　　　　C.9 mol/L

　　D.0.9 mol/L　　　　　　　　　　E.0.9 g/mL

3.在一定温度下,渗透压与溶质粒子的(   )成正比。

　　A.大小　　　　　　　　　　　　B.性质　　　　　　　　　　　　C.浓度

　　D.数目　　　　　　　　　　　　E.分子量

4.临床上大量输液时,应采用(   )

　　A.等渗溶液　　　　　　　　　　B.高渗溶液　　　　　　　　　　C.低渗溶液

D. 任意浓度溶液 　　　　　　　　　　E. 高渗、低渗均可

5. 与血浆相比属等渗溶液的是(　　)
    A. 0.9 g/L NaCl 　　　　　　　B. 9 g/L NaCl 　　　　　　　C. 5 g/L 葡萄糖溶液
    　　D. 50 mol/L 葡萄糖 　　　　　E. 50 mmol/L 葡萄糖

6. 与血浆相比,下列不属于等渗溶液的是(　　)
    A. 等体积的生理盐水与 50 g/L 葡萄糖溶液 　　　B. 1 L 溶液中含 9 g NaCl 和 50 g 葡萄糖
    C. 100 mL 500 g/L 葡萄糖加水至 1000 mL 　　　D. 100 mL 500 g/L 葡萄糖中加入 900 mL 水
    E. 9 g/L 的 NaCl 溶液

7. 下列各组溶液是等渗溶液的一组为(　　)
    A. 0.1 mol/L NaCl,0.1 mol/L CaCl$_2$ 　　　　　B. 50 g/L 葡萄糖溶液,50 g/L 的 NaCl
    C. 50 g/L 葡萄糖溶液,50 g/L 蔗糖溶液 　　　　D. 0.15 mol/L NaCl,0.1 mol/L CaCl$_2$
    E. 0.1 mol/L NaCl,0.1 mol/L NaHCO$_3$

8. 下列溶液中间用半透膜隔开,会产生渗透现象的是(　　)
    A. 0.1 mol/L NaCl,0.1 mol/L KCl 　　　　　　B. 0.1 mol/L NaCl,0.1 mol/L CaCl$_2$
    C. 0.1 mol/L 蔗糖,0.1 mol/L 葡萄糖 　　　　　D. 0.2 mol/L 葡萄糖,0.1 mol/L NaCl
    E. 0.1 mol/L NaCl,0.1 mol/L HCl

9. 渗透压相同的溶液,(　　)相同。
    A. 物质的量浓度 　　　　　　　B. 质量浓度 　　　　　　　C. 渗透浓度
    D. 溶质的摩尔数 　　　　　　　E. 反应速率

10. 临床上对大面积烧伤或由于失血过多而造成血容量降低的患者进行补液时,除补以生理盐水外,同时还需要输入血浆或右旋糖酐等代血浆,以恢复(　　)并增加血容量。
    A. 血浆的晶体渗透压 　　　　　B. 血浆的胶体渗透压
    C. 血浆的总渗透压 　　　　　　D. 渗透现象
    E. 生理功能

(二)配伍选择题

1~4 共用备选答案

A. 280~320 mmol/L 　　B. 308 mmol/L 　　C. 9 g/L 　　D. 50 g/L 　　E. 298 mmol/L

1. 正常人血浆中粒子总浓度为(　　)

2. 生理盐水的浓度为(　　)

3. 用于大输液的葡萄糖其浓度应为(　　)

4. 生理盐水的渗透浓度为(　　)

5~9 共用备选答案

A. 等渗溶液 　　B. 高渗溶液 　　C. 低渗溶液 　　D. 溶血 　　E. 浆膜分离

5. 0.1 mol/L NaCl 与 0.1 mol/L CaCl$_2$ 相比是(　　)

6. 0.1 mol/L 蔗糖 与 0.1 mol/L 葡萄糖相比是(　　)

7. 0.1 mol/L NaCl 与 0.1 mol/L 葡萄糖相比是(　　)

8. 红细胞在低渗溶液中将出现(　　)

9. 红细胞在高渗溶液中将出现(　　)

10~13 共用备选答案

A. 等渗溶液 　　B. 高渗溶液 　　C. 低渗溶液 　　D. 产生渗透现象 　　E. 不产生渗透现象

10. 0.1 mol/L NaCl 和 0.1 mol/L CaCl$_2$ 用半透膜隔开,将(　　)

11. 50 g/L 葡萄糖溶液与 50 g/L 蔗糖溶液相比是(　　)

12. 50 g/L 葡萄糖溶液与生理盐水相比是(　　)

13. 临床上大量输液时应输入(　　)

（三）多项选择题

1.临床上大量输液时,下列溶液哪些不宜采用(　　　)

　　A.等渗溶液　　　　　　　　　　　　　　　　B.高渗溶液

　　C.低渗溶液　　　　　　　　　　　　　　　　D.任意浓度溶液

2.与血浆相比不属等渗溶液的是(　　　)

　　A.0.9 g/L NaCl　　　　　　　　　　　　　　B.9 g/L NaCl

　　C.5 g/L 葡萄糖溶液　　　　　　　　　　　　D.50 mol/L 葡萄

3.下列各组溶液是等渗溶液的一组为(　　　　)

　　A.0.1 mol/L NaCl,0.1 mol/L CaCl$_2$　　　　　　B.50 g/L 葡萄糖溶液,50 g/L 的 NaCl

　　C.50 mol/L 葡萄糖溶液,50 mol/L 蔗糖溶液　　D.0.15 mol/L NaCl,0.1 mol/L CaCl$_2$

4.下列溶液中间用半透膜隔开,不会产生渗透现象的是(　　　)

　　A.0.1 mol/L NaCl,0.1 mol/L KCl　　　　　　B.0.1 mol/L NaCl,0.1 mol/L CaCl$_2$

　　C.0.1 mol/L 蔗糖,0.1 mol/L 葡萄糖　　　　　D.0.2 mol/L 葡萄糖,0.1 mol/L NaCl

5.下列叙述哪些不是表述血浆总渗压(　　　)

　　A.晶体渗透压和胶体渗透压之差　　　　　　B.晶体渗透压和胶体渗透压之和

　　C.晶体渗透压　　　　　　　　　　　　　　　D.胶体渗透压

二、填空题

1.在一定温度条件下,稀溶液的蒸汽压比纯溶剂饱和蒸汽压_____,这种现象叫_____。

2.在一定外压条件下,当溶液中含有不挥发性溶质时,溶液的沸点会比纯溶剂的沸点_____,这种现象叫_____

_____。

3.在稀溶液中与只析出固态纯溶剂成相平衡时,稀溶液的凝固点比相同压力下纯溶剂的凝固点要_____,这种现象叫_____。

4.这种物质微粒通过半透膜自动扩散的现象称为_____。

5.在临床医学上,_____称为生理等参透溶液,_____称低渗溶液,_____称高渗透溶液。

三、简答题

1.请说明临床医学上大输液时为什么一定要用等渗溶液。

（蔡　鹃）

项目三　化学反应速率和化学平衡

任务一　化学反应速率

在一定条件下,不同的化学反应进行的程度是不相同的,而且同一化学反应在不同的条件下进行的程度也会有很大的差异。在给定条件下,一个化学反应究竟有多少反应物可以转变为生成物?温度、浓度、压力等外界条件对反应进行的程度有什么影响?这些都属于化学平衡问题。

研究化学反应速率及反应机理的科学称为化学动力学,它是一门在理论和实践上都具有重要意义的科学。化学动力学研究有关化学反应的两个方面的问题:一是反应进行的快慢,即化学反应速率;二是反应进行的程度,即化学平衡。化学反应速率和化学平衡对生产实践和人类日常生活也具有重要的指导意义。在化工生产中,所采用的化学反应的反应速率直接影响着化工产品的产量,人们总是希望这些化学反应的反应速率越快越好。而对于一些不利的反应,如食物的腐败、药品的变质、机体的衰老、钢铁的腐蚀以及橡胶和塑料制品的老化等,人们总是希望这些反应的反应速率越慢越好。研究化学反应速率及影响反应速率的因素,其目的就是控制或加速反应速率,使其更好地为人类服务。在医药领域中,预测药物的稳定性,研究药物在动物体内的吸收、分布、代谢、排泄等,都离不开化学动力学的知识。

一、化学反应速率及其表示方法

化学反应速率实际上是指化学反应在单位时间内进行的快慢程度。人们发现在日常生活或生产实践中,化学反应不同,其进行的速率也不同。反应物是影响化学反应速率的决定性因素,而反应条件是影响化学反应速率的外界条件。即使是同一反应,反应条件不同,其反应速率也可能不同。

化学反应速率常用转化速率、反应速率、生成速率和消耗速率来表示。

(一)平均速率

平均速率的数学表达式为:

$$v = \left| \frac{\Delta c}{\Delta t} \right|$$

式中:v 为平均速率,常用单位为 $mol/(L \cdot s)$、$mol/(L \cdot min)$ 或 $mol/(L \cdot h)$;Δc 为浓度变化量;Δt 为反应时间。

例 3-1-1:在密闭容器中合成氨的反应,从反应开始到反应进行了 3 min 时,各物质浓度变化情况如下。

	N_2	$+$	$3H_2$	$\longrightarrow$	$2NH_3$
起始浓度/(mol/L)	3.0		9.0		0
3 min 后浓度/(mol/L)	1.5		4.5		3.0

求从反应开始到 3min 后的平均速率。

解:根据速率公式,以氮气的浓度变化表示合成氨的反应速率:

$$v(N_2) = \left| \frac{3.0-1.5}{3} \right| mol/(L \cdot min) = 0.5 \ mol/(L \cdot min)$$

以氢气的浓度变化表示合成氨的反应速率:

$$v(H_2) = \left| \frac{9.0-4.5}{3} \right| mol/(L \cdot min) = 1.5 \ mol/(L \cdot min)$$

以氨气的浓度变化表示合成氨的反应速率:

$$v(NH_3) = \left| \frac{9.0-4.5}{3} \right| mol/(L \cdot min) = 1.5 \ mol/(L \cdot min)$$

由此可见,用 N_2 和 H_2 浓度的减少或 NH_3 浓度的增加来表示反应速率,其数值是不相同的。对于同一反应,用不同物质浓度的变化表示该反应速率的数值不同,但均代表同一化学反应的反应速率。在表示反应速率时,常在符号右下角注明该物质的化学式。在化学反应中,反应物的浓度和生成物的浓度在不断变化,反应速率也在不断改变。因此,化学反应速率通常是指某反应在一定时间内的平均速率。选用不同物质的浓度变化来表示同一反应速率时,所得的数值不同,它们的值与反应式中各物质的系数成比例。

(二)瞬时速率

反应过程中,绝大部分化学反应都不能匀速进行,故反应的平均速率并不能真实说明反应进行的情况。而当反应时间(Δt)越小时,反应的平均速率就越接近反应的真实速率,这就是瞬时速率。所谓瞬时速率(v)是指在一定条件下,当 $\Delta t \to 0$ 时反应物浓度的减少或生成物浓度的增加,其表达式为:

$$v = \lim_{\Delta t \to \infty} \left| \frac{\Delta c}{\Delta t} \right| = \left| \frac{dc}{dt} \right|$$

瞬时速率常用作图法来求取。没有特别说明,反应速率就是指 Δt 时间内的平均速率。

二、化学反应速率的影响因素

化学反应速率首先取决于反应物分子的内部结构,此外浓度、温度、催化剂等外部因素也对化学反应速率有较大影响。

(一)浓度对反应速率的影响

1. 基元反应和复杂反应

化学反应方程只能说明反应物和生成物之间量的关系,并不能代表反应的实际过程。化学反应所经历的途径被称为反应历程或反应机制。

化学动力学中,将一步完成的化学反应称为基元反应,也称为简单反应。

例如：

$$2NO_2 \longrightarrow 2NO + O_2$$

绝大多数化学反应不能一步完成，而是经过多步才能转化为生成物，这样的化学反应称为复杂反应，又称非基元反应。化学反应是否是基元反应，从表面上很难判断，必须通过实验才能证实。

化学反应速率的快慢与反应机制有关。例如：

$$H_2 + I_2 \longrightarrow 2HI$$

它属于复杂反应，分为两步完成：

$$I_2 \Longrightarrow 2I \cdot$$

$$H_2 + 2I \cdot \longrightarrow 2HI$$

上述两步反应中，第一步反应为慢反应，第二步反应为快反应。对总反应来说，反应速率取决于最慢的基元反应。此反应称为限速步骤，它控制着整个复杂反应的反应速率。

2. 速率方程

物质在纯氧气中比在空气中燃烧得快，说明反应物浓度对化学反应速率有较大的影响。一定温度下，基元反应的反应速率与各反应物浓度幂指数的乘积成正比，其中幂指数为反应方程式中的数学计量数，这种定量关系称为质量作用定律。数学表达式称为反应速率方程式，简称速率方程。例如对于基元反应：

$$mA + nB \Longrightarrow pC + qD$$

速率方程表达式为：

$$v = kc_A^m \cdot c_B^n$$

式中，k 称为反应速率常数，简称速率常数，数值上等于在给定条件下，反应物单位浓度时反应速率。

速率常数是一个反应的特征物理常数，其大小反映了在给定条件下化学反应速率的快慢。相同条件下，k 越大，反应速率越快；反之，k 越小，反应速率越慢。速率常数的大小与反应物的本性有关，与反应物的浓度无关，但受温度、溶剂、催化剂等的影响。

质量作用定律只适用于基元反应，对于复杂反应，速率方程中反应物浓度的幂指数通过实验测定，与反应方程式中的计量数无关。研究化学反应速率时，通常将化学反应按反应级数进行分类，所谓反应级数是指反应速率方程中各反应物浓度的幂指数之和。反应级数既适用于基元反应，也适于复杂反应。不同的是基元反应的反应级数是正整数，与反应分子数一致，复杂反应的反应有可能不是正整数，见表 3-1-1。

表 3-1-1　速率方程式与反应级数

反应	速率方程	反应级数
$SO_2Cl_2 \rightarrow SO_2 + Cl_2$	$v_1 = k_1 c_{so_2Cl_2}$	1
$2H_2 + 2NO \rightarrow 2H_2O + N_2$	$v_2 = k_2 c_{H_2} \cdot c_{NO}^2$	3
$H_2 + Cl_2 \rightarrow 2HCl$	$v_2 = k_2 c_{H_2} \cdot c_{Cl_2}^{\frac{1}{2}}$	1.5

复杂反应中，反应最慢的限速步骤控制整个反应的反应速率。所以，对于反应 $NO_2 + CO \Longrightarrow NO + CO_2$ 速率方程为 $v = k \cdot c_{NO}^2$。

压强对化学反应速率的影响，本质上与浓度对反应速率的影响相同。压强只对有气体参加的化学反应的反应速率有影响。

(二)温度对反应速率的影响

温度对化学反应速率的影响特别显著,一般来说,升高温度时化学反应速率加快。大量实验结果证明,当其他条件不变时,温度每升高 10 ℃,化学反应速率增加到原来的 2~4 倍。实践中,人们常通过调节温度来有效地控制化学反应速率。例如在实验室和生产中常用加热方法加快反应速率;某些药物和生物制剂则需保存在冰箱中或阴凉处,以防变质。

课堂互动
请写出下列化学反应的速率方程。
(1)$N_2+3H \Longrightarrow 2NH_3$
(2)$A(g)+3B(g) \Longrightarrow 2C(g)$

温度对反应速率的影响,实质是温度对速率常数的影响。1889 年,阿伦尼乌斯根据大量实验事实,指出反应速率常数 k 和热力学温度 T 之间存在着定量关系,称为阿伦尼乌斯方程。公式表示为:

$$k = A e^{-E_a/RT}$$

式中,A 为碰撞频率因子,单位与 k 相同;R 是摩尔气体常数,为 8.314 J/(mol·K);Ea(kJ/mol)为活化能,T(K)为热力学温度。

将上式两边取对数,阿伦尼乌斯方程也可表示为:

$$\ln k = \ln A - \frac{E_a}{RT}$$

或

$$\lg k = \lg A - \frac{E_a}{2.303RT}$$

由式可知,反应速率常数 k 与热力学温度 T 呈指数关系,温度的微小变化将导致 k 值的较大变化。

例 反应 $C_2H_5Cl(g) = C_2H_4(g)+HCl(g)$,已知 $A = 1.6×1014/s$,Ea = 246.9 J/mol,求 700 K 时的速率常数 k。

解:根据阿伦尼乌斯方程,将已知条件代入:

$$\lg k = \lg(1.6 \times 10^{14}) - \frac{246900}{2.303 \times 8.31 \times 700} = -4.23$$

同理,可以算出 $k_{710} = 1.07×10^{-4}/s$,$k_{800} = 1.17×10^{-2}/s$。

(三)催化剂对化学反应速率的影响

1. 催化剂

催化剂是一种能改变化学反应速率,而本身的质量和化学性质在反应前后均不改变的物质。催化剂具有催化作用,一般可分为两类:能加快化学反应速率的催化剂称为正催化剂;可以减慢化学反应速率的催化剂称为负催化剂,也称为阻化剂。一般情况下,如不加特别说明,均是指正催化剂。

催化剂之所以能加快化学反应速率,是由于催化剂参与了化学反应,生成了中间化合物,改变了反应途径,降低了反应的活化能,从而使更多的反应物分子成为活化分子。在反应过程中,催化剂又能从中间化合物再生出来,导致反应速率显著增大(图3-1-1)。

催化剂具有以下基本特点:①催化剂只改变化学反应速率,而不影响化学反应的始态和终态,即催化剂不能改变反应的方向。

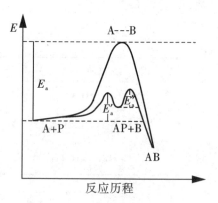

图 3-1-1 催化剂反应历程

②对可逆反应,催化剂可以同等程度地加快正、逆反应的速率。③催化剂具有专一的选择性。不同的化学反应使用不同的催化剂;反应物相同,若催化剂不同,生成物也可能不同。催化剂能高效地加快反

应速率,缩短反应周期,降低生产成本。因此,80%~90%的化工及制药过程中均应用催化剂。在药物和食品的保存中却常常使用能减少变质反应速率的负催化剂(即各种稳定剂)。在人体内、酶是具有催化功能的蛋白质,体内的一切化学反应几乎都是在酶的催化下完成的,可以说生命离不开酶,没有酶就没有生命。

2. 酶

酶是一种特殊的生物催化剂,它是具有催化作用的蛋白质,存在于动物、植物和微生物中,生物体内所发生的一切化学反应几乎都在酶的催化下进行。人类利用植物或其他动物体中的物质,在体内经过错综复杂的化学反应把这些物质转化为自身的一部分,使人类得以生存、活动、生长和繁殖等,这许多化学反应又几乎全部是在酶的催化作用下进行的。因此,没有酶的催化作用就不可能有生命现象。

酶与一般非酶催化剂相比较,具有以下几个主要特点:

(1)高度的选择性:酶对所催化的底物(反应物)有严格的选择性,一种酶通常只能催化一种特定的反应,而非酶催化剂没有这样严格的选择性。例如,氢离子可以催化淀粉、脂肪和蛋白质的水解,而淀粉酶只能催化淀粉中糖苷键的水解,蛋白酶只能催化蛋白质中肽键的水解,脂肪酶只能催化脂肪中酯键的水解,脲酶只能催化尿素水解,它们对其他类物质则没有催化作用。

(2)高度的催化活性:酶的催化活性非常高,对于同一反应来说,酶的催化能力是一般非酶催化剂的 10^6~10^{13} 倍。例如,过氧化氢酶催化 H_2O_2 分解为 O_2 和 H_2 的效率是 Fe^{3+} 催化的 10 倍。凭借着过氧化氢酶的高效催化作用,可保证 H_2O_2 不在机体内积蓄,从而对机体起到保护作用。又如,存在于血液中的碳酸酐酶能催化 H_2CO_3 分解为 CO_2 和 H_2O,1 个碳酸酐酶 1 分钟可以催化 $1.9×10^7$ 个 H_2CO_3 分子分解。正是因为血液中存在如此高效的催化剂,才能及时完成排放 CO_2 的任务,维持血液的正常生理 pH。

温和的催化条件酶在常温下就可发挥催化作用。一般来说,人体中酶发挥催化作用的最适宜的温度为 35~40 ℃。当温度升高时,酶催化反应的反应速率随温度升高而加快,但超过某一温度后,反应速率反而随温度升高而下降。这是因为随着温度升高,酶逐渐变性而失去催化活性。

(3)催化活性受 pH 影响较大:酶的催化活性受 pH 影响较大,通常把酶催化活性最大的 pH 称为最适宜 pH。各种酶在一定条件下都具有特定的最适宜 pH。pH 过小或过大可破坏酶的空间结构,引起酶发生变性,使酶丧失催化活性。而当 pH 改变不很大时,酶虽未发生变性,但 pH 改变了底物的解离状态或影响酶分子中活性部位上有关基团的解离,从而影响酶与底物的结合,使酶的催化活性降低。此外,pH 还可能影响维持酶分子空间结构的有关基团的解离,从而影响了酶活性部分的构象,进而影响酶的催化活性。

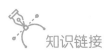
知识链接

酶

酶存在于动植物体内,不仅可以催化体内的各种反应,它的结构与功能的改变与许多疾病有关,因而成为药物作用的靶点。临床上有超过三分之一的药物是通过特异性地抑制酶活性而起作用的,维持底物量或使其代谢产物量减少,在临床上产生有益的效果,如抗高血压要卡托普利是血管紧张素转化酶的抑制剂;解热镇痛药对乙酰氨基酚是环氧合酶的抑制剂。

问题:你还知道哪些药物是作用于酶?除了酶,药物的作用靶点还有哪些?

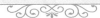

知识小结

考点：
　　化学反应速率的影响因素、速率方程的书写、催化剂和酶的特点。

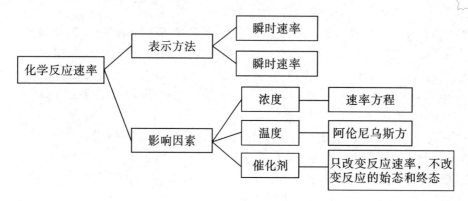

 同步检测

一、选择题

（一）单项选择题

1. 某一反应在一定条件下的平衡转化率为 25.3%，当有一催化剂存在时，其转化率为（　　）

　　A. >25.3%　　　　　　　B. 不变　　　　　　　C. <25.3%　　　　　　　D. 接近 100%

2. 温度每升高 10 ℃，化学反应速率会增大（　　）

　　A. 1 倍　　　　　　　　B. 2～4 倍　　　　　　C. 3～5 倍　　　　　　　D. 4～6 倍

3. 下列因素中速率常数无关的是（　　）

　　A. 催化剂　　　　　　　B. 反应物的本性　　　C. 浓度和压强（气体）　D. 温度

4. 在 4 L 溶液中含有某反应物 4 mol，经过 2 s 后该反应物还剩下 2 mol，则以该反应物表示的反应速率是（　　）mol/（L·s）

　　A. 1.0　　　　　　　　　B. 0.5　　　　　　　　C. 0.25　　　　　　　　D. 0.125

5. 已知反应 A+2B=3C+4D，在某段时间内以 A 的浓度变化表示的化学反应速率为 1 mol/（L·min），则此段时间内以 C 的浓度变化表示的化学反应速率为（　　）

　　A. 0.5 mol/（L·min）　　B. 1 mol/（L·min）　　C. 2 mol/（L·min）　　D. 3 mol/（L·min）

6. 当可逆反应达到平衡后（　　）

　　A. 反应物和产物的质量分数相同

　　B. 正、逆反应停止了

　　C. 反应物和产物的质量分数不再随时间而变化

　　D. 反应物和产物的质量分数不再因温度、压力的变化而变化

7. 对反应 $N_2+3H_2 \Longleftrightarrow 2NH_3+Q$，达到平衡时，若降低温度，下列说法正确的是（　　）

　　A. 正反应速率加快，逆反应速率减慢　　　　　　B. 正反应速率减慢，逆反应速率加快

　　C. 正、逆反应速率都减慢　　　　　　　　　　　D. 正、逆反应速率不变

8. 反应 A+2B=3C+4D，以下化学反应速率的表示中，表示反应速率最快的是（　　）

　　A. $v_A=0.40$ mol/（L·s）　　　　　　　　　B. $v_B=0.48$ mol/（L·s）

　　C. $v_C=0.36$ mol/（L·s）　　　　　　　　　D. $v_D=0.60$ mol/（L·s）

(二)多项选择题

1. 对于可逆反应 $H_2(g)+I_2(g) \Longrightarrow 2HI(g)$,在温度一定下有 $H_2(g)$ 和 $I_2(g)$ 开始反应,下列说法正确的是(　　)

　　A. $H_2(g)$ 的消耗速率与 $HI(g)$ 的生成速率比为 2∶1　　B. 反应进行的净速率是正逆反应速率之差

　　C. 正逆反应的速率的比值是一定的　　D. 达到平衡时,正逆反应速率相等

　　E. $H_2(g)$ 的消耗速率与 $HI(g)$ 的生成速率比为 1∶1

2. 对放热反应 $A(g)+3B(g) \Longrightarrow 2C(g)$,下列叙述错误的是(　　)

　　A. 升高温度 $v_{正}$、$v_{逆}$ 都增大,但 $v_{正}$ 增大得更多

　　B. 增大压强 $v_{正}$、$v_{逆}$ 都增大,但 $v_{正}$ 增得更大

　　C. 增大 A 的浓度 $v_{正}$ 会增大,但 $v_{逆}$ 会减小

　　D. 采用催化剂一般 $v_{正}$、$v_{逆}$ 同时增大,且增大的倍数相同

　　E. 采用催化剂一般 $v_{正}$、$v_{逆}$ 同时增大,且增大的倍数不同

3. 关于催化剂的说法,正确的是(　　)

　　A. 催化剂能使不起反应的物质发生反应

　　B. 催化剂在化学反应前后,化学性质和质量都不变

　　C. 催化剂能改变化学反应速率

　　D. 任何化学反应都需要催化剂

　　E. 催化剂只能加快正反应速率,与逆反应速率无关

4. 反应 $4NH_3+5O_2 \Longrightarrow 4NO+6H_2O$ 在 5 L 的密闭容器中进行,半分钟后,NO 的物质的量增加了 0.5 mol,那么下列说法正确的是(　　)

　　A. NO 的反应速率是 0.2 mol/(L·min)　　B. NO 的反应速率与 NH_3 的反应速率之比为 1∶1

　　C. O_2 的反应速率比 NO 的反应速率低　　D. O_2 的反应速率是 0.2 mol/(L·min)

　　E. 加入催化剂可以是正逆反应速率同时增加

5. 一定温度下,反应 $A(g)+3B(g) \Longrightarrow 2C(g)$ 达到平衡状态时的标志是(　　)

　　A. A、B、C 的分子数比为 1∶3∶2　　B. 单位时间生成 a mol 的 A,就能同时生成 3a mol 的 B

　　C. 反应物和生成物的浓度不再发生变化　　D. A 的生成速率等于消耗速率

　　E. A 的生成速率小于消耗速率

二、填空题

1. 已知反应 $A(g)+3B(g) \Longrightarrow 2C(g)$,30 min 后达到平衡,填写下表:

	$c(A)$	$c(B)$	$c(C)$
起始浓度(mol/L)	1	2	0
30 min 后的浓度(mol/L)	0.5		
消耗浓度(mol/L)			——
转化率(%)			——

三、是非题(对的画√,错的画×)

1. 催化剂有的可以加快反应速率,有的能减慢反应速率。　　　　　　　　　　　　　　(　　)

2. 质量作用定律不仅能作用于基元反应也能作用于非基元反应(复杂反应)。　　　　(　　)

3. 对于可逆反应,降低温度只能降低其正反应速率。　　　　　　　　　　　　　　　(　　)

4. 对于同一反应中,选用不同物质的浓度变化来表示同一反应速率时,所得的数值相同。　(　　)

5. 酶不仅具有高度选择性,还具有高度催化活性。　　　　　　　　　　　　　　　　(　　)

6. 影响化学反应速率的因素包括温度、浓度、压强、催化剂。　　　　　　　　　　　(　　)

(黄镇良)

任务二　化学平衡与平衡常数

知识要求
- ◆掌握化学平衡的概念和特征。
- ◆化学平衡常数表达式的书写及其应用。
- ◆熟悉化学平衡移动的概念及化学平衡移动的影响因素。

能力要求
- ◆学会书写化学平衡常数 K。
- ◆能正确说出并比较化学平衡移动的因素。

在一定的条件下,不同的化学反应进行的程度是不相同的,而且同一化学反应在不同的条件下反应程度也会有很大的差异。在给定一定条件下,一个化学反应究竟有多少反应物可以转变成生成物? 温度、浓度、压力等外界条件对反应进行的程度有什么影响? 这些都属于化学平衡问题。

一、可逆反应与化学平衡

(一) 可逆反应

少数化学反应几乎能进行到底,反应物基本上能全部转变成生成物。这些几乎能进行到底的反应称为不可逆反应。例如,氯酸钾的热分解反应:

$$2KClO_3 \longrightarrow 2KCl + 3O_2 \uparrow$$

是不可逆反应。

实际上,不可逆反应很少,绝大多数反应不能进行到底,只有一部分反应物能转变为生成物,例如乙酸乙酯的水解:

$$CH_3COOCH_3 + H_2O \longrightarrow CH_3COOH + CH_3CH_2OH$$

在发生这个反应的同时,乙醇和乙酸也在反应生成乙酸乙酯

$$CH_3COOH + CH_3CH_2OH \longrightarrow CH_3COOCH_3 + H_2O$$

这种既能正向反应,又能逆向反应的化学反应称为可逆反应,一般写作:

$$CH_3COOCH_3 + H_2O \Longrightarrow CH_3COOH + CH_3CH_2OH$$

为了表示化学反应的可逆性,该反应方程式中使用双箭头表示。

在可逆反应中,从左向右的反应称为正反应,从右向左的反应称为逆反应。可逆反应必然存在化学平衡。

(二) 化学平衡

可逆反应在一定条件下不能进行完全,反应物不能全部转化为生成物。例 700K 时将一定量的 H_2(g)和 I_2(g)置于密闭容器中,发生下列反应:

$$H_2(g) + I_2(g) \Longrightarrow 2HI(g)$$

当反应刚开始时,H_2(g)和 I_2(g)的分压最大,正反应的反应速率最大。随着反应行,H_2(g)和

$I_2(g)$的分压逐渐降低,正反应的反应速率逐渐减小,而且随着 $HI(g)$ 分压逐渐增加,逆反应的反应速率逐渐增大。当正反应的反应速率与逆反应的速率相等时,$H_2(g)$,$I_2(g)$ 和 $HI(g)$ 的分压不再随时间变化。

在可逆反应中,当正反应的反应速率和逆反应的反应速率相等时系统所处的状态称为化学平衡。达到化学平衡时,反应体系中各组分的浓度成为平衡浓度。当可逆反应达到化学平衡时,正反应和逆反应都仍然在继续进行,不过它们的反应速率相等,而反应方向相反,两个反应的反应结果互相抵消,反应物和生成物的浓度或分压不再发生变化。因此,化学平衡是一种动态平衡。

化学平衡具有如下基本特征,可简单概括为"动""定""同""变"四个字。

(1)动:化学平衡是一种动态平衡。反应系统达到化学平衡,表面上看来,反应已经停止,但正反应和逆反应始终都在进行着,只是由于反应物(或生成物)的消耗速率等于反应物(或生成物)的生成速率,换句话说,单位时间内去,正反应消耗的分子数恰好等于逆反应生成的分子数。单位时间内反应物和生成物的浓度或分压都保持不变,反应物和生成物始终处于动态平衡。

(2)定:化学反应达到化学平衡后,只要外界条件不变,反应系统中各反应物和生浓度或分压均是一定的。

(3)同:在条件不变时,可逆反应不论采取什么途径进行,最后所处的平衡状态都是相同的,也就是说,可逆反应的平衡状态只与反应条件(如温度)有关,与反应途径无关。

(4)变:化学平衡是有条件的。化学平衡只能在一定的外界条件下才能保持不变。当外界条件改变时,原化学平衡就会被破坏,直至在新的条件下建立起新的化学平衡。

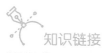

知识链接

化学平衡在与医学的联系

人体在维持生命时需要进行呼吸。血液中的血红蛋白(Hb)与吸入的氧气(O_2)结合后形成氧合血红蛋白(HbO_2),HbO_2 经血液运输至全身各组织后,HbO_2 分解释放出 O_2 提供给组织细胞利用。可以表示为:

$$Hb+O_2 \rightleftharpoons HbO_2$$

HbO_2 释放出氧气后又称为 Hb,经血液运输至肺部可以继续为全身运输氧气。

问题:人体中还有哪些反应与化学平衡有关?

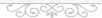

二、化学平衡常数

平衡常数是反映可逆反应进行程度的重要参数,分为经验平衡常数和标准平衡常数。

(一)经验平衡常数

通过实验测量平衡状态时各组分或分压而求得的平衡常数称为经验平衡常数。

对任一可逆反应而言:

$$aA(g)+bB(g) \rightleftharpoons dD(g)+eE(g)$$

在一定温度下,上述可逆反应达到化学平衡时,从理论上可推导出下列定量关系式:

$$K_p = \frac{p_D^d \times p_E^e}{p_A^a \times p_B^b} \ 或 \ K_c = \frac{c_D^d \times c_E^e}{c_A^a \times c_B^b}$$

上述表达式中，K_c 为浓度平衡常数，K_p 为压力平衡常数。它表明在一定的温度下，产物和反应物的平衡浓度或平衡分压幂指数的乘积之比为一常数。实验平衡常数 K_c 或 K_p 一般有单位，只有当反应物和产物的计量系数之和相等时才是量纲一的量。

（二）标准平衡常数

1. 标准平衡常数表达式

以热力学为基础，根据热力学函数关系求得的平衡常数称为标准平衡常数，用符号 $K^\ominus$ 表示。

对任一可逆反应：

$$aA(s) + bB(aq) \Longrightarrow dD(g) + eE(aq)$$

在一定温度下，达到化学平衡时，从理论上可推导出下列定量关系式：

$$K^\ominus = \frac{\left(\dfrac{p_D}{p^\ominus}\right)^d \times \left(\dfrac{c_E}{c^\ominus}\right)^e}{\left(\dfrac{c_B}{c^\ominus}\right)^b}$$

上式称为标准平衡常数表达式。式中，$K^\ominus$ 称为标准平衡常数，相关物质的平衡浓度要用相对浓度 $\left(\dfrac{c}{c^\ominus}\right)$，平衡分压要用相对分压 $\left(\dfrac{p}{p^\ominus}\right)$ 来代替，是量纲一的量。其中 $p^\ominus$ 为标准压力（101.3 kPa）；$c^\ominus$ 为标准浓度（1 mol/L）。

2. 标准平衡常数表达式的书写规则

化学平衡的规律广泛适用于各种反应。在书写标准平衡常数表达式时，应注意以下几点。

（1）标准平衡常数表达式中，各物质的浓度或分压是指平衡时的浓度或分压，要用相对浓度或相对分压来表示。

（2）反应中有纯固体或纯液体参加时，不写入平衡常数表达式中。例如：

$$CaCO_3(s) \Longrightarrow CaO(s) + CO_2(g)$$

$$K^\ominus = \frac{p_{CO_2}}{p^\ominus}$$

（3）稀溶液中进行的反应，水的浓度不必写在平衡表达式中。例如：

$$NaAc + H_2O \Longrightarrow NaOH + HAc$$

$$K^\ominus = \frac{\left(\dfrac{c_{NaOH}}{c^\ominus}\right) \times \left(\dfrac{c_{HAc}}{c^\ominus}\right)}{\left(\dfrac{c_{NaAc}}{c^\ominus}\right)}$$

但是，在非水溶液中的反应，则水的浓度应写入平衡常数表达式中。例如：

$$H_2O(g) + CO(g) \Longrightarrow CO_2(g) + H_2(g)$$

$$K^\ominus = \frac{\left(\dfrac{p_{CO_2}}{p^\ominus}\right) \times \left(\dfrac{p_{H_2}}{p^\ominus}\right)}{\left(\dfrac{p_{CO}}{p^\ominus}\right) \times \left(\dfrac{p_{H_2O}}{p^\ominus}\right)}$$

（4）平衡常数表达式应与化学反应方程式相一致。例如：

$$N_2 + 2H_2 \Longrightarrow 2NH_3$$

$$K^\Theta = \frac{\left(\dfrac{c_{NH_3}}{c^\Theta}\right)^2}{\left(\dfrac{c_{N_2}}{c^\Theta}\right) \times \left(\dfrac{c_{H_2}}{c^\Theta}\right)^3}$$

$$2N_2 + 6H_2 \rightleftharpoons 4NH_3$$

$$K^\Theta = \frac{\left(\dfrac{c_{NH_3}}{c^\Theta}\right)^4}{\left(\dfrac{c_{N_2}}{c^\Theta}\right)^2 \times \left(\dfrac{c_{H_2}}{c^\Theta}\right)^6}$$

课堂互动

请写出下列化学反应的标准平衡常数表达式。

(1) $N_2(g) + 3H_2(g) \rightleftharpoons 2NH_3(g)$

(2) $CH_4(g) + 2O_2(g) \rightleftharpoons CO_2(g) + 2H_2O(l)$

(3) $2NO(g) + O_2(g) \rightleftharpoons 2NO_2(g)$

(4) $CaCO_3(s) \rightleftharpoons CaO(s) + CO_2(g)$

3. 标准平衡常数的意义

(1)标准平衡常数的大小是可逆反应进行程度的标志。K^Θ 值越大,说明反应适行越完全,值越小,反应越不完全。

考点:

化学反应的标准平衡常数表达式。

(2)标准平衡常数是可逆反应的特性常数。标准平衡常数取决于反应的本性和温度,对于给定的化学反应,其值仅随温度面变化,而与反应物的初始浓度及反位途径无关。

4. 标准平衡常数的应用

(1)计算反应物的转化率

已知可逆反应的标准平衡常数和反应物的初始浓度,可以计算反应物的平衡转化率。

反应物的平衡转化率用符号 α 表示。它是指反应达到平衡时,反应物的初始浓度,可以计算反应物的平衡转化率。

$$\alpha = \frac{\text{平衡时已转化的反应物浓度}}{\text{反应物的初始浓度}} \times 100\%$$

例 3-2-1:25 ℃时,可逆反应 $Pb^{2+}(aq) + Sn(s) \rightleftharpoons Pb(s) + Sn^{2+}(aq)$ 的标准平衡常数 $K^\Theta = 2.2$,若 Pb^{2+} 的起始浓度为 0.10 mol/L,计算 Pb^{2+} 和 Sn^{2+} 的平衡浓度及 Pb^{2+} 转化率。

解:设 Sn^{2+} 的平衡浓度为 x mol/L,由反应式可知 Pb^{2+} 的平衡浓度为 $(0.10-x)$ mol/L。

上述可逆反应的标准平衡常数表达式为:

$$K^\Theta = \frac{\dfrac{c_{Sn^{2+}}}{c^\Theta}}{\dfrac{c_{Pb^{2+}}}{c^\Theta}} = \frac{c_{Sn^{2+}}}{c_{Pb^{2+}}}$$

将数据带入上式得:

$$2.2 = \frac{x}{0.10 - x}$$

$$x = 0.069 (\text{mol/L})$$

所以 Pb^{2+} 和 Sn^{2+} 的平衡浓度为:

$$c_{Sn^{2+}} = x = 0.069 (\text{mol/L})$$
$$c_{Pb^{2+}} = 0.10 - x = 0.031 (\text{mol/L})$$

所以 Pb^{2+} 的转化率为:

$$\alpha = \frac{0.10 - 0.031}{0.10} \times 100\% = 69\%$$

平衡状态时,某反应物在给定条件下能达到最大的转化率。A 越大,表示反应进行的程度越大,反之,则越小。平衡转化率和平衡常数均能反映某化学反应的进行的程度,但二者又有差别。平衡常数与系统的起始状态无关,只与反应温度有关;平衡转化率除与反应温度有关外,还与系统的起始状态有关,并须指明物质的种类。

(2)判断可逆反应进行的方向:对于任一可逆反应:

$$aA(s)+bB(aq) \rightleftharpoons dD(g)+eE(aq)$$

在某温度下,将任意状态下产物和反应物的相对浓度或相对分压的幂指数的乘积之比定义为反应商,用 Q 表示。

$$Q = \frac{\left(\dfrac{p_D}{p^\Theta}\right)^d \times \left(\dfrac{c_E}{c^\Theta}\right)^e}{\left(\dfrac{c_B}{c^\Theta}\right)^b}$$

一定温度下,比较反应商与标准平衡常数的大小即可判断可逆反应的方向。

若 $Q = K^\Theta$,则可逆反应处于平衡状态。

若 $Q > K^\Theta$,则可逆反应向逆反应方向进行。

若 $Q < K^\Theta$,则可逆反应向正反应方向进行。

三、化学平衡的移动

考点:
转化率的计算、化学反应方向的判断。

化学平衡是一种有条件的动态平衡。当外界条件改变时,可逆反应由一种平衡状态转变到另一种平衡状态的过程称为化学平衡的移动。影响化学平衡的因素有很多,本节主要讨论浓度,压力和温度等对化学平衡的影响。

(一)浓度对化学平衡的影响

可逆反应达到平衡时,$Q = K^\Theta$。改变平衡体系中任一反应物或产物的浓度,都会使反应商发生改变,造成 $Q \neq K^\Theta$,引起化学平衡移动。增大反应物的浓度或减小产物的浓度,使 $Q < K^\Theta$,原有的平衡状态被破坏,可逆反应向正反应方向进行,直至反应商重新等于标准平衡常数时,反应又达到平衡。在新的平衡状态下,各物质的浓度均发生了改变。反之,减小反应物的浓度或增大产物的浓度,都会使反应商增大,使 $Q > K^\Theta$,可逆反应向逆反应方向进行。

总之,在其他条件不变的情况下,增大反应物的浓度或减小产物的浓度,化学平衡向正反应方向移动;减小反应物的浓度或增大产物的浓度,化学平衡则向逆反应方向移动。因此,生产实践中,常常加大价格低廉物质的投料比,使价格昂贵的物质得到充分利用,从而降低成本,提高经济效益。

由于压力对固体、液体的体积影响极小,所以压力的变化对固相、液相反应的平衡几乎没有影响。压力只对有气体参加的可逆反应的化学平衡才有影响。

压力对有气体参加的可逆反应的影响,应具体情况具体分析。对于可逆反应:

$$aA(g)+bB(g) \rightleftharpoons dD(g)+eE(g)$$

一定温度下达到化学平衡:

$$Q = K^\Theta = \frac{\left(\dfrac{p_D}{p^\Theta}\right)^d \left(\dfrac{p_E}{p^\Theta}\right)^e}{\left(\dfrac{p_A}{p^\Theta}\right)^a \left(\dfrac{p_B}{p^\Theta}\right)^b}$$

若 $(d+e)-(a+b)>0$,则反应后的气体分子总数增加,其他条件不变时,增大压力,使 $Q > K^\Theta$,平衡向逆反应方向进行,直至新的平衡建立,即化学平衡向气体分子总数减小(气体体积缩小)的方向移动:

若 $(d+e)-(a+b)>0$,则反应后的气体分子总数减小,其他条件不变时,增大压力,使 $Q < K^\Theta$,化学平衡

向着气体分子总数减小(气体体积缩小)的方向移动。

其他条件不变时,增大或减小压力,$Q = K^\Theta$,化学反应仍处于平衡状态,平衡不发生移动。

总之,对于反应前后气体分子总数不相等的可逆反应,其他条件不变时,增大压力,化学平衡向着气体分子总数减少的方向移动;减小压力,化学平衡向着气体分子总数增加的方向移动。反应前后的气体分子总数相等对化学平衡没有影响。

(二)温度对化学平衡的影响

伴随着热效应的可逆反应中,当反应达到平衡状态时,改变温度,必然会引起化学平衡发生移动。温度对化学平衡的影响,与浓度和压力对化学平衡的影响有本质的区别。浓度和压力的改变并不影响标准平衡常数,而温度的变化会导致标准平衡常数发生改变,也使$Q \neq R$,从而化学平衡发生移动。

温度对标准平衡常数的影响与反应热有关。对于放热反应,K^Θ随温度的升高而减小;对于吸热反应,K^Θ随温度的升高而增大。

对于吸热反应,在温度T_1下达到平衡时,$Q = K_1^\Theta$,当温度由T_1升高到T_2时,标准平衡常数由K_1^Θ增大到K_2^Θ,此时$Q < K_2^\Theta$,化学平衡向正反应方向移动;而对于放热反应,当温度由T_1升高到T_2时,标准平衡常数由K_1^Θ减小到K_2^Θ,此时$Q > K_2^\Theta$,化学平衡向逆反应方向移动。

总之,对任意一个可逆反应,升高温度,化学平衡向吸热反应的方向移动;降低温度,化学平衡向着吸热反应的方向移动。

(三)催化剂不影响化学平衡

当可逆反应达到平衡状态后,$Q = K^\Theta$,向这一体系加入催化剂,不能使化学反应发生移动,因为催化剂只能影响化学反应速率,同等程度地加快正、逆反应速率,不能影响化学反应的始态和终态。

综上所述,以上三种因素是影响化学平衡移动的重要因素。法国化学家勒夏特列将其概括为:当化学反应体系达到平衡时,如果改变某一条件,那么化学反应就会向着减弱这个改变的方向移动。因此,这一原理称为勒夏特列原理。

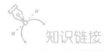

知识链接

法国化学家——勒夏特列

1850年10月8日勒夏特列出生于巴黎的一个化学世家。他的祖父和父亲都从事跟化学有关的事业和企业,当时法国许多知名化学家是他家的座上客。因此,他从小就受化学家们的熏陶,中学时代他特别爱好化学实验,一有空便到祖父开设的水泥厂实验室做化学实验。勒夏特列的大学学业因普法战争而中途辍学。战后回来,决定去专修矿冶工程学1875年,他以优异的成绩毕业于巴黎工业大学,1887年获博士学位,随即在高等矿业学校取得普通化学教授的职位。他研究过水泥的煅烧和凝固、陶器和玻璃器皿的退火、磨蚀剂的制造以及燃料、玻璃和炸药的发展等问题。从他研究的内容也可看出他对科学和工业之间的关系特别感兴趣,以及怎样从化学反应中得到最高的产率。勒夏特列还发明了热电偶和光学高温计,高温计可顺利地测定3000℃以上的高温。此外,他对乙炔气的研究,致使他发明了氧炔焰发生器,迄今还用于金属的切割和焊接。

知识小结

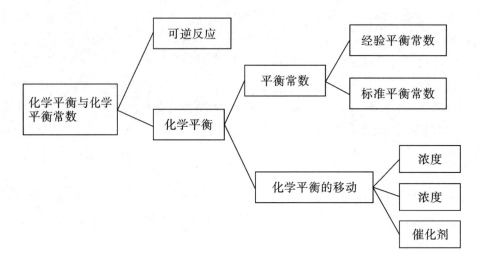

 同步检测

一、选择题

（一）单项选择题

1. 当可逆反应达到平衡后（　　　）

A. 反应物和生成物的质量分数相同

B. 正逆反应同时停止了

C. 反应物和生成物的质量分数不再随时间而变化

D. 反应物和生成物的质量分数不再随温度、压力的变化而变化

2. 用下列哪种方法能改变可逆反应的平衡常数 K^{θ} 值（　　　）

A. 改变总压　　　　　　B. 用催化剂　　　　　　C. 改变温度　　　　　　D. 改变反应物浓度

3. $2NO(g)+O_2(g) \Longleftrightarrow 2NO_2(g)$，正反应为放热，当达到平衡状态时，能使平衡逆向移动的措施为（　　　）

A. 增加 O_2 的量　　　B. 升高温度　　　　　C. 增大总压力　　　　D. 降低温度

4. 可逆反应 $mA(g)+nB(g)===pC(s)+qD(g)$，达到平衡后，增大体系压力，平衡向正反应方向移动，下列关系式一定成立的是（　　　）

A. （m+n）>（p+q）　　　　　　　　　　B. （m+n）<（p+q）

C. （m+n）>q　　　　　　　　　　　　　D. （m+n）<q

5. 下列因素不能影响化学平衡移动的是（　　　）

A. 温度　　　　　　　B. 催化剂　　　　　　C. 反应物浓度　　　　D. 压强（气体）

6. 对反应 $4NH_3+5O_2 == 4NO+6H_2O$，加入催化剂的目的是（　　　）

A. 使平衡向正反应方向移动　　　　　　　　B. 使平衡向逆反应方向移动

C. 加快正反应速率　　　　　　　　　　　　D. 使反应尽快达到平衡

7. 改变下列条件，能使可逆反应的标准平衡常数发生变化的是（　　　）

A. 温度　　　　　　　B. 浓度　　　　　　　C. 压力　　　　　　　D. 催化剂

8. 可逆反应 $A(g)+3B(g) \Longleftrightarrow 2C(g)$ 是放热反应，为了使平衡向正反应方向移动，可采取的措施是（　　　）

A. 低温低压　　　　　B. 低温高压　　　　　C. 高温高压　　　　　D. 高温低压

9. 可逆反应 $A(g)+3B(g) \Longleftrightarrow 2D(g)+2E(s)$ 为放热反应，达到平衡后，要使正反应速率增加，同时平衡向正反应方向移动，可采取的措施是（　　　）

A. 增大压力　　　　　　　B. 增大 D 的浓度　　　　　　C. 使用催化剂　　　　　　D. 升高温度

10. 可逆反应 $mA(g)+nB(g)\Longleftrightarrow pC(s)+gD(g)$ 达到平衡后,增大体系压力,平衡向正反应方向移动,下列关系式一定成立的是(　　)

A. $(m+n)>(p+g)$ 　　　　　　　　　　B. $(m+n)<(p+g)$

C. $(m+n)>q$ 　　　　　　　　　　　　D. $(m+n)>g$

11. 在正反应为吸热反应的可逆反应 $A(g)+B(g)\Longleftrightarrow AB(g)$ 达到平衡后,欲使平衡向正反应方向移动,需要采取的措施是(　　)

A. 降低温度和增大压力　　　　　　　　　B. 升高温度和增大压力

C. 升高温度和减小压力　　　　　　　　　D. 降低温度和减小压力

(二)多项选择题

1. 工业上合成氨的反应 $N_2+3H_2\Longleftrightarrow 2NH_3$ 为放热反应,为了增大 N_2 的平衡转换率以提高氨气的日产量,可采取的措施是(　　)

A. 升高反应温度　　　　　　B. 增大氮气的浓度　　　　　　C. 加入催化剂

D. 增大压力　　　　　　　　E. 降低压力

2. 有一正处于平衡状态的放热反应,$2A(s)+3B(g)\Longleftrightarrow 2D(g)+E(s)$ 为了使化学平衡向正反应方向进行,可以如何改变反应条件(　　)

A. 升高反应温度　　　　　　B. 降低反应温度　　　　　　C. 升高压力

D. 降低压力　　　　　　　　E. 加入催化剂

3. 在可逆反应 $A(s)+AB_2\Longleftrightarrow 2AB(g)$ 中,在一定温度下,其标准平衡常数为 K^θ ,改变下列条件,能使标准平衡常数发生变化是(　　)

A. 降低温度　　　　　　　　B. 增大压力　　　　　　　　C. 使用催化剂

D. 升高温度　　　　　　　　E. 降低压力

4. 在放热反应 $aA(g)+bB(g)\Longleftrightarrow dD(g)+eE(g)$ 中已知 $a+b=d+e$,改变下列条件能使反应向逆反应方向移动的是(　　)

A. 增大压力　　　　　　　　B. 升高温度　　　　　　　　C. 降低温度

D. 加入催化剂　　　　　　　E. 降低 A 的浓度

5. 可逆反应 $Xe(g)+2F_2(g)\Longleftrightarrow XeF_4(g)$ 的正反应为放热反应,在一定条件下达到平衡后,为了使平衡向逆反应方向移动,则可采取以下哪些措施(　　)

A. 缩小容器体积　　　　　　B. 扩大容器体积　　　　　　C. 升高反应温度

D. 分离出部分产物　　　　　E. 分离出部分反应物

二、写出下列反应的化学平衡常数表达式

1. $N_2H_2\Longleftrightarrow N_2(g)+H_2(g)$

2. $Fe_2O_3(s)+3H_2(g)\Longleftrightarrow 2Fe(s)+3H_2O(g)$

3. $H_2O\Longleftrightarrow H^++OH^-$

4. $N_2(g)+3H_2(g)\Longleftrightarrow 2NH_3(g)$

三、计算题

1. 已知 298.15 K 时,可逆反应 $Pb^{2+}(aq)+Sn(s)\Longleftrightarrow Pb(s)+Sn^{2+}(aq)$ 的标准平衡常数为 $K^\theta=2.2$,在下列两种情况下,判断反应进行的方向并计算出反应平衡后 Pb^{2+} 和 Sn^{2+} 的浓度。

(1)Pb^{2+} 和 Sn^{2+} 的浓度均为 0.1 mol/L。

(2)Pb^{2+} 的浓度为 0.1 mol/L,Sn^{2+} 的浓度为 1 mol/L。

2. 下列反应在某温度时密闭进行,若 $K^\theta=9$

(1)当 H_2O 和 CO 的起始浓度皆为 0.02 mol/L 时,CO 的转化率为多少?

(2)当 H_2O 的起始浓度为 1.0 mol/L,CO 起始浓度为 0.02 mol/L 时,CO 的转化率为多少?

(3)由上列计算结果,说明浓度对平衡的影响。

四、是非题(对的画√,错的画×)

1. 对于 $\Delta H < 0$ 的化学反应,若升高温度,其化学平衡常数会变小。 （　）

2. 某一化学反应加入催化剂后,其转化率将增大。 （　）

3. 化学平衡主要研究可逆反应的规律。 （　）

4. 可逆反应达到化学平衡时的特点是"动""定""同""变"。 （　）

5. 只有可逆反应才具有化学平衡状态。 （　）

6. 影响化学平衡的因素包括浓度、压强、温度、催化剂。 （　）

7. 降低反应物浓度或增加生成物浓度可以使反应向正向移动。 （　）

8. 一个可逆反应的正反应为吸热反应,则其逆反应也是吸热反应。 （　）

（黄镇良）

项目四　非金属元素和金属元素

任务一　非金属元素选述

知识要求

◆掌握碳族元素、氮族元素、氧族元素和卤素及其化合物的主要性质。

◆了解常见元素及其化合物在药学中的应用。

能力要求

◆能根据元素周期表判断元素化学性质及其递变规律。

◆能说出一些常见元素及其化合物在药学中的应用。

元素又称化学元素,自然界的一切物质都是由化学元素组成。元素及其化合物是药用基础化学的重要内容之一,也是各门化学学科的基础。通过学习常见元素及其化合物的性质,了解它们在生产、生活中的实际应用,为后续章节学习氧化还原反应与氧化还原滴定法、配位化合物与配位滴定法等内容做好铺垫,也为药学专业课程的学习打下基础。

一、碳族元素

(一)碳族元素的通性

碳族元素在周期表中第ⅣA族,包括碳(C)、硅(Si)、锗(Ge)、锡(Sn)和铅(Pb)5种元素。其中碳和硅是非金属元素,锗、锡和铅为金属元素。碳和硅是地壳中的常量元素,碳元素是构成生命有机体的主要元素之一,其化合物数量超过一百万种。硅在自然界中的含量最为丰富,仅次于氧。

碳族元素的价电子构型为 ns^2np^2,氧化数为+2和+4,碳、硅主要氧化数为+4,对于锗、锡、铅而言,其稳定氧化态随原子序数增大由+4变为+2,碳族元素基本性质如表4-1-1所示。

表4-1-1　碳族元素基本性质

性质	碳(C)	硅(Si)	锗(Ge)	锡(Sn)	铅(Pb)
原子序数	6	14	32	50	82
相对原子量	12.01	28.09	72.59	118.7	207.2
价电子构型	$2s^22p^2$	$3s^23p^2$	$4s^24p^2$	$5s^25p^2$	$6s^26p^2$
共价半径(pm)	77	118	122	141	154
主要氧化数	+4、+2	+4、+2	+4、+2	+4、+2	+4、+2

（二）碳及其化合物

1. 碳单质

金刚石和石墨是碳的两种同素异形体。金刚石俗称钻石，是一种无色透明的非导体原子晶体，碳原子间以共价键结合，硬度最大，熔点最高，常用于制造磨具、刀具和钻头等，也可加工成贵重的装饰品。石墨是一种黑色柔软不透明的混合型晶体，具有网状片层结构，片层之间靠分子间力结合，易滑动开裂，因此具有很好的润滑性。石墨片层中由于存在许多自由电子，因此具有良好的导热和导电性能。

除了金钢石和石墨两种主要的同素异形体之外，还有一种分子式为 Cn 碳原子簇共同素异形体，例如 C_{60} 是由 60 个碳原子构成 12 个五边形和 20 个六边形的近似于球形的 32 面体。由于形状像足球，又称足球烯。Cn 碳原子族共同素异形体，碳原子数可以增加至几百，且形成多样，因此，成为全世界关注的热点化合物。

2. 碳的主要化合物

碳是一个很特殊的元素，它的价电子是 $2s^2 2p^2$，形成 sp^3 杂化轨道后呈四面体方向成键，可与其它 C 原子相连，也可以和 H、O、N、S、Cl 等元素的原子相连，形成一系列的直链有机化合物。

（1）二氧化碳（CO_2）、碳酸及其盐：含碳可燃物或单质碳在空气中充分燃烧，都可以生成二氧化碳。CO_2 是一种无色、无嗅、不支持燃烧的气体，当空气中 CO_2 含量达到 2.5% ，火焰就会熄灭，因此 CO_2 常被当作灭火剂使用。CO_2 虽然没有毒性，但空气中含量过高会引起缺氧窒息的危险。

二氧化碳能溶于水，常温下，加压至 600kPa，CO_2 溶解度增大，溶于水中生成碳酸（大部分 CO_2 以结合水合分子形式存在，小部分 CO_2 生成了碳酸）。碳酸是一种二元弱酸，很不稳定，它在溶液中的平衡如下。

$$CO_2 + H_2O \rightleftharpoons H_2CO_3 \rightleftharpoons H^+ + HCO_3^- \rightleftharpoons 2H^+ + CO_3^{2-}$$

不稳定的二元弱酸碳酸，极易生成两类盐，分别是碳酸盐（正盐）和碳酸氢盐（酸式盐）。

碳酸氢盐溶解度一般大于正盐，但 Na、K+、NH 的除外。碳酸盐（正盐）例如，Na_2CO_3 俗称纯碱，在水溶液中，由于 CO_3^{2-} 水解明显，因此，其水溶液显强碱性；碳酸氢盐（酸式盐）例如，碳酸氢钠（$NaHCO_3$）俗称小苏打、苏打粉，为白色粉末或细微结晶，无臭、味咸、易浴于水，微溶于乙醇，在潮湿的空气中缓慢分解，受热则加速分解，需密封保存在干燥阴凉处。口服可治疗胃酸过多和消化不良等，静脉给药可治疗酸中毒。一般情况下，碳酸盐的热稳定性高于碳酸氢盐，而碳酸氢盐的溶解度一般大于正盐（钠、钾和铵对应的碳酸氢盐和碳酸盐除外）。

（2）一氧化碳（CO）：含碳可燃物或单质碳在空气中不充分燃烧时可以生成一氧化碳。CO 是一种无色、无嗅气体，具有较强的还原性，是金属冶炼的重要还原剂。

$$FeO + CO \longrightarrow Fe + CO_2$$

CO 还具有加合性，能与许多过渡金属加和生成剧毒的金属羰基化合物，例如，Ni$(CO)_4$Fe$(CO)_5$。一氧化碳对动物和人类的高度毒性主要源于加合作用，它能与血液中的血红素（Fe 配合物）结合成羰基化合物，从而阻断血液与氧的结合，使人在不知不觉中中毒死亡。

（三）硅及其化合物

1. 硅

单质硅的晶体结构类似于金刚石，熔点 1683K，呈灰黑色，有金属外貌，性硬脆，能刻划玻璃。高纯硅（杂质少于百万分之一）具有良好的半导体性能，被用作半导体材料。低温下，单质硅并不活泼，与水、空气和酸均无作用，但与氧化剂和强碱溶液作用。

$$Si + 2OH^- + H_2O = SiO_3^{2-} + 2H_2 \uparrow$$

2. 硅的化合物

（1）二氧化硅：二氧化硅（SiO_2）又称硅石，是一种坚硬难溶的固体，它在自然界中有晶体和无定形两种形态。比较纯净的晶体叫石英，普通的砂子是不纯的石英细粒，硅藻土是无定形硅石，它是死去的硅藻与其他微生物的遗体经沉积而成的具有较强吸附能力的多孔、质轻固体物质，有较强的吸附能力，常用作吸附剂的载体。

二氧化硅不溶于水，与大多数酸不反应，但能与 HF 反应生成四氟化硅（SiF_4）。例如，

$$SiO_2 + 4HF \longrightarrow SiF_4\uparrow + 2H_2O$$

二氧化硅为酸性氧化物，能与碱性氧化物或强碱反应生成硅酸盐。例如，

$$SiO_2 + CaO \longrightarrow CaSiO_3$$

$$SiO_2 + 2NaOH \longrightarrow Na_2SiO_3 + H_2O$$

（2）硅酸及其盐：硅酸是由可溶性硅酸盐与盐酸反应制得，硅酸是一种酸性比碳酸还弱的弱，几乎不溶于水。

$$Na_2SiO_3 + 2HCl \longrightarrow H_2SiO_3\downarrow + 2NaCl$$

$$Na_2SiO_3 + CO_2 + H_2O \longrightarrow H_2SiO_3\downarrow + Na_2CO_3$$

硅酸形式多样化，现已确证，能独立存在且具有一定稳定性的是：偏硅酸（H_2SiO_3）、二偏硅酸（$H_2Si_2O_5$）、正硅酸（H_2SiO_4）和焦硅酸（$H_6Si_2O_7$）。最初在水溶液中生成时主要是 H_2SiO_4，当放置或改变条件后，就逐渐缩合形成多硅酸的胶体溶液（即硅酸溶胶），再经加热脱水后变成无色稍透明，具有网状多孔的固体硅胶（干燥剂和吸附剂）。

硅酸盐种类多样，结构复杂，多数不溶于水，是构成地壳岩石的主要成分。最常见的可溶性硅酸盐是硅酸钠（Na_2SiO_3），其水溶液俗称"水玻璃"，是无色或灰色的矿物胶黏稠液体。人工合成的铝硅酸盐分子筛，具有多孔结构，具有较强的机械强度和热稳定性，常用作干燥剂和催化剂。

（四）锗、锡和铅及其化合物

1. 锗及其化合物

锗是一种灰白色的脆性金属，化学性质略比硅活泼，晶体结构也是金刚石型。锗能溶于浓硫酸和浓硝酸，但不溶于氢氧化钠。高纯锗是一种良好的半导体材料，在 400 K 左右，能被氯化成 $GeCl_4$。

2. 锡及其化合物

锡有三种同素异形体，即灰锡、白锡和脆锡。金属锡能溶于热的浓盐酸和冷的稀硝酸中，也能与苛性碱溶液作用而放出氢气。由于锡具有一定的抗腐蚀性且熔点较低，所以被用来制作各种有特殊用途的合金以及罐头盒的马口铁（镀锡薄铁）。

$$Sn + 2HCl \longrightarrow SnCl_2 + H_2\uparrow$$

$$3Sn + 8HNO_3 \longrightarrow 3Sn(NO_3)_2 + 2NO\uparrow + 4H_2O$$

$$Sn + 2OH^- + 2H_2O \longrightarrow Sn(OH)_4^{2-} + H_2\uparrow$$

锡的化合物有 $SnCl_4$、$SnCl_2$、SnO 和 SnO_2。SnO_2 是锡矿石的主要成分，SnO 和 $SnCl_2$ 具有较强的还原性，干燥的氯与锡反应生成 $SnCl_4$。

3. 铅及其化合物

铅是一种密度大（11.35 g·cm），但强度不高的软金属。由于铅质地软且性质稳定，常用它来制作铅皮、铅管以保护电缆线。铅表面的金属光泽受空气中氧、水和二氧化碳的影响，迅速生成一层致密的暗灰色碱式碳酸盐保护层。铅易溶于硝酸和浓度大于 79% 的硫酸中，但与盐酸作用缓慢。

铅的化合物主要有 PbO、PbO_2 和 Pb_3O_4。PbO 俗称密陀僧，黄色粉末，具有消毒灭虫、收敛防腐的功效；PbO_2 是蓄电池的正极材料；Pb_3O_4 俗称红铅、铅丹，可解毒、生肌，但容易引起铅中毒，主要用于外

用药膏,内服药已经很少。

二、氮族元素

(一)氮族元素的通性

氮族元素在周期表第ⅤA族,包括氮(N)、磷(P)、砷(As)、锑(Sb)和铋(Bi)五种元素。随着原子序数的增加,本族元素的非金属性减弱,金属性增强。氮、磷为非金属元素,砷为半金属,锑、铋为金属,氮族元素基本性质如表4-1-2所示。

表4-1-2　氮族元素基本性质

性质	氮(N)	磷(P)	砷(As)	锑(Sb)	铋(Bi)
原子序数	7	15	33	51	83
相对原子量	14.01	30.97	74.92	121.76	208.98
价电子构型	$2s^2 2p^3$	$3s^2 3p^3$	$4s^2 4p^3$	$5s^2 5p^3$	$6s^2 6p^3$
共价半径(pm)	75	110	121	143	152
主要氧化数	-3、$+2$	-3、$+3$、$+5$	-3、$+3$、$+5$	$+3$、$+5$	$+3$、$+5$ $+3$、$+4$、$+5$

氮族元素价层电子构型为$ns^2 np^3$,氧化数主要为+3和+5。其中+5价的化合物在酸性介质中显示强氧化性,特别是HNO_3和铋酸盐。氧化数为+3的氮族化合物,在酸性溶液中,除了亚硝酸和亚磷酸外,其余均为弱还原性。

(二)氮及其化合物

1. 氮单质

自然界中氮气(N_2)以双原子分子形式存在,约占空气的78.1%(体积分数)。氮气无色、无味、微溶于水。由于氮分子中氮—氮共价三键,键能大,分子稳定。氮单质想转化为化合物,就必须具有足够强大的能量破坏掉共价三键,因此,在高温高压条件下,N_2才能与氧或氢发生化合反应。

2. 氨

常温下氨(NH_3)是一种无色、具有刺激性气味的气体,氨极易溶于水,与水作用时,氨和水以氢键结合,形成缔合分子($NH_3 \cdot H_2O$)及氨水。氨的化学性质活泼,主要有:

(1)弱碱性:从氨的结构看,氨分子有孤对电子,可以结合质子(H^+),显示碱性。

$$NH_3 + H_2O \rightleftharpoons NH_3 \cdot H_2O \rightleftharpoons NH_4^+ + OH^-$$

(2)还原性:氨中氮的氧化数为-3,具有还原性。例如,氨能与溴或氯剧烈反应。

$$2NH_3 + 3Cl_2 \longrightarrow N_2 + 6HCl$$

(3)取代反应:NH_3分子中的氮被其他原子或基团(金属、非金属及其他基团)取代;氨基或亚氨基(—NH—)取代其他化合物中的原子或基团。

$$2Na + 2NH_3 \longrightarrow H_2 \uparrow + 2NaNH_2$$

$$HgCl_2 + 2NH_3 \longrightarrow Hg(NH_2)Cl + NH_4Cl$$

(4)配位反应:氨分子中由于有孤对电子,易与许多金属离子形成氨配离子。

例如$[Cu(NH_3)_2]^+$、$[Ag(NH_3)_2]^+$。

3. 铵盐

氨与酸反应得到相应的铵盐,铵盐大多数为无色晶体,易溶于水,主要化学性质如下:

(1)热不稳定性:固态铵盐加热极易分解,一般分解为氨和相应酸。

$$2NH_4Cl \xrightarrow{\Delta} NH_3\uparrow + HCl\uparrow$$

(2)与碱反应:铵盐与碱加热放出氨气。

$$2NH_4Cl + Ca(OH)_2 \xrightarrow{\Delta} NH_3\uparrow + 2H_2O\uparrow + CaCl_2$$

4. 氮的含氧酸及盐

(1)亚硝酸及其盐:亚硝酸(HNO_2)是不稳定的弱酸,亚硝酸及其盐中的氮的氧化数为+3,既有氧化性又有还原性,酸性介质中,氧化性大于还原性。

亚硝酸盐易溶于水,均有毒,可将亚铁血红蛋白氧化成高铁血红蛋白而失去携带氧的能力,造成机体缺氧窒息,并转化为致癌物质亚硝胺。

(2)硝酸及其盐:纯硝酸(HNO_3)是一种无色、易挥发、具有刺激性气味的油状液体,能和水任意比例混合,是制造、炸药、染料和诸多化学品的重要原料,三大强酸之一。市售的浓硝酸质量分数为0.698,密度为1.42 g/mL,约为16 mol/L,其化学性质是:

> 课堂互动
> 腌制咸菜和酸菜容器下层,处于缺氧状态,容易产生什么化合物?

1)不稳定性:HNO_3比HNO_2稳定性,但见光受热也会分解,因此,硝酸应贮存在棕色瓶中。

$$4HNO_3 \longrightarrow 4NO_2\uparrow + O_2\uparrow + 2H_2O$$

2)氧化性:HNO_3中氮处于最高价态(+5),因而具有强的氧化性,能将非金属单质(C、S、P 和 I 等)氧化成相应氧化物或含氧酸。除金、铂外,硝酸几乎能与所有金属反应。

$$Cu + 4HNO_3(浓) \longrightarrow Cu(NO_3)_2 + 2NO_2\uparrow + 2H_2O$$

$$Cu + 8HNO_3(稀) \longrightarrow 3Cu(NO_3)_2 + 2NO\uparrow + 4H_2O$$

$$Zn + 10HNO_3(极稀) \longrightarrow 4Zn(NO_3)_2 + NH_4NO_3 + 3H_2O$$

浓硝酸遇铁和铝会钝化,表面生成一层致密的氧化物,阻止反应进一步进行,因此,一般用铝制容器(槽车)装运浓硝酸。混酸:由 3 份浓盐酸和 1 份浓硝酸(体积比)所组成的混合溶液(又称为王水),氧化性比浓硝酸还强,可溶解不溶于硝酸的金、铂等贵金属。

硝酸盐,如,KNO_3、$Cu(NO_3)_2$、$AgNO_3$通常是无色晶体,易溶于水,固态硝酸盐不稳定,遇热易分解,放出 O_2,不同金属硝酸盐加热的分解产物也有所不同。硝酸盐被广泛应用于化肥、炸药、烟火、电镀、玻璃、燃料和制药等工业,硝酸盐也是常用的化学试剂。

> 课堂互动
> 瓶子装的浓硝酸在日光照射下,瓶内溶液逐渐显棕色,为什么?

(三)磷及其化合物

1. 磷

磷广泛存在于动植物组织中,约占人体重的1%。主要集中在骨骼和牙齿中,磷也参与生命活动的代谢作用,是有机体中很重要的一种元素。

单质磷有多种同素异形体,常见有白磷、红磷和黑磷三种。白磷也称黄磷,不溶于水,可溶于CS_2,有剧毒。白磷在暗处可见它发光,超过50 ℃可自燃,需隔绝空气或保存于水中。红磷不溶于水和CS_2,不发光,加热至400 ℃才能燃烧,白磷在高温下可缓慢转化为红磷。黑磷并不常见。单质磷用途广泛,白磷可制作磷酸和农药;军事上用作燃烧弹、烟幕弹等。红磷是生产安全火柴和有机磷肥的主要原料。

2. 磷的氧化物

磷在常温下慢慢氧化或在不充分的空气中燃烧,生成三氧化二磷 P_4O_6(Ⅲ);磷在充分的氧气中燃烧,生成五氧化二磷 P_4O_{10}(V)。

P_4O_6 是滑腻感的白色吸潮性蜡状固体,有很强的毒性,溶于冷水中缓慢地生成亚磷酸。例如:

$$P_4O_6+6H_2O(冷) \longrightarrow 4H_3PO_3$$

在热水中发生歧化反应生成磷酸和放出磷化氢。例如:

$$P_4O_6+6H_2O(热) \longrightarrow 3H_3PO_4+PH_3 \uparrow$$

P_4O_{10} 是白色雪花状晶体,也称作磷酸酐,有很强的吸水性,在空气中很快就潮解,甚至能从其他物质中夺取化合态的水,因此,在实验室常作为干燥剂使用。

$$P_4O_{10}+6H_2SO_4 \longrightarrow 4H_3PO_4+6SO_3$$

3. 磷酸及其盐

磷酸又称正磷酸,常温下纯磷酸为白色固体或者无色黏稠液体,熔点 43 ℃,沸点 158 ℃,能与水以任意比混合,无挥发性,无氧化性,是三元中强酸,具有酸的通性。

磷酸可形成三种形式的盐,即磷酸正盐、磷酸一氢盐和磷酸二氢盐,如表 4-1-3 所示。所有磷酸二氢盐易溶于水,而磷酸一氢盐和正盐除了 K^+、Na^+ 和 NH_4^+ 盐外,一般难溶于水。

可溶性磷酸盐溶于水时发生不同程度的水解或解离,正盐水解呈碱性;磷酸一氢盐水解呈弱碱性;磷酸二氢盐水解呈弱酸性。实验室常用磷酸一氢盐和相应的磷酸二氢盐配制成缓冲溶液。

表 4-1-3 三种形式的磷酸盐

类别	常见磷酸盐
碳酸正盐	磷酸钠 Na_3PO_4、磷酸铵 $(NH_4)_3PO_4$、磷酸钙 $Ca_3(PO_4)_2$
磷酸一氢盐	磷酸氢钠 Na_3HPO_4、磷酸氢铵 $(NH_4)_2HPO_4$、磷酸二氢铵 $(NH_4)H_2PO_4$
磷酸二氢盐	磷酸二氢钠 $Na_3H_2PO_4$、磷酸氢钙 Ca_3HPO_4、磷酸二氢钙 $Ca(H_2PO_4)_2$

4. 磷的氯化物

磷与卤素直接化合生成卤化磷(PX_3 和 PX_5)。磷在氯气中燃烧生成 PCl_3,PCl_3 是无色液体,在水中强烈水解为 H_3PO_3 和 HCl。

$$PCl_3+3H_2O \longrightarrow H_3PO_3+3HCl$$

过量的 Cl_2 与 PCl_3 作用生成 PCl_5。

$$PCl_3+Cl_2 \longrightarrow PCl_5$$

五氯化磷(PCl_5)为白色固体,加热至 160 ℃时升华,开可分解为 PCl_3 和 Cl_2。

PCl_5 的水解分两步进行。例如:

$$PCl_5+H_2O \longrightarrow POCl_3+2HCl$$
$$POCl_3+3H_2O \longrightarrow H_3PO_4+3HCl$$

(四)砷的化合物

1. 砷化氢

砷化氢(AsH_3)又叫胂,有剧毒的无色气体。在缺氧条件下,AsH_3 受热可分解成单质。

$$2AsH_3 \longrightarrow 2As+3H_2 \uparrow$$

利用此反应可检验物质中少量砷化合物的存在。

2. 砷的氧化物及其水化物

三氧化二砷(As_2O_3)俗称砒霜,白色粉末状固体,有剧毒,主要用作杀虫剂、灭鼠剂及除草剂等。As_2O_3 微溶于水,在热水中溶解度较大,溶解后生成弱酸亚砷酸(H_3AsO_3)。

$$As_2O_3+3H_2O \longrightarrow 2H_3AsO_3$$

As_2O_3是两性偏酸性氧化物,易溶于碱生成亚砷酸盐。

$$As_2O_3+6NaOH \longrightarrow 2Na_3AsO_3+3H_2O$$

五氧化二砷(As_2O_5)的酸性比三氧化二砷强,其水化物砷酸(H_3AsO_4)易溶于水,酸性比亚砷酸强得多,近似于磷酸,砷酸在酸性溶液中可表现出氧化性,可将I^-氧化成I_2。

$$H_3AsO_4+2H^++2I^- \longrightarrow H_3AsO_3+I_2+H_2O$$

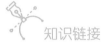
知识链接

常见的含氮族元素的药物

1. 氨水　浓度为9.5%~10.5%(g/mL)的药用稀氨水,对皮肤和黏膜有刺激作用。给昏厥病人吸入氨气,可引起反射性中枢兴奋。外用治疗某些昆虫叮咬伤和化学试剂(如氢氟酸)造成的皮肤沾染伤。

2. 雄黄　主要成分为As_2S_2,又称石黄、黄金石、鸡冠石,为矿物药。是橘红色,微有特异的臭气,味淡,不溶于水。具有清热解毒的功效。许多具有消肿散毒,治疗热毒疮疖、红肿疼痛的中成药多含有雄黄成分。

3. 酒石酸锑钾($KSbC_4H_4O_7$)为无色透明结晶或白色粉末,无臭,味甜,可溶于水,不溶于乙醇。用于血吸虫病。没食子酸锑钠($NaSbC_{14}H_4O_{10}$)也有类似用途。

4. 碱式硝酸铋($BiONO_3$)为白色粉末,有珠光光泽,几乎无臭。不溶于水或乙醇,易溶于盐酸、硝酸及稀硫酸。可调节胃酸过多,有收敛及保护胃肠道溃疡的作用。

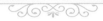

三、氧族元素

> 考点:
> 　氮族元素基本性质,硝酸的氧化性,"土水"组成比例。

(一)氧族元素的通性

周期表第ⅥA族,包括氧(O)、硫(S)、硒(Se)、碲(Te)、钋(Po)五种元素。氧、硫是非金属元素,硒和碲是准金属元素,钋是一个典型的具有放射性的金属元素,氧族元素基本性质如表4-1-4所示。

表4-1-4　氧族元素基本性质

性质	氧(O)	硫(S)	硒(Se)	碲(Te)	钋(Po)
原子序数	8	16	34	52	84
相对原子量	16.00	32.06	78.96	127.6	209
价电子构型	$2s^22p^4$	$3s^23p^4$	$4s^24p^4$	$5s^25p^4$	$6s^26p^4$
共价半径(pm)	73	102	117	135	167
主要氧化数	-2、-1	-2、+4	-2、+2	-2、+2	—
		+6	+4、+6	+4、+6	

氧族元素的价层电子构型为 ns^2np^4，最外层有 6 个电子，较易获得 2 个电子成为 -2 离子。当与电负性比它们大的元素化合时，氧化数呈 +2、+4、+6，氧族元素的性质变化趋势与氮族元素相似。在ⅥA族中氧的非金属性最强，所以在一般化合物（H_2O_2 和 OF_2 除外）中的氧化数都为 -2。

（二）氧及其化合物

1. 单质氧

氧是自然界最重要的元素，也是分布最广和含量最多的元素，存在形式有单质氧及化合物。单质氧有两种同素异形体：氧气（O_2）和臭氧（O_3）。

（1）氧气：氧气是无色、无味的气体，液态氧和固态氧都是淡蓝色。O_2 主要的化学性质是氧化性。

（2）臭氧：常温下，纯净的 O_3 是浅蓝色的气体，因有刺激性臭味而称"臭氧"。臭氧比氧气易溶于水，不稳定，易分解为氧气。臭氧有较强的氧化性，可用作氧化剂、漂白剂和消毒剂，作用强、速度快，而且不会造成二次污染。

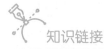

知识链接

在离地面 25～30 km 的高空，有一稳定的臭氧层，它能吸收太阳光的紫外辐射，为保护地面上的生物免受太阳强烈辐射提供了一个防御屏障-臭氧保护层。近年来，由于人类大量使用矿物燃料，氯氟烃，使大气中 NO、NO_2、氯氟化碳等含量过多，引起臭氧过多分解，使臭氧层遭受到破坏，皮肤癌患者增加。因此，应采取积极措施保护臭氧层。

2. 氧的化合物

（1）过氧化氢（H_2O_2）：纯的过氧化氢是淡蓝色的黏稠液体，可与水以任何比例混溶，其水溶液俗称双氧水，含量在 3%～30% 之间。过氧化氢为极性分子，分子中有一过氧键（-O-O-），分子中氧的氧化数为 -1。过氧化氢的主要化学性质如下：

1）不稳定性：常温下，H_2O_2 分解缓慢，加热或更高温度时，纯的过氧化氢激烈分解而爆炸，遇热、遇光、遇酸、碱、重金属等可加速分解。因此，应保存在避光、低温的棕色瓶中。

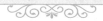

$$2H_2O_2 \longrightarrow 2H_2O + O_2 \uparrow$$

2）弱酸性：H_2O_2 是一种极弱的酸（$Ka = 2.4 \times 10^{-12}$）。

3）氧化性和还原性：H_2O_2 分子中氧的氧化数为 -1，因此，H_2O_2 既具有氧化性，也有还原性；既可作氧化剂，也可作还原剂；在酸性介质中是强氧化剂，其还原性只有遇到更强的氧化剂（如：$KMnO_4$、MnO_2）才表现出来。

$$H_2O_2 + 2HI \longrightarrow I_2 + 2H_2O$$

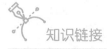

知识链接

过氧化氢溶液（双氧水），具有消毒、防腐、漂白作用。药房中常用 3% 的双氧水清洗疮口；1% 的双氧水用于含漱；工业上用双氧水来漂白丝、毛织物及油画、纸浆等；90% 的双氧水曾作为火箭燃料的氧化剂。H_2O_2 作氧化剂最突出的优点是氧化性强，而不引入杂质。

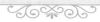

$$2MnO_4^- + 5H_2O_2 + 6H^+ \longrightarrow 2Mn^{2+} + 5O_2 \uparrow + 8H_2O$$

(三)硫及其化合物

1.硫单质

单质硫为淡黄色晶体,不溶于水,易溶于二硫化碳(CS_2)、四氯化碳(CCl_4)等有机溶剂中。硫有多种同素异形体,最常见的有斜方硫和单斜硫,一定条件下它们可相互转化。硫的主要化学性质如下:

(1)氧化性:硫能与金属、氢、碳等还原性较强的物质反应

$$H_2 + S \longrightarrow H_2S$$
$$Hg + S \longrightarrow HgS$$

(2)还原性:硫能与氧化性强的物质或非金属反应

$$S + 6HNO_3 \longrightarrow 6NO_2 \uparrow + H_2SO_4 + 2H_2O$$
$$S + 3F_2 \longrightarrow SF_6$$

(3)歧化反应:在碱性条件下,硫可发生歧化反应

$$3S + 6NaOH \longrightarrow 2Na_2S + Na_2SO_3 + 3H_2O$$

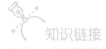知识链接

　　药典收载的硫磺是升华硫(S_8),升华硫用于配制10%的硫磺软膏,外用治疗疥疮、真菌感染和牛皮癣等。此外药用硫还有沉降硫和洗涤硫两种,洗涤硫和沉降硫既可外用也可内服,内服有消炎、镇咳、轻泻作用。

2.硫化物

(1)硫化氢(H_2S):H_2S是唯一可稳定存在于自然界的硫的氢化物,是一种无色、有臭鸡蛋气味的有毒气体。室温下能溶于水,其水溶液称为氢硫酸,氢硫酸是二元弱酸。硫化氢中硫的氧化数为-2,处于最低价态,所以H_2S具有强还原性。

(2)二氧化硫(SO_2)和三氧化硫(SO_3):①二氧化硫:二氧化硫是一种无色、有强烈刺激性臭味的有毒气体,易液化。SO_2中S的氧化数为$+4$价处于中间价态,所以它既有氧化性,又有还原性。SO_2常用作消毒剂和漂白剂。②三氧化硫:纯净的SO_3是易挥发的的无色固体,它是强氧化剂。SO_3极易吸收水分,在潮湿的空气中发烟,溶于水生成硫酸。

3.硫的含氧酸及其盐

硫有许多类型的含氧酸,如硫酸(H_2SO_4)、亚硫酸(H_2SO_3)、硫代硫酸($H_2S_2O_3$)、焦硫酸($H_2S_2O_7$)和过二硫酸($H_2S_2O_8$)等。通常正酸比亚酸的酸性强,焦酸比单酸的酸性强。

(1)硫酸及其盐:硫酸是常见的三大强酸之一,纯硫酸是无色油状的液体,市售浓硫酸密度为1.84 g/ml,约为18 mol/L,通常是用浓硫酸吸收SO_3制得。其化学性质如下。

1)吸水性和脱水性:浓硫酸能强烈吸收游离水分,常用作干燥剂;另外,浓硫酸能将有机物分子中的氢和氧按水的比例脱去,使有机物碳化。因此,使用浓硫酸时一定要注意安全防护和正规操作,防止硫酸灼伤皮肤、损坏衣物。

$$C_{12}H_{22}O_{11} \xrightarrow{\text{浓硫酸}} 12C + 11H_2O$$

2）强氧化性：浓硫酸具有强氧化性，能氧化许多金属或非金属物质。

$$S+2H_2SO_4(浓)\xrightarrow{\Delta}3SO_2\uparrow+2H_2O$$

3）强酸性：稀硫酸具有强酸通性，可与活泼金属反应放出氢气。铁、铝在冷的浓硫酸中容易钝化，所以可用铁罐运输、存放冷浓硫酸（不能盛放稀硫酸）。

$$Cu+2H_2SO_4(浓)\xrightarrow{\Delta}CuSO_4+SO_2\uparrow+2H_2O$$

硫酸盐有酸式盐和正盐两种类型。只有碱金属能形成酸式盐，且都溶于水。正盐绝大部分易溶于水，但在水溶液中析出结晶时，常带结晶水，将带有结晶水的盐称作矾。例如，$FeSO_4\cdot7H_2O$（绿矾）、$CuSO_4\cdot5H_2O$（胆矾）、$ZnSO_4\cdot7H_2O$（皓矾）、$KAl(SO_4)_2\cdot12H_2O$（明矾）。$Na_2SO_4\cdot10H_2O$ 硫酸钠，俗称芒硝或朴硝，中药称玄明粉或元明粉。无水 Na_2SO_4 有吸湿性，可用作缓泻剂。

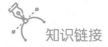
知识链接

用水稀释浓硫酸时，浓硫酸与水作用会放出大量的热，必须将浓硫酸缓慢地倾入水中，并用玻璃棒不断搅拌，绝不能将水倾入浓硫酸中，造成浓酸喷溅或灼伤。

（2）亚硫酸及其盐：亚硫酸（H_2SO_3）是二元弱酸，SO_2 溶于水即得，不稳定，室温下遇酸分解，放出二氧化硫。

$$SO_3^{2-}+2H^+\longrightarrow SO_2\uparrow+H_2O$$

亚硫酸既有氧化性，又有还原性，以还原性为主，亚硫酸盐的还原性比亚硫酸强。亚硫酸盐在空气中不稳定，故使用亚硫酸盐溶液时，应临时配制。

$$2MnO_4^-+5SO_3^{2-}+6H^+\longrightarrow2Mn^{2+}+5SO_4^{2-}+3H_2O$$

（3）硫代硫酸及其盐：硫代硫酸（$H_2S_2O_3$）是一个极不稳定的弱酸，45 ℃分解为硫、水和二氧化硫（混合物）。因此，硫代硫酸常以盐的形式存在，例如，硫代硫酸钠（$Na_2S_2O_3\cdot5H_2O$），又名海波或大苏打，无色透明晶体，易溶于水，将硫粉浴于沸腾的亚硫酸钠碱溶液中可得 $Na_2S_2O_3$。硫代硫酸钠的主要性质是：

1）稳定性差：硫代硫酸钠遇强酸迅速分解，析出单质硫，放出气体 SO_2。

$$Na_2S_2O_3+2HCl\longrightarrow S\downarrow+2NaCl+SO_2\uparrow+H_2O$$

2）还原性：硫代硫酸根离子具有中强还原性，可与 I_2 等反应。$Na_2S_2O_3$ 的水溶液在实验室久置，出现浑浊，是被空气中及水中的氧所氧化的缘故。

$$2Na_2S_2O_3+I_2\longrightarrow Na_2S_4O_6+2NaI$$

3）配位性：硫代硫酸根离子具有较强的配位能力，可与一些金属离子形成稳定的配合物。例如，硫代硫酸钠内服或静脉注射作重金属砷、汞、铅的解毒剂；外用治疗疥疮和慢性皮炎。

$$2S_2O_3^{2-}+AgBr\longrightarrow[Ag(S_2O_3)_2]^{3-}+Br^-$$

四、卤族元素

(一)卤族元素的通性

周期表中第ⅦA族包括氟(F)、氯(Cl)、溴(Br)、碘(I)和砹(At)五种元素,统称为卤族元素,其中砹是放射性元素。卤素原子价层电子构型为 ns^2np^5,很容易获得一个电子,形成氧化值为-1价的化合物,与稀有气体一样结构稳定,因此,卤族元素是典型的非金属元素。卤素最常见的氧化数是-1,遇到电负性更大的元素时才表现出正氧化数,但氟的电负性最大,通常不会表现出正氧化数。卤素的基本性质如表4-1-5。

表4-1-5　卤族元素基本性质

性质	氟(F)	氯(Cl)	溴(Br)	碘(I)
原子序数	9	17	35	53
相对原子量	19.00	35.45	79.90	126.9
价电子构型	$2s^22p^5$	$3s^22p^5$	$4s^22p^5$	$5s^22p^5$
共价半径(pm)	64	99	114	133
主要氧化数	-1	-1、+1、+3 +5、+7	-1、+1、+3 +5、+7	-1、+1、+3 +5、+7

(二)卤素单质

1. 物理性质

卤素单质都是双原子分子,常温下,F_2 和 Cl_2 是气体,Br_2 是液体,而 I_2 为易升华的固体。除氟外,由氯到碘熔点、沸点依次升高。卤素单质均有颜色,随着相对分子质量的增大,颜色加深。卤素单质为非极性分子,较难溶于水,其中溴在水中溶解度较大,碘溶解度最小,氟不溶于水。

2. 化学性质

(1)氧化性:氧化性是卤素单质最突出的化学性质,氧化性的强弱次序为 $F_2 > Cl_2 > Br_2 > I_2$,F_2 是最强的氧化剂。

(2)与金属反应:氟和氯可与所有金属反应;溴和碘可与除贵金属以外的大多数金属反应,但反应较慢。

$$2M + nX_2 \longrightarrow 2MX_n$$

(3)与氢气反应:卤素与氢气直接化合生成卤化氢,反应活性按氟→碘顺序依次减弱。

$$H_2 + X_2 \longrightarrow 2HX$$

(4)与水反应:卤素与水的反应分两类,一类是氧化作用,另一类是歧化反应。

$$2X_2 + 2H_2O \longrightarrow 4H^+ + 4X^- + O_2 \uparrow (氧化反应)$$

$$X_2 + H_2O \longrightarrow H^+ + X^- + HXO(歧化反应,氟不能发生)$$

(5)卤素间的置换反应:卤素单质与卤离子间的氧化还原反应称为卤素间的置换反应。位于前面的卤素单质可以置换后面的卤素离子。

$$Cl_2 + 2Br^- \longrightarrow 2Cl^- + Br_2$$

（三）卤素化合物

1.卤化氢和氢卤酸

（1）卤化氢：卤化氢（HX）都是具有刺激性气味的无色气体，气体分子都是极性共价键结合；分子间作用力从 HCl→HI 依次增大；熔点和沸点也依次递增，HF 的熔点、沸点异常高，主要是因为 F 原子半径特别小，电负性很大，分子间易形成氢键形成多分子缔合；卤化氢对热的稳定性由 HF 到 HI 急剧降低。

（2）氢卤酸：卤化氢为极性化合物，在水中有很大溶解度，其水溶液称为氢卤酸。其中盐酸（HCl）为三大强酸之一，是氯化氢溶于水中形成。浓盐酸为无色或淡黄色液体，易挥发，有刺激性酸味，相对密度为 1.19 $g \cdot mL^{-1}$，约为 12 $mol \cdot L^{-1}$。

1）酸性：氢卤酸中除氢氟酸外，其余均为强酸，酸性顺序为：HF<HCl<HBr<HI。氢氟酸（HF）为弱酸，主要因为形成分子间氢键，难电离，但能与二氧化硅和硅酸盐反应，可用来溶解硅酸盐，蚀刻玻璃。氢氟酸有毒性和腐蚀性，当皮肤不慎接触，应立即用大量水冲洗，涂敷氨水，否则皮肤会肿胀溃烂。

$$SiO_2 + 4HF \longrightarrow SiF_4 \uparrow + 2H_2O$$

$$CaSiO_3 + 6HF \longrightarrow SiF_4 \uparrow + CaF_2 + 3H_2O$$

2）还原性：氢卤酸中 X^- 为最低价态，具有较强还原性，还原性递变规律为：HF<HCl<HBr<HI。HI 在常温下能被空气中氧气氧化；HBr 和 HCl 遇到强氧化剂会表现出还原性；HF 几乎没有还原性。

$$4HI + O_2 \longrightarrow 2I_2 + 2H_2O$$

$$16HCl + 2KMnO_4 \longrightarrow 5Cl_2 + 2MnCl_2 + 8H_2O + 2KCl$$

3）热稳定性：卤化氢遇热不稳定，会分解为卤素单质和氢气。热稳定顺序为：

$$HF > HCl > HBr > HI$$

2.卤化物

卤化物按其成键类型和性质可分为离子型卤化物和共价型卤化物两大类。最常见的卤化物为金属离子型卤化物，如氯化钠（NaCl）、氯化钾（KCl）和氯化钙（$CaCl_2$）。卤素与某些氧化数较高的金属及电负性比它们小的非金属结合，形成共价型的卤化物，如三氯化磷（PCl_3）。金属卤化物与卤素单质发生加合作用，生成含有多个卤原子的化合物称为多卤化物，例如：$KI + I_2 \rightarrow KI_3$。

> 课堂互动
> 盐酸和氢氟酸不能用什么容器存放？

3.卤素的含氧酸及其盐

除氟以外，氯、溴和碘均有四种类型的含氧酸，分别为：次卤酸（HXO）、亚卤酸（HXO_2）、卤酸（HXO_3）和高卤酸（HXO_4），卤素氧化数依次为：+1、+3、+5 和 +7。表 4-1-6 列出卤素不同价态的含氧酸。

表 4-1-6　列出卤素不同价态的含氧酸

名称	氧化数	氯	溴	碘
次卤酸	+1	HClO *	HBrO *	HIO *
亚卤酸	+3	$HClO_2$ *	$HBrO_2$ *	
卤酸	+5	$HClO_3$ *	$HBrO_3$ *	HIO_3
高卤酸	+7	$HClO_4$ *	$HBrO_4$ *	HIO_4，H_5IO_6

* 表示仅存在于溶液中。

很多卤素的含氧酸仅存在于溶液中且性质不稳定，或以含氧酸盐形式存在。$HBrO_2$ 和 HIO 只是化学反应中间生成物,存在很短暂;HIO纯态化合物目前不存在;只有氯的含氧酸有较多实际用途。

(1)次卤酸(HXO)及其盐:卤素与水发生歧化反应生成次卤酸(HXO)和卤化氢(HX)。例如,氯气与水的反应:

$$Cl_2+H_2O \longrightarrow HClO+HCl$$

次卤酸都是弱酸,其酸性强弱顺序是:HClO>HBrO>HIO。次卤酸很不稳定,在溶液中容易分解,在光照下分解更快,生成较稳定的卤化氢(HX)和卤酸(HXO_3)。例如,HClO是一种弱酸,在溶液中常以两种方式分解,具有杀菌、漂白作用。

$$2HClO \xrightarrow{\Delta} 2HCl+O_2\uparrow$$

$$3HClO \xrightarrow{光照} 2HCl+HClO_3$$

常见的次卤酸盐有次氯酸钠(NaClO)和漂白粉。漂白粉是次氯酸钙、氯化钙和氢氧化钙的混合物,其中次氯酸钙Ca(ClO)_2为漂白粉的有效成分。将氯气通入氢氧化钠溶液中可制得次氯酸钠;将氯气通入熟石灰中即制得漂白粉。次氯酸钠和次氯酸钙都具有漂白,杀菌作用。

$$2Cl_2+2NaOH \longrightarrow NaClO+NaCl+H_2O$$

$$2Cl_2+2Ca(OH)_2 \longrightarrow Ca(ClO)_2+CaCl_2+2H_2O$$

(2)卤酸(HXO_3)及其盐:卤酸是强酸和强氧化剂,其中溴酸氧化性最强,碘酸以白色晶体存在。溴酸和氯酸稀溶液在室温时较稳定,当遇热或浓度超过40%以上时,会迅速分解并发生爆炸。

卤酸盐在酸性溶液中能表现出较强氧化性。例如,氯酸钾(KClO_3)具有强氧化性,与易燃物如碳、磷混合后,受到撞击或摩擦就会迅速分解爆炸,常用于制造火柴、礼花和炸药。

$$2KClO_3 \xrightarrow{MnO_2,200\ ℃} 2KCl+3O_2\uparrow$$

(3)高卤酸(HXO_4)及其盐:高氯酸(HClO_4)是无机酸中最强的酸,浓的高氯酸具有强的氧化性,而冷和稀的高氯酸没有明显的氧化性。高溴酸(HBrO_4)在溶液中比较稳定,氧化性强于HClO_4和HIO_4。常见的高碘酸是无色晶体正高碘酸(H_5IO_6),受热时转变为偏高碘酸(HIO_4)。

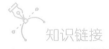

常见的卤素药物

1.含氯药物

生理盐水是由卤化物氯化钠配制而成,浓度为$9.0\ g/L$,用于出血过多,严重腹泻等所引起的缺水症,也可用于洗涤伤口。氯化钾常用于治疗各种原因所致的钾缺乏症和低血钾症,也可作为利尿剂的辅助用药。氯化钙注射液在临床上可用于钙缺乏症,也可用作抗过敏药,无水氯化钙有很强的吸水性,是常用的干燥剂。

2.含溴药物

三溴合剂(含NaBr、KBr、NH4Br)对中枢神经有抑制作用,在医学上用作镇静剂,可治疗神经衰弱、癔病、神经性失眠、精神兴奋状态。

3.含碘药物

碘是人体不可缺少的元素,当人缺碘时会导致甲状腺肿大。幼儿缺碘主要病症是痴呆、身体矮小、聋哑等,所以日常饮食中常用加碘盐(碘酸钾或碘化钾加入食盐中)来预防碘缺乏。

知识小结

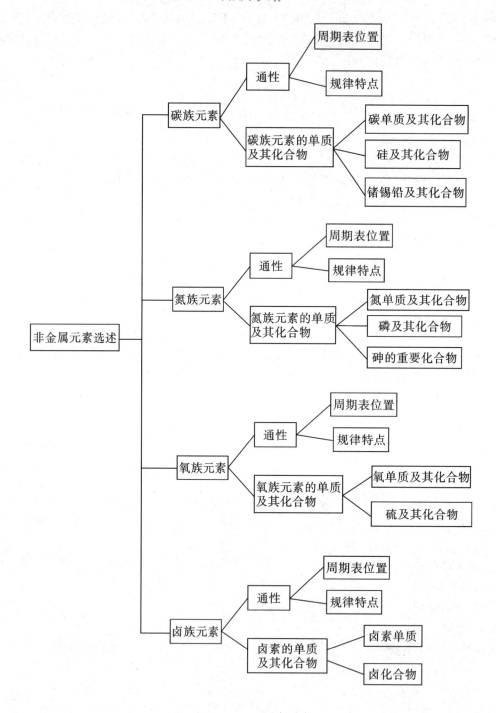

同步检测

一、选择题

（一）单项选择题

1. 盐酸具有的性质是（　　）

  A. 有酸性、无氧化性、无还原性　　　B. 有酸性、有氧化性、有还原性　　　C. 有酸性、无氧化性、有还原性

  D. 有酸性、有氧化性、无还原性　　　E. 无酸性、有氧化性、无还原性

2. 下列说法正确的是（　　）

  A. HF、HCl、HBr、HI 还原性依次减弱　　B. Cl^- 的半径比 Cl 的半径大

  C. Cl^- 和 Cl_2 都是黄绿色气体　　D. 氯水显黄绿色是因为氯水中有 Cl_2

  E. 无正确选项

3. 将 H_2O_2 加入用 H_2SO_4 酸化的高锰酸钾溶液中，H_2O_2 的作用是（　　）

  A. 氧化剂　　　　　　　　　　B. 还原剂　　　　　　　　　　C. 还原 H_2SO_4

  D. 分解成氢和氧　　　　　　　E. 催化作用

4. 硫代硫酸钠的制备方法为（　　）

  A. 将硫粉溶于沸腾的 Na_2SO_4 溶液中　　B. 将硫粉溶于沸腾 Na_2SO_3 溶液中

  C. 硫化钠与 Na_2SO_3 反应　　　　　　　D. 用硫酸酸化过的高锰酸钾去氧化 Na_2SO_3

  E. 硫化钠与高锰酸钾反应

5. 下列不属于大气污染物的是（　　）

  A. NO　　　　　　　　　　　　B. NO_2　　　　　　　　　　C. CO

  D. CO_2　　　　　　　　　　　E. SO_2

6. 除去 CO_2 气体中混有的少量 CO 气体，下列方法合适的是（　　）

  A. 点燃　　　　　　　　　　　B. 通入饱和碳酸钠溶液中　　　C. 通过灼热的 CuO

  D. 通入澄清石灰水　　　　　　E. 通入饱和氢氧化钠溶液中

7. 下列物质中，既能与盐酸反应，又能与氢氧化钠溶液反应的是（　　）

  A. 氯化钠　　　　　　　　　　B. 碳酸氢钠　　　　　　　　　C. 氯化钾

  D. 碳酸钠　　　　　　　　　　E. 硫酸铜

8. 过氧化氢与 KI 或 $KMnO_4$ 反应时起的作用是（　　）

  A. 氧化剂、氧化剂　　　　　　B. 氧化剂、还原剂　　　　　　C. 还原剂、还原剂

  D. 还原剂、氧化剂　　　　　　E. 氧化剂、催化剂

9. 当今化学界关注的热点之一 C_{60} 是（　　）

  A. 同分异构体　　　　　　　　B. 同一物质　　　　　　　　　C. 同素异形体

  D. 同位素　　　　　　　　　　E. 同系物

10. 下列试剂的存放方法，正确的是（　　）

  A. 氢氧化钠、纯碱以及水玻璃溶液要存放在带磨砂玻璃塞的试剂瓶中

  B. 氢氟酸盛放在棕色试剂瓶

  C. 液溴盛放在带橡胶塞的试剂瓶中

  D. 氯水盛放在棕色细口瓶中

  E. 金属容器盛放盐酸

（二）多项选择题

1. 浓硫酸具有的特性是（　　）

  A. 酸性　　　　　　　　　　　B. 氧化性　　　　　　　　　　C. 还原性

  D. 吸水性　　　　　　　　　　E. 脱水性

2.下列物质属于硫酸盐的是(　　)

　　A.胆矾　　　　　　　　　　B.芒硝　　　　　　　　　　C.绿矾

　　D.普鲁士蓝　　　　　　　　E.小苏打

3.硫代硫酸钠的主要性质有(　　)

　　A.遇强酸分解　　　　　　　B.配位性　　　　　　　　　C.还原性

　　D.氧化性　　　　　　　　　E.腐蚀性

4.漂白粉是下列哪些化合物的混合物(　　)

　　A.次氯酸钙　　　　　　　　B.碳酸钙　　　　　　　　　C.氢氧化钙

　　D.氢氧化钠　　　　　　　　E.氯化钙

5.贮运冷浓 H_2SO_4、浓 HNO_3 的容器和管道可用下列金属制品(　　)

　　A.铁　　　　　　　　　　　B.锌　　　　　　　　　　　C.镍

　　D.铬　　　　　　　　　　　E.锰

6.过氧化氢的主要性质有(　　)

　　A.不稳定性　　　　　　　　B.酸性　　　　　　　　　　C.氧化性

　　D.还原性　　　　　　　　　E.杀菌消毒性

二、填空题

1.工业上生产硫酸通常是用_____吸收_____制得。

2.高层大气中的臭氧层保护了人类的生存环境,其作用是_____。

3.王水中浓盐酸与浓硝酸的体积比为_____。

4.久置的浓硝酸呈黄色,是因为硝酸具有_____。

5.磷在常温下慢慢氧化,生成_____,若在充分的氧气中燃烧,生成_____。

6.HF 不能储存在玻璃器皿中,是因为_____,反应方程式为_____。

三、是非题(对的画√,错的画×)

1.液态氯化氢和盐酸是同一种物质。　　　　　　　　　　　　　　　　　　　　(　　)

2.食盐中所加的碘是碘单质和碘化钾。　　　　　　　　　　　　　　　　　　　(　　)

3.O_2 是氧单质在自然界中的唯一存在形式。　　　　　　　　　　　　　　　　(　　)

4.过氧化氢既有氧化性,又有还原性。　　　　　　　　　　　　　　　　　　　(　　)

5.过氧化氢应保存在棕色瓶中,并放于阴凉处。　　　　　　　　　　　　　　　(　　)

6.浓硝酸应储存在铝质或铁质容器中。　　　　　　　　　　　　　　　　　　　(　　)

7.由碳至铅,碳族元素最高氧化物对应水化物酸性逐渐增强。　　　　　　　　　(　　)

8.$KMnO_4$ 在碱性介质中的氧化性最强。　　　　　　　　　　　　　　　　　　(　　)

四、简答题

1.碳单质有哪些同素异形体? 其结构特点和物理性质如何?

2.卤化氢中,氟化氢分子极性最大,熔点和沸点最高,但其水溶液酸性最弱,分析其原因。

3.漂白粉长期暴露在空气中为什么会失效?

(何　文)

任务二　金属元素选述

知识要求
- ◆掌握碱金属和碱土金属元素的通性及其重要化合物的主要性质；掌握铝、锡、铅、锌、镉、汞、铁、钴、镍等主要金属元素的单质及重要化合物的基本性质。
- ◆熟悉对角线规则、焰色反应，部分金属元素及其化合物的性质。
- ◆了解常见金属元素及其化合物在药学中的应用。

能力要求
- ◆能说出常见的金属元素及其化合物的重要性质。
- ◆能根据元素周期表判断 s 区金属元素化学性质及其递变规律。
- ◆能说出一些常见金属元素及其化合物在药学中的应用。

　　金属元素是指具有金属通性的元素。迄今为止，自然界存在及人工合成的金属元素已达 90 多种，位于元素周期表的左方及左下方。

　　本任务主要介绍元素周期系中 s 区、p 区、d 区和 ds 区部分常见金属元素的单质及其化合物的组成、结构和性质，以及它们在药学中的应用，结构与性质之间的关系和化学变化规律等。

一、碱金属和碱土金属

(一)碱金属及碱土金属元素通性

　　在元素周期表中，s 区元素系指第 I A 族和第 II A 族的元素，其中，第 I A 族包括氢（H）、锂（Li）、钠（Na）、钾（K）、铷（Rb）、铯（Cs）、钫（Fr）7 种元素，其价电子构型为 ns^1，除氢外，第 I A 族其余 6 种元素的氧化物易溶于水呈碱性而被称为碱金属元素。第 II A 族包括铍（Be）、镁（Mg）、钙（Ca）、锶（Sr）、钡（Ba）、镭（Ra）6 种元素，其价电子构型是 ns^2，由于它们的氧化物性质介于碱性和"土性"（通常把在水中溶解度不大而又难熔的金属化合物称为"土性"）之间，因此称为碱土金属。碱金属（氢元素除外）和碱土金属都是典型的金属元素，并且都属于活泼金属元素。钠、钾、镁和钙在地壳中的丰度较高，在所有元素中位居前十，应用广泛；锂、铷、铯和铍在自然界中的含量较少，属于稀有金属；钫和镭是放射性元素，在这里不做讨论。碱金属的性质见表 4-2-1，碱土金属的性质见表 4-2-2。

　　碱金属的价电子构型为 ns^1，碱土金属的价电子构型为 ns^2，它们分别位于元素周期表的第 I A 族和第 II A 族，因此，它们的原子半径较大，碱金属原子极易失去 1 个电子，在化合物中呈现+1 氧化值，碱土金属原子也易失去 2 个电子，在化合物中呈现+2 氧化值。因此碱金属和碱土金属的化学性质非常活泼，自然界中多为离子型化合物。

　　通过比较可知，在同一周期元素中，除稀有气体外，碱金属和碱土金属元素的原子半径最大，而核电荷数最少，并且由于内层电子显著的屏蔽效应，有效核电荷数在同一周期元素中也是最少的，因此它们的最外层电子极易失去，化合物通常以离子键为特征。其中锂和铍元素因为原子半径比较小，极化能力比较强，所以形成共价键的倾向较显著，通常表现出与同族元素不同的化学性质。

表4-2-1 碱金属元素的主要性质

性质	锂	钠	钾	铷	铯
元素符号	Li	Na	K	Rb	Cs
原子序数	3	11	19	37	55
价电子层构型	$2s^1$	$3s^1$	$4s^1$	$5s^1$	$6s^1$
主要氧化数	+1	+1	+1	+1	+1
原子量	6.94	22.99	39.10	85.47	132.91
原子半径/pm	123	154	203	216	235
电负性	0.98	0.93	0.82	0.82	0.79
标准电极电势 φ^θ	−3.024	−2.71	−2.931	−2.943	−3.027

表4-2-2 碱土金属元素的主要性质

性质	铍	镁	钙	锶	钡
元素符号	Be	Mg	Ca	Sr	Ba
原子序数	4	12	20	38	56
价电子层构型	$2s^2$	$3s^2$	$4s^2$	$5s^2$	$6s^2$
主要氧化数	+2	+2	+2	+2	+2
原子量	9.01	24.31	40.08	87.62	137.33
原子半径/pm	89	136	174	191	198
电负性	1.57	1.31	1.00	0.95	0.89
标准电极电势 φ^θ	−1.85	−2.357	−2.76	−2.89	−2.90

从表4-2-1和4-2-2可见,碱金属和碱土金属的性质呈现规律性变化(锂和铍除外),同族元素的电负性从上到下逐渐减小,电极电势依次降低,碱金属和碱土金属是同一周期元素中金属性最强的元素,是较强的还原剂,碱金属的还原性更强。碱金属中,锂的标准电极电势最小,还原性最强。除锂外,其他碱金属随着核电荷数的增加还原性逐渐增强。碱土金属中,从Be→Ba还原性逐渐增强。

在元素周期表中,像锂与镁、铍与铝等某些元素的性质和它右下方或左上方的另一元素的性质具有相似性,称为对角线规则。锂与镁表现出以下相似性:它们的单质与O_2发生反应生成氧化物Li_2O、MgO;与N_2直接化合(与锂同族的其他碱金属单质无此性质);它们的碳酸盐和氢氧化物加热时都能分解成Li_2O和MgO;它们的氯化物表现出一定程度的共价性,都能溶于有机溶剂等。

两种元素的极化力相近是呈现对角线规则的原因。在元素周期表中,对角线关系表现在下列三对元素之间:

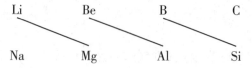

s区元素的原子容易失去最外层电子,因此单质的化学性质非常活泼,碱金属在自然界中没有游离态的单质存在,只能以化合物的形式存在于一些矿物质中,碱土金属的金属性仅次于碱金属,多以离子型化合物存在于自然界中。碱金属及碱土金属单质的主要性质见表4-2-3和表4-2-4。

表 4-2-3　碱金属单质的主要性质

性质	锂	钠	钾	铷	铯
熔点/℃	180.5	97.81	63.65	38.89	28.84
沸点/℃	1347	822.9	774	688	678.4
密度(25 ℃)/g·cm^{-3}	0.534	0.971	0.856	1.532	1.8785
硬度	0.6	0.4	0.5	0.4	0.2
颜色	银白色	银白色	银白色	银白色	略带黄色

表 4-2-4　碱土金属单质的主要性质

性质	铍	镁	钙	锶	钡
熔点/℃	1278	649	839	769	725
沸点/℃	2970	1090	1484	1384	1640
密度(25 ℃)/g·cm^{-3}	1.848	1.738	1.55	2.54	3.5
硬度	—	2.0	1.5	1.8	—
颜色	灰白色	银白色	银白色	银白色	银白色

在金属活动顺序表中,碱金属和碱土金属均位于氢元素前面,化学性质非常活泼,主要表现为:

1. 还原性

在加热条件下,可将其他金属卤化物或氧化物还原为单质。如:

$$4Na+TiCl_4 \xrightarrow{\triangle} Ti+4NaCl$$

$$2Mg+SiO_2 \xrightarrow{\triangle} Si+2MgO$$

$$2Mg+CO_2 \xrightarrow{\triangle} C+2MgO$$

2. 与氧气反应

碱金属单质极易与空气中的氧气发生反应,生成氧化物、过氧化物、超氧化物、臭氧化合物等。如:

$$4Li+O_2 \longrightarrow 2Li_2O$$

$$2Na+O_2 \longrightarrow Na_2O_2$$

$$K+O_2 \longrightarrow KO_2$$

碱土金属也会发生类似反应,但是活泼性比碱金属弱。

3. 与水反应

碱金属和碱土金属都能与水发生剧烈反应,生成氢氧化物,放出氢气,同时放出大量热量。如:

$$2Na+2H_2O \longrightarrow 2NaOH+H_2\uparrow$$

$$Ca+2H_2O \longrightarrow Ca(OH)_2+H_2\uparrow$$

其中锂、铍和镁与水发生反应时,在金属表面生成难溶的氢氧化物,由于反应比较慢,需要加热才能继续反应。在实验室里,钠、钾必须存放于煤油(钾还需先用石蜡包裹)中,以隔绝水分和空气,避免发生燃烧与爆炸。

4. 与非金属反应

碱金属和碱土金属还可以与卤素、氮气和氢气等非金属发生反应。如：

$$6Li+N_2 \longrightarrow 2Li_3N$$

$$3Mg+N_2 \longrightarrow Mg_3N_2$$

碱金属与碱土金属在飞机制造、电子和核工业等领域有广泛的用途。如锂广泛应用于高能燃料和高能电池，锂铝合金可用于飞机制造，比一般铝合金强度提高 20%～24%，可减轻飞机重量，提高性能；铯能制造出准确的原子钟；钠溶于汞可形成钠汞齐，作为催化剂被用于有机合成反应中，钠钾合金常用作核反应堆的冷却剂；容易被 X 射线穿透的铍片，常用作 X 射线管的透射材料与制造霓虹灯的元件，还是核反应堆中的减速剂和反射剂。铍铜合金因硬度高、弹性好、强度大、抗腐蚀性能力强，广泛应用于制造手表游丝、气阀座、耐磨齿轮、高速轴承及精密仪器零件等。

> 考点：
> 　碱金属和碱土金属的化学性质。

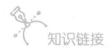

知识链接

几种碱金属元素在人体中的存在与作用

碱金属在人体体液中以离子形态存在，也参与蛋白质的形成。碱金属钠、钾、铷在人体中的质量分数（%）分别为：约 0.15%、约 0.35%、极微量。人体中的碱金属与地壳元素的丰度呈正相关关系，这是生物链的传递结果。研究表明，锂在人脑中作用特殊，锂离子可以降低肾上腺素和神经末梢的胺量，能明显改变神经传递介质的量，影响中枢神经系统。值得注意的是，锂具有明显的生物毒性，目前锂离子的作用机理尚不清楚，因此锂盐中毒尚无特效解药。而碳酸锂目前被广泛用于治疗狂躁型抑郁症，口服 600～800 mg·d^{-1}。人的体液渗透压平衡主要通过钠离子和氯离子来进行调节，另外钠离子还可以调节神经元轴突膜内外的电荷，钾离子和钠离子的浓度差变化是神经冲动传递的物质基础，世界卫生组织建议每人每日摄入钠盐 1～2 g，中国营养学会建议不要超过 5 g。钾离子也参与调节渗透压和轴突膜内外的电荷，人体中肝、脾、心等器官中钾比较富集。铷元素的生理作用目前还在研究中，多种迹象表明铷与生命过程有关，疑似为微量元素。

（二）碱金属及碱土金属重要化合物

1. 氢化物

碱金属与碱土金属（铍除外）都能与氢气直接化合生成相应的氢化物。如：

$$2M+H_2 \longrightarrow 2MH（M 代表碱金属）$$

$$M+H_2 \longrightarrow MH_2（M 代表碱土金属）$$

碱金属氢化物和碱土金属氢化物都属于离子型化合物，电解时在阳极可以得到氢气，说明这些氢化物中存在氢负离子。它们的性质不稳定，在潮湿的空气中会发生反应放出氢气，是良好的氢气发生剂。如：

$$LiH+H_2O \longrightarrow LiOH+H_2 \uparrow$$

$$NaH+H_2O \longrightarrow NaOH+H_2 \uparrow$$

$$CaH_2+2H_2O \longrightarrow Ca(OH)_2+2H_2 \uparrow$$

NaH 是一种还原性很强的还原剂，能把一些金属化合物还原为金属。如：

$$4NaH+TiCl_4 \longrightarrow Ti+4NaCl+2H_2\uparrow$$

LiH 在极性有机溶剂中微溶,可制得氢化铝锂,氢化铝锂是一种使用广泛的还原剂。如:

$$4LiH+AlCl_3 \longrightarrow LiAlH_4+3LiCl\downarrow$$

2. 氧化物

碱金属和碱土金属的氧化物大概分为三类,分别是氧化物、过氧化物和超氧化物。

(1)氧化物:碱金属和碱土金属在空气中燃烧时,锂生成普通氧化物 Li_2O,碱土金属与氧气直接化合形成氧化物 MO。其他碱金属的氧化物通常采用间接的方法制备。例如,用金属钠还原过氧化钠制得氧化钠,用金属钾还原硝酸钾制得氧化钾等。如:

$$2Na+Na_2O_2 \longrightarrow 2Na_2O$$
$$10K+2KNO_3 \longrightarrow 6K_2O+N_2\uparrow$$

碱土金属的氧化物 MO 也可以从其碳酸盐或硝酸盐加热分解制得。如:

$$CaCO_3 \stackrel{\triangle}{\longrightarrow} CaO+CO_2\uparrow$$
$$2Sr(NO_3)_2 \stackrel{\triangle}{\longrightarrow} 2SrO+4NO_2\uparrow+O_2\uparrow$$

碱金属与碱土金属的氧化物均能与水直接反应生成氢氧化物强碱。如:

$$M_2O+H_2O \longrightarrow 2MOH(M\ 代表碱金属)$$
$$MO+H_2O \longrightarrow M(OH)_2(M\ 代表碱土金属)$$

(2)过氧化物:除铍和镁外,其余所有的碱金属及碱土金属都能形成过氧化物 M_2O_2 和 MO_2,过氧化物中 O 的氧化数为-1。过氧化钠是最为常见的碱金属过氧化物,其用途广泛。

金属钠在空气中燃烧生成过氧化钠,过氧化钠具有强氧化性,与水或稀酸反应生成过氧化氢,过氧化氢不稳定,立即分解放出氧气。如:

$$Na_2O_2+2H_2O \longrightarrow 2NaOH+H_2O_2$$
$$Na_2O_2+H_2SO_4(稀) \longrightarrow Na_2SO_4+H_2O_2$$
$$2H_2O_2 \longrightarrow 2H_2O+O_2\uparrow$$

因此,过氧化钠可用作消毒剂、漂白剂,还可用于制取氧气。过氧化钠可与二氧化碳发生反应放出氧气,可以用作飞行员或潜水员的供氧剂和二氧化碳的吸收剂,同时还可以用于防毒面具的填充材料。如:

$$2Na_2O_2+2CO_2 \longrightarrow 2Na_2CO_3+O_2$$

(3)超氧化物:除锂、铍、镁外,其他的碱金属及碱土金属都能形成超氧化物 MO_2、$M(O_2)_2$。超氧化物是很强的氧化剂,可以与水发生剧烈反应,生成过氧化氢和氧气,还可以与二氧化碳作用放出氧气,因此,超氧化物常用作飞行、潜水和急救的供氧剂,也可用作二氧化碳的吸收剂。如:

> 课堂互动
> 　　Na_2O_2 可以用作飞行员或潜水员的供氧剂和二氧化碳的吸收剂,同时还可以用于防毒面具的填充材料。试结合 Na_2O_2 化学性质说明之。

$$2KO_2+2H_2O \longrightarrow 2KOH+H_2O_2+O_2\uparrow$$
$$4KO_2+2CO_2 \longrightarrow 2K_2CO_3+3O_2$$

3. 氢氧化物

除了 BeO 几乎不与水反应,MgO 与水反应较缓慢外,其余碱金属和碱土金属的氧化物都能直接与水发生剧烈反应生成相应的氢氧化物。碱金属和碱土金属的氢氧化物均为白色晶体,易溶于水,溶解时放出大量的热,在空气中易吸收水分而潮解,还能吸收空气中的二氧化碳生成碳酸盐,因此需要密闭保存。大多数的碱金属氢氧化物具有强碱性,通常称为苛性碱,例如氢氧化钠称为苛性钠,氢氧化钾称为苛性钾,它们对纤维和皮肤都有强烈的腐蚀作用,故在使用时一定要注意安全。碱金属的氢氧化物碱性递变规律如下：

$$CsOH>RbOH>KOH>NaOH>LiOH$$

碱土金属氢氧化物的溶解度和碱性都小于碱金属氢氧化物,其中 $Be(OH)_2$ 是两性氢氧化物,碱土金属氢氧化物的碱性递变规律如下：

$$Ba(OH)_2>Sr(OH)_2>Ca(OH)_2>Mg(OH)_2>Be(OH)_2$$

碱金属氢氧化物的溶液或熔融时可溶解某些金属及其氧化物,也可溶解许多非金属单质及其氧化物。如：

$$Zn+2NaOH+2H_2O \longrightarrow Na_2[Zn(OH)_4]+H_2\uparrow$$

$$Si+2NaOH+H_2O \longrightarrow Na_2SiO_3+2H_2\uparrow$$

$$Al_2O_3+2NaOH \xrightarrow{熔融} 2NaAlO_2+H_2O$$

$$SiO_2+2NaOH \xrightarrow{熔融} Na_2SiO_3+H_2O$$

利用这一性质,工业上常用氢氧化钾或氢氧化钠分解矿石。氢氧化镁用作泻药,也有抑制胃酸作用。氢氧化钙俗称熟石灰,用于制漂白粉。

4. 盐类

碱金属和碱土金属常见的盐类有卤化物、硫酸盐、硝酸盐、碳酸盐和硫化物等。它们的性质主要表现在以下几方面。

(1)溶解性:碱金属盐大多数易溶于水,在水中能完全解离,形成水合离子。只有少数碱金属盐是难溶的(如 LiF、Li_2CO_3 等);另一类是由碱金属离子和阴离子形成的盐,由于离子间的作用力较强导致溶解度下降,如 $KClO_4$、$K_2Na[Co(NO_2)_6]$ 等。碱土金属盐大多数是微溶于或难溶于水的,除硝酸盐和卤化物以外,大多碱土金属盐的溶解度比较低,依据这一性质可区别碱金属盐和碱土金属盐。

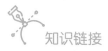
知识链接

青霉素类抗生素

　　青霉素含有青霉烷结构,能破坏细菌的细胞壁并在细菌细胞的繁殖期起到杀菌作用,是一类抗生素的总称。作为注射或口服药物时,很多青霉素类化合物不能直接使用,而是制备成相应的钠盐或者钾盐。

　　碱金属盐大多数易溶于水,并且在水中可以完全电离,只有少数的碱金属盐难溶。青霉素作为注射或者口服药物时,溶解性是不够的,因此要将其制成可溶性的钾盐或钠盐。

(2)热稳定性:碱金属盐和碱土金属盐大多数是离子型晶体,熔点较高,具有较高的热稳定性,难以分解,只有硝酸盐与部分碳酸盐加热到一定温度才会分解。如：

$$4LiNO_3 \xrightarrow{\triangle} 2Li_2O+4NO_2\uparrow+O_2\uparrow$$

$$2NaNO_3 \xrightarrow{\triangle} 2NaNO_2+O_2\uparrow$$

$$2KNO_3 \xrightarrow{\triangle} 2KNO_2+O_2\uparrow$$

$$CaCO_3 \xrightarrow{\triangle} CaO+CO_2\uparrow$$

（3）焰色反应:碱金属和碱土金属或者其挥发性盐在高温无色火焰上灼烧时,可使火焰呈现出特殊的颜色,这一现象称为焰色反应。这是因为在灼烧时不同的原子结构产生不同波长的光。用铂丝蘸取少量盐溶液或盐,放到无色火焰上灼烧,依据火焰的颜色鉴别碱金属和碱土金属离子。碱金属和碱土金属单质的焰色见表4-2-5。

表4-2-5　碱金属和碱土金属单质的焰色

离子	Li^+	Na^+	K^+	Rb^+	Cs^+	Ca^{2+}	Sr^{2+}	Ba^{2+}
焰色	红	黄	紫	紫红	紫红	砖红	红	黄绿

利用焰色反应,可将上述元素的氯酸盐或硝酸盐,加上炭粉、松香、火药、镁粉等按一定比例混合,制成五彩缤纷的焰火。

考点:

碱金属及碱土金属重要化合物及其性质。

课堂互动

试用化学方法鉴别下列各组化合物。

（1）纯碱、烧碱、石灰

（2）KNO_2、KNO_3

（3）$CaSO_4$、$BaSO_4$

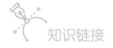 知识链接

常见的碱金属和碱土金属药物

1. 氯化物

氯化钠($NaCl$)是食盐的主要成分,主要存在于海水中,每升海水中含氯化钠25 g,全球海洋约含氯化钠4亿吨。医用氯化钠可用来制备生理盐水,作为电解质补充药,为失钠、失水、失血患者补充体液,维持电解质平衡,还可以清洁伤口。

氯化钾(KCl)是一种利尿药物,也可作为电解质补充药,用于治疗洋地黄中毒引起的心律失常和低血症,还可用于各种原因引起的缺钾症的治疗。

氯化钙($CaCl_2 \cdot 2H_2O$)为白色粉末,无臭、味微苦,易溶于水,可制成注射液,有助于骨质形成,可以维持神经与肌肉的正常兴奋性,用于缺钙症。

2. 硫酸盐

硫酸镁($MgSO_4 \cdot 7H_2O$)略带苦味,易溶于水。医药上常用作轻泻剂,与甘油调和用作外用消炎药。

硫酸钙($CaSO_4$)又称煅石膏,外用可治疗疥疮溃烂、烫伤、湿疹等,内服可清热泻火。与水混成糊状会很快凝固硬化,医院外科常作石膏绷带。

硫酸钡($BaSO_4$)不溶于水和酸,能强烈吸收X射线,可用作胃肠透视的造影剂,医疗上常用硫酸钡检查诊断疾病。口服硫酸钡在胃肠道不被吸收,一般24 h后能完全排出体外,对人体无害。

3.其他盐类

碳酸氢钠($NaHCO_3$)俗称小苏打,是一种白色结晶性粉末,无臭,有咸味,易溶于水,不溶于乙醇。碳酸氢钠能中和酸,也能维持血液中的酸碱平衡,因此被广泛用于医疗。碳酸氢钠制剂常用于治疗胃酸,服用后作用快,可暂时迅速地解除胃溃疡患者痛感。

碳酸锂(Li_2CO_3)主要用于治疗躁狂症,对躁狂和抑郁交替发作的精神障碍也有很好的治疗和预防复发作用,对反复发作的抑郁症也有预防发作作用。

葡萄糖酸钙、乳酸钙和磷酸氢钙主要用于急性血钙缺乏症的治疗,可防治慢性营养性钙缺乏症、抗炎、抗过敏,也可用作镁中毒的拮抗剂。

二、铝、锡、铅及其化合物

铝、锡、铅为周期系 p 区元素,铝(Al)位于 p 区第ⅢA 族,属于硼族元素,锡(Sn)和铅(Pb)位于 p 区第ⅣA 族,属于碳族元素。它们的价电子层构型分别为 $4s^2 4p^1$(Al)、$5s^2 5p^2$(Sn)、$6s^2 6p^2$(Pb),Al 常见氧化态为+2,+3,Sn、Pb 常见氧化态为+2,+4。

(一)铝及其化合物

铝(Al)为银白色金属,不溶于水,与水不发生反应,与稀盐酸反应缓慢。在空气中铝表面会覆盖一层致密的氧化物薄膜,但把氧化物薄膜除去后,铝能迅速溶解于稀盐酸。在冷的浓 H_2SO_4 溶液和浓 HNO_3 溶液中,因表面被钝化而不发生反应。

在自然界中,铝元素主要以铝土矿形式存在。铝土矿中 Al_2O_3 的质量分数可达40% ~60%,其他为 Fe_2O_3、SiO_2 等杂质。冶炼时将碱与铝土矿共熔,氧化铝会转变为铝酸盐而溶解于水中,将二氧化碳通入溶液中,析出氢氧化铝沉淀,氢氧化铝经灼烧得到氧化铝,再将氧化铝溶解于熔融的冰晶石 $Na_3[AlF_6]$ 中,电解后即得铝:

$$Al_2O_3 + 2NaOH + 3H_2O \longrightarrow 2Na[Al(OH)_4]$$
$$2Na[Al(OH)_4] + CO_2 \longrightarrow 2Al(OH)_3 \downarrow + Na_2CO_3 + H_2O$$
$$2Al(OH)_3 \xrightarrow{\triangle} Al_2O_3 + 3H_2O \uparrow$$
$$2Al(OH)_3 \xrightarrow{电解} 4Al + 3O_2 \uparrow$$

金属铝常用来还原某些金属氧化物,如用铝热法还原 Cr_2O_3,铝也可以溶于强碱溶液。如:

$$2Al + Cr_2O_3 \longrightarrow Al_2O_3 + 2Cr$$
$$2Al + 2NaOH + 6H_2O \longrightarrow 2Na[Al(OH)_4] + 3H_2 \uparrow$$

1.氧化铝和氢氧化铝

Al_2O_3 主要有 $\alpha\text{-}Al_2O_3$ 与 $\gamma\text{-}Al_2O_3$ 两种变体。$\alpha\text{-}Al_2O_3$ 即刚玉,硬度大,仅次于金刚石,密度也大,化学性质稳定,可用作耐磨材料、耐火材料和高硬质材料。刚玉中含微量 Cr(Ⅲ)时为红玉石,含微量 Fe(Ⅱ)、Fe(Ⅲ)、Ti(Ⅳ)时为蓝宝石,含少量 Fe_3O_4 则为刚玉粉,刚玉粉制造的坩埚耐高温。$\gamma\text{-}Al_2O_3$ 硬度比较小,密度也小,不溶于水,但溶于酸和碱溶液。$\gamma\text{-}Al_2O_3$ 又称活性氧化铝,它的表面积很大,有很强的催化活性和吸附能力,可用作催化剂和吸附剂。

向铝酸盐溶液中通入二氧化碳,得到白色晶态氢氧化铝沉淀;而在铝盐溶液中加入适量 NaOH 溶液或氨水,则得到白色凝胶状氢氧化铝沉淀,这种沉淀为含水量不定的水合氧化铝($Al_2O_3 \cdot xH_2O$),习惯称为氢氧化铝。

氢氧化铝是一种酸碱两性氢氧化物,其碱性比酸性略强:

$$Al(OH)_3+3H^+\longrightarrow Al^{3+}+3H_2O$$

$$Al(OH)_3+OH^-\longrightarrow [Al(OH)_4]^-$$

实验证明,$Al(OH)_3$ 溶于强碱溶液生成 $Na[Al(OH)_4]$,而不是 Na_3AlO_3 或 $NaAlO_2$。将 Al_2O_3 与 NaOH 固体共熔可制备 $NaAlO_2$:

$$Al_2O_3+2NaOH \xrightarrow{\text{熔融}} 2NaAlO_2+H_2O\uparrow$$

2.铝盐

(1)氯化铝:在铝元素的卤化物 AlF_3、$AlCl_3$、$AlBr_3$ 和 AlI_3 中,AlF_3 为离子化合物,$AlCl_3$、$AlBr_3$ 和 AlI_3 均为共价化合物。

> 考点:
> 氧化铝和氢氧化铝。

卤化铝中最重要的是 $AlCl_3$。由于铝盐易水解,因此在水溶液中不能制得无水氯化铝。无水氯化铝通常只能采用干法来制取:

$$2Al+3Cl_2 \xrightarrow{\triangle} 2AlCl_3$$

$$Al_2O_3+3C+3Cl_2 \xrightarrow{\triangle} 2AlCl_3+3CO$$

无水氯化铝几乎溶于所有有机溶剂,在水中可发生强烈水解,甚至于遇到空气中的水蒸气也会强烈冒烟。在常温下,纯氯化铝为无色晶体,加热到 180 ℃时会升华。在石油化工生产和有机合成中,无水氯化铝常用作催化剂。

(2)硫酸铝:无水硫酸铝为白色粉末。用硫酸直接处理铝矾土或将氢氧化铝溶于热的浓硫酸中,都可制得硫酸铝。如:

$$2Al(OH)_3+3H_2SO_4\longrightarrow Al_2(SO_4)_3+6H_2O$$

$$Al_2O_3+3H_2SO_4\longrightarrow Al_2(SO_4)_3+3H_2O$$

硫酸铝易溶于水,由于 Al^{3+} 的水解,其水溶液通常呈酸性。一些弱酸的铝盐在水中几乎完全水解,如:

$$2Al^{3+}+3S^{2-}+6H_2O\longrightarrow 2Al(OH)_3\downarrow+3H_2S\uparrow$$

硫酸铝与铵的硫酸盐及碱金属(除锂外)可形成溶解度较小的复盐,称为矾,如明矾$\{KAl(SO_4)_2\cdot 12H_2O)\}$。硫酸铝和明矾均易溶于水发生水解,水解实质均为 Al^{3+} 的水解,由于它们的水解产物氢氧化铝溶胶具有吸附作用,因此它们常被用作媒染剂和净水剂。此外,硫酸铝也是制取分子筛和硅胶的原料,还可用于泡沫灭火器中。

(二)锡和铅的重要化合物

锡有三种同素异形体,分别是灰锡(α-锡)、白锡(β-锡)和脆锡,在一定条件下它们可以相互转变。白锡具有延展性,比较软,通常为银白色。锡石的主要成分为 SnO_2,从锡石制备单质锡常用炭作还原剂:

> 考点:
> 重要的铝盐。

$$SnO_2+2C\longrightarrow Sn+2CO$$

铅是一种很软的重金属,能挡住 X 射线,用 X 射线诊断疾病时常用作防护屏。在自然界中,铅元素主要以硫化物、碳酸盐的形式存在,例如方铅矿(PbS)、白铅矿($PbCO_3$)等。将方铅矿矿石焙烧生成相应的氧化物,然后用炭还原即得单质铅:

$$2PbS+3O_2\longrightarrow 2PbO+2SO_2$$

$$PbO+C\longrightarrow Pb+CO\uparrow$$

锡和铅的熔点都较低,常用于制造合金。此外,铅还可用作铅蓄电池的电极、电缆的包皮、核反应堆的防护屏等。在常温下,锡的表面形成一层保护膜,因此比较稳定,具有一定的抗腐蚀性。从标准电极电势来看,铅应该是较活泼的金属,但是在化学反应中它却表现得不太活泼。这是因为铅表面生成难溶性化合物,从而阻止反应继续进行。铅能溶于醋酸,生成弱电解质醋酸铅,但反应速率较缓慢。

1. 氧化物和氢氧化物

锡和铅都能形成氧化值为+2、+4 的氧化物和氢氧化物。如氧化亚锡(SnO)和氧化锡(SnO_2),氧化铅(PbO)和二氧化铅(PbO_2)。氧化铅常用于制造铅蓄电池、铅玻璃和铅的化合物,还是制造铅靶彩色电视光导摄像管靶面的关键材料。二氧化铅的氧化性很强,在硫酸溶液中能释放出氧气,在酸性溶液中,PbO_2 能把浓 HCl 氧化为 Cl_2,还能把 $Mn(NO_3)_2$ 氧化为 $HMnO_4$。如:

$$2PbO_2+2H_2SO_4\longrightarrow 2PbSO_4+O_2\uparrow+2H_2O$$
$$PbO_2+4HCl(浓)\longrightarrow PbCl_2+Cl_2\uparrow+2H_2O$$
$$2Mn(NO_3)_2+5PbO_2+6HNO_3\longrightarrow 2HMnO_4+5Pb(NO_3)_2+2H_2O$$

氧化铅在过量的空气中加热能得到四氧化三铅,二氧化铅加热后可分解为氧气和四氧化三铅。如:

$$3PbO_2\stackrel{\triangle}{\longrightarrow}Pb_3O_4+O_2\uparrow$$

四氧化三铅俗称铅丹,化学性质比较稳定,工业上与亚麻仁油混合后作为油灰涂在供水管的连接处以防漏水。

铅的另一种氧化物是 Pb_2O_3,可以看作是 PbO 和 PbO_2 的复合氧化物。

把适量的 NaOH 溶液加入含 Sn^{2+} 和 Pb^{2+} 溶液中,可析出 $Sn(OH)_2$ 和 $Pb(OH)_2$ 沉淀。如:

$$SnCl_2+2NaOH\longrightarrow 2NaCl+Sn(OH)_2\downarrow$$
$$Pb(NO_3)_2+2NaOH\longrightarrow 2NaNO_3+Pb(OH)_2\downarrow$$

$Sn(OH)_2$ 是一种两性氢氧化物,既能溶于酸生成 Sn^{2+},又能溶于 NaOH 溶液生成 $Na_2[Sn(OH)_4]$。如:

$$Sn(OH)_2+2HCl\longrightarrow SnCl_2+2H_2O$$
$$Sn(OH)_2+2NaOH\longrightarrow Na_2[Sn(OH)_4]$$

$Pb(OH)_2$ 也是一种两性氢氧化物,溶于硝酸或醋酸生成铅盐溶液,也能溶于 NaOH 溶液,生成 $Na[Pb(OH)_3]$。如:

$$Pb(OH)_2+NaOH\longrightarrow Na[Pb(OH)_3]$$

2. 盐类

氯化亚锡是一种重要的还原剂,能把氯化汞还原为氯化亚汞,氯化亚锡过量时,还能将 Hg_2Cl_2 还原为单质汞。如:

> 考点:
> 锡、铅的氧化物和氢氧化物。

$$2HgCl_2+Sn^{2+}+4Cl^-\longrightarrow Hg_2Cl_2\downarrow+[SnCl_6]^{2-}$$
$$Hg_2Cl_2+Sn^{2+}+4Cl^-\longrightarrow 2Hg\downarrow+[SnCl_6]^{2-}$$

上述反应常用于鉴定 Sn^{2+} 和 Hg(Ⅱ)盐。

可溶性的铅盐主要有 $Pb(NO_3)_2$ 和 $Pb(Ac)_2$,两者均具有毒性。$Pb(Ac)_2$ 又称为铅糖,有甜味,是一种弱电解质。绝大多数 Pb(Ⅱ)的化合物难溶于水,如 $PbCl_2$、$PbBr_2$、PbF_2、PbI_2、$PbSO_4$、$PbCO_3$、$PbCrO_4$ 等都难溶于水,它们在水中的溶解度依次减小。

3. 硫化物

锡和铅的硫化物主要有 SnS、SnS_2 和 PbS。在含有 Sn^{2+}、Pb^{2+} 的溶液中通入 H_2S,分别生成棕色的 SnS 沉淀和黑色的 PbS 沉淀;在 $SnCl_4$ 的盐酸溶液中通入 H_2S,则生成黄色的 SnS_2 沉淀。SnS、PbS 和 SnS_2 均不溶于水和稀酸溶液,但可溶于浓盐酸。SnS_2 能溶于 Na_2S 或 $(NH_4)_2S$ 溶液中生成硫代锡酸盐,SnS_2 还能与碱溶液作用,生成硫代锡酸盐和锡酸盐,而 SnS 和 PbS 则不溶于碱溶液。如:

$$MS+4HCl \longrightarrow H_2[MCl_4]+H_2S$$

$$SnS_2+6HCl(浓) \longrightarrow H_2[SnCl_6]+2H_2S$$

$$SnS_2+Na_2S \longrightarrow Na_2SnS_3$$

$$3SnS_2+6NaOH \longrightarrow 2Na_2SnS_3+Na_2[Sn(OH)_6]$$

硫代锡酸盐均不稳定,遇酸分解为 SnS_2 和 H_2S。如:

$$Na_2SnS_3+2HCl \longrightarrow SnS_2+H_2S\uparrow +2NaCl$$

三、锌、镉、汞及其化合物

锌(Zn)、镉(Cd)、汞(Hg)为周期系 ds 区 ⅡB 族元素,通常称锌族元素。它们的价电子层构型分别是 $3d^{10}4s^2$(Zn)、$4d^{10}5s^2$(Cd)、$5d^{10}6s^2$(Hg)。锌、镉、汞均为银白色金属,熔点和沸点都较低,并依 Zn、Cd、Hg 的顺序下降。常温下,汞呈液态,因此有"水银"之称。

锌、镉的常见的氧化态为+2,汞为+1 和+2。在化学性质上,锌与镉的金属活泼性相近,而汞则比较特殊。锌与镉受热时可生成氧化物,汞加热至沸才缓慢与氧作用生成氧化汞,加热至 773K 以上时又会重新分解为汞和氧气。如:

$$2Zn+O_2 \xrightarrow{\triangle} 2ZnO$$

$$2Hg+O_2 \Longleftrightarrow 2HgO$$

(一)锌及其重要化合物

锌是一种活泼金属,其表面在空气中可形成一层致密的氧化膜使其不易被腐蚀,与空气中的 O_2 加热时发生反应生成白色的氧化锌(ZnO)。锌还是一种两性金属,既能溶于非氧化性酸,也能溶于碱,并放出氢气,还可溶于氨水中生成配位化合物。锌与潮湿空气接触,表面生成一层碱式碳酸锌薄膜,能阻止锌被进一步氧化。如:

$$Zn+H_2SO_4 \longrightarrow ZnSO_4+H_2\uparrow$$

$$Zn+2NaOH+2H_2O \longrightarrow Na_2[Zn(OH)_4]+H_2\uparrow$$

$$Zn+4NH_3+2H_2O \longrightarrow [Zn(NH_3)_4](OH)_2+H_2\uparrow$$

$$4Zn+2O_2+3H_2O+CO_2 \longrightarrow ZnCO_3\cdot 3Zn(OH)_2$$

由于锌具有这一性质,并且锌比铁活泼,因此常常把锌镀在铁片上,形成镀锌铁,防止铁生锈。

锌与镉都能溶于盐酸、稀硫酸中,而汞只能溶解于硝酸或热的浓硫酸:

$$3Hg+8HNO_3 \xrightarrow{\triangle} 3Hg(NO_3)_2+2NO\uparrow +4H_2O$$

$$Hg+2H_2SO_4(浓) \xrightarrow{\triangle} HgSO_4+SO_2\uparrow +2H_2O$$

1. 氧化锌和氢氧化锌

氧化锌(ZnO)是白色粉末,俗称锌白,难溶于水,有一定的杀菌能力和收敛性,医药上常用作外用软膏。氢氧化锌[$Zn(OH)_2$]为两性氢氧化物。在水中存在下列平衡。如:

$$Zn^{2+}+4OH^- \Longleftrightarrow Zn(OH)_2+2OH^- \Longleftrightarrow [Zn(OH)_4]^{2-}$$

加酸平衡向左移动,生成锌盐;加碱平衡向右移动,生成四羟基合锌酸盐。$Zn(OH)_2$ 还可溶于氨水,生成四氨合锌(Ⅱ)配离子。如:

$$Zn(OH)_2+4NH_3\cdot H_2O \longrightarrow [Zn(NH_3)_4]^{2+}+2OH^- +4H_2O$$

2. 锌盐

常用的锌盐有氯化锌($ZnCl_2$)和硫酸锌($ZnSO_4$)。它们易溶于水,化学性质较稳定,其溶液因 Zn^{2+} 的水解作用而显酸性。无水 $ZnCl_2$ 吸水性很强,在有机合成中常用作脱水剂。

(二)镉及其重要化合物

镉的价层电子构型为$4d^{10}5s^2$,在化合物中常见的氧化态为+2。

1.氧化镉和氢氧化镉

镉在空气中加热时生成棕色氧化镉(CdO),值得注意的是,由于制备方法不同,生成 CdO 的颜色也不同,例如氢氧化镉加热到 523K,得到绿色的 CdO,加热到 1073K,得到蓝黑色的 CdO。如:

$$2Cd+O_2 \xrightarrow{\triangle} CdO(棕色)$$

$$Cd(OH)_2 \xrightarrow{523K} CdO(绿色)+H_2O$$

$$Cd(OH)_2 \xrightarrow{1073K} CdO(蓝黑色)+H_2O$$

在镉盐溶液中加入氢氧化钠,即析出 $Cd(OH)_2$ 白色沉淀,$Cd(OH)_2$ 溶于酸,也能溶于氨水生成配离子,但是不溶于碱。如:

$$2OH^- + Cd^{2+} \longrightarrow Cd(OH)_2 \downarrow$$

$$Cd(OH)_2 + 2H^+ \longrightarrow Cd^{2+} + 2H_2O$$

$$Cd(OH)_2 + 4NH_3 \longrightarrow [Cd(NH_3)_4]^{2+} + 2OH^-$$

2.配合物

Cd^{2+} 的价层电子构型为 $4d^{10}5s^05p^0$,所以 Cd^{2+} 能与 CN^-、NH_3 等配体结合形成 $[Cd(CN)_4]^{2-}$ 和 $[Cd(NH_3)_4]^{2+}$ 型配合物,并且 Cd^{2+} 能取代金属酶中的 Zn^{2+},降低酶的活性甚至使酶的活性完全丧失,从而表现出镉的毒性。

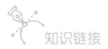
知识链接

"痛痛病"

"痛痛病"是 20 世纪中叶发生在日本富山县神通川流域的典型的慢性镉中毒事件。是由于在开采和冶炼锌矿过程中,共生矿中的镉被排进了水源,污染农作物所致。"痛痛病"作为 20 世纪十大震惊世界的人为环境公害事件之一,带给当地人民的痛苦是无法遗忘的。镉中毒的临床症状主要有:刚开始手、脚、腰、背等各关节疼痛,随后遍及全身,有针刺般痛感,数年后骨骼严重畸形,骨脆易折,甚至轻微活动或咳嗽都能引起多发性骨折,最后因衰弱疼痛而死。

镉对人体多种脏器都有损害,被机体吸收后,自然排泄非常缓慢,因此治疗慢性镉中毒的重要措施之一是用解毒剂驱排体内的镉。目前临床主要使用金属硫蛋白及螯合剂进行解毒治疗。镉能与这些螯合剂生成脂溶性螯合物,随粪便排出体外,从而达到解毒的作用。

问题:如何预防镉中毒?

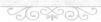

(三)汞及其重要化合物

1.汞

汞(Hg)是在常温下唯一呈液态并易流动的金属,俗称水银。熔点为-38.87 ℃,在金属中最低。汞具有一些特殊的物理性质,例如:室温下蒸气压很低,在电弧中能导电,并能辐射出高强度的紫外光和可见光等,因此汞可用于制造气压计、温度计和太阳灯等。汞易挥发,蒸气有剧毒,若长期大量吸入,会造成汞中毒。因此使用水银温度计过程中,要注意保护水银球,以防打烂水银洒落,一旦不慎洒落,应

立即将其收集起来。若无法收集,应在其上面撒些硫磺粉,汞和硫反应生成稳定的硫化汞,从而大大降低其危害。如:

$$Hg+S \xrightarrow{\triangle} HgS$$

汞的另一个特殊性质是能溶解一些金属形成汞齐,如金汞齐、银汞齐、钠汞齐、钾汞齐、锌汞齐、镉汞齐、铅汞齐等。汞齐无毒,应用广泛。如金汞齐常用于镶填牙齿,银汞齐用作补牙剂,钠汞齐在有机合成中用作还原剂,锌汞齐用于制造电池,铁不能形成汞齐,因而常用铁作盛汞容器。

2. 汞的化合物

汞的常见化合态为+1 和+2。汞(Ⅰ)的化合物主要有硝酸亚汞$[Hg_2(NO_3)_2]$、氯化亚汞(Hg_2Cl_2)、氯化汞($HgCl_2$)等。

$Hg_2(NO_3)_2$有剧毒,易溶于水,受热易分解,并发生氧化;将盐酸加入 $Hg_2(NO_3)_2$ 中,生成 Hg_2Cl_2 沉淀。如:

$$Hg_2(NO_3)_2 \xrightarrow{\triangle} 2HgO+2NO_2\uparrow$$
$$Hg_2(NO_3)_2+2HCl \longrightarrow Hg_2Cl_2\downarrow+2HNO_3$$

Hg_2Cl_2 俗称甘汞,为白色粉末,不溶于水,味略甜,无毒。医药上常用作轻泻剂,化学上用于制造甘汞电极。Hg_2Cl_2 在光照下易分解,所以 Hg_2Cl_2 应保存在棕色瓶中。如:

$$Hg_2Cl_2 \xrightarrow{光照} HgCl_2+Hg$$

汞(Ⅱ)的化合物主要有氯化汞($HgCl_2$)和硝酸汞$[Hg(NO_3)_2]$。$HgCl_2$ 俗称升汞,是直线形共价化合物,略溶于水,熔点低,易升华,有剧毒,内服 $0.2 \sim 0.4g$ 可致命,但少量使用有消毒作用,外科上用作消毒剂。$Hg(NO_3)_2$ 有剧毒,易溶于水,并发生水解,受热易分解。如:

$$2Hg(NO_3)_2 \longrightarrow 2HgO\downarrow+4NO_2+O_2\uparrow$$

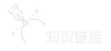
知识链接

汞的生物学效应

汞在自然界主要以硫化汞形式存在于岩石中,岩石风化后可转化为无机汞、元素汞和甲基汞进入大气、土壤和水体,并在生物圈内进行循环。自然环境中汞的含量不高,因此一般不会出现汞中毒。但是,当大量使用含汞农药、农业灌溉使用含汞废水、工业生产缺乏良好的防护设备等情况发生时,则会出现不同程度的汞中毒。由于摄取途径不同,汞进入生物体后以不同形态存在于不同器官。汞蒸气经肺泡扩散通过肺膜进入血液,与血红蛋白结合,并被氧化为 Hg^{2+},Hg^{2+}与氨基酸、蛋白质等生物分子的活性基团(如疏基)结合形成配合物,降低生物分子的活性或使其活性完全丧失,从而出现汞中毒,这一类汞称为无机汞。有机汞以甲基汞为代表,它具有亲脂性,能透过细胞膜进入细胞核,与核酸结合。

汞中毒对人体的心血管系统、神经系统、生殖系统和消化系统都有较大危害,可使患者出现皮肤溃烂、口腔糜烂、语言混乱、精神失常、急性肾衰竭等症状。对于汞中毒临床上可以使用螯合剂(如二疏基类药物)进行解毒治疗。

问题:

1. 汞中毒对人体神经系统有哪些危害?

2. 如何预防汞中毒?

四、铁、钴、镍及其化合物

铁（Fe）、钴（Co）、镍（Ni）为元素周期表中第四周期第ⅧB族元素,也称铁族元素。它们的价电子层构型分别为$3d^6 4s^2$（Fe）、$3d^7 4s^2$（Co）、$3d^8 4s^2$（Ni）。可见,它们的价电子层构型相似,原子半径十分接近,化学性质也很相似,常见的氧化态为+2, +3。

铁、钴、镍都是有光泽的银白色金属,它们密度大,熔点高。铁、镍的延展性良好,钴则硬而脆。它们都是中等活泼金属,活泼性顺序依次为Fe→Co→Ni,能溶于稀酸,遇到浓硝酸时,表面发生钝化,不与强碱反应。Fe的+3氧化态最稳定,Co、Ni的+2氧化态稳定,+3氧化态是强氧化剂。

（一）铁系的氧化物和氢氧化物

铁、钴、镍的氧化物和氢氧化物均难溶于水,易溶于酸,氧化态为+2的氧化物具有碱性。铁、钴、镍的二价氢氧化物具有还原性,还原能力按Fe→Co→Ni顺序依次递减。其中$Fe(OH)_2$为白色,$Co(OH)_2$为粉红色,$Ni(OH)_2$为绿色。$Fe(OH)_2$极易被空气中的O_2氧化生成棕红色的$Fe(OH)_3$。$Fe(OH)_3$略显两性,以碱性为主,$Co(OH)_3$为棕色,$Ni(OH)_3$为黑色,均显碱性,其氧化能力按Fe→Co→Ni顺序依次递增。$Co(OH)_3$、$Ni(OH)_3$能与盐酸反应,将Cl^-氧化成Cl_2。如：

$$2Ni(OH)_3 + 6HCl \longrightarrow 2NiCl_2 + Cl_2\uparrow + 6H_2O$$

$Fe(OH)_3$与酸发生中和反应。如：

$$Fe(OH)_3 + 3HCl \longrightarrow FeCl_3 + 3H_2O$$

（二）重要的铁盐

Fe（Ⅱ）与Fe（Ⅲ）的常见盐主要有氯化物、硫酸盐、硝酸盐、高氯酸盐、碳酸盐、磷酸盐以及硫化物等,其中氯化物、硫酸盐、硝酸盐以及高氯酸盐均易溶于水,水溶液显酸性,而碳酸盐、磷酸盐以及硫化物等弱酸盐则较难溶于水。

Fe（Ⅱ）盐也称为亚铁盐,具有还原性,在酸性介质中被空气中的O_2氧化为Fe（Ⅲ）化合物,在碱性介质中更容易被氧化。如绿矾（$FeSO_4 \cdot 7H_2O$）不稳定,在水溶液中容易被空气氧化为黄褐色的高铁盐。如：

$$4FeSO_4 + O_2 + 2H_2O \longrightarrow 4Fe(OH)SO_4（黄褐色）$$

因此,亚铁盐固体应密封保存,其溶液应新鲜配制。配制时应加入足够浓度的酸和几颗铁钉,防止氧化。

Fe（Ⅱ）硫酸盐与硫酸铵或碱金属硫酸盐形成复盐$M_2SO_4 \cdot FeSO_4 \cdot 6H_2O$,其中比较重要的复盐是硫酸亚铁铵$(NH_4)_2SO_4 \cdot FeSO_4 \cdot 6H_2O$,俗称莫尔盐,它比绿矾稳定得多,是分析化学中常用的还原剂。

Fe（Ⅲ）盐具有氧化性,在酸性溶液中表现出较强的氧化性,如$FeCl_3$可将H_2S、I^-氧化成S、I_2。

（三）铁的配合物

Fe（Ⅱ）与Fe（Ⅲ）都能与X^-、CN^-、SCN^-等离子结合形成配合物,也能与NH_3、CO、NO等中性分子以及许多有机试剂结合形成配合物。如在含有Fe^{2+}的溶液中加入铁氰化钾（$K_3[Fe(CN)_6]$）试液,反应生成深蓝色的难溶化合物$Fe_3[Fe(CN)_6]_2$,俗称滕氏蓝,该反应可作为鉴定Fe^{2+}的特征反应。如：

$$3Fe^{2+} + 2[Fe(CN)_6]^{3-} \longrightarrow Fe_3[Fe(CN)_6]_2\downarrow$$

在含有 Fe^{3+} 的溶液中,加入亚铁氰化钾($K_4[Fe(CN)_6]$)试液,反应生成蓝色的沉淀物 $Fe_4[Fe(CN)_6]$,俗称普鲁士蓝;或加入硫氰化钾(KSCN)试液,生成血红色的 $[Fe(SCN)_6]^{3-}$ 溶液,该反应可作为鉴定 Fe^{3+} 的特征反应。例如;

> 考点:
> 鉴定 Fe^{2+} 和 Fe^{3+} 的特征反应。

$$4Fe^{3+}+3[Fe(CN)_6]^{4-}\longrightarrow Fe_4[Fe(CN)_6]_3\downarrow（蓝色）$$
$$Fe^{3+}+6SCN^-\longrightarrow[Fe(SCN)_6]^{3-}（血红色）$$

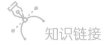 知识链接

常见的金属元素药物

1. 七水合硫酸亚铁($FeSO_4 \cdot 7H_2O$)也称绿矾,为蓝绿色或绿色透明柱状结晶或颗粒,无臭,味酸,涩。易溶于水,不溶于乙醇。可做内服药,治疗缺铁性贫血。多服能引起呕吐、腹痛、腹泻、头晕等不良反应。

2. 硝普钠即二水合亚硝酰铁氰化钠$\{Na_2[Fe(CN)_5NO] \cdot 2H_2O\}$。本品为红棕色晶体或粉末,无臭或几乎无臭,易溶于水,微溶于乙醇。硝普钠为血管扩张药,其降压作用极快,生效也快,能直接影响周围血管扩张,对治疗高血压危象有一定疗效。硝普钠制剂为注射用硝普钠。

3. 氧化汞(HgO)也称黄降汞,为黄色到橙黄色粉末,无气味。几乎不溶于水和醇,可溶于稀盐酸或稀硝酸。黄降汞杀菌力很强,做成眼药膏可治疗深层角膜炎、睑缘炎和巩膜炎等。

4. 硫化汞(HgS)也称朱砂、辰砂或丹砂。属于天然矿物药,在中医中药中常与其他药剂配伍成方使用,如治瘟病的安宫牛黄丸、紫雪丹、至宝丹,治疗小儿疾患的保赤散,清热解毒、消肿止痛的六神丸,祛风化痰、活血通络的再造丸等。使用朱砂制剂一定要注意量和度,以防中毒。

5. 硫酸锌和葡萄糖酸锌是临床常用的补锌药物,主要用于治疗因为缺锌而导致的厌食、营养不良、生长缓慢等,还可治疗脱发、皮疹、口腔溃疡、胃炎等疾病。

知识小结

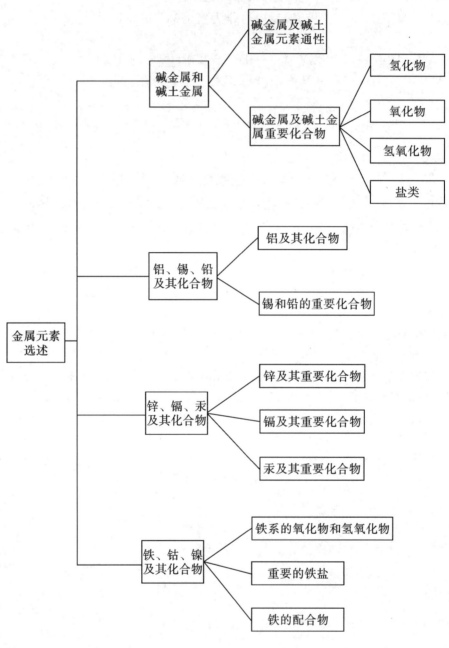

同步检测

一、选择题

(一)单项选择题

1.碱金属的价电子构型为(　　)

  A. ns^1　　　　　　　　　　B. ns^2　　　　　　　　　　C. ns^2np^1

  D. ns^2np^2　　　　　　　　　E. $ns^2np^2nd^8$

2.碱土金属的价电子构型为(　　)

  A. ns^1　　　　　　　　　　B. ns^2　　　　　　　　　　C. ns^2np^1

D. ns^2np^2 　　　　　　　　　　　E. $ns^2np^2nd^8$

3. 碱金属位于周期表的(　　)族
    A. ⅤA 　　　　　　　　B. ⅣA 　　　　　　　　C. ⅢA
    D. ⅡA 　　　　　　　　E. ⅠA

4. 碱土金属位于周期表的(　　)族
    A. ⅤA 　　　　　　　　B. ⅣA 　　　　　　　　C. ⅢA
    D. ⅡA 　　　　　　　　E. ⅠA

5. 金属元素在化学反应中主要表现为(　　)
    A. 易失电子 　　　　　　　　B. 易得电子 　　　　　　　　C. 易导电
    D. 不得不失电子 　　　　　　　　E. 易溶于水

6. 碱金属元素在自然界中的主要存在形态为(　　)
    A. 单质 　　　　　　　　B. 盐 　　　　　　　　C. 氢氧化物
    D. 氧化物 　　　　　　　　E. 过氧化物

7. 下列金属元素中,还原性最强的是(　　)
    A. Na 　　　　　　　　B. Mg 　　　　　　　　C. K
    D. Rb 　　　　　　　　E. Al

8. 下列物质中,碱性最强的是(　　)
    A. NaOH 　　　　　　　　B. $Mg(OH)_2$ 　　　　　　　　C. KOH
    D. $Ba(OH)_2$ 　　　　　　　　E. $Al(OH)_3$

9. 下列物质中,既能与盐酸反应,又能与氢氧化钠溶液反应的是(　　)
    A. 碳酸钠 　　　　　　　　B. 碳酸氢钠 　　　　　　　　C. 氯化钠
    D. 硫酸铜 　　　　　　　　E. 硝酸钠

10. 下列属于 p 区元素的是(　　)
    A. Na 　　　　　　　　B. Mg 　　　　　　　　C. Zn
    D. Fe 　　　　　　　　E. Al

(二)多项选择题

1. 下列物质属于硫酸盐的是(　　)
    A. 胆矾 　　　　　　　　B. 芒硝 　　　　　　　　C. 绿矾
    D. 普鲁士蓝 　　　　　　　　E. 小苏打

2. 下列属于碱金属元素的是(　　)
    A. Na 　　　　　　　　B. Mg 　　　　　　　　C. K
    D. Rb 　　　　　　　　E. Al

3. 下列属于碱土金属元素的是(　　)
    A. Na 　　　　　　　　B. Ba 　　　　　　　　C. Mg
    D. Fe 　　　　　　　　E. Pb

4. 下列化合物属于过氧化物的是(　　)
    A. Na_2O_2 　　　　　　　　B. H_2O_2 　　　　　　　　C. Na_2O
    D. KO_2 　　　　　　　　E. NaOH

5. 下列氢氧化物为酸碱两性的有(　　)
    A. NaOH 　　　　　　　　B. $Al(OH)_3$ 　　　　　　　　C. $Sn(OH)_2$
    D. $Pb(OH)_2$ 　　　　　　　　E. $Ni(OH)_3$

6. 下列元素属于 ds 区的是(　　)
    A. Ca 　　　　　　　　B. Fe 　　　　　　　　C. Zn
    D. Cd 　　　　　　　　E. Hg

二、填空题

1. 常见碱金属元素和碱土金属元素具有_____,与氧气反应生成氧化物、过氧化物或超氧化物,与水反应放出_____,与某些非金属反应。碱金属氧化物溶于水形成强碱,碱土金属氧化物则难溶于水。盐类易溶于水,热稳定性高,常用_____鉴别阳离子。

2. _____用作泻药,也有抑制胃酸作用。_____俗称熟石灰,用于制漂白粉。

3. 在元素周期表中,像锂和镁、铍和铝等某些元素的性质和它左上方或右下方的另一元素性质具有相似性,称_____。

4. 在 Fe^{2+} 溶液中加入铁氰化钾($K_3[Fe(CN)_6]$)试液,生成蓝色难溶化合物 $Fe_3[Fe(CN)_6]_2$,称为_____,这是鉴定_____的特征反应。在含有 Fe^{3+} 的溶液中,加入亚铁氰化钾($K_4[Fe(CN)_6]$)试液,生成蓝色的沉淀物 $Fe_4[Fe(CN)_6]$,俗称_____;或加入硫氰化钾(KSCN)试液,生成血红色的 $[Fe(SCN)_6]^{3-}$ 溶液,用作鉴定_____的特征反应。

5. _____为白色粉末,不溶于水,无毒,味略甜,俗称甘汞。医药上用作轻泻剂,化学上用来制造甘汞电极。_____是直线形共价化合物,略溶于水,熔点低,易升华,俗称升汞,有剧毒,内服 $0.2 \sim 0.4$ g 可致命,但少量使用,有消毒作用,外科上用作消毒剂。

6. 汞(Hg)俗称水银,是唯一在常温下呈液态并易流动的金属。汞的熔点在金属中最低,只有 -38.87 ℃。汞易_____,蒸气有_____,若长期大量吸入,会造成汞中毒。水银温度计在使用过程中,应注意保护水银球部。防止打烂水银洒落,万一洒落,应立即把它收集起来深埋,在其上面撒些_____,硫和汞反应生成稳定的硫化汞,大大降低其危害。

7. 汞能溶解许多金属如金、银、钠、钾、锌、镉、铅等形成_____,钠汞齐在有机合成上用作还原剂,_____常用作制造电池,_____常用作填镶牙齿,银和锡汞齐也可用作补牙剂。铁是典型不能形成汞齐的金属,常用铁制作盛汞容器。

三、是非题(对的画√,错的画×)

1. 在自然界里碱金属没有游离态的单质存在。 ( )

2. 碱金属元素在同一周期元素中的金属性最强。 ( )

3. 碱土金属盐大多易溶于水,碱金属盐大多微溶于或难溶于水。 ( )

4. 碱金属的氧化物分为三类,分别是氧化物、过氧化物和超氧化物。 ( )

5. 氢氧化铝是一种两性氢氧化物,其碱性略强于酸性。 ( )

6. 铁、钴、镍为中等活泼金属,其活泼性顺序为 Ni→Co→Fe ( )

7. 锡元素和铅元素的氢氧化物都是两性氢氧化物。 ( )

8. 锌(Zn)、镉(Cd)、汞(Hg)为周期系 d 区 ⅢB 族元素。 ( )

9. 硫酸亚铁铵$(NH_4)_2SO_4 \cdot FeSO_4 \cdot 6H_2O$,俗称莫尔盐,它比绿矾稳定得多。 ( )

10. 铝、锡、铅为周期系 p 区 ⅢA 族元素。 ( )

四、简答题

1. 写出下列各物质的化学式:

(1)过氧化钠 (2)明矾 (3)滕氏蓝 (4)普鲁士蓝 (5)莫尔盐 (6)绿矾

2. 钡离子(Ba^{2+})对人体有毒,为什么硫酸钡($BaSO_4$)可用于人体消化道 X 射线检查疾病时的造影剂?

3. 碱金属及其氢氧化物为什么不能在自然界中存在?

五、推断题

1. 白色固体物质 A 用稀盐酸处理放出无色气体 B,B 可以使湿润的石蕊试纸变红。将 B 通入澄清的石灰水生成沉淀 C。少量样品 A 用浓盐酸润湿后放在铂丝上并放入煤气灯的火焰中,火焰呈绿色。强烈加热 A 分解生成白色固体 D。1.9735 g A 强热后生成 1.5334 g D。这些 D 溶解于水,并稀释至 250 mL,取 25 mL 用盐酸滴定,需消耗 20.30 mL 0.0985 mol/L 的盐酸,写出 A~D 各化合物的化学式及各步反应的化学方程式。

2. IA 族金属 A 溶于稀硝酸中,生成的溶液可产生红色焰色反应,蒸干溶液并在 600 ℃ 燃烧得到金属氧化物 B。A 同氮气反应生成化合物 C,同氢气反应生成化合物 D。D 同水反应放出气体 E 和形成可溶的化合物 F,F 为强碱性。写出物质 A~F 的化学式,并写出所涉及反应的化学方程式。

(李翠萍)

第二篇 有机化学

项目五　有机化合物的基本概述

任务一　有机化合物和有机化学

知识要求

◆ 了解有机化学的研究范畴。

◆ 熟悉有机化合物的概念。

◆ 熟悉有机化合物的特性。

◆ 熟悉有机化合物的结构特点。

能力要求

◆ 能够辨别有机化合物。

◆ 能够理解有机化合物的特性。

◆ 能够掌握有机化合物的结构特点。

有机化学又称碳化合物化学，是研究有机化合物的组成、结构、性质、反应、合成、变化规律、功能和应用的一门科学，是化学学科中极其重要的一个分支；有机化合物是有机化学的研究对象。

有机化合物简称有机物，它都含有碳（C）元素，多数含有氢（H）元素，有的还含有氧（O）元素、氮（N）元素、硫（S）元素、磷（P）元素和卤素等，它们都是碳氢化合物的衍生物，其种类繁多，但一些具有无机化合物性质的含碳化合物不属于有机物，如 CO、CO_2 和碳酸盐等。有机物与人类生活及社会发展的方方面面都息息相关，它是生命产生的物质基础，在蛋白质、氨基酸、脂肪、糖、叶绿素、血红素、激素和酶等生命体中都含有机物，并且生物体的遗传和新陈代谢都存在有机化合物的转变；还有我们生活中的物质，天然气、石油、化纤、染料、棉花、有机玻璃、塑料、医药等都是有机物。

一、有机化合物的特性

有机化合物的结构和组成均不同于无机化合物,一般具有以下特性。

(1)有机化合物一般都是共价化合物,分子与分子之间靠的是分子间力结合,这种结合力较弱,因此其熔点、沸点通常较低;热稳定性较差,受热易分解;且一般极性较弱或无极性,多数难溶于水,易溶于苯、汽油、丙酮、乙醚、乙醇等有机溶剂。

(2)有机化合物的组成元素通常只有 C、H、O、N、S、P 和卤素等少数的几种,但因其结构复杂多变,碳骨架可成链状,也可成环状,还普遍存在同分异构现象,因此有机化合物的数量庞大且结构复杂。

(3)大多数有机化合物都是易燃物,容易燃烧,生成 CO_2 和 H_2O 等,且燃烧过程会放出大量热量,所以它们是一类重要的能源燃料。

(4)有机化合物的反应多为分子反应,涉及共价键的断裂与生成,因此反应速度较慢,并且其结构的复杂性,也导致了反应不局限发生于某一特定的部位,常常会伴随一些副反应。

二、有机化合物的结构特征

组成有机化合物的元素虽然很少,但其种类繁多,数量也十分庞大,究其原因是由有机化合物的结构特点来决定。

首先是有机化合物中碳原子的成键特点,碳原子有 4 个价电子,可形成 4 条共价键,与氢原子或其他原子可以成键,也可以在碳-碳原子之间成键;碳原子的共价键,不仅可以形成单键(如 C—C、C—O),还可以是双键(如 C=C、C=O)和三键(如 C≡C 、C≡N);此外多个碳原子可以链状的形式,结合为长短不一的碳链并带着支链,还可以环状形式,结合成碳环,并且碳链和碳环也可以相互结合。

> 课堂互动
> 指出下列化合物中哪些属于有机化合物。
> (1)HCHO　(2)H_2CO_3
> (3)HCOOH　(4)CO_2　(5)CO
> (6)CCl_4　(7)HNO_2　(8)CH_3NO_2

其次是有机化合物中普遍存在着同分异构现象。有机物具有相同的分子式,但其结构的不同,会导致性质的差异,这种现象叫同分异构现象,具有同分异构现象的化合物互为同分异构体。因有机物中原子的连接次序不同而引起的异构称为构造异构,包括碳链异构、官能团异构和位置异构等;因有机分子中原子或基团的空间排布方式不同而引起的异构称为立体异构,包括旋光异构和顺反异构等。

> 考点:
> 有机化合物的结构特点。

任务二　有机化合物的分类

知识要求
◆ 熟悉有机化合物的两种分类方法。

能力要求
◆ 能够掌握不同的碳骨架,对有机化合物进行分类。
◆ 能够掌握碳不同的官能团,对有机化合物进行分类。

通常有机化合物的分类方法有两种,一种是根据碳的骨架分类,另一种是根据官能团分类。

一、根据碳的骨架分类

根据碳骨架的结合方式不同,有机化合物可分为三大类:

(1)链状化合物(又称脂肪族化合物):在链状化合物中,碳原子以单键或重键相互连接为链状,油脂分子中主要是这种链状结构,因此又将链状化合物称为脂肪族化合物。如:

$CH_3CH_2CH_2CH_2CH_2CH_3$ $CH_2=CH-CH=CH_3$ $CH_3CH_2CH_2CH_2OH$

    正己烷   丁-1,3-二烯   1-丁醇

(2)碳环化合物:在碳环化合物中,碳原子骨架连接为环状,它可分为脂环族化合物和芳香族化合物两类。

脂环族化合物:该类有机物中,碳原子以单键、双键或三键连接为闭合的环,性质与脂肪族化合物相似。如:

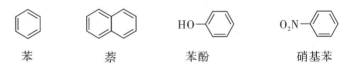

                    环戊烷   环己醇

芳香族化合物:该类分子中含有苯环或稠合苯环的结构,其性质与脂肪族化合物不同,具有"芳香性"。如:

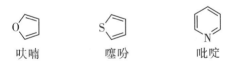

     苯   萘   苯酚   硝基苯

(3)杂环化合物:在杂环化合物中,都含有由碳原子和其它原子(N、O、S 等)组成的环。如:

                   呋喃   噻吩   吡啶

二、根据官能团不同分类

官能团是分子中较为活泼且容易发生反应的原子或原子团,它能决定化合物的特性,一般含有相同官能团的有机化合物具有相似的性质。常见有机化合物的官能团如表5-1-1 所示。

表5-1-1 常见的官能团及有机化合物

官能团		有机化合物类别	化合物举例
基团结构	名称		
\C=C/	双键	烯烃	$H_2C=CH_2$
—C≡C—	叁键	炔烃	$HC≡CH$

续表 5-1-1

官能团		有机化合物类别	化合物举例
基团结构	名称		
—OH	羟基	醇、酚	$CH_3—OH$、HO—⬡ 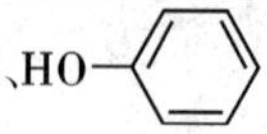
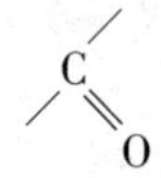 ⬦C=O	羰基	醛、酮	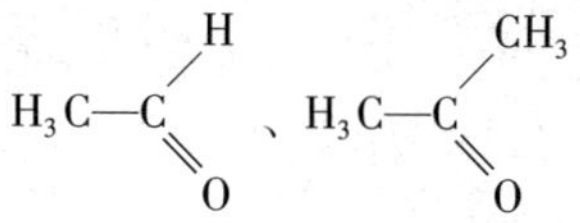 $H_3C—\overset{H}{\underset{O}{C}}$、$H_3C—\overset{CH_3}{\underset{O}{C}}$
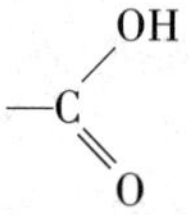 $—\overset{OH}{\underset{O}{C}}$	羧基	羧酸	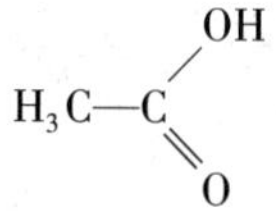 $H_3C—\overset{OH}{\underset{O}{C}}$
$—NH_2$	氨基	胺	$CH_3—NH_2$
$—NO_2$	硝基	硝基化合物	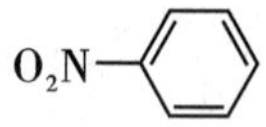 O_2N—⬡
—X	卤素	卤代烃	CH_3Cl、CH_3CH_2Br
—SH	巯基	硫醇	C_2H_5SH
$—SO_3H$	磺酸基	磺酸	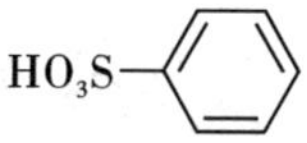 HO_3S—⬡
—C≡N	氰基	腈	$CH_3C≡N$
R—O—R'	醚键	醚	$CH_3CH_2—O—CH_2CH_3$

课堂互动

请指出下列化合物的官能团名称,并指出它们各属于哪一类有机物。

(1) 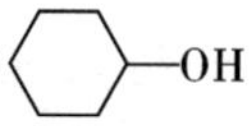 ⬡—OH

(2) 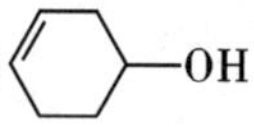 ⬡—OH

(3) 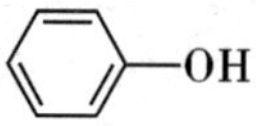 ⬡—OH

(4) 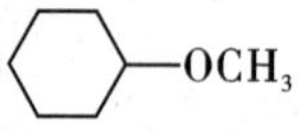 ⬡—OCH₃

(5) 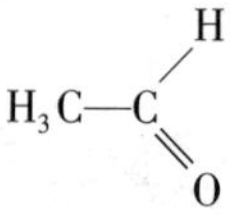 $H_3C—\overset{H}{\underset{O}{C}}$

(6) 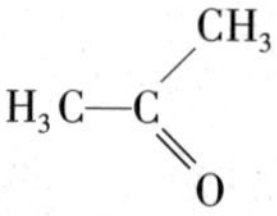 $H_3C—\overset{CH_3}{\underset{O}{C}}$

(7) 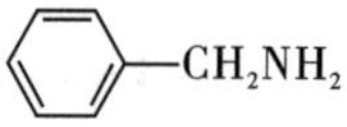 ⬡—CH_2NH_2

(8) 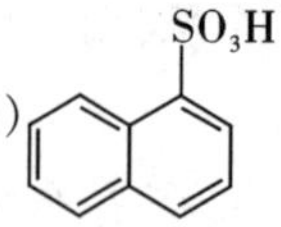 萘—SO_3H

(9) 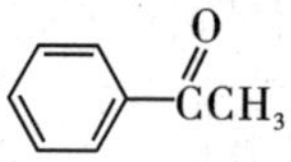 ⬡—$\overset{O}{C}CH_3$

(10) 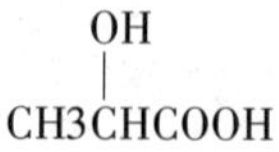 $CH3CH\overset{OH}{|}COOH$

(11) 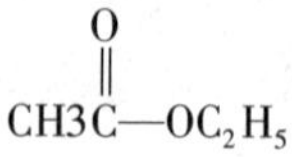 $CH3\overset{O}{C}—OC_2H_5$

(12) 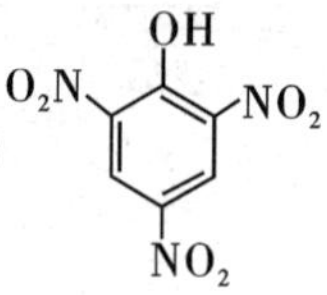 O_2N—⬡(OH, NO₂, NO₂)

(13) 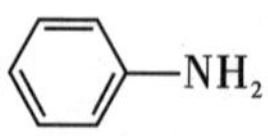 ⬡—NH_2

(14) 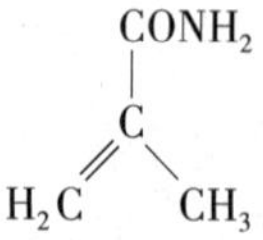 $H_2C=\overset{CONH_2}{\underset{CH_3}{C}}$

(15) CH_3CH_2Cl

考点:
(1) 根据不同的碳骨架,对有机化合物进行分类。
(2) 根据不同的官能团,对应不同类别的有机化合物。

任务三　有机化学中的酸碱概念

知识要求

◆ 熟悉有机化合物的酸碱理论。

能力要求

◆ 能够掌握酸碱质子理论,并判断布朗斯特酸与布朗斯特碱。

◆ 能够掌握酸碱电子理论,并判断路易斯酸与路易斯碱。

大多数有机化学反应都可被看成是酸碱反应,酸碱理论在有机化学中具有重要地位,酸碱是理解有机反应的基本概念之一,有机化学涉及的酸碱理论包括酸碱质子理论和酸碱电子理论。

一、酸碱质子理论

1923 年,丹麦化学家布朗斯特(J. N. BRöNSTED)和英国化学家劳莱(T. M. LORRY)提出了酸碱质子理论。该理论认为,在一定条件下能给出质子(H^+)的任何分子或离子为酸,能接受质子的任何分子或离子为碱。容易给出质子的分子或离子,其酸性强,容易接受质子的分子或离子,其碱性强;酸给出质子,生成的物质属于它的共轭碱,而碱接受质子,生成的物质就是它的共轭酸,则酸与其共轭碱互为共轭酸碱对,而碱与其共轭酸也互为共轭酸碱对。

例如乙酸溶于水的反应,在正反应中,CH_3COOH 是酸,它给出质子后得到的 CH_3COO^- 是它的共轭碱,而 H_2O 是碱,它接受质子后生成的 H_3O^+ 是它的共轭酸;在逆反应里,H_3O^+ 是酸,H_2O 是它的共轭碱,而 CH_3COO^- 是碱,CH_3COOH 是它的共轭酸。在共轭酸碱对中,酸的酸性越强,其共轭碱的碱性则越弱;而碱的碱性越强,其共轭酸的酸性就越弱。酸碱反应都是质子由酸转移到碱的过程,且酸碱反应总是强酸与强碱作用,向生成弱酸与弱碱的方向进行。

$$CH_3COOH \quad + \quad H_2O \quad \rightleftharpoons \quad H_3O^+ \quad + \quad CH_3COO^-$$
$$（酸）\qquad\qquad （碱）\qquad\qquad （共轭酸）\qquad （共轭碱）$$

此外,酸碱概念是相对的,某一化合物在一个反应中是酸,而在另一反应中,它可以为碱。例如 H_2O 对 CH_3COOH 来说,它是碱,而 H_2O 对 $C_6H_5NH_2$ 而言,它则是酸。

$$H_2O \quad + \quad C_6H_5NH_2 \quad \rightleftharpoons \quad C_6H_5NH_3^+ \quad + \quad OH^-$$
$$（酸）\qquad （碱）\qquad\qquad （共轭酸）\qquad （共轭碱）$$

在有机化学反应中,有很多能给出质子的物质,如醇($R-OH$)、苯酚($C_6H_5^-OH$)、羧酸($R-COOH$)、胺($R-NH_2$)及苯磺酸($C_6H_5^-SO_3H$)等,它们属于质子酸;而苯氧负离子($C_6H_5O^-$)、烃氧负离子(R^-O^-)及乙醚(R^-O-R')等能接受质子,它们属于质子碱;也有一些既能给出质子又能接受质子的化合物,它们为两性物质,如甲胺(CH_3NH_2)和甲醇(CH_3OH)等。

二、酸碱电子理论

1923 年美国物理化学家路易斯(GILBERT N. LEWIS)提出了酸碱电子理论,该理论认为:凡能接受电子对的物质都称为酸(或路易斯酸),如 H^+、Na^+、R^+、$FeCl_3$、$AlCl_3$、BF_3 及有机分子中的极性基团羰基和氰基等;凡能给出电子对的物质都称为碱(或路易斯碱),如 NH_3、ROR'、RSH、NH_2^-、CN^-、OH^-、RO^-、R^-、X^- 等;酸是电子对的接受体,而碱是电子对的给予体,酸碱反应的实质是碱提供电子对与酸形成配位键,生成的反应产物为酸碱配合物,例如 H^+ 与 $C_2H_5O^-$ 的反应。

$$H^+ \quad + \quad C_2H_5O^- \quad = \quad C_2H_5\!:\!H$$
$$(\text{路易斯酸}) \qquad (\text{路易斯碱}) \qquad (\text{酸碱配合物})$$

在有机化学反应中,路易斯酸是缺电子体系,属于亲电试剂,反应时它会进攻反应物中电子密度高的部位,从而形成酸碱配合物;路易斯碱是具有孤对电子的物质(分子或负离子),如 $C_2H_5O^-$ 中的 O 上就具有孤对电子,显然路易斯碱为多电子物质,属于亲核试剂,发生反应时它进攻反应物中电子密度低的部位,生成产物酸碱配合物。

酸碱质子理论和酸碱电子理论在有机化学中都得到了广泛的应用,布朗斯特碱和路易斯碱是一致的,即具有孤对电子的化合物,既是布朗斯特碱,也是路易斯碱,例如 H_2O、NH_3、ROH、RSH、RNH_2、ROR' 等;但是路易斯酸的概念比布朗斯特酸概念的范围更加广泛,例如 CH_3COOH、HCl 等为布朗斯特酸,而其中的 H^+ 为路易斯酸,CH_3COO^- 和 Cl^- 为路易斯碱,CH_3COOH、HCl 则为酸碱配合物。

课堂互动

　　下列反应中,哪些为布朗斯特酸、布朗斯特碱? 哪些为共轭酸碱对? 哪些为路易斯酸、路易斯碱?

(1) $H^+ + OH^- \Longrightarrow H_2O$ 　　　　(2) $CH_3COOH + H_2O \Longrightarrow CH_3COO^- + H_3O^+$

(3) $CH_3CH_2Cl + FeCl_3 \Longrightarrow CH_3CH_2^+ + FeCl_4^-$

(4) $(CH_3)_3C^+ + OH^- \Longrightarrow (CH_3)_3COH$

考点:

　　(1)布朗斯特酸和布朗斯特碱(质子酸和质子碱)及其共轭酸碱对。

　　(2)路易斯酸和路易斯碱。

知识小结

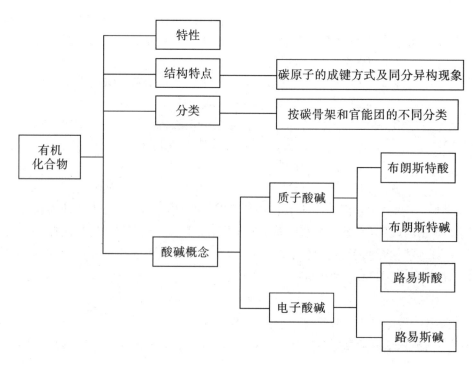

同步检测

一、填空题

1. 指出下列各化合物所含官能团的名称:

$CH_3CH\!=\!CHCH_3$＿＿＿＿＿;CH_3CH_2Cl＿＿＿＿＿;

CH_3CH_2COOH＿＿＿＿＿; $CH_3C\!\equiv\!CCH_3$＿＿＿＿＿;

CH_3CH_2OH＿＿＿＿＿;CH_3CH_2CHO＿＿＿＿＿;

CH_3COCH_3＿＿＿＿＿;$CH_3CH_2NH_2$＿＿＿＿＿。

2. 在有机化学反应中,Lewis 酸具有＿＿＿＿＿性,Lewis 碱具有＿＿＿＿＿性。

3. NH_3 和 BF_3 结合的反应式为＿＿＿＿,其中 Lewis 酸是＿＿＿＿,Lewis 碱是＿＿＿＿,酸碱加合物是＿＿＿＿。

4. 写出下列化合物的共轭酸:

CH_3NH_2＿＿＿＿＿;CH_3OH＿＿＿＿＿。

5. 写出下列化合物的共轭碱:

CH_3CH_2OH＿＿＿＿＿;CH_3COOH＿＿＿＿＿。

6. 指出下列化合物中哪些属于 Lewis 酸,哪些属于 Lewis 碱:

H^+＿＿＿＿＿;$(CH_3)_3N$＿＿＿＿＿;BF_3＿＿＿＿＿;

$C_6H_5OCH_3$＿＿＿＿＿;CH_3SCH_3＿＿＿＿＿;$AlCl_3$＿＿＿＿＿。

7. 指出下列化合物中哪些属于质子酸,哪些属于质子碱,哪些属于两性物质:

C_6H_5OH＿＿＿＿＿;CH_3—O—CH_2CH_3＿＿＿＿＿;CH_3NH_2＿＿＿＿＿;

CH_3—COOH＿＿＿＿＿;CH_3CH_2—O^-＿＿＿＿＿。

二、简答题

1. 请简述有机化合物的一般特点。

2. 用简单的文字解释下列术语:

(1) 有机化合物

(2) 官能团

3. 根据官能团和碳骨架,分别指出下列化合物哪些属于同一族、同一类化合物。

(1)

(2)

(3)

(4) HO—

(5) HOOC—

(6)

(7) HOOC—

(8)

(9)

4. 下列分子或离子哪些是 Lewis 酸? 哪些是 Lewis 碱?

$H^+,X^-,OH^-,R^+,H\ddot{O}H,RO^-,AlCl_3,R\ddot{O}R,SO_3,R\ddot{O}H,\overset{+}{NO_2},SnCl_2$

5. 下列化合物中哪些是路易斯酸? 哪些是路易斯碱?

(1) BF_3　　　　(2) $AlCl_3$　　　　(3) CH_3—$MgBr$　　　　(4) $NaC\!\equiv\!CCH_3$

(5) :NH_3　　　　(6) OH^-　　　　(7) H_2O　　　　(8) H^+

6. 指出下列化合物所含官能团的名称。

(1) CH_3—C_6H_4—OH　　　　(2) $(CH_3)_2CHCH_2CH_2OH$

(3)

(4)

（5）$CH_3—NO_2$　　　　　　　　（6）$CH_3CH=CHCH_3$

（7）$ClCH_2—CH_2Cl$　　　　　　（8）$CH_3—C_6H_4—SO_3H$

（9）$—CH_2NH_2$　　　　（10）$—COOH$

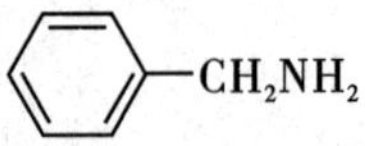

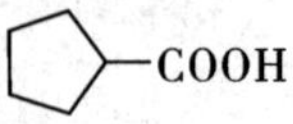

（罗世霞）

项目六 有机化合物的命名

任务一 烃的命名

知识要求

◆ 熟练掌握烷烃和环烷烃、烯烃、炔烃及芳香烃的系统命名法。

◆ 理解并灵活运用系统命名规则,进一步巩固结构简式的写法。

◆ 了解有机物分类方法。

能力要求

◆ 能根据有机物结构命名烷烃和环烷烃、烯烃、炔烃及芳香烃。

◆ 能根据名称写出有机物结构式。

◆ 认识习惯命名法的局限性,体会有机物分子碳原子数的多少和结构复杂性的关系,培养自主探究学习的能力。

有机化合物种类繁多,数目庞大,即使同一分子式,也有不同的异构体,若没有一个完整的命名(nomenclature)方法来区分各个化合物,在文献中会造成极大的混乱,因此认真学习每一类化合物的命名是有机化学的一项重要内容。现在书籍、期刊中经常使用普通命名法和国际纯粹与应用化学联合会(International Union of Pure and Applied Chemistry)命名法,后者简称 IUPAC 命名法。

仅由碳氢两种元素组成的有机化合物称为碳氢化合物,简称烃。烃虽然只有两种元素组成,但其数目庞大。根据有机物分类可知,烃可有脂肪烃、脂环烃和芳香烃三类。脂肪烃又分为烷烃、烯烃和炔烃。

一、烷烃和环烷烃

烷烃广泛存在于自然界。例如:甲烷(CH_4)、乙烷(C_2H_6)、丙烷(C_3H_8)、丁烷(C_4H_{10})等。从甲烷开始,每增加一个碳原子,就相应地增加两个氢原子。因此,可用 C_nH_{2n+2} 的式子来表示这一系列化合物的组成,这个式子就叫做烷烃的通式,式中 n 代表碳原子数。分子中碳原子间以单键相连,其余的价键全部为氢原子,属于饱和烃。

(一)普通命名法

普通命名法又称为习惯命名法,用于结构比较简单的烷烃的命名,按分子中所含碳原子数命名为"某烷",碳原子数在十以内的,以甲、乙、丙、丁、戊、己、庚、辛、壬、癸来命名,碳原子数十一碳以上的,用十一、十二……中文数字来命名。

为区别异构体,用"正"代表直链(即不带有支链)烷烃,用"异"代表在链端第 2 位碳原子上连有一个甲基的烷烃,用"新"代表在链端第 2 位碳原子上连有两个甲基的烷烃。例如:

$$CH_3CHCH_2CH_3 \qquad CH_3-\overset{\displaystyle CH_3}{\underset{\displaystyle CH_3}{C}}-CH_3 \qquad CH_3CH_2CH_2CH_3$$
$$\underset{\displaystyle CH_3}{|}$$

正戊烷   异戊烷   新戊烷

1. 碳原子的类型

按照碳原子在分子中所处的位置不同分为为四类:(伯)1 ℃、(仲)2 ℃、(叔)3 ℃、(季)4 ℃。与一个碳原子相连的碳为一级碳原子;与二个碳原子相连的碳为二级碳原子;与三个碳原子相连的碳为三级碳原子;与四个碳原子相连的碳为四级碳原子。

例如:

$$\underset{1°}{CH_3}-\underset{2°}{CH_2}-\underset{3°}{\overset{\displaystyle CH_3}{\underset{}{CH}}}-\underset{4°}{\overset{\displaystyle CH_3}{\underset{\displaystyle CH_3}{C}}}-CH_3$$

2. 烷基的命名

烷烃分子中失去一个 H 原子后剩余的原子团叫做烷基。通式为 C_nH_{2n+1},常用 R—表示。表 6-1-1 列出了常见烷基的构造式及命名。

表 6-1-1   常见烷基的构造式及命名

碳原子数	烷烃	烷基	命名	英文缩写
1	甲烷 CH_4	CH_3-	甲基	Me-
2	乙烷 C_2H_6	$CH_3CH_2-C_2H_5-$	乙基	Et-
3	丙烷 C_3H_8	$CH_3CH_2CH_2-$	正丙基	n-Pr-
		$(CH_3)_2CH-$	异丙基	i-Pr-
4	丁烷 C_4H_{10}	$CH_3CH_2CH_2CH_2-$	正丁基	n-Bu-
		$(CH_3)_2CHCH_2-$	异丁基	i-Bu—
		$CH_3CH_2(CH_3)CH-$	仲丁基	sec-Bu—
		$(CH_3)_3C-$	叔丁基	t-Bu-

普通命名法只适用于构造比较简单的烷烃,对于结构较复杂烷烃则须使用系统命名法。

(二) 系统命名法

系统命名法是常用的命名方法。它是在日内瓦命名法的基础上经过国际纯粹与应用化学联合会(international union of pureand applied chemistry,IUPAC)多次修订后的系统命名法,现已普遍为各国所采用,我国所用的系统命名法,也是根据此命名法,结合我国文字的特点制定的。

系统命名法对于直链烷烃的命名,与普通命名法相同,但不写"正"字,例如:

$$CH_3CH_2CH_2CH_3$$

普通命名法　　正丁烷

系统命名法　　丁烷

对于带支链的烷烃,命名步骤如下。

1. 选主链

从烷烃的构造式中,选择最长碳链作为主链,而把主链以外的其它烷基看做主链上的取代基。

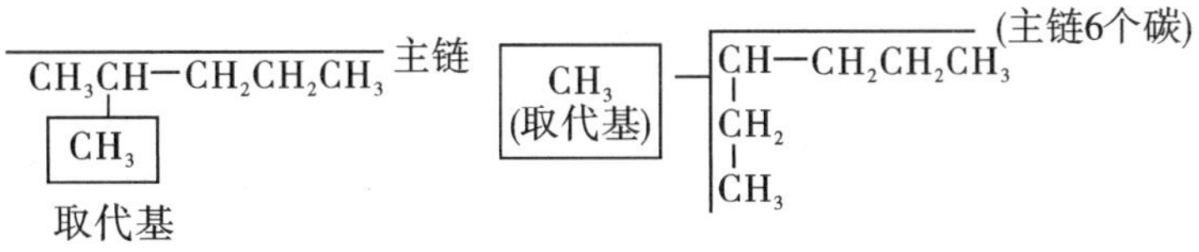

若分子中有两条以上等长的最长碳链时,要选择取代基最多的最长碳链作主链。

例如:下列化合物的主链有两种选择:

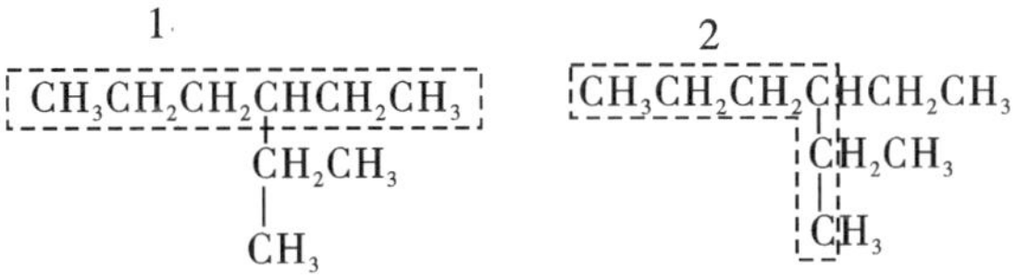

正确选择是2,不是1。

2. 主链编号

从靠近取代基一端(支链)开始,把主链上的碳原子依次用阿拉伯数字进行编号。例如:

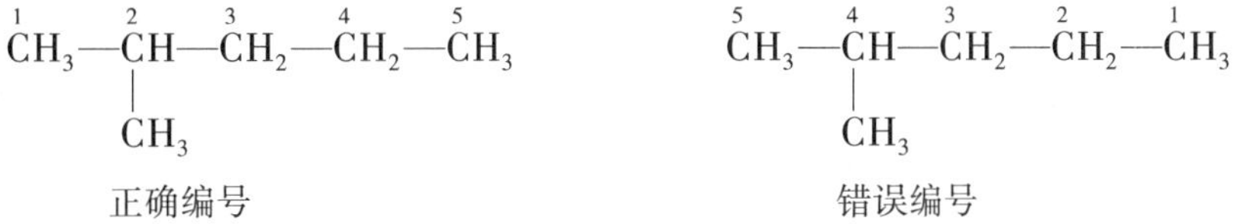

正确编号　　　　　　　　　　错误编号

若从主链任何一端开始,第一个支链的位次都相同时,则把构造比较简单的支链编为较小的位次。取代基排列的顺序,是将"次序规则"所定的"较优"基团列在后面。

几种烃基的优先次序为$(CH_3)_3C—>(CH_3)_2C—>CH_3CH_2CH_2—>CH_3CH_2—>CH_3—$(">"表示优先于)。例如,甲基与乙基相比,乙基为较优基团,因此乙基应排在甲基之后;丙基与异丙基相比,异丙基为较优基团,应排在丙基之后。例如:

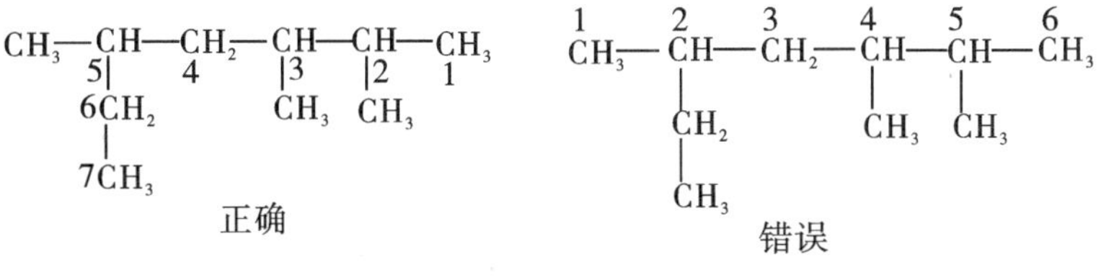

正确　　　　　　　　　　　　错误

若从主链上任何一端开始,第一个支链的位次及取代基都相同时,应当采用使取代基具有"最低系列"的编号。所谓"最低系列"指的是从碳链不同方向编号,得到两种不同编号的系列,则逐次逐项比较各系列的不同位次,最先遇到位次最小者的系列,定为"最低系列"。例如:

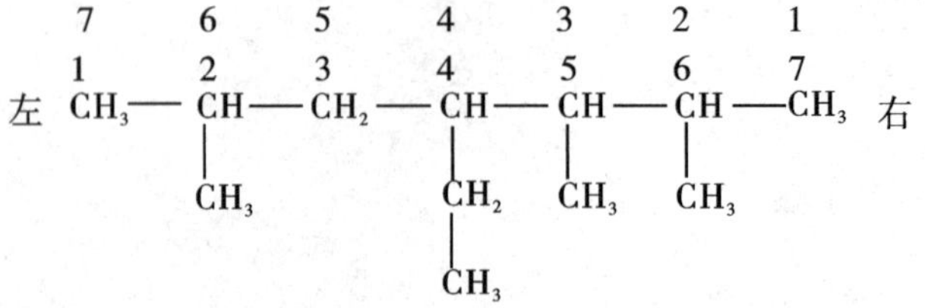

$$\underset{\substack{1 \\ \text{左}}}{\overset{7}{}} CH_3 - \underset{\substack{2}}{\overset{6}{CH}} - \underset{\substack{3}}{\overset{5}{CH_2}} - \underset{\substack{4}}{\overset{4}{CH}} - \underset{\substack{5}}{\overset{3}{CH}} - \underset{\substack{6}}{\overset{2}{CH}} - \underset{\substack{7}}{\overset{1}{CH_3}} \; \text{右}$$

从左至右编号取代基位次:2、4、5、6。从右至左编号取代基位次:2、3、4、6(最低系列)。

从上可见,从右至左编号,第二项首先出现最小,所以该编号系列为最低系列。

3.写名称

把取代基的位次、名称依次写在母体烷烃之前,若含有几个取代基,则按照取代基顺序规则列出;若含有两个以上的相同取代基,则把它们合并起来,在取代基的名称之前用中文数字二、三等表示相同取代基的数目,注意取代基的位次必须逐个用阿拉伯数字注明,位次的阿拉伯数字之间要用","隔开,阿拉伯数字与取代基名称之间必须用短线"-"隔开。例如:

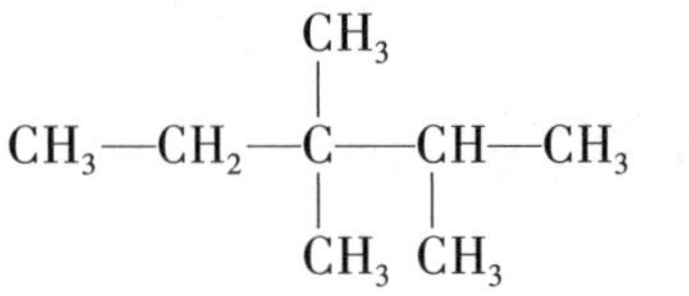

2,3,3-三甲基戊烷

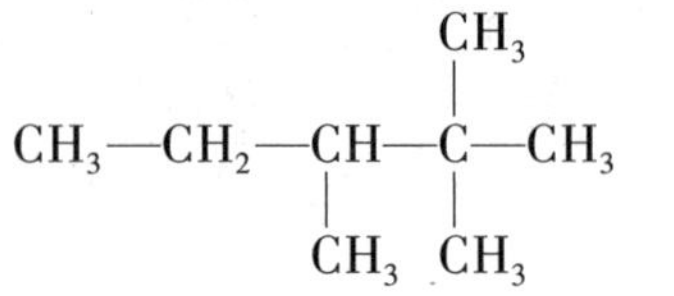

2,2,3-三甲基戊烷

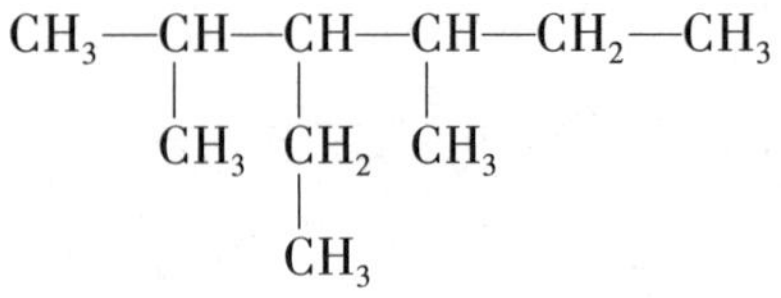

3-乙基-2,3-二甲基己烷

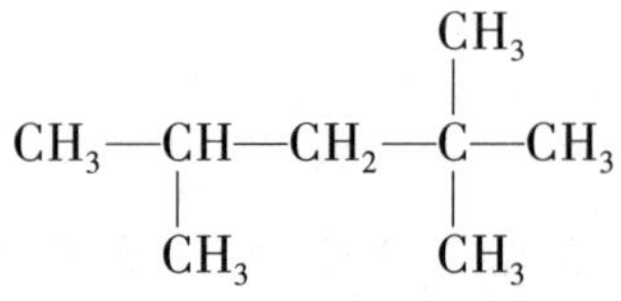

2,2,4-三甲基戊烷

4.口诀:

(1)选主链,称某烷(最长碳链)。

(2)编号码,定支链(支链最近原则)。

(3)取代基,写在前,注位置,连短线。

(4)不同基,简在前,相同基,要合并。

(5)同位置,简在前。

(6)支链序号的合数要最小。

> 课堂互动
> 请写出 C_5H_{12} 的所有同分异构体,并用普通命名法和系统命名法分别命名。

(三)环烷烃的命名

环烷烃可看成链状烷烃分子内两端的伯碳原子上各去掉一个氢原子后相互连成的环状化合物,它比相应烷烃少两个氢,因此,单环环烷烃的通式为 C_nH_{2n}。根据环的大小,一般将环分成小环(三、四元环)、普环(五、六、七元环)、中环(八到十一环)和大环(十二元环以上)。

环烷烃的命名是在相应的烷烃名称前面加一个"环"字。环上碳原子的编号也是以取代基最小位次为原则。如果环上有不止一个取代基时,将成环碳原子编号,一般从小的取代基开始编号。若取代基比环结构更复杂,也可将环作为取代基。例如:

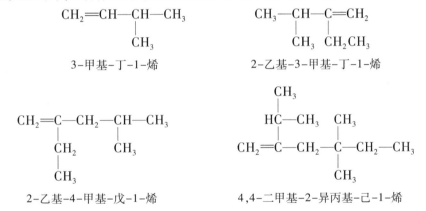

环丙烷 （简写 △） 环丁烷 甲基环丁烷

课堂互动
请写出 C_5H_{10}（环烷烃）的所有同分异构体，并命名。

二、烯烃和炔烃

相对于饱和烃——烷烃而言,还有一些烃,分子中也只含碳和氢,但氢原子比相同碳原子数的烷烃要少,这些烃被称为不饱和烃。分子中含有碳碳双键（ C＝C ）的不饱和烃称为烯烃。烯烃通式为 C_nH_{2n},分子中含有两个碳碳双键的不饱和烃,称为二烯烃,通式为 CnH_{2n-2}。分子中含有碳碳三键（ C≡C ）的不饱和烃称为炔烃,炔烃通式为 CnH_{2n-2}。

烯烃分子中去掉一个氢原子剩下的基团称为烯基,如:

CH_2＝CH— 乙烯基   CH_2＝CH—CH_2— 烯丙基   CH_3—CH＝CH— 丙烯基

(一)烯烃的命名

应用最广泛的是系统命名法和 Z-E 命名法。

1. 系统命名法 ①选择含有双键的最长碳链作为主链,按碳原子数称为某烯;②从靠近双键一端把主链碳原子依次编号,双键的位置用双键碳原子中编号较小的数字表示;③将双键位置标在名称前,即按取代基位置、取代基名称、双键位置、主链烯烃顺序来命名。例如:

CH_2＝CH—CH—CH_3
　　　　　|
　　　　　CH_3
3-甲基-丁-1-烯

CH_3—CH—C＝CH_2
　　　|　　|
　　　CH_3　CH_2CH_3
2-乙基-3-甲基-丁-1-烯

CH_2＝C—CH_2—CH—CH_3
　　　|　　　　　|
　　　CH_2　　　CH_3
　　　|
　　　CH_3
2-乙基-4-甲基-戊-1-烯

4,4-二甲基-2-异丙基-己-1-烯

2. Z/E 命名法

(1)顺反命名法:对于有顺反异构体的烯烃的命名,只需要在系统名称之前加一个"顺"字或"反"字,把两个双键碳原子上所连的两个相同的原子或基团在双键同侧的称为顺式,相同基团在双键异侧的称为反式。例如:

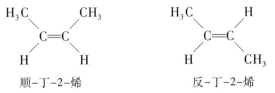

顺-丁-2-烯   反-丁-2-烯

具有顺反异构的条件:分子中存在着限制碳原子自由旋转的因素,如双键或环(如脂环)的结构。不能自由旋转的碳原子连接的原子或原子团必须是不相同的。

(2)Z/E 命名法:如果双键碳原子上连有四个不同的取代基,则很难用顺反命名法来确定构型,且容易造成混乱。国际上统一规定用 Z-E 命名法,Z 是德文 Zusammen 的字头,指同一侧的意思,E 是德文 Entgegen 的字头,表示相反的意思。Z-E 命名法是分别比较双键两个碳原子上所连两个基团的次序大小,如果两个次序大的基团在双键同侧则称 Z,如果两个次序大的基团在双键两侧的则称 E。Z-E 命名法中的次序规则如下:①比较与主链碳原子直接相连的原子的原子序数,原子序数大的次序在前,同位素按质量大小顺序排列。例如:Br>Cl>P>O>N>C>H。②如果与主链碳原子直接相连的原子相同,则比较第二个原子,以此类推。$(CH_3)_3C->(CH_3)_2CH—>CH_3CH_2CH_2—>CH_3CH_2—>CH_3—$。③如果基团中有双键或三键,看做是以单链连接了两个或三个相同的原子。

$$-CH=CH_2 \text{ 可看作 } -\overset{\overset{H}{|}}{\underset{\underset{C}{|}}{C}}-\overset{\overset{C}{|}}{\underset{\underset{H}{|}}{C}}-H \quad ; \quad C=O \text{ 可看作 } \overset{O}{\underset{O}{C}} \quad 。$$

所以 $CH_2=CH->(CH_3)_3C->(CH_3)_2CH—$

例如,以下物质命名:

$$\underset{H}{\overset{H_3C}{>}}C=C\underset{CH_2CH_2CH_3}{\overset{CH_2CH_3}{<}}$$

$-CH_2CH_2CH_3>-CH_2CH_3$; $-CH_3>H$,为 E 型 E-3-乙基-己-2-烯

$$\underset{H}{\overset{Br}{>}}C=C\underset{F}{\overset{Cl}{<}}$$

Br>H,Cl>F,为 Z 型 Z-1-氟-1-氯-2-溴乙烯

Z 型并非一定顺型,E 型并非一定是反型。如:

$$\underset{H}{\overset{Cl}{>}}C=C\underset{Cl}{\overset{Br}{<}} \qquad\qquad \underset{H}{\overset{Cl}{>}}C=C\underset{Br}{\overset{Cl}{<}}$$

Z-1,2-二氯-1-溴乙烯   E-1,2-二氯-1-溴乙烯
（反-1,2-二氯-1-溴乙烯）   （顺-1,2-二氯-1-溴乙烯）

3.二烯烃的命名

二烯烃的性质与双键的相对位置密切相关。根据两个双键的相对位置,二烯烃可以分为:

(1)隔离二烯烃:两个双键被两个或两个以上单键隔开的二烯烃。例如。

$$CH_2=CH—CH_2—CH_2—CH=CH_2$$
1,5-己二烯

(2)累积二烯烃:两个双键连接在同一个碳原子上的二烯烃。例如:

$$CH_2=C=CH_2$$
丙二烯

(3)共轭二烯烃:两个双键被一个单键隔开的二烯烃。例如:

$$CH_2=CH—CH=CH_2$$
丁-1,3-二烯

二烯烃的命名要选择含两个双键在内的最长碳链作主链,由距离双键最近的一端起依次编号,母体称为某二烯,并在名称前标明两个双键的位置。例如:

$$CH_2=CH—CH=CH_2$$
丁-1,3-二烯

$$CH_2=CH-CH_2-\underset{\underset{CH_3}{|}}{CH}-CH=CH_2$$

3-甲基-己-1,5-二烯

$$CH_2=\underset{\underset{CH_3}{|}}{C}CH_2=CH\underset{\underset{CH_3}{|}}{C}HCH_2CH_3$$

2,5-二甲基-庚-1,3-二烯

(二)炔烃的命名

炔烃的命名与烯烃类似。选择包含三键在内的最长碳链作主链,从靠近三键一端开始编号,标明三键位置。例如:

$$CH_3CH_2\underset{\underset{CH_3}{|}}{C}HC\equiv C\underset{\underset{CH_3}{|}}{C}HCH_3$$

2,5-二甲基-庚-3-炔

$$CH_3\underset{\underset{CH_3}{|}}{C}H\overset{\overset{CH_3}{|}}{C}C\equiv C\overset{\overset{CH_3}{|}}{C}\underset{\underset{CH_3}{|}}{C}CH_2CH_3$$

2,3,6,6-四甲基-辛-4-炔

如果分子中同时存在双键和三键时,称为烯炔。命名时要注意应使双键或三键位号最小,烯炔同号时优先考虑双键位号最小,并将炔放在后边。例如:

$$CH_3\underset{\underset{CH_3}{|}}{C}HC\equiv C\overset{\overset{CH_3}{|}}{C}HCH=CH_2$$

3,6-二甲基-庚-1-烯-4-炔

$$CH\equiv CCH_2\overset{\overset{CH_3}{|}}{\underset{\underset{CH_3}{|}}{C}}CH_2CH=CH_2$$

4,4-二甲基-庚-1-烯-6-炔

三、芳香烃

芳香烃是芳香族碳氢化合物的简称,作为芳香族化合物的母体,是一类具有特定环状结构和特殊化学性质的化合物。这一类化合物因为最初是从树脂和香精油中获得的,大多数具有芳香气味,因而称为"芳香烃"或"芳烃"。随着有机化学的发展,人们发现许多具有芳香族化合物特性的化合物,都没有芳香味,而具有芳香味的化合物都不具备芳香族化合物的特性,所以"芳香烃"一词只是沿用了历史的名词。芳香烃是指具有苯的结构,以及与苯有相似的化学性质和电子结构的一类有机化合物。与脂肪烃和脂环烃相比,苯环比较容易发生取代反应,而不易发生加成和氧化反应,这就是芳香烃的化学特性——芳香性。

(一)芳烃的分类

根据分子中含有苯环的数目及苯环的连接情况,可将芳香烃作以下分类。

1. 单环芳香烃

分子中含有一个苯环的芳香烃。例如:

苯　　　甲苯　　　乙苯

2. 多环芳香烃

分子中含有两个或两个以上苯环的芳香烃。

（1）联苯类：例如

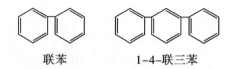

联苯   1-4-联三苯

（2）多苯代脂肪烃 例如：

二苯甲烷   三苯甲烷

（3）稠环芳烃：例如

萘   蒽   菲

（二）芳烃的异构现象与命名

1.单环芳烃的异构现象

苯是最简单的单环芳烃,其同系物可以看作是苯环上的氢原子被烷基取代的衍生物,称烷基苯。根据苯环上氢原子被烷基取代的数目,有一烷基苯,二烷基苯,三烷基苯等。烷基苯的通式是C_nH_{2n-6},当 n=6 时,分子式为 C_6H_6,即为苯,苯没有构造异构体。

简单的一烷基苯只有一种,也没有构造异构体。例如：

甲苯   乙苯

但是当取代基含有三个或三个以上的碳原子时,由于碳链结构不同,可产生异构体。例如：

正丙苯   异丙苯

当苯环上连有两个或两个以上取代基时,亦产生同分异构体,例如:两个甲基取代的苯环化合物则有以下三种异构体：

邻二甲苯   间二甲苯   对二甲苯

2.单环芳烃的命名

苯的同系物的命名通常以苯环为母体,烷基作为取代基来命名。例如:

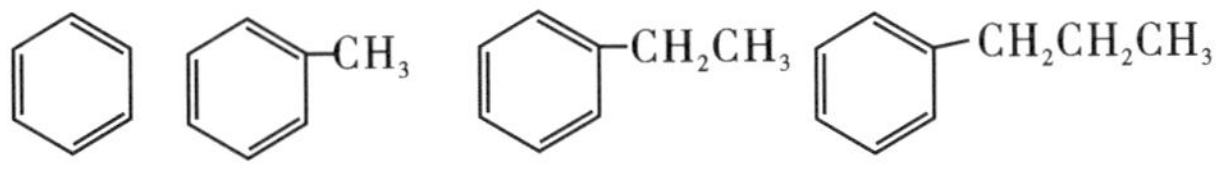

苯　　　甲苯　　　乙苯　　　正丙苯

苯环上有多个取代基时,由于取代基位置不同,命名时应在名称前注明取代基位置。二元取代苯中取代基的位置可用邻、间、对(简写作 o-、m-、p-)等字表示,例如:

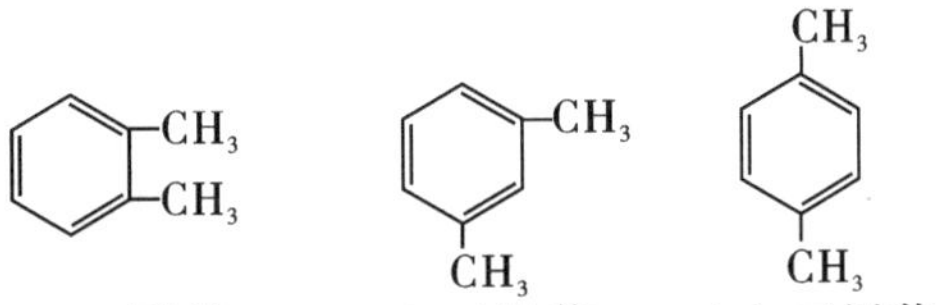

1,2-二甲苯	1,3-二甲苯	1,4-二甲苯
邻二甲苯	间二甲苯	对二甲苯
(O-二甲苯)	(m-二甲苯)	(p-二甲苯)

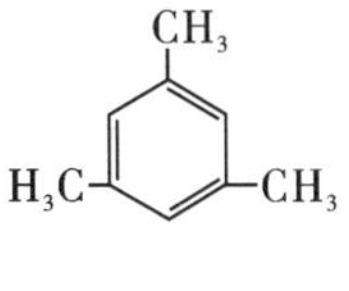

1,2,3-三甲苯　　1,2,4-三甲苯　　1,3,5-三甲苯
连三甲苯　　　偏三甲苯　　　　均三甲苯

苯分子中去掉一个氢原子后剩下来的原子团 C_6H_5— 叫做苯基。苯基又可简写作 Ph-。甲苯分子中苯环上去掉一个氢原子,得到甲苯基,如 o-$CH_3C_6H_4$-为邻甲苯基。支链上减去一个氢原子,则得到苯甲基或苄基 $C_6H_5CH_2$-。

芳烃分子中芳环上减去一个氢原子,剩下的原子团称为芳基,简写作 Ar—。

对于结构复杂或支链上有官能团的化合物,可以把支链当作母体,将苯环当作取代基命名。例如:

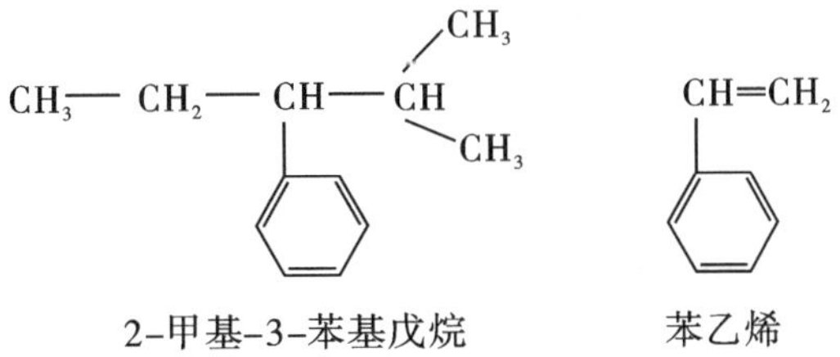

2-甲基-3-苯基戊烷　　　　苯乙烯

当苯环上连有多个官能团则按以下顺序命名,顺序在前的官能团作母体,在后的官能团作取代基。
—SO_3H,—$COOH$,—CHO,—CN,—OH,—NH_2,—R,—NO_2,—X
例如:

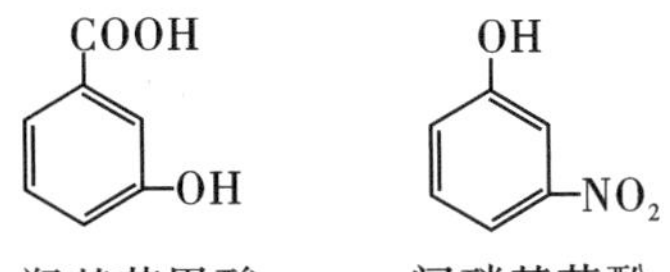

3-羟基苯甲酸　　　间硝基苯酚

知识小结

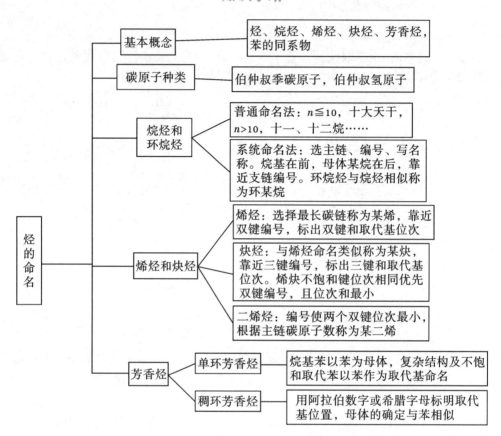

 同步检测

一、选择题

1. 下列表示的是丙基的是（　　）

A. $CH_3CH_2CH_3$ 　　　　B. $CH_3CH_2CH_2-$ 　　　　C. $-CH_2CH_2CH_2-$ 　　　　D. $(CH_3)_2C-$

2. 下列化合物主链上的碳原子数目是（　　）

$$CH_3—CH_3—CH_2$$
$$CH_2—CH_2—CH_3$$
$$CH_3—CH_2—CH—CH_2—CH—CH—CH_2—CH_3$$
$$CH_3—CH_2—CH_2—CH_2—CH—CH_2—CH_2—CH_3$$

A. 8 　　　　　　B. 9 　　　　　　C. 10 　　　　　　D. 11

3. 在系统命名法中下列碳原子主链名称是丁烷的是（　　）

A. $(CH_3)_2CHCH_2CH_2CH_3$ 　　B. $(CH_3CH_2)_2CHCH_3$ 　　C. $(CH_3)_2CHCH(CH_3)_2$ 　　D. $(CH_3)_3CCH_2CH_3$

4. 下列有机物的系统命名中正确的是（　　）

A. 3-甲基-4-乙基戊烷 　　B. 3,3,4-三甲基己烷 　　C. 3,4,4-三甲基己烷 　　D. 3,5-二甲基己烷

5. 下列有机物的命名肯定错误的是（　　）

A. 3-甲基-2-戊烯 　　　　B. 2-甲基-2-丁烯 　　　　C. 2,2-二甲基丙烷 　　　　D. 2-甲基-3-丁炔

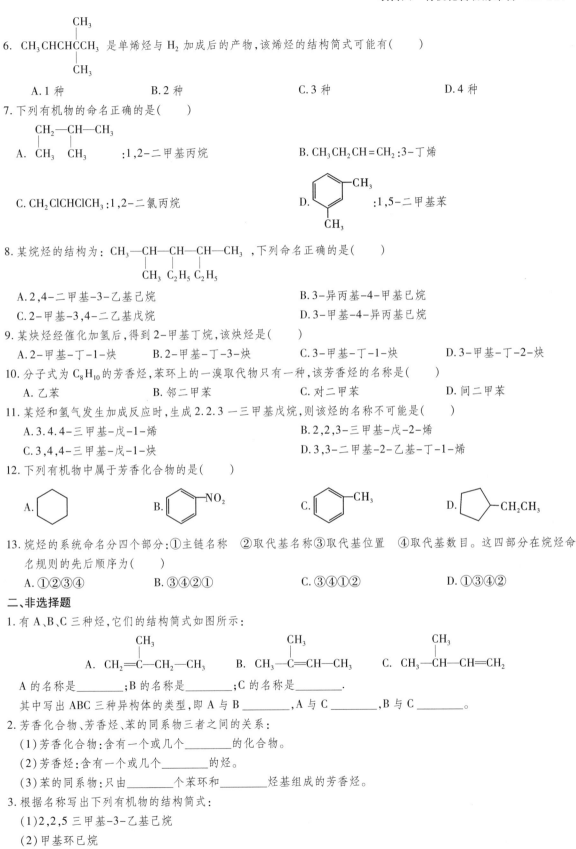

6. CH₃CHCHCH₃ （上 CH₃，下 CH₃）是单烯烃与 H₂ 加成后的产物,该烯烃的结构简式可能有(　　)

A.1 种　　　　　　　B.2 种　　　　　　　C.3 种　　　　　　　D.4 种

7. 下列有机物的命名正确的是(　　)

A. CH₂—CH—CH₃（下 CH₃　CH₃）:1,2-二甲基丙烷

B. CH₃CH₂CH=CH₂:3-丁烯

C. CH₂ClCHClCH₃:1,2-二氯丙烷

D. :1,5-二甲基苯

8. 某烷烃的结构为: CH₃—CH—CH—CH—CH₃ （下 CH₃　C₂H₅　C₂H₅）,下列命名正确的是(　　)

A.2,4-二甲基-3-乙基己烷　　　　　　B.3-异丙基-4-甲基已烷

C.2-甲基-3,4-二乙基戊烷　　　　　　D.3-甲基-4-异丙基已烷

9. 某炔烃经催化加氢后,得到2-甲基丁烷,该炔烃是(　　)

A.2-甲基-丁-1-炔　　B.2-甲基-丁-3-炔　　C.3-甲基-丁-1-炔　　D.3-甲基-丁-2-炔

10. 分子式为 C₈H₁₀ 的芳香烃,苯环上的一溴取代物只有一种,该芳香烃的名称是(　　)

A. 乙苯　　　　　B. 邻二甲苯　　　　　C. 对二甲苯　　　　　D. 间二甲苯

11. 某烃和氢气发生加成反应时,生成2.2.3—三甲基戊烷,则该烃的名称不可能是(　　)

A.3.4.4-三甲基-戊-1-烯　　　　　　B.2,2,3-三甲基-戊-2-烯

C.3,4,4-三甲基-戊-1-炔　　　　　　D.3,3-二甲基-2-乙基-丁-1-烯

12. 下列有机物中属于芳香化合物的是(　　)

A. 　　　　B. NO₂　　　　C. CH₃　　　　D. CH₂CH₃

13. 烷烃的系统命名分四个部分:①主链名称　②取代基名称③取代基位置　④取代基数目。这四部分在烷烃命名规则的先后顺序为(　　)

A.①②③④　　　　B.③④②①　　　　C.③④①②　　　　D.①③④②

二、非选择题

1. 有 A、B、C 三种烃,它们的结构简式如图所示:

A. CH₂=C—CH₂—CH₃（上 CH₃）　　B. CH₃—C=CH—CH₃（上 CH₃）　　C. CH₃—CH—CH=CH₂（上 CH₃）

A 的名称是_____;B 的名称是_____;C 的名称是_____.

其中写出 ABC 三种异构体的类型,即 A 与 B _____,A 与 C _____,B 与 C _____。

2. 芳香化合物、芳香烃、苯的同系物三者之间的关系:

(1)芳香化合物:含有一个或几个_____的化合物。

(2)芳香烃:含有一个或几个_____的烃。

(3)苯的同系物:只由_____个苯环和_____烃基组成的芳香烃。

3. 根据名称写出下列有机物的结构简式:

(1)2,2,5 三甲基-3-乙基己烷

(2)甲基环已烷

(3)4-甲基-戊-1-炔

(4)均三甲苯

(5)2,4,6 三甲基-5-乙基辛烷

(6)顺-1,2-二溴乙烯

(7)2-甲基-丁-1,3-二烯

(8)2,4,6 三硝基甲苯

(9)(Z)-3-甲基-4-异丙基-庚-3-烯

(10)苄基

(11)烯丙基

(12)4,8-壬二烯-1-炔

(13)1,3-二甲基-2-乙基苯

4.写出下列化合物的名称

$$(1)\quad CH_3—\overset{\overset{\displaystyle C_2H_5}{|}}{\underset{\underset{\displaystyle CH_3}{|}}{C}}—CH_2—\overset{\overset{\displaystyle C_2H_5}{|}}{\underset{\underset{\displaystyle CH_3}{|}}{CH}}$$

$$(2)\quad C_2H_5—\overset{}{\underset{\underset{\displaystyle C_2H_5}{|}}{CH}}—\overset{}{\underset{\underset{\displaystyle CH_3}{|}}{CH}}—(CH_2)_3—CH_3$$

$$(3)\quad H_3C—\overset{\overset{\displaystyle CH_3}{|}}{C}=CH—CH=CH—CH_3$$

$$(4)\quad CH_3—\overset{\overset{\displaystyle CH_3}{|}}{\underset{\underset{\displaystyle CH_3}{|}}{C}}—\overset{}{\underset{\underset{\underset{\underset{\displaystyle CH_3}{|}}{CH_2}}{|}}{CH}}—C\equiv C—CH_3$$

$$(5)\quad CH_3—CH_2—\overset{}{\underset{\underset{\displaystyle CH_2}{||}}{C}}—CH_2—CH_2—CH_3$$

$$(7)\quad \square—(CH_2)_4CH_3$$

$$(8)\quad \overset{\overset{\displaystyle CH_3}{|}}{\underset{\underset{\displaystyle H}{|}}{C}}=\overset{\overset{\displaystyle CH_3}{|}}{\underset{\underset{\displaystyle CH_2CH(CH_3)_2}{|}}{C}}$$

$$(10)\quad HC\equiv C—CH_2\overset{}{\underset{\underset{\displaystyle C_2H_5}{|}}{CH}}CH=CH_2$$

$$(11)\quad H_3C—\hexagon—CH_3$$

(12)

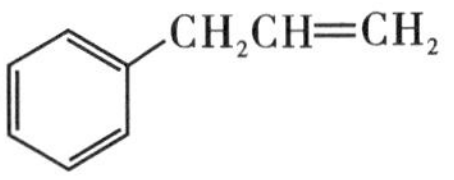

(13) 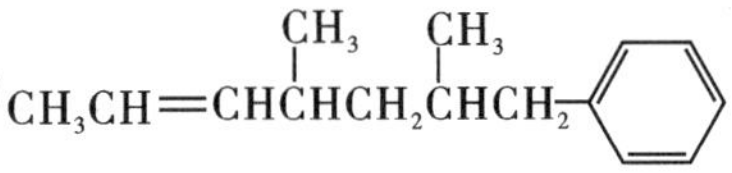 CH₃CH=CHCHCH₂CHCH₂

(14)

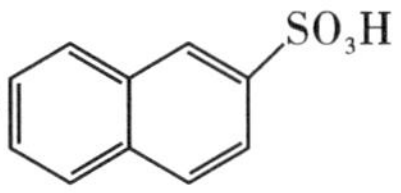

(15)

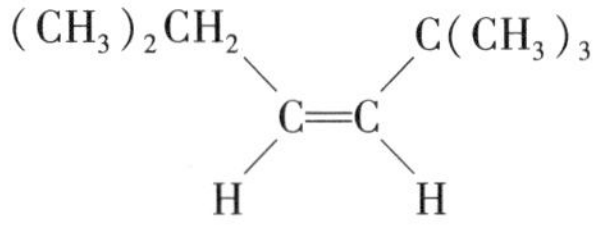

（刘春叶）

任务二　烃的衍生物命名

知识要求
◆ 掌握各类烃的衍生物的命名。
◆ 熟悉各类烃的衍生物的分类。
◆ 了解各类烃的衍生物俗名。

能力要求
◆ 能够根据官能团对各类烃的衍生物进行分类。
◆ 能够命名各类烃的衍生物。

　　烃的衍生物是指烃分子中氢原子被其他原子或原子团取代后生成的一系列有机化合物。根据取代氢原子的其他原子或原子团的不同,烃的衍生物种类复杂且性质各异。常见烃的衍生物主要有:卤代烃、醇、酚、醚、醛、酮、羧酸、羧酸衍生物、取代羧酸、胺等。

一、卤代烃

　　烃分子中氢原子被卤素原子取代后得到的化合物称为卤代烃(halohydrocarbon)。卤代烃的通式可表示为(Ar)R—X,卤素原子可看作是卤代烃的官能团,包括 F、Cl、Br、I。

(一)卤代烃的分类
　　根据卤素原子的不同可分为氟代烃、氯代烃、溴代烃和碘代烃。其中氯代烃和溴代烃最为常见。通式分别可表示为:

氟代烃(Ar)R—F　　氯代烃(Ar)R—Cl　　溴代烃(Ar)R—Br　　碘代烃(Ar)R—I

　　根据分子中所含卤素原子数目可分为一卤代烃和多卤代烃(包括二卤代烃、三卤代烃等)。例如:

一卤代烃 $CH_3—Cl$ 二卤代烃 $CH_2Br—CH_2Br$ 三卤代烃 CHI_3

根据与卤素原子相连的碳原子类型不同,可分为伯(1°)卤代烃、仲(2°)卤代烃和叔(3°)卤代烃。例如:

$$R—CH_2—X \qquad R—\overset{R'}{\underset{}{CH}}—X \qquad R—\overset{R'}{\underset{R''}{C}}—X$$

伯卤代烃   仲卤代烃   叔卤代烃

根据烃基结构不同可分为饱和卤代烃、不饱和卤代烃和卤代芳香烃。例如:

$$CH_3CH_2CH_2X \qquad CH_2=CH—CH_2X \qquad RC≡C—CH_2X \qquad$$

饱和卤代烃   不饱和卤代烃   不饱和卤代烃   卤代芳香烃

(二)卤代烃的命名

在系统命名法中,卤代烃一般采用取代法。以烃作为母体,卤素原子作为取代基,在母体名称前加上"卤代"二字,"代"字一般省略不写。当有多种取代基时,按取代基英文名称首字母顺序依次列在母体名称前。例如:

$$\overset{Cl}{\underset{}{CH_3CHCH_3}} \qquad \overset{Cl\ CH_3}{\underset{}{CH_3CHCHCH_2CH_3}} \qquad CH_3CH=CH—\overset{Br}{\underset{}{CHCHCH_2CH_3}}$$

2-氯丙烷   2-氯-3-甲基戊烷   5-溴-4-甲基庚-2-烯   4-溴-5-乙基环己-1-烯

卤代芳香烃的命名一般以芳环为母体,卤素作为取代基。例如:

1-溴-2-异丙基苯   1-溴-3-氯-5-甲基苯   1-氯-8-乙基萘

结构简单的卤代烃也可采用官能团类别法命名为"某基卤"。例如:

$$CH_3I \qquad CH_3CH_2Br \qquad (CH_3)_3C—Cl$$

甲基碘   乙基溴   叔丁基氯   苯甲基溴

一个有机化合物可以按不同的命名方法而有多个名称,如乙基溴还可按照取代法命名为"溴乙烷",但各种名称都只能对应同一个结构式。

課堂互動

用系统命名法命名下列化合物或根据名称写出结构式。

(1)CH3CH2CH2Cl   (2) $CH_2=\overset{CH_3}{\underset{}{CH}}—CH_2CH_2CH_2Br$ (3) Br—〈〉—CH3

(4)三氯甲烷   (5)2-溴-2-甲基戊烷   (6)1,3-二氯苯

考点:
卤代烃的命名。

二、醇酚醚

醇(alcohol)和酚(phenol)是烃分子中氢原子被羟基(—OH,hydroxy group)取代后所形成的产物。脂肪烃及芳香烃侧链的氢原子被羟基取代所得产物为醇,通式可表示为 R—OH;芳香烃环上的氢原子被羟基取代所得的产物为酚,通式可表示为 Ar—OH。醚(ether)可以看作是醇和酚中羟基的氢被烃基取代所得的产物,通式可表示为(Ar)R—O—R′(Ar)。

(一)醇的分类和命名

1.醇的分类

按羟基所连接烃基的类型分为脂肪醇、脂环醇和芳香醇。其中脂肪醇根据烃基中不饱和键情况分为饱和醇和不饱和醇。例如:

$$CH_3CH_2CH_2OH \qquad CH_2{=}CH{-}CH_2OH$$

脂肪醇,饱和醇　　　　脂肪醇,不饱和醇　　　　脂环醇　　　　芳香醇

根据羟基所连接碳原子的类型不同,可将醇分为伯醇(1°醇)、仲醇(2°醇)和叔醇(3°醇)。例如:

$$R{-}CH_2{-}OH \qquad R{-}\underset{}{\overset{R'}{CH}}{-}OH \qquad R{-}\underset{R''}{\overset{R'}{C}}{-}OH$$

伯醇(1°醇)　　　　　仲醇(2°醇)　　　　　叔醇(3°醇)

根据所含烃基数目可分为一元醇和多元醇(包括二元醇、三元醇等)。例如:

$$CH_3CH_2OH \qquad CH_3{-}\underset{}{\overset{OH}{CH}}{-}\underset{}{\overset{OH}{CH}}{-}CH_3 \qquad CH_2{-}CH{-}CH_2$$

一元醇　　　　　　　　二元醇　　　　　　　　三元醇

2.醇的命名

在系统命名法中,醇可以按照取代法和官能团类别法进行命名。

醇的官能团类别法命名是在烃基名称后加上"醇"字。一般情况下,取代基的"基"字可以省略。该命名方法一般适用于结构简单的醇。例如:

$$CH_3CH_2OH \qquad CH_3{-}\underset{}{\overset{OH}{CH}}{-}CH \qquad CH_3{-}\underset{}{\overset{OH}{CH}}{-}CH_2{-}CH_3$$

乙醇　　　　　　异丙醇　　　　　仲丁醇　　　　苯甲醇(苄醇)

在取代命名法中,当羟基(—OH)作为主官能团时,把与羟基相连的烃基所对应的氢化物为母体,在母体化合物名称后加上"醇""二醇"等字来进行命名,且按从靠近羟基一端开始原则对母体进行编号,将羟基位次标注于"醇"字前。当母体中含有重键时,在确保羟基位次最小的前提下,还需注意让重键的位次编号尽可能小。母体氢化物为烷烃时,在不致误解的情况下可将"烷"字省略。例如:

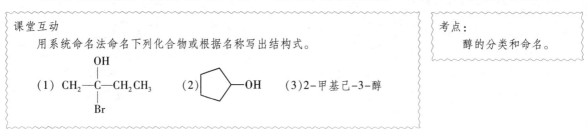

3-甲基戊-2-醇　　　　　环己-2-烯-1-醇　　　　　4-环丙基戊-2-醇

2-溴-2-甲基丁-1-醇　　　5-苯基己-4-烯-2-醇　　　丙-1,2,3-三醇

一些醇类化合物仍可使用其俗名。例如:乙醇的俗名为酒精,丙-1,2,3-三醇俗名为甘油。

课堂互动

用系统命名法命名下列化合物或根据名称写出结构式。

$$(1)\ CH_2\!-\!\overset{OH}{\underset{Br}{C}}\!-\!CH_2CH_3\qquad(2)\ \text{（环戊基）}\!-\!OH\qquad(3)\ 2\text{-甲基己-3-醇}$$

考点:
　　醇的分类和命名。

(二)酚的分类和命名

1.酚的分类

根据羟基所连接的芳香烃基类型可分为苯酚和萘酚等;根据分子中所含烃基的数目可分为一元酚和多元酚(包括二元酚和三元酚等)。例如:

苯酚,一元酚　　苯-1,2-二酚,二元酚　　萘-2-酚,一元酚　　萘-1,7-二酚,二元酚

2.酚的命名

酚的系统命名主要采用取代命名法。以羟基所连接的芳基相对应的化合物作为母体,在母体名称后面加上"酚""二酚"等来进行命名。当羟基作为主官能团时,与羟基相连的碳原子的位次编号尽可能小。芳环上的取代基按英文名称首字母顺序排列写在母体名称之前。一些酚类化合物仍保留使用其俗名。

3-甲基苯酚　　　苯-1,2-二酚　　　萘-1-酚　　　　1-甲基萘-2-酚
　　　　　　　　(焦儿茶酚)

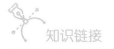
知识链接

生物体内的天然抗氧化剂-维生素E

在生物体内存在多种抗氧化剂,具有防御自由基对机体的损伤,维持机体正常生理功能的作用。维生素E包括8种化合物(α、β、γ、δ生育酚和α、β、γ、δ生育三烯酚),是一类含有酚结构的自由基清除剂,可有效抑制脂类过氧化。其中分布最广泛、活性最高的α-生育酚结构式如下:

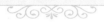

一些植物中含有的酚类化合物也具有清除自由基,抑制肿瘤的作用。如绿茶中的茶多酚、葡萄籽中的葡萄多酚等。

问题:α-生育酚的分子式是? α-生育酚中有哪些官能团?

(三)醚的分类和命名

1.醚的分类

> 考点:
> 酚的分类和命名。

根据醚中氧原子所连接烃基结构可将醚分为简单醚、混合醚和环醚。两个烃基相同的醚称为简单醚(simple ether),两个烃基不同的醚称为混合醚(complex ether)。氧原子连接在同一个分子中的两个不同碳原子而形成的醚称为环醚(cyclic ether)。若氧原子所连接的两个烃基都为脂肪烃基则称为脂肪醚(aliphatic ether),若两个烃基中有芳香烃基则为芳香醚(aromatic ether)。例如:

$CH_3CH_2OCH_2CH_3$　　　　$CH_3OCH_2CH_3$　　　　　◯—OCH_3

简单醚,脂肪醚　　　　　混合醚,脂肪醚　　　　　混合醚,芳香醚

◯—O—◯　　　　　　　　　　◯—O（环醚）

简单醚,芳香醚　　　　　　　　　　环醚

2.醚的命名

在系统命名法中,醚的官能团类别法是将基团R和R′按其英文名称首字母顺序列出后,再加上"醚"字而得到。简单醚命名时表示烃基数目的"二"字可以省略,"基"字也可省略不写。例如:

$CH_3CH_2OCH_2CH_3$　　　　$CH_3OCH_2CH_3$　　　　◯—OCH_3　　　◯—$OCH(CH_3)_2$

二乙基醚(乙醚)　　　　乙基甲基醚　　　　甲基苯基醚　　　异丙基环己基醚

醚还可采用取代法进行命名,将基团—OR[烷氧基(alkyloxy)或芳氧基(aryloxy)]的名称加在R′相应的母体名称之前。例如:

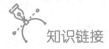

$CH_3CHCH_2CH_2CH_3$	$CH_3CHCH_2CH_2OCH_3$	〇—OCH_3
2-甲氧基戊烷	1,3-二甲氧基丁烷	甲氧基环己烷

某些醚按取代法和官能团类别法命名将得到两个不同的名称,如甲氧基环己烷若按照官能团类别法命名则为环己基甲基醚。

将醇、酚、醚官能团中的氧原子用硫原子替代所得化合物分别为硫醇、硫酚、硫醚。官能团—SH 称为巯基。

知识链接

重金属解毒剂

重金属中毒是指重金属进入人体后,与体内蛋白质上的巯基结合导致蛋白质结构改变,从而影响组织细胞功能。在临床上常使用一些硫醇化合物作为重金属解毒剂,如2,3-二巯基丙-1-醇。其原理是解毒剂与金属离子有更强的亲和力,可夺取已与蛋白质结合的重金属离子,形成不易解离的配合物,并经尿液排出体外,从而使蛋白质复活。

三、醛和酮

醛和酮分子中都含有官能团羰基(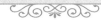 C=O ,carbonyl group),称为羰基化合物。羰基碳原子上连接有氢原子的化合物称为醛(aldehyde),羰基碳原子分别与两个烃基相连的化合物称为酮(ketone)。

$$\underset{醛}{\overset{\displaystyle O \atop \displaystyle \|}{\underset{H \quad R(H)}{C}}} \qquad \underset{酮}{\overset{\displaystyle O \atop \displaystyle \|}{\underset{R \quad R'}{C}}}$$

醛的官能团—CHO 为醛基,酮中的官能团羰基也可称为酮基。

(一)醛、酮的分类

根据羰基所连烃基结构的不同可将醛(酮)分为脂肪醛(酮)和芳香醛(酮);根据醛(酮)碳链中的不饱和情况可分为饱和醛(酮)和不饱和醛(酮);根据分子中所含羰基的数目可分为一元醛(酮)和多元醛(酮)。例如:

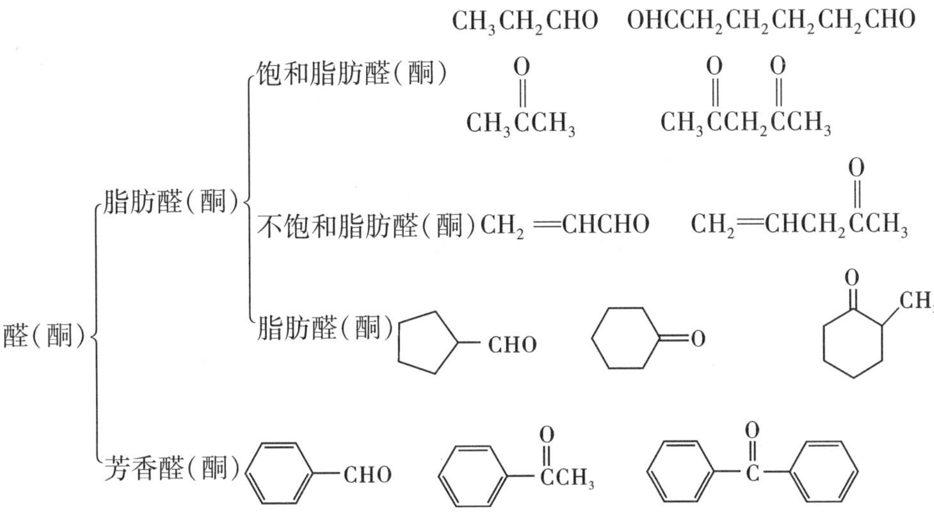

$$CH_3CH_2CHO \quad OHCCH_2CH_2CH_2CH_2CHO$$

饱和脂肪醛(酮)

不饱和脂肪醛(酮) $CH_2{=}CHCHO$

脂肪醛(酮)

脂肪醛(酮)

醛(酮)

芳香醛(酮)

其中,醛基碳直接与脂环相连的醛为脂环醛,羰基碳原子参与形成脂环的酮为脂环酮,芳香醛(酮)的羰基碳原子直接与芳香环相连。

(二)醛、酮的命名

醛、酮可按照取代法进行命名,在相应的母体氢化物名称后加上"醛(酮)"或"二醛(酮)"。母体氢化物为烷烃时,在不致混淆情况下可省略"烷"字,若可能混淆则保留"烷"字。命名的主要步骤包括:

(1)选主链:选择含羰基碳原子在内的最长碳链作为主链,根据主链碳原子数目和官能团命名为"某醛"或"某酮"。不饱和醛(酮)优先考虑主链长度,其次再考虑不饱和键;脂环醛和芳香醛(酮)以脂肪醛(酮)为母体,脂环烃基或芳香烃基作为取代基;脂环酮根据成环碳原子数目以"环某酮"命名。

(2)主链编号:醛的编号均以醛基碳原子开始,由于醛基位于链端,不用标明位次;酮的编号优先以使酮基碳位次最小为原则,并标明酮基位次(在不致混淆情况下位次可省略),若含有不饱和键,其位次需写在相应名称之前。

(3)列取代基:在母体名称前,按取代基英文首字母顺序列明取代基。

CH_3CHO　　乙醛

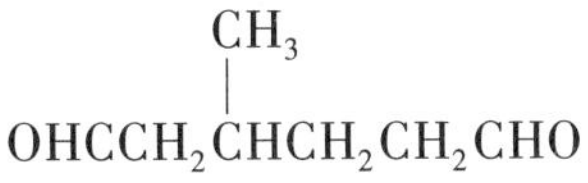

$OHCCH_2CH(CH_3)CH_2CH_2CHO$　　3-甲基己二醛

$CH_2{=}CHCH_2CHO$　　丁-3-烯醛

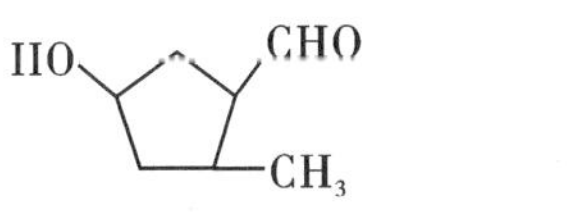

4-羟基-2-甲基环戊基-1-甲醛

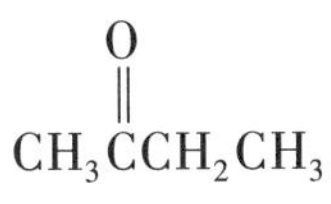

$CH_3COCH_2CH_3$　　丁酮

$CH_3COCH_2COCH_2CH_3$　　己-2,4-二酮

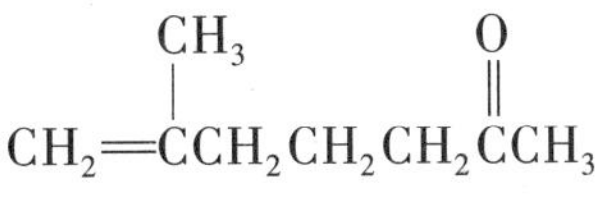

$CH_2{=}C(CH_3)CH_2CH_2CH_2COCH_3$　　6-甲基庚-6-烯-2-酮

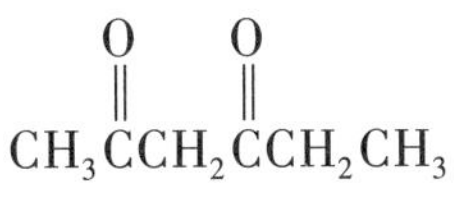

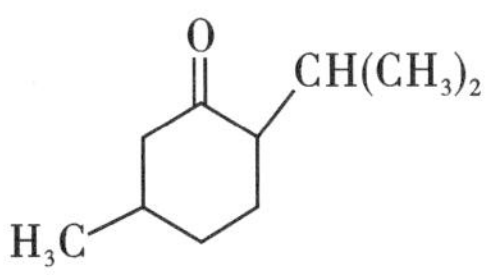

5-甲基-2-异丙基环己酮(薄荷酮)

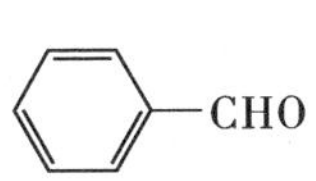

苯甲醛

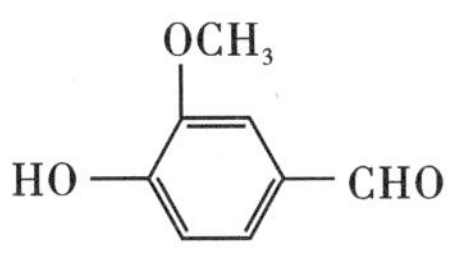

4-羟基-3-甲氧基苯甲醛(香草醛)

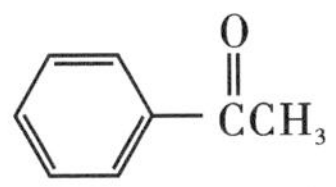

苯乙酮

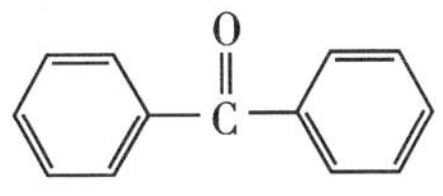

二苯甲酮

许多天然醛、酮常使用俗名表示，如薄荷酮、香草醛等。

课堂互动

用系统命名法命名下列化合物或根据名称写出结构式。

考点：
　　醛、酮的分类和命名。

(1) $CH_3CH=CHCHO$　(2) 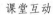　(3) （带CHO、CH_3、CH_2CH_3取代基的苯环结构）

(4) 4-甲基苯甲醛　　(5) 3-甲基丁-2-酮　(6) 3-苯基丙醛

四、羧酸和取代羧酸

分子中含有羧基（—COOH，carboxy group）的化合物称为羧酸（carboxylic acid）。羧酸分子中烃基上的氢原子被其他原子或基团取代后所得产物称为取代羧酸（substituted acid）。羧酸和取代羧酸是许多有机物氧化的最终产物，在自然界中主要以盐、酯、酰胺等形式存在，在工业、农业、医药及日常生活领域中有着广泛的应用。

（一）羧酸的分类和命名

1. 羧酸的分类

根据羧基所连接的烃基类型可分为脂肪酸和芳香酸，其中脂肪酸又可根据烃基中是否含不饱和键分为饱和脂肪酸和不饱和脂肪酸。例如：

羧酸 —— 脂肪酸 —— 饱和脂肪酸 CH_3CH_2COOH　（环戊基）—COOH
　　　　　　　　— 不饱和脂肪酸 $CH_2=CHCOOH$　（环己烯基）—COOH
　　　— 芳香酸　（苯基）—COOH　（萘基）—COOH

根据分子中羧基的数目可分为一元酸和多元酸（包括二元酸、三元酸等）。例如：

CH_3CH_2COOH　　　$HOOCCH_2CH(CH_3)CH_2COOH$　　（苯三甲酸结构：COOH、HOOC、COOH）

一元酸　　　　　　　　二元酸　　　　　　　　三元酸

2. 羧酸的命名

羧酸的系统命名与醛的命名相似。链状烃末端的甲基被羧基取代而形成的羧酸，命名时以相应链状烃作为母体，在母体名称后加上"酸"或"二酸"即可，当链状烃为烷烃时，"烷"字可省略不写。若有取代基或不饱和键，编号从羧基碳原子开始，并标明取代基和不饱和键的位次。结构简单的羧酸也常用希腊字母标明取代基和不饱和键的位置，即以与羧基相连的碳原子开始依次编号为 α、β、γ、δ 等，并将编号字母写在母体名称之前。

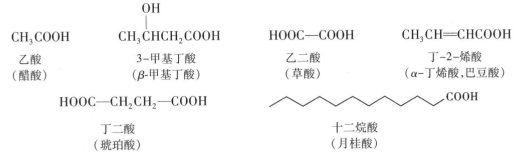

CH₃COOH
乙酸
（醋酸）

OH
|
CH₃CHCH₂COOH
3-甲基丁酸
（β-甲基丁酸）

HOOC—COOH
乙二酸
（草酸）

CH₃CH═CHCOOH
丁-2-烯酸
（α-丁烯酸,巴豆酸）

HOOC—CH₂CH₂—COOH
丁二酸
（琥珀酸）

十二烷酸
（月桂酸）

羧基与脂环相连的羧酸、芳香酸的命名原则与链状羧酸有差异。命名时以脂环、芳香环为母体,在母体名称后加上"甲酸"即可。例如:

苯甲酸　　　苯-1,2-二甲酸　　　萘-2-甲酸　　　环戊烷甲酸

部分羧酸仍保留使用根据其来源而得到的俗名。如甲酸最早是由蚂蚁蒸馏液中提取得到而称为蚁酸;乙酸的俗名为醋酸,因为它是食醋内酸味及刺激性气味的来源;乙二酸因其广泛存在于多种植物中而称为草酸。还有许多从自然界中得到的羧酸也常使用其俗名,如巴豆酸、肉桂酸、琥珀酸、月桂酸、肉豆蔻酸、棕榈酸、花生酸、油酸、亚油酸、亚麻酸等。

课堂互动
用系统命名法命名下列化合物或根据名称写出结构式。
(1)HOOC—CH═CH—COOH　　(2)CH₂═CH—CH(CH₃)—COOH
(3)2-氯-3-甲基丁酸　　(4)2-甲基苯甲酸

考点:
羧酸的分类和命名。

(二)取代羧酸的分类和命名

1.取代羧酸的分类

常见的取代羧酸有卤代酸(halogeno acids)、羟基酸(hydroxy acids)、酮酸(keto acids)和氨基酸(amino acids)等。用卤素原子取代羧酸烃基中的氢原子而形成的化合物称为卤代酸;羧酸烃基中的氢原子被羟基取代所形成的化合物称为羟基酸,根据羟基是否直接与芳香环相连接,羟基酸可分为醇酸(alcoholic acid)和酚酸(phenolic acid)两种;在脂肪酸烃基中含有酮基的化合物称为酮酸;用氨基取代羧酸中的氢原子而形成的化合物称为氨基酸。其通式可分别表示为:

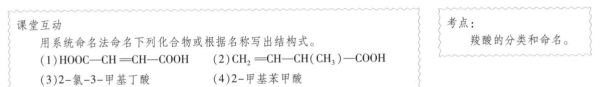

卤代酸　　羟基酸　　酮酸　　氨基酸

2.取代羧酸的命名

在系统命名法中,对于含有多个官能团的化合物,应先根据官能团优先次序确定主官能团(附录九,在次序表中靠前者),其它官能团则作为取代基进行命名。在常见的四种取代羧酸中,羧基的次序均较其它四种官能团(卤素、羟基、酮基、氨基)优先,故命名时都以羧基作为主官能团。在命名时均以羧酸作为母体,卤素、羟基、酮基、氨基均作为取代基,用阿拉伯数字或希腊字母表示取代基的位置。当酮基作为取代基时称为"氧亚基"(oxo-)。自然界中存在的醇酸和酚酸仍可保留使用其俗名。

$CH_3CH_2CHCH_2COOH$ (Br above the CH)
3-溴戊酸
（β-溴戊酸）

$CH_3CHCOOH$ (OH above)
2-羟基丙酸
（α-羟基丙酸，乳酸）

$HOOCCHCH_2COOH$ (OH above)
2-羟基丁二酸
（苹果酸）

$HOOCCHCHCOOH$ (OH OH above)
2,3-二羟基丁二酸
（酒石酸）

苯环-COOH, -OH
2-羟基苯甲酸
（邻羟基苯甲酸，水杨酸）

$CH_3-\overset{O}{\underset{}{C}}-CH_2COOH$
3-氧亚基丁酸
（β-氧亚基丁酸）

$CH_3CHCOOH$ (NH_2 above)
2-氨基丙酸
（α-氨基丙酸）

$HOOCCH_2CHCOOH$ (NH_2 above)
2-氨基丁二酸
（α-氨基丁二酸）

在习惯上，氨基酸的命名常用根据其来源或性质而得到的俗名。组成蛋白质的二十种氨基酸的名称、结构、中文缩写、单字母符号和等电点(pI)可见表6-2-1。

表6-2-1　组成蛋白质的20种氨基酸

俗名	系统命名	中文缩写	单字母符号	结构式	pI
甘氨酸	氨基乙酸	甘	G	H—CHCOOH | NH_2	5.97
丙氨酸	α-氨基丙酸	丙	A	CH_3—CHCOOH | NH_2	6.02
缬氨酸*	β-甲基-α-氨基丁酸	缬	V	CH_3—CH—CHCOOH | | CH_3 NH_2	5.96
亮氨酸*	γ-甲基-α-氨基戊酸	亮	L	CH_3CH_2—CHCOOH | | CH_3 NH_2	5.98
异亮氨酸*	β-甲基-α-氨基戊酸	异亮	I	CH_3CH_2—CH—CHCOOH | | CH_3 NH_2	6.02
苯丙氨酸*	α-氨基-β-苯基丙酸	苯丙	F	苯环-CH_2—CHCOOH | NH_2	5.48
脯氨酸	α-羧基四氢吡咯	脯	P	吡咯环-COOH (N—H)	6.30
色氨酸*	β-(3-吲哚基)-α-氨基丙酸	色	W	吲哚环-CH_2—CHCOOH | NH_2	5.89
丝氨酸	α-氨基-β-羟基丙酸	丝	S	HO—CH_2—CHCOOH | NH_2	5.68

续表6-2-1

俗名	系统命名	中文缩写	单字母符号	结构式	pI
苏氨酸*	α-氨基-β-羟基丁酸	苏	T	HO—CH—CHCOOH 　　|　　　| 　　CH₃　NH₂	6.18
半胱氨酸	α-氨基-β-巯基丙酸	半胱	C	HS—CH₂—CHCOOH 　　　　　| 　　　　NH₂	5.07
蛋氨酸*	α-氨基-γ-甲巯基丁酸	蛋	M	H₃C—S—CH₂—CHCOOH 　　　　　　　| 　　　　　　NH₂	5.74
酪氨酸	α-氨基-β-对羟苯基丙酸	酪	Y	HO—⬡—CH₂—CHCOOH 　　　　　　　| 　　　　　　NH₂	5.66
天门冬酰胺	α-氨基丁酰胺酸	天酰	N	O 　　　　‖ H₂N—C—CH₂—CHCOOH 　　　　　　　| 　　　　　　NH₂	5.41
谷氨酰胺	α-氨基戊酰胺酸	谷酰	Q	O 　　　　‖ H₂N—C—CH₂CH₂—CHCOOH 　　　　　　　　| 　　　　　　　NH₂	5.65
天门冬氨酸	α-氨基丁二酸	天	D	HOOC—CH₂—CHCOOH 　　　　　　| 　　　　　NH₂	2.77
谷氨酸	α-氨基戊二酸	谷	E	HOOC—(CH₂)₂—CHCOOH 　　　　　　　| 　　　　　　NH₂	*3.22
赖氨酸*	α,ε-二氨基己酸	赖	K	H₂N—(CH₂)₄—CHCOOH 　　　　　　　| 　　　　　　NH₂	9.74
精氨酸	α-氨基-δ-胍基戊酸	精	R	NH 　　　‖ H₂N—C—NH—(CH₂)₃—CHCOOH 　　　　　　　　　| 　　　　　　　　NH₂	10.76
组氨酸	β-(4-咪唑基)-α-氨基丙酸	组	H	CH₂CHCOOH 　　　　| 　　　NH₂	7.59

注:标 * 的为必需氨基酸。

课堂互动

用系统命名法命名下列化合物或根据名称写出结构式。

(1)HOOC—CH(Br)—CH—COOH　　　(2)H₂N—CH₂—COOH

(3)3,4,5-三羟基苯甲酸　　　　　　(4)3-氧亚基戊二酸

考点:

取代羧酸的分类和命名。

五、羧酸衍生物

(一)羧酸衍生物的分类

羧酸分子羧基中羟基被其他原子或原子团取代后的化合物称为羧酸衍生物(derivatives of carboxylic)。常见的羧酸衍生物主要有酰卤(acyl halide)、酸酐(acid anhydride)、酯(ester)和酰胺(amide),它们分别可看作是羟基被卤素原子、酰氧基、烷氧基、氨基取代后生成的化合物。通式如下:

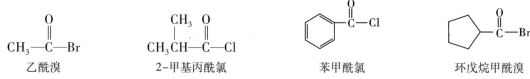

(二)羧酸衍生物的命名

将羧酸分子羧基中羟基去掉后剩下的基团称为酰基(acyl group)。羧酸衍生物中都含有酰基,因此它们会表现出一些相似的化学性质。酰基的命名是将相应羧酸名称中的"酸"字改为"酰基"。例如:

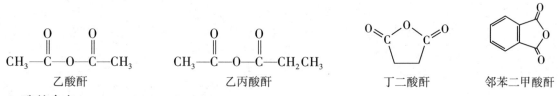

1. 酰卤的命名

在相应酰基名称后加上卤素原子的名称。一般"基"字省略不写。例如:

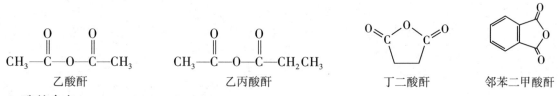

2. 酸酐的命名

相同羧酸形成的酸酐命名时在相应羧酸名称后加上"酐"字;不同羧酸形成的酸酐命名时将两个羧酸的名称按字母顺序排列,再加上"酐"字结尾;由同一个分子中两个羧基脱水形成的环状酸酐命名时在相应羧酸名称后写上"酐"字即可。例如:

3. 酯的命名

根据水解后所得醇和羧酸来进行命名,称为"某酸某醇酯",一般"醇"字省略不写。

4. 酰胺的命名

在相应酰基名称后加上"胺"字,"基"字一般省略不写。当酰胺分子氨基中氢原子被其它取代基

取代,命名时在取代基名称前标"N–"或"N,N–"并写在酰胺名称之前。例如:

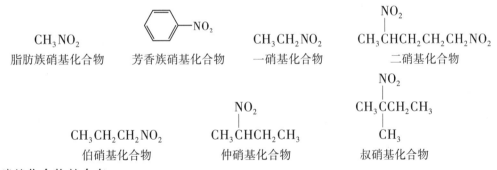

丙酰胺　　　　苯甲酰胺　　　　N–甲基–N–乙基乙酰胺　　　　N,N–二甲基苯甲酰胺

课堂互动

　　判断下列化合物是哪类羧酸衍生物。

(1) CH_3—CH(Br)—COO—CH_2CH_3　　　　(2) $CH_3CH(CH_3)CONH_2$

(3) $(CH_3CO)_2O$

考点:

　　羧酸衍生物的分类。

六、有机含氮化合物

分子中含有氮元素的有机化合物称为有机含氮化合物(nitrogenous compound),常见的有硝基化合物、胺、酰胺、氨基酸、含氮杂环化合物和生物碱等。有机含氮化合物广泛存在于自然界中,是一类非常重要的化合物。一些含氮有机化合物具有重要的生物活性,如氨基酸是组成蛋白质的重要成分。这一部分主要介绍硝基化合物和胺的分类和命名。

(一)硝基化合物的分类和命名

1.硝基化合物的分类

硝基化合物的官能团是硝基(—NO_2,nitro),根据与硝基相连的烃基结构不同,可将硝基化合物分为脂肪族硝基化合物和芳香族硝基化合物;根据所含硝基的数目可分为一硝基化合物和多硝基化合物;根据与硝基相连的碳原子类型,可分为伯、仲、叔硝基化合物。例如:

CH_3NO_2　　　　　　　　　　　　　　$CH_3CH_2NO_2$

脂肪族硝基化合物　芳香族硝基化合物　一硝基化合物　　　　二硝基化合物

$CH_3CH_2CH_2NO_2$

伯硝基化合物　　　　仲硝基化合物　　　　叔硝基化合物

2.硝基化合物的命名

硝基化合物一般以烃作为母体,将硝基作为取代基来进行命名。例如:

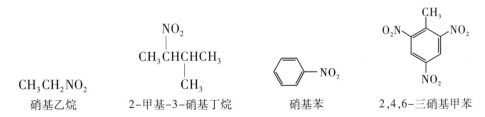

$CH_3CH_2NO_2$

硝基乙烷　　　　2-甲基-3-硝基丁烷　　　　硝基苯　　　　2,4,6-三硝基甲苯

(二)胺的分类和命名

1.胺的分类

胺可以看作是氨(NH_3)分子中氢原子被烃基取代的产物。根据胺分子中氮原子上所连接的烃基

数目,可将胺分为伯胺、仲胺、叔胺和季胺类。其中季胺类化合物又有季胺盐和季胺碱两种。其通式如下:

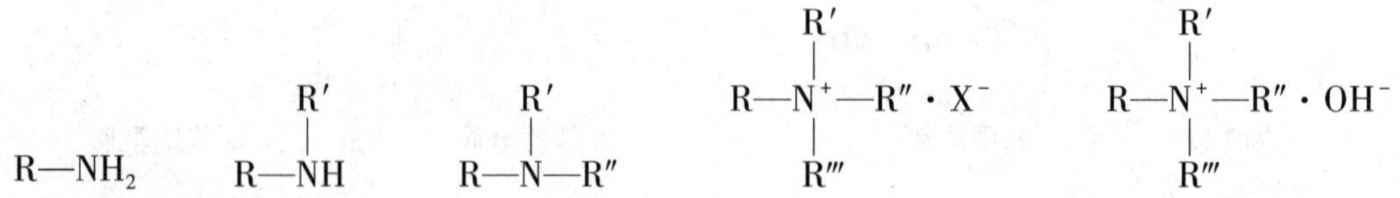

$$R—NH_2 \qquad R—\overset{R'}{\underset{}{N}}H \qquad R—\overset{R'}{\underset{}{N}}—R'' \qquad R—\overset{R'}{\underset{R'''}{N^+}}—R'' \cdot X^- \qquad R—\overset{R'}{\underset{R'''}{N^+}}—R'' \cdot OH^-$$

伯胺 　　　仲胺 　　　叔胺 　　　季铵盐 　　　季铵碱

根据分子中氮原子上所连接烃基类型不同,可将胺分为脂肪胺和芳香胺。例如:

脂肪胺 　$CH_3CH_2—NH_2$ 　　$CH_3CH_2—NHCH_3$ 　　$CH_3CH_2—\overset{CH_3}{\underset{}{N}}—\text{(环戊基)}$

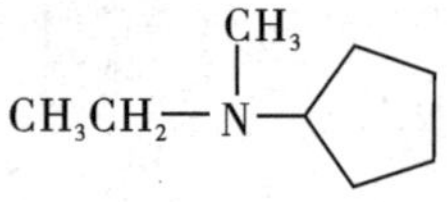

芳香胺 　$\text{(苯基)}—NH_2$ 　　$\text{(苯基)}—\overset{H}{\underset{}{N}}—CH_3$ 　　$\text{(苯基)}—\overset{CH_3}{\underset{}{N}}—CH_2CH_3$

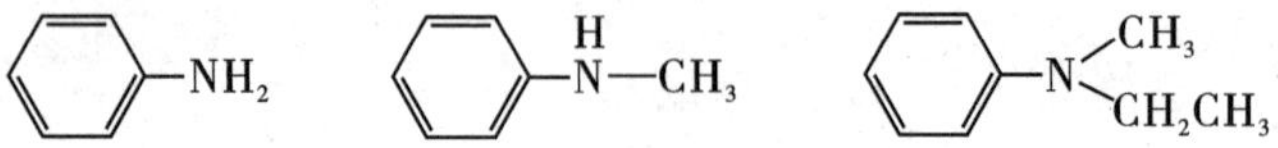

根据胺分子中所含氨基($—NH_2$)的数目可分为一元胺和多元胺。例如:

一元胺 　$CH_3—NH_2$ 　　二元胺 $H_2N—CH_2CH_2CH_2—NH_2$

2. 胺的命名

脂肪胺的命名是在烃基名称后加上"胺"字,以"某基胺"命名,通常"基"字可省略。烃基相同时可合并,并标明其数目。不同的烃基则按取代基英文字母顺序依次先后列出,并用括号分开。例如:

$CH_3CH_2—NH_2$ 　　$H_3C—NH—CH_3$ 　　$(CH_3)_2CH—NHCH_3$ 　　$CH_3CH_2—\overset{CH_3}{\underset{}{N}}—CH_2CH_2CH_2CH_3$

乙胺 　　　二甲胺 　　　异丙基(甲基)胺 　　　丁基(乙基)甲基胺

芳香胺的命名以苯胺为母体,脂肪烃基作为取代基。芳香仲胺和叔胺在命名时,在氮原子所连取代基名称前标上"N-"或"N,N-"以表明该取代基是直接连在氮原子上的。例如:

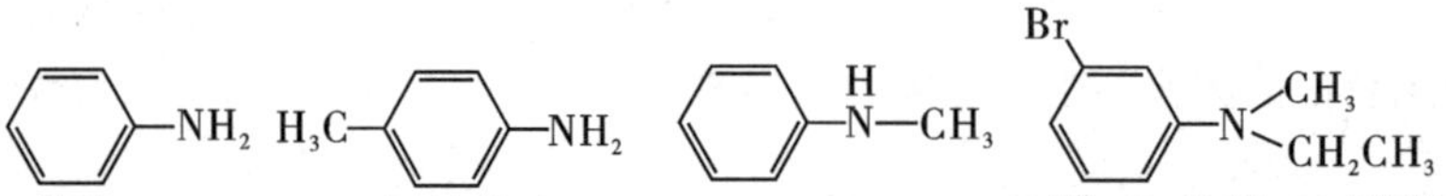

$\text{(苯基)}—NH_2$ 　$H_3C—\text{(苯基)}—NH_2$ 　$\text{(苯基)}—\overset{H}{\underset{}{N}}—CH_3$ 　$\text{(Br-苯基)}—\overset{CH_3}{\underset{}{N}}—CH_2CH_3$

苯胺 　　　4-甲基苯胺 　　　N-甲基苯胺 　　　3-溴-N-乙基-N-甲基苯胺

季胺盐和季胺碱的命名与铵盐和氢氧化铵类似,将相应烃基名称写在"铵"字之前。例如:

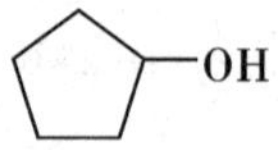

$\text{(环戊基)}—OH$

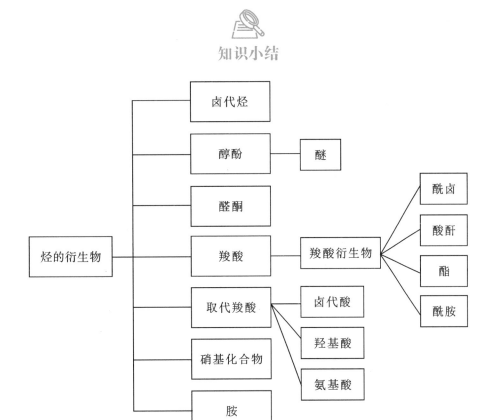

知识小结

各类烃的衍生物分类主要按:①烃基类型;②不饱和情况;③官能团数目。

系统命名步骤:①选主链,确定主官能团,选择主链;②主链编号,按最低位次原则对主链编号;③列出取代基,按取代基英文首字母顺序列出。

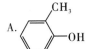 同步检测

一、单项选择题

1. 有机物 $CH_2=CH-CH=CH-CH_2Cl$ 的系统命名是(　　)

　　A.1-氯戊-2,4-二烯　　　　　　B.5-氯戊-2,4-二烯　　　　　　C.1-氯戊-2,4-二炔

　　D.5-氯戊-1,3-二烯　　　　　　E.5-氯己-1,3-二烯

2. 下列有机化合物中为叔醇是(　　)

　　A. $CH_3-\overset{\underset{|}{CH_3}}{CH}-CH_2OH$　　　　　　B. $(CH_3CH_2)_3COH$　　　　　　C.

　　D. 　　　　　　E. $CH_3\underset{OH}{CH}-\underset{OH}{CH}-\underset{OH}{CH}CH_3$

3. 下列结构式中哪个是苯酚类有机化合物(　　)

　　A. 　　　　　　B. 　　　　　　C.

D. 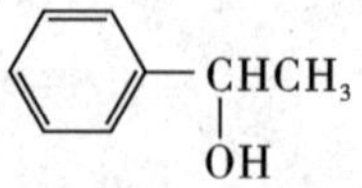　　E. 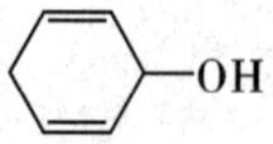

4. 化合物 $CH_3CH_2\overset{OH}{\overset{|}{C}}HCH_2\overset{O}{\overset{\|}{C}}CH_3$ 的系统命名是(　　)

A. 3-羟基己-5-酮　　B. 2-氧亚基己-4-醇　　C. 4-羟基己-2-酮

D. 5-氧亚基己-3-醇　　E. 4-羟基己醛

5. 下列化合物为芳香酮的是(　　)

A. 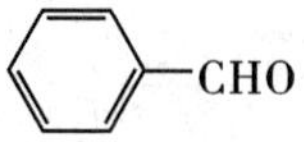　　B. 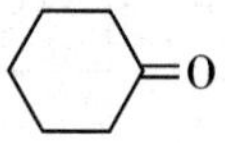　　C. 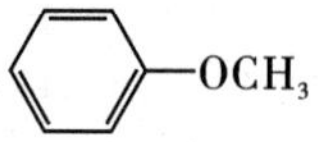

D. 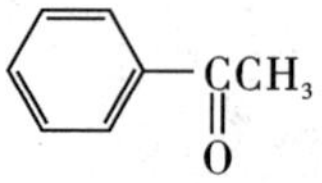　　E. 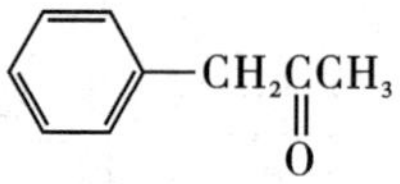

6. 下列基团哪个是羧酸的官能团(　　)

A. —OH　　B. —COR　　C. $—NH_2$

D. —COOH　　E. —OR

7. 下列化合物中为取代羧酸的是(　　)

A. $CH_3COOCH_2CH_3$　　B. 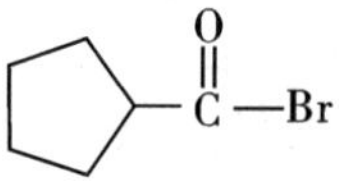　　C. $CH_3—\overset{O}{\overset{\|}{C}}—O—\overset{O}{\overset{\|}{C}}—CH_3$

D. $CH_3—\overset{O}{\overset{\|}{C}}—NH_2$　　E. $CH_3—\overset{O}{\overset{\|}{C}}—COOH$

8. 下列化合物中为脂肪族伯胺的是(　　)

A. $CH_3—\underset{\underset{CH_3}{|}}{\overset{\overset{CH_3}{|}}{C}}—CH_2$　　B. 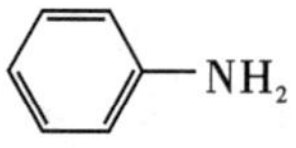　　C.

D. $CH_3CH_2—NH—CH_3$　　E. $CH_3CH_2—\overset{\overset{CH_3}{|}}{N}—\underset{\underset{CH_3}{|}}{CH}—CH_3$

二、填空题

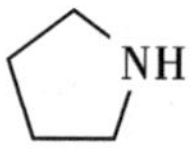

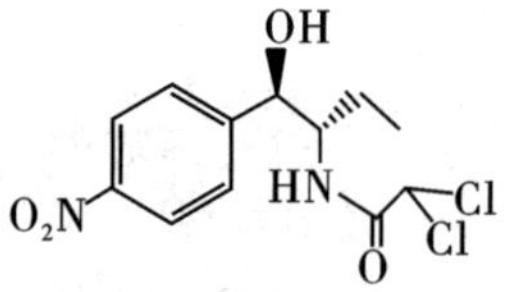

氯霉素

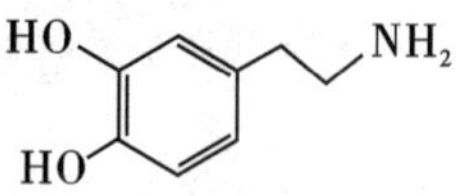

多巴胺

1. 氯霉素的结构式如右图，氯霉素的分子式为________，在氯霉素中有多种官能团，其中有________个羟基、________个硝基、________个氯、________个酰胺键。

2. 多巴胺是一种神经传导物质，其结构式如右图，分子种含有的官能团分别有____________、________。

三、是非题(对的画√，错的画×)

1. 卤代烃中只有卤素原子是官能团。　　(　　)
2. 含有苯环和羟基的有机化合物一定是酚。　　(　　)
3. 苯甲醛是芳香醛，而苯乙醛是脂肪醛。　　(　　)
4. 官能团羰基的不饱和度为1。　　(　　)
5. 羧酸、羧酸衍生物和取代羧酸都有相同的官能团羧基。　　(　　)
6. 组成蛋白质的20种氨基酸中都含有$—NH_2$基团。　　(　　)
7. 一个酯分子水解后一定会得到一个醇分子和一个羧酸分子。　　(　　)

8.有机化合物的系统命名中基团—NO_2 通常都作为主官能团。 （ 　）

四、命名下列化合物的名称或写出结构式。

1. 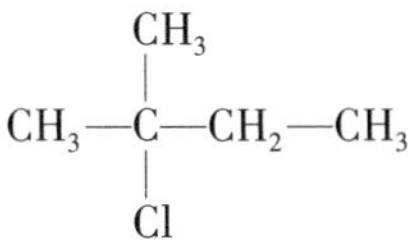 $CH_3-\overset{\overset{\displaystyle CH_3}{|}}{\underset{\underset{\displaystyle Cl}{|}}{C}}-CH_2-CH_3$

2. $CH_3-\overset{\overset{\displaystyle}{|}}{\underset{\underset{\displaystyle CH_3}{|}}{CH}}-\overset{\overset{\displaystyle OH}{|}}{CH}-\overset{\overset{\displaystyle}{|}}{\underset{\underset{\displaystyle OH}{|}}{CH}}-CH_3$

3. $CH_3-\overset{\overset{\displaystyle CH_3}{|}}{CH}-CH_2-CH_2-CHO$

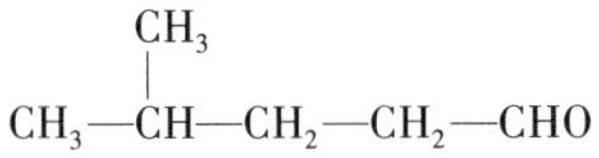

4. 4-甲基-2-戊酮

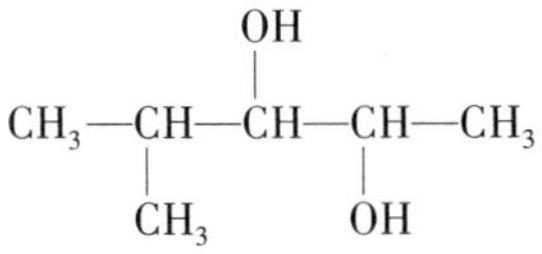

5. 3,4-二甲基戊酸

6. $CH_3CH_2-O-CH_3$

7. 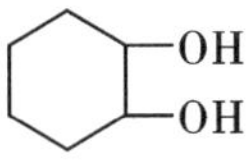 环己烷基-1,2-二醇结构 $\overset{OH}{\underset{OH}{}}$

8. 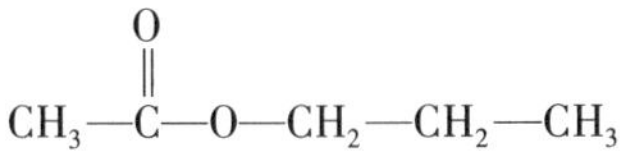 $CH_3-\overset{\overset{\displaystyle O}{\|}}{C}-O-CH_2-CH_2-CH_3$

9. 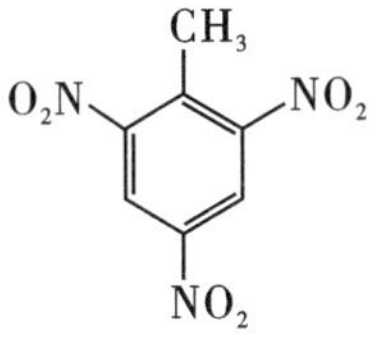 三硝基甲苯结构（CH_3，O_2N，NO_2，NO_2）

10. 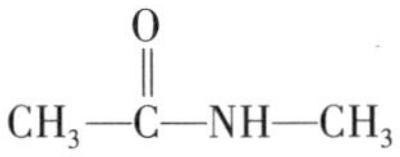 $CH_3-\overset{\overset{\displaystyle O}{\|}}{C}-NH-CH_3$

11. 2-羟基丙酸

12. 丙三醇

（王　丽）

任务三 杂环化合物的命名

知识要求

◆ 了解杂环化合物的分类和命名。

◆ 掌握五元杂环化合物呋喃、吡咯、噻吩结构与性质的关系。

◆ 掌握六元杂环化合物吡啶的结构与性质的关系。

◆ 了解稠杂环化合物喹啉。

能力要求

◆ 熟练应用杂环化合物的命名法能说出常见杂环化合物的名称。

◆ 学会判断五元杂环、六元杂环化合物的重要反应规律。

◆ 能鉴别常见杂环化合物。

◆ 能认识重要五元、六元杂环化合物。

环状化合物按结构可以分为两类：一类是完全由碳原子组成的，称为碳环化合物；另一类由碳原子和其他原子共同组成骨架为环状结构的一类有机化合物，通常称为杂环化合物。这类环状结构化合物中，除了碳原子以外的其他原子称为杂原子。如常见杂原子氧、硫、氮等，本章主要讨论的是结构比较稳定，具有一定程度芳香性的杂环化合物。

杂环化合物在自然界的分布非常广泛，种类繁多，数量庞大，是许多生物体的组成部分，其中多数具有生理活性。例如，植物中的叶绿素，血红蛋白中的血红素，中草药的有效成分生物碱、维生素、抗生素、染料，以及近年来出现的有机超导材料、生物模拟材料、高分子材料等都含有杂环结构。杂环化合物与动植物的生长、发育、遗传及变异等都有密切关系。嘌呤藏和哪呢喊是核酸水解得到的杂环碱，它们在生物遗传上起着重要的作用。因此，杂环化合物在理论研究和实际应用上都很重要。

一、杂环化合物的分类

杂环化合物通常是根据杂环母环的结构进行分类的。根据分子中所含环的数目，可分为单杂环和稠杂环两大类；根据环中碳原子和杂原子的数目，单杂环又分为五元杂环和六元杂环两大类；根据杂原子的种类和数目，可分为1个、2个或2个以上杂原子的杂环化合物（表6-3-1）。

表 6-3-1　杂环化合物的分类

类别		含 1 个杂原子	含 2 个杂原子
五元杂环	单杂环	呋喃　　吡咯　　噻吩	噻唑　　　咪唑
	稠杂环	苯并呋喃　　吲哚	苯并咪唑　　苯并噻唑
六元杂环	单杂环	吡啶	哒嗪　　　嘧啶
	稠杂环	喹啉　　　异喹啉	嘌呤

二、杂环化合物的命名

(一)有特定名称的稠杂环

杂环化合物的命名比较复杂,目前国际上普遍按照 1979 年规定的 IUPAC 命名原则,保留了 45 种基本杂环的特定名称。而我国习惯采用"音译法"进行命名,即根据杂环化合物英文名称的读音译成同音汉字,并加上"口"字旁作为杂环母环的音译名称。此外,也可将杂环母环中的杂原子用碳原子代替,得到杂环化合物的碳环母核,据此命名为"某"杂"某"。例如:

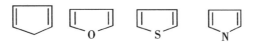

(二)杂环母环的编号规则

当杂环上连有取代基时,为了标明取代基的位置,必须将杂环母体编号。杂环母体的编号原则是:

1. 含一个杂原子的杂环

含一个杂原子的杂环从杂原子开始编号。有时也可写希腊字母,将杂原子邻位编为 α 位,其次为 β 位,再其次为 γ 位。如吡咯、吡啶的编号:

2. 含两个或多个杂原子的杂环

含两个或多个杂原子的杂环编号时应使杂原子位次尽可能小,并按 O、S、NH、N 的优先顺序决定优先的杂原子,如嘧啶、噻唑环的编号:

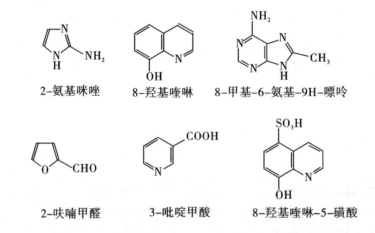

3. 有特定名称的稠杂环的编号有其特定的顺序

有特定名称的稠杂环的编号有几种情况。有的按其相应的稠环芳烃的母环编号,见表 14-1 中喹啉、异喹啉、吖啶等的编号。有的从一端开始编号,共用碳原子一般不编号,编号时注意杂原子的号数字尽可能小,并遵守杂原子的优先顺序;还有些具有特殊规定的编号,嘌呤的编号:

(三)取代杂环化合物的命名

当杂环上连有取代基时,先确定杂环母体的名称和编号,然后将取代基的名称连同位置编号以词头或词尾形式写在母体名称前或后,构成取代杂环化合物的名称。例如:

2-氨基咪唑　　　8-羟基喹啉　　　8-甲基-6-氨基-9H-嘌呤

2-呋喃甲醛　　　3-吡啶甲酸　　　8-羟基喹啉-5-磺酸

(四)无特定名称的稠杂环的命名

绝大多数稠杂环无特定名称,可看成是两个单杂环并合在一起(也可以是一个碳环与一个杂环并合),并以此为基础进行命名。

稠杂环命名时,先将稠合环分为两个环系,一个环系定为基本环或母环;另一个为附加环或取代部分。命名时附加环名称在前,基本环名称在后,中间用"并"字相连。例如:

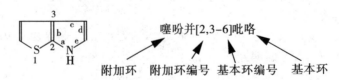

噻吩并[2,3-b]吡咯

附加环　附加环编号　基本环编号　基本环

基本环的选择原则：

1. 碳环与杂环组成的稠杂环,选杂环为基本环。例如：

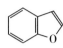   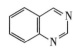   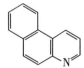

苯并呋喃（呋喃为基本环） 苯并嘧啶（嘧啶为基本环） 苯并喹啉（喹啉为基本环）

2. 由大小不同的两个杂环组成的稠杂环,以大环为基本环。例如：

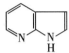

吡咯并吡啶（吡啶为基本环）   呋喃并呋喃（呋喃为基本环）

3. 大小相同的两个杂环组成的稠杂环,基本环按所含杂原子 N、O、S 顺序确定。例如：

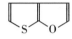   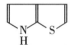

噻吩并呋喃（呋喃为基本环）   噻吩并吡咯（吡咯为基本环）

4. 两环大小相同,杂原子个数不同时,选杂原子多的为基本环;杂原子数目也相同时,选杂原子种类多的为基本环。例如：

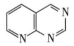   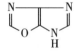

吡啶并嘧啶（嘧啶为基本环）   吡唑并噁唑（噁唑为基本环）

5. 如果环大小、杂原子个数都相同时,以稠合前杂原子编号较低者为基本环。例如：

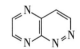   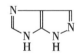

吡嗪并哒嗪（哒嗪为基本环）   咪唑并吡唑（吡唑为基本环）

6. 当稠合边有杂原子时,共用杂原子同属于两个环。在确定基本环和附加环时,均包含该杂原子,再按上述规则选择基本环。例如：

咪唑并噻唑 (噻唑为基本环)

知识小结

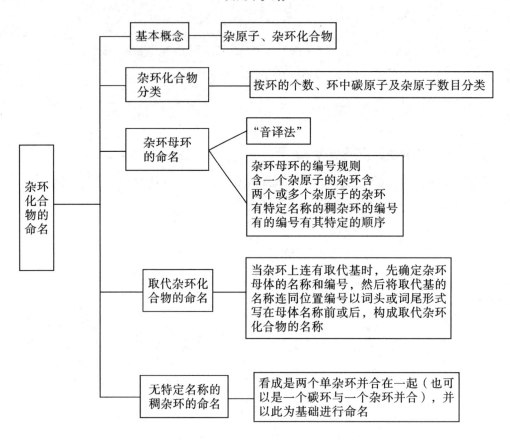

同步检测

一、写出下列化合物的结构式

(1)3-吡咯甲醇

(2)3-吡啶乙酮

(3)4-甲基-2-硝基嘧啶

(4)2,6,8-三羟基嘌呤；

(5)7-氨基-2-甲氧基嘌呤

(6)5-溴-3-吲哚甲酸；

(7)六氢吡啶

(8)2-溴呋喃

(9)3-甲基吲哚

(10)N,N-二甲基四氢吡咯

二、写出下列化合物的名称

(1)

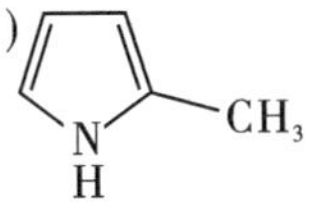

(2)

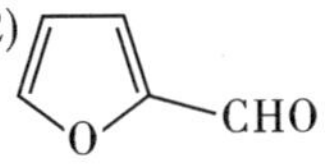

(3)

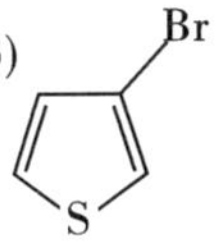

(4)

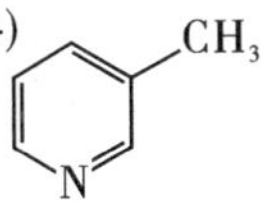

(5)

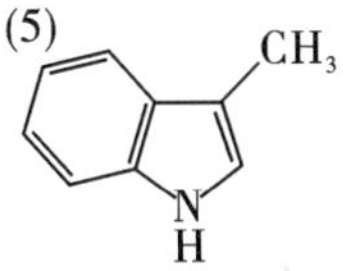

(6)

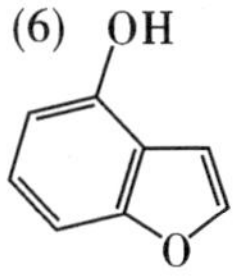

(7)

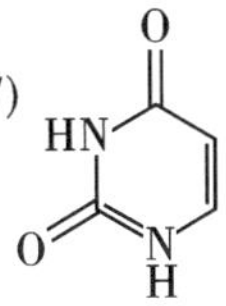

(8)

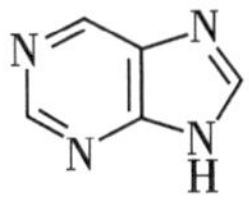

（刘春叶）

项目七　有机化合物的反应

任务一　取代反应

反应物分子中的原子或原子团被试剂中的其他原子或原子团替代的反应称为取代反应,取代反应是有机化学中非常重要的一类反应,通过取代可以实现官能团的转化。取代反应根据反应机理不同,可分为自由基取代反应、亲电取代反应、亲核取代反应。

一、烷烃

烷烃中碳原子结合的氢原子已经达到最大,不能再增加,碳原子采取 SP^3 杂化,构成四面体结构,形成的 C—C,C—H 键都是较稳定的共价键。所以烷烃的化学性质稳定不易与酸、碱、氧化剂等物质反应,但实验证明,在光照条件下,甲烷能使氯气褪色。

(一)烷烃的卤代反应

在光照条件下,卤素能与烷烃发生自由基取代反应。卤素原子取代烷烃中的氢原子,形成卤代烃,并生成卤化氢的反应称为烷烃的卤代反应。F_2 与烷烃反应剧烈,难以控制;I_2 与烷烃却难以反应,因此,卤素与同一个烷烃反应活性顺序为:$F_2>Cl_2>Br_2>I_2$。

以甲烷的氯代反应为例,在光照条件下,甲烷与氯气发生取代反应,首先 1 个氯原子取代甲烷中的氢原子,生成一氯甲烷;发应很难停留在第一步,生成的氯甲烷会继续被氯代生成一氯甲烷、二氯甲烷、三氯甲烷、四氯甲烷,它们都是有机化学中常用的极性溶剂。

$$CH_4 + Cl_2 \xrightarrow{\text{光照}} CH_3Cl + HCl$$

$$CH_3Cl + Cl_2 \xrightarrow{光照} CH_2Cl_2 + HCl$$

$$CH_2Cl_2 + Cl_2 \xrightarrow{光照} CHCl_3 + HCl$$

$$CHCl_3 + Cl_2 \xrightarrow{光照} CCl_4 + HCl$$

其他烷烃的卤代反应与甲烷相似,不同的是随着碳原子数的增加,碳原子上有不同类型的氢原子;则卤素原子取代的产物就会有多种,实验证明在烷烃的卤代反应中,不同类型氢原子的反应活性顺序为:$3°H>2°H>1°H$。

$$CH_3CH_2CH_3 + Cl_2 \xrightarrow{光照} H_3C\overset{\overset{\displaystyle Cl}{|}}{—}CH—CH_3 \ + \ H_3C—CH_2—CH_2Cl$$

2-氯丙烷57%   1-氯丙烷43%

(二)烷烃卤代反应机理

反应机理指的是反应经历的过程,在烷烃的卤代反应中经历了链的引发、链的增长、链的终止。我们以甲烷的氯代反应为例,探究卤代反应机理。

1. 链的引发

在光照的条件下,氯分子吸收能量发生均裂形成氯自由基,氯自由基有较强的反应活性会撞击其他分子,引发反应。

$$Cl \!—\!|\!—\! Cl \xrightarrow{光照} 2Cl·$$

2. 链传递

氯自由基活泼,急需获得一个电子形成8电子稳定结构,因此会撞击甲烷夺取甲烷上的氢原子,生成氯化氢和甲基自由基;甲基自由基也不稳定会进攻氯分子中的氯原子,形成一氯甲烷和氯自由基;由此可见消耗的氯自由基在下一步中生成,再参与到反应中,周而复始,这种现象叫做连锁反应。新的氯自由基也会夺取一氯甲烷中的氢原子,生成氯甲基自由基;氯甲基自由基又夺取氯分子中的氯形成二氯甲烷和氯自由基,就这样进行连锁反应生成三氯甲烷、四氯化碳。

$$Cl· + CH_4 \longrightarrow CH_3· + HCl$$

$$CH_3· + Cl_2 \longrightarrow CH_3Cl + Cl·$$

$$Cl· + CH_3Cl \longrightarrow ·CH_2Cl + HCl$$

$$·CH_2Cl + Cl_2 \longrightarrow CH_2Cl_2 + Cl·$$

……

3. 链的终止

随着反应的进行,甲烷的浓度降低,自由基的浓度增加,使得产生的自由基之间相互碰撞结合形成稳定的分子,最后自由基浓度降低直至消失,链式反应终止。

$$CH_3· + CH_3· \longrightarrow CH_3CH_3$$

$$Cl· + Cl· \longrightarrow Cl_2$$

……

课堂互动
请写出2-甲基丙烷一氯代反应的主产物。

由此,可见烷烃的卤代反应是自由基引起的反应,烷烃自由基形成时C—H键发生均裂产生的自由基越稳定,反应越容易进行;故有 $3°H>2°H>1°H$ 的反应顺序。

考点:
烷烃的自由基取代反应及其机理。

二、芳香烃

芳香烃类化合物在结构上含有苯环,苯环上的六个碳采取 SP^2 杂化,杂化轨道相互沿对称轴的方向重叠形成六个 C–Cσ 键,6 个杂化轨道分别与氢原子的 S 轨道重叠形成六个 C–Hσ 键,6 个碳原子上分别还有带一个电子的 P 轨道垂直平面,形成闭合的共轭大 π 键使得苯环稳定不易发生加成、氧化反应。由于 π 电子云均匀的集中在苯环平面的上下,容易引起亲电试剂的进攻发生亲电取代反应。

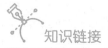

知识链接

诱导效应

在有机化学中,除同元素形成的双原子分子外,成键原子之间的电子云不是均匀分布的,由于原子的电负性不同引起的极性效应通过静电诱导沿着碳链的某一方向传递的效应称为诱导效应。诱导效应用 I 表示,规定饱和 C–H 键的诱导效应为 0,当 H 被电负性较强的原子或基团取代时,表现为吸电子效应,用–I 表示;当 H 原子被电负性弱的原子或原子团取代时表现为给电子效应,用+I 表示。

常见的吸电子基团相对强度顺序:

$-NO_2 > -CN > -COOH > -COOR > -C=O > -F > -Cl > -Br > -I > -OCH_3 > -OH > -NHCOCH_3 > -C_6H_5 > -CH=CH_2$。

常见的给电子基团相对强度顺序:

$-C(CH_3)_3 > -CH(CH_3)_2 > -C_2H_5 > -CH_3$

(一)苯环上的亲电取代反应

烃分子中氢原子被亲电试剂中的原子或原子团取代的反应称为亲电取代反应,苯能与卤素、硝酸、硫酸等亲电试剂发生取代反应。

1. 卤代反应

苯与卤素发生取代反应需要在催化剂的作用下才能进行,在催化剂的作用下卤素分子异裂形成亲电试剂,进攻苯环上的氢,完成卤代反应。苯环的卤代反应很难得到二卤代苯,这是因为一卤代苯中已经取代上的卤素原子,电负性比碳强,是吸电子基团降低苯环上的电子云密度,使得亲电取代反应难以发生。同理苯的同系物进行卤代反应时,烷基是给电子基团,能活化苯环,故与卤素的亲电取代反应比苯容易,取代一般发生在邻、对位。

2. 硝化反应

浓硝酸中含有少量的硝基正离子(NO_2^+),在浓硫酸的作用下有利于硝基正离子的形成,产生的硝基正离子作为亲电试剂进攻苯环,取代苯环上的氢原子,像这样在有机化合物中引入硝基的反应称为硝化反应。

$$\bigcirc + HNO_3(浓) \xrightarrow[55\sim60℃]{浓H_2SO_4} \bigcirc-NO_2 + H_2O$$

硝基苯是一种微黄油状液体,是合成药物、染料的一种重要原料。由于硝基的吸电子效应,降低苯环上的电子云密度,会钝化苯环,因此想在硝基苯上再引入一个硝基比苯困难。硝基苯与发烟硝酸在浓硫酸的作用下,需要更高的温度才能进行硝化反应,生成间二硝基苯。

$$\bigcirc-NO_2 + HNO_3(浓) \xrightarrow[95℃]{浓H_2SO_4} 间二硝基苯 + H_2O$$

苯的同系物硝化反应比苯容易,例如甲苯在混酸中室温下就能发生硝化反应,生成对硝基甲苯和间硝基甲苯;在100℃下甲苯与混酸发生硝化反应,能在苯环上引入三个硝基,生成三硝基甲苯(TNT)炸药。

$$2\bigcirc-CH_3 + 2HNO_3(浓) \xrightarrow[20\sim30℃]{浓H_2SO_4} 对硝基甲苯 + 间硝基甲苯 + 2H_2O$$

$$\bigcirc-CH_3 + 3HNO_3(浓) \xrightarrow[100℃]{浓H_2SO_4} 2,4,6-三硝基甲苯(TNT) + 3H_2O$$

3. 磺化反应

在有机物分子中引入磺酸基($-SO_3H$)的反应称为磺化反应,硫原子直接与苯环上碳原子相连;与卤代、硝化反应不同,引入的磺酸基可水解从苯环上脱落下来,在有机合成中磺化反应可以用来占位,对某一位置进行保护。

$$\bigcirc + H_2SO_4(浓) \xrightleftharpoons{75\sim80℃} \bigcirc-SO_3H + H_2O$$
苯磺酸

苯的同系物几乎都可发生磺化反应,且比苯容易;例如甲苯在室温中即可发生磺化反应。反应温度不同得到的取代产物也不相同。

课堂互动
请比较甲苯、苯甲酸、苯发生硝化反应的难易。

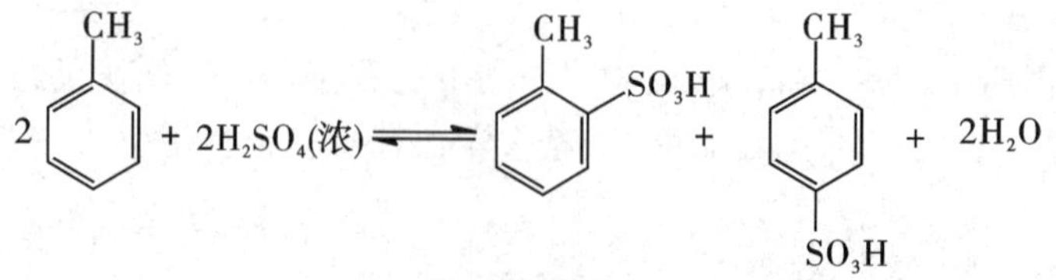

邻甲苯磺酸　　　对甲苯磺酸

考点：

芳香烃的亲电取代反应。

(二)苯环亲电取代定位效应

在探究苯及其同系物的亲电取代反应中,发现甲苯比苯更易发生取代反应,引入的基团多会在甲基的邻位和对位,硝基苯取代反应比苯难,引入的基团多在间位上。像这样苯环上原有基团能决定苯环上取代反应难易,并对新引入的取代基进入苯环的位置起到支配作用的效应称为定位效应,苯环上原有的基团称为定位基。

1. 定位效应

经过大量的实验事实,归纳出两类定位基:第一类邻、对位定位基,大都能活化苯环卤素除外,有利于取代反应的进行,并使新导入基进入其邻位和对位。这一类定位基的特点是带有孤对电子或有负电荷,直接与苯环相连的原子以单键形式与其他原子相连,常见的第一类取代基有: $-NR_2$ 、 $-NHR$ 、 $-NH_2$ 、 $-OH$ 、 $-OR$ 、 $-NHCOR$ 、 $-R$ 、 $-X$ 其定位效应依次减弱。

第二类定位基是间位定位基,这类定位基会降低苯环电子云密度,使得取代反应难进行,新引入的基团将在其间位上。这类取代基的特征是直接与苯环相连的原子以双键形式与其他原子相连,带正电荷或缺电子,具有吸电子效应。常见的间位定位基有: $-N^+R_3$ 、 $-NO_2$ 、 $-CN$ 、 $-SO_3H$ 、 $-CHO$ 、 $-COOH$,定位效应依次减弱。

2. 定位效应的应用

掌握定位效应,我们可以预估产物结构,按照需求来设计合成路线;在实际合成中会遇到一个分子上含有两个定位基,那么即将引入的第三个取代基的位置怎么决定,分以下几种情况讨论。

(1)两个定位基定位方向相同:若两个定位基的定位方向一致时,定位效应具有加和性。第三个取代基主要落入两个取代基定位一致的位置。例如,下列有机物中第三个取代基的位置如箭头所示。

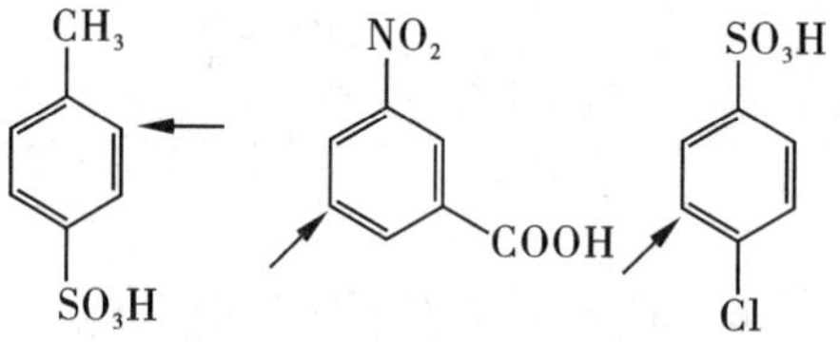

(2)定位方向不一致:忽略空间效应,当两个定位基的定位方向不一致的时候,分三种情况讨论。

1)两个取代基都是邻对位取代基时,第三个取代基的位置由定位效应强的取代基决定位置。

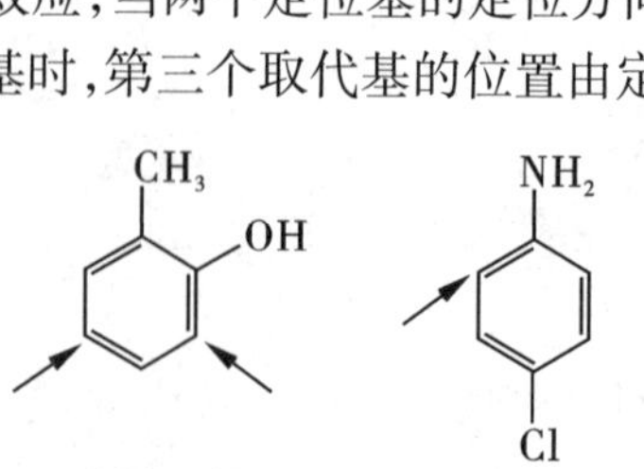

$-OH>-CH_3$　　　$-NH_2>-Cl$

2)一个是邻对位取代基,另一个是间位取代基时,第三个取代基的位置由邻对位取代基决定,同时需要考虑空间效应。

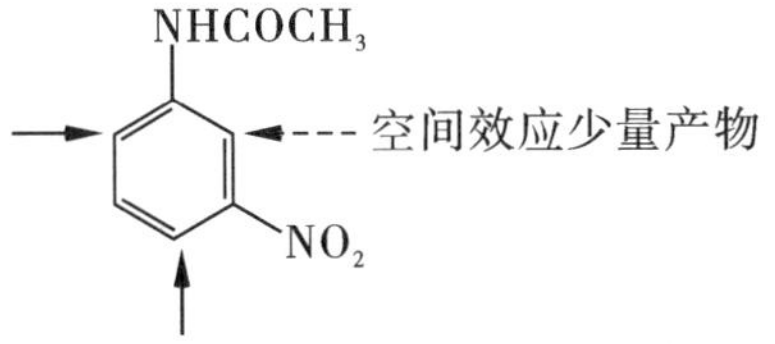

NHCOCH$_3$

$\longleftarrow$ 空间效应少量产物

NO$_2$

3）两个取代基都是间位定位基时，而两者的定位效应又互相矛盾时取代反应难以发生。

课堂互动

用箭头表示第三个取代基进入下列化合物中的位置。

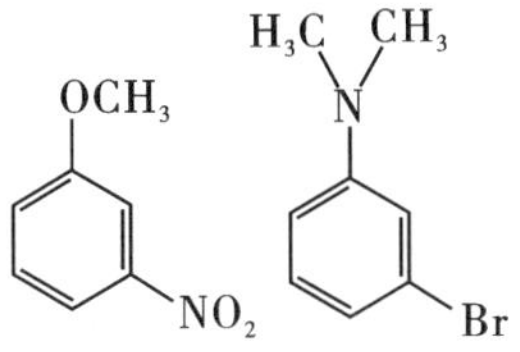

OCH$_3$

NO$_2$

H$_3$C　CH$_3$

Br

考点：
　　定位基的定位作用。

三、卤代烃

（一）基本定义

卤代烃是一类重要的有机化合物，用途广泛不仅可用作溶剂还可以用来合成不同官能团物质。对于卤代烃我们并不陌生，在前面的章节我们知晓烷烃与卤素的自由基取代反应可以生成卤代烃，芳香烃与卤素在卤化铁的作用下能发生亲电取代反应生成卤代苯。那么卤代烃能不能发生取代反应？

（二）卤代烃的亲核取代反应

卤代烃常用 C–X 表示，碳卤原子通过共用电子对形成极性共价键但是由于两种元素吸电子的能力不同，卤素的电负性较强，使得卤代烃中电子云偏向卤素原子带上部分负电荷，碳原子则带上部分正电荷。当遇到亲核试剂即能够提供电子的试剂，特征是带负电荷或有未共用电子对，卤代烃中的卤素以负离子形式离去，亲核试剂（简写 N$_U^-$）进攻带正电的碳原子完成取代反应。像这样由亲核试剂引起的取代反应，我们称为亲核取代反应。

常见的亲核试剂有 NaOH、RCOO$^-$、RO$^-$、NaCN、RC≡C$^-$、NH$_3$、RNH$_2$、他们与卤代烃的亲核反应可用通式表示为：

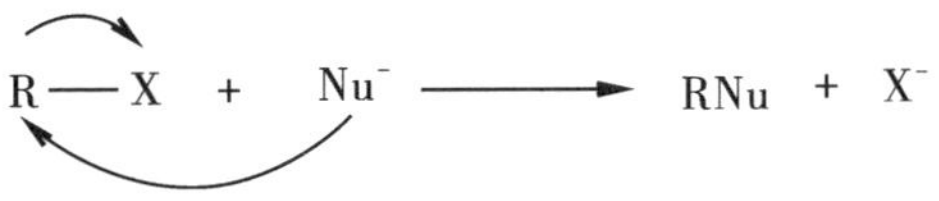

$$R \!-\! X \ + \ Nu^- \ \longrightarrow \ RNu \ + \ X^-$$

卤代烃的取代反应可看作是在亲核试剂上引入烷基，增长碳链，可用于官能团的转换。例如：卤代烃碱性条件下的水解，通过该反应可以由卤代烃生成醇类物质，与 NaOR 能生成醚类物质；与 NH$_3$ 反应生成胺类物质，将卤代烃和 NaCN 在醇溶液中生成腈类物质，CN$^-$ 可进一步反应生成 –COOH、–CONH$_2$ 等物质，可作为重要的合成原料。

$$RX \ + \ NaOH \ \xrightarrow{\ \ 水\ \ } \ ROH \ + \ NaX$$
$$醇类$$

$$RX + NaOR' \longrightarrow ROR' + NaX$$
醚类

$$RX + NH_3 \longrightarrow RNH_2 + HX$$
胺类

$$RX + NaCN \xrightarrow{\text{醇}} RCN + NaX$$
腈类

$$RX + H_3C-C{\equiv}C-Na \longrightarrow H_3C-C{\equiv}C-R + NaX$$
炔

此外,卤代烃与 $AgNO_3$ 的反应常用来鉴定卤代烃的种类,如果是氯代烃将生成白色的氯化银沉淀,若是溴代烃则反应会生成淡黄色的溴化银沉淀。

$$RX + AgNO_3 \longrightarrow RONO_2 + AgX \downarrow$$
硝酸酯

(三)亲核取代反应机理

为了研究卤代烃亲核取代反应机理,人们进行大量的实验研究,在研究卤代烃水解速率的实验中发现,一些卤代烃水解速率只与卤代烃的浓度有关,而另一些卤代烃的水解速率由卤代烃和碱的浓度有关。在化学动力学中反应速率是原料的浓度与反应速率常数的乘积,对于单步反应,反应的速率由反应物浓度及速率常数决定;对于多步反应,整体的速率则由速率最慢的一步反应速率决定,这一步称为决速步,由此研究整体反应的速率可以转化为研究决速步的速率。

若反应的速率只与一种原料浓度有关我们将反应成为一级反应,视为单分子过程。例如:叔丁基溴的水解反应速率只与卤代烃的浓度有关与亲核试剂的浓度无关,相应的有些反应的速率由两种原料的浓度决定或者一种原料浓度的二次方决定,我们称为二级反应。例如溴乙烷的水解反应。

在卤代烃的亲核取代反应中,烷烃的结构、亲核试剂的离去基团的性质不同均会对反应的速率造成影响,因此需要明白亲核取代反应的机理。在卤代烃的亲核取代反应一般存在两种反应机理,S_N1 和 S_N2 两种机理。

1. S_N2 双分子亲核取代反应机理

S_N 代表亲核取代反应,2 代表双分子,该机理认为亲核取代反应的速率由卤代烃与亲核试剂两者的浓度有关,由于空间位阻和电子效应的影响下,使得亲核试剂从卤素原子背面进攻中心碳原子,整个反应一步完成。以溴甲烷的水解反应为例,反应速率由溴甲烷和碱浓度共同确定,反应中亲核试剂 HO^- 从背面沿 C–Br 键轴线进攻碳原子,此时 C–Br 键的断裂和 C–O 键的形成同时进行,中心碳原子与剩余三个取代基呈平面结构,离去集团与亲核试剂位于平面两侧,此时体系能量最高处于过渡态,当 HO^- 继续进攻碳原子,使得溴带一对电子离去,形成 C–O 键,甲基上三个氢偏转至离去的溴一面,中心碳原子的构型发生翻转,整个分子恢复四面体结构。

$$HO^- + CH_3Br \longrightarrow CH_3OH + Br^-$$

$$v = k[CH_3Br][HO^-]$$

2. S_N1 单分子亲核取代反应机理

以叔丁基溴的水解反应为例,该理论认为,亲核取代反应分两步完成,第一步 C—X 键断裂,卤素以离子形式离去,形成碳正离子,这一步速率慢,是整个反应的决速步骤,影响整个反应的速率,其速率只与叔丁基溴的浓度有关。第二步亲核试剂进攻碳正离子反应速率快。碳正离子作为反应的中间体,其稳定性对反应的速率也有影响。碳正离子的稳定性大小顺序为:叔碳>仲碳>伯碳。

$$(CH_3)_3CBr + OH^- \longrightarrow (CH_3)_3OH + Br^-$$

$$v = k[(CH_3)_3CBr]$$

$$(1)(CH_3)_3C—Br \xrightarrow{\text{慢}} [(CH_3)_3\overset{\delta+}{C}\cdots\overset{\delta-}{Br}] \longrightarrow (CH_3)_3C^+ + Br^-$$

$$(2)(CH_3)_3C^+ + HO^- \longrightarrow (CH_3)_3\overset{\delta+}{C}\cdots\overset{\delta-}{OH}] \longrightarrow (CH_3)_3C—OH$$

课堂互动
(1)按照 S_N1 反应活性顺序排列以下化合物。
2-甲基-1-溴丁烷、2-甲基-2-溴丁烷、2-甲基-3-溴丁烷
(2)按照 S_N2 反应活性顺序排列以下化合物。
溴乙烷、溴丙烷、2-甲基-2-溴丁烷

考点:
卤代烃亲核取代反应及其机理。

(四)影响亲核取代反应的因素

从反应的机理看,影响亲核取代反应的因素包括烃基的结构、亲核试剂、离去基团的性质。

1. 烃基结构

烃基的结构对 S_N2 和 S_N1 反应的影响都很大,烃基的空间效应对 S_N2 反应的影响占主导地位,α 碳原子和 β 碳原子上的支链越多,亲核试剂从背面进攻 α 碳原子的位阻越大,过渡态拥挤程度增大,降低过渡态的稳定性,从而影响反应的速率。

不同卤代烷进行 S_N2 反应的反应速率大小顺序为:卤代甲烷>伯卤代烃>仲卤代烃>叔卤代烃。

原因:空间位阻。

烃基对 S_N1 反应主要是影响中间体碳正离子的稳定性,不同卤代烃形成的碳正离子的稳定性顺序如下:

$$ArCH_2X > C=C-CH_2X > 3°RX > 2°RX > 1°RX > CH_3X$$

表 7-2-1　溴代烷按 S_N1 机理反应的相对速度

溴代烷	S_N1 反应相对速率
CH_3CH_2Br	1
$(CH_3)_2CHBr$	32
$(CH_3)_3CBr$	10^7

2. 亲核试剂

S_N1 机理反应的速率取决与 C—X 键的断裂,与亲核试剂无关,但是对 S_N2 反应的影响大,因亲核试剂参与了过渡态的形成,其亲核能力越强,过渡态能量就越低,越稳定,速率就越快。影响亲核能力的因素主要有以下几方面。

(1)试剂所带的电荷:带负电荷的亲核试剂要比相应呈中性的试剂的亲核能力强,例如:

$$HO^- > H_2O, RCOO^- > RCOOH$$

（2）试剂的碱性：亲核试剂是带负电荷或有未共用电子的试剂，亲核能力越强，反应速率越快。试剂的碱性是指能给出电子对以及结合质子的能力，大多数情况下，试剂的碱性与亲核性顺序是一致的。对反应中心属于同一元素其碱性强弱顺序为：

亲核性 $C_2H_5O^- > HO^- > C_6H_5O^- > CH_3COO^-$

共轭酸 pKa   15.9   15.7   9.95   4.74

同周期元素形成的同类型亲核试剂，亲核性与碱性顺序一致，即从左往右其亲核性和碱性均减少：

$$H_2N^- > HO^- > F^-$$

$$R_3C^- > R_2N^- > RO^- > F^-$$

（3）溶剂的极性影响：在质子溶剂中，同周期元素形成的同类型亲核试剂，亲核性与碱性顺序一致，同族元素所产生的负离子或分子，亲核性与碱性的强弱顺序不一致，即随着原子序数的增加，碱性减弱但亲核性增强，例如：

碱性：$RO^- > RS^-$ $ROH > RSH$ $F^- > Cl^- > Br^- > I^-$

亲核性：$RS^- > RO^-$ $RSH > ROA$ $I^- > Br^- > Cl^- > F^-$

这是在质子溶剂中卤素负离子形成氢键的能力是 $F^- > Cl^- > Br^- > I^-$，溶剂化作用大，亲核性减弱。

3.离去基团

在两种机理反应中都涉及到 C-X 键的断裂，因此，离去基团越容易离开，反应越容易进行。一般来说，离去基团越容易接受一对电子，碱性越弱越容易离去，卤素原子的碱性顺序是 $F^- > Cl^- > Br^- > I^-$，则卤素原子离去强弱顺序是 $I^- > Br^- > Cl^- > F^-$。

从离去基团的碱性来讨论，基团的碱性越强，越不容易离去，亲核取代反应就不能直接进行。例如 R_3C^-、RO^-、HO^- 等基团，所以醇、醚等物质不易发生亲核取代反应。

四、醇和酚

醇、酚类物质含有羟基，是一个极性共价键。碳氧的电负性不同使得 α 碳原子带上部分的正电荷，因此醇类物质也会发生亲核取代反应。与卤代烃相比，醇的亲核取代反应更难进行，因为 HO^- 的碱性比 X^- 的强，不是很好的离去基团，所以醇的亲核取代反应要发生就得降低 HO^- 的碱性。为此，反应需要在酸的催化下进行，离去基团变成弱碱性的 H_2O。

（一）醇与氢卤酸反应

醇与氢卤酸发生亲核取代反应，是制备卤代烃的一种重要方法。

$$R—OH + HX \longrightarrow R—X + H_2O$$

该反应的速率与醇的结构和氢卤酸的性质有关，醇的活性次序为：烯丙型醇>3°醇>2°醇>1°醇。氢卤酸的活性次序是：HI>HBr>HCl>HF。反应速率我们可以使用无水氯化锌与盐酸的混合溶液称为卢卡斯试剂来进行定性判断，低级醇（6个碳原子以下）可溶于卢卡斯溶液，生成的卤代烃不溶使得溶液出现分层浑浊，根据出现分层浑浊的时间便可判断反应的快慢，三级醇与卢卡斯试剂反应迅速，立即出现分层现象；二级醇反应较慢，需要静置一段时间才能出现分层现象；一级醇在常温下不与卢卡斯试剂。因此，我们常使用卢卡斯试剂来区分一级、二级、三级醇。

$$CH_3CH_2CH_2OH \xrightarrow[加热]{HCl,ZnCl_2} CH_3CH_2CH_2Cl$$

$$(CH_3)_3COH \xrightarrow[室温]{HCl,ZnCl_2} (CH_3)_3CCl$$

醇与氢卤酸的反应既然属于亲核取代反应,那么他属于 S_N1 还是 S_N2,研究表明伯醇一般发生的是 S_N2 反应,卤素负离子从 C—O 键背面进攻 α 碳原子形成过渡态,随着 C—O 键的断裂形成卤代烃。

$$X^- + \underset{H}{\overset{H}{H\text{-}C\text{-}OH}} \xrightarrow{\text{慢}} \left[\underset{H}{\overset{H\ \ H}{X\text{--}C\text{--}OH}} \right] \xrightarrow{\text{快}} \underset{H}{\overset{H\ H}{X\text{-}C}} + H_2O$$

过渡态

叔醇一般容易发生 S_N1 反应,在氢卤酸的作用下,转换成易离去基团形成碳正离子,被卤素负离子所取代,形成卤代烃。

$$\underset{R}{\overset{R}{\text{-}OH}} \xrightarrow{HBr} \underset{R}{\overset{R}{\text{-}\overset{+}{O}H_2}} \longrightarrow \underset{R}{\overset{R}{\cdot^+}} + H_2O \xrightarrow{Br^-} \underset{R}{\overset{R}{\text{-}Br}}$$

叔醇　　　　　质子化　　　　碳正离子　　　　溴代烃

仲醇和苄醇也易发生 S_N1 反应,在进行 S_N1 反应时,为了生成稳定的碳正离子,碳正离子会发生重排。例如:3-甲基-2-丁醇与氯化氢反应,形成 2-甲基-3-氯丁烷和 2-甲基-2-氯丁烷(重排产物)。

$$H_3C\text{-}\overset{H}{\underset{CH_3}{C}}\text{-}\overset{CH_3}{\underset{H}{C}}\text{-}OH + HCl \longrightarrow H_3C\text{-}\overset{H}{\underset{CH_3}{C}}\text{-}\overset{CH_3}{\underset{H}{C}}\text{-}Cl + H_3C\text{-}\overset{H}{\underset{CH_3}{C}}\text{-}\overset{Cl\ \ CH_3}{\underset{H}{C}}\text{-}H$$

从反应的机理分析,2,3-二甲基丙醇从氢氯酸中得到 H^+,离去基团由 HO^- 变成 H_2O,形成二级碳正离子,但二级碳正离子没有三级碳正离子稳定,会发生重排,形成三级碳正离子,因此,反应会有两种产物。

$$H_3C\text{-}\overset{H}{\underset{CH_3}{C}}\text{-}\overset{CH_3}{\underset{H}{C}}\text{-}OH \xrightarrow{H^+} H_3C\text{-}\overset{H}{\underset{CH_3}{C}}\text{-}\overset{CH_3}{\underset{H}{C}}\text{-}\overset{+}{O}H_2 \longrightarrow$$

$$H_3C\text{-}\overset{H}{\underset{CH_3}{C}}\text{-}\overset{CH_3}{\underset{H}{C^+}} \xrightarrow{\text{重排}} H_3C\text{-}\overset{}{\underset{CH_3}{C^+}}\text{-}\overset{CH_3}{\underset{H}{C}}\text{-}H$$

以上重排现象的发生是因为伯醇的 β 碳原子上有两个甲基才能发生,像这样的重排反应我们称为瓦格涅尔-麦尔外因重排。

課堂互动
　如何区别下列各组化合物。
　2-甲基-2-丙醇、1-丁醇、2-丁醇。

考点:
　卤代烃的亲核取代反应。

(二)酚的取代反应

酚与醇都含有羟基,不同的是羟基一个是接在苯环上,一个是接在烷基上,使得酚与醇的化学性质有明显的区别。由于苯环与羟基氧原子形成 p-π 共轭使得 C—O 键增强,O—H 键减弱,易异裂。所以与醇相比其碱性和亲核性弱,不易发生酚羟基的取代反应。苯环上的羟基是给电子基团,能活化苯环,增加苯环上的电子云密度,从而使得酚更易发生苯环上的亲电取代反应。

1. 酚的亲电取代反应

(1)卤代反应:与苯相比,苯酚的卤代反应更容易进行,在过量的溴水中常温下即可发生卤代反应生成三溴苯酚沉淀,可用于苯酚的鉴别和定量测定。

(2)酚的硝化反应:苯发生硝化反应,需要在浓硫酸的作用下;苯酚的硝化反应不需要浓硫酸的作用与稀硝酸就可直接发生硝化反应。

(3)酚羟基的亲核取代反应:由于酚的亲核性比醇的弱,酚羟基上的亲核取代反应不能直接进行。在碱溶液中酚与碱形成苯酚钠,形成酚氧基负离子亲核试剂进攻卤代烃形成结构不对称的醚类物质。

知识小结

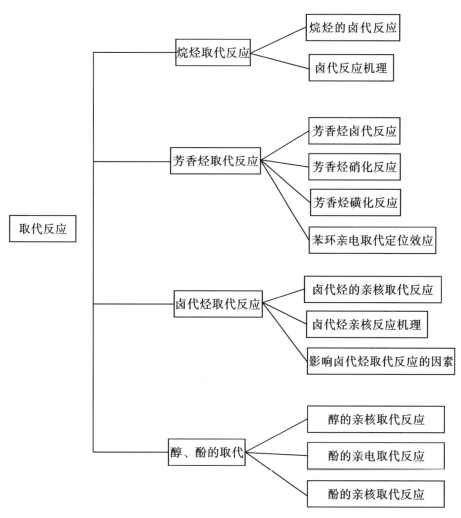

同步检测

一、选择题

1. 下列反应属于取代反应的是(　　)

　　A. 甲烷燃烧生成二氧化碳和水

　　B. 乙烯使溴的四氯化碳溶液褪色

　　C. 甲苯与浓混酸混合在加热条件下生成 TNT

　　D. 乙醇在浓硫酸的作用下制备乙烯

2. 烷烃的取代反应属于下列的哪一种(　　)

　　A. 自由基取代

　　B. 亲电取代

　　C. 亲核取代

　　D. 不明确

3. 下列基团中,属于间位定位基的是(　　　)

A. —CH₃

B. —NO₂

C. —NH₂

D. —Cl

4. 以下试剂那些可以用来鉴别1-丁醇、2-丁醇和叔丁醇的试剂是(　　　)

A. 溴水

B. 酸性 KMnO₄ 溶液

C. 卢卡斯试剂

D. 三氯化铁溶液

5. 下列卤代烃发生 S_{N1} 亲核取代反应的活性最大的是(　　　)

A. $CH_3CH_2CH_2CH_2Br$

B. $CH_3CH(Br)CH_2CH_3$

C. $CH_3CH(CH_3)_2Br$

D. $CH_2=CHCH(Br)CH_3$

6. 下列物质与 NaCN 取代速率最慢的是(　　　)

A. CH_3CH_2Br

B. $CH_3CH_2CH_2Br$

C. $(CH_3)_2CHCH_2Br$

D. $(CH_3)_3CCH_2Br$

二、判断题

1. 苯环上发生的取代反应属于亲核取代。　　　　　　　　　　　　　　　　　　　　　　　(　　)

2. 卤代烃的取代反应机理分为 S_N1、S_N2 两种。　　　　　　　　　　　　　　　　　　(　　)

3. 甲烷与足量的氯气在光照条件下可以生成4种卤代烃。　　　　　　　　　　　　　　　(　　)

4. 醇与氢卤酸的反应属于亲核取代反应,与卤代烃相比的亲核取代反应较难进行,这是因为离去基团碱性较强。

　　(　　)

5. 以溴乙烷、氢氰酸做原料,可制备乙酸。　　　　　　　　　　　　　　　　　　　　　(　　)

6. CH_3CH_2OH 分别与 HBr、HCl 发生取代反应时,后者反应速率更快。　　　　　　　(　　)

7. 苯酚与苯都可发生硝化反应,苯的硝化反应更容易进行。　　　　　　　　　　　　　(　　)

8. 苯酚既可以发生亲电取代反应,也可发生亲核取代反应。　　　　　　　　　　　　　(　　)

9. 醇类物质与氢卤酸都是 S_N1 反应,反应速率取决于生成的碳正离子中间体的稳定性　(　　)

10. 环烷烃在光照条件下也能发生取代反应,环上的氢原子被取代,环没有断裂。　　　(　　)

三、完成下列反应式

1. △ 　　 + 　　 Br₂ 　$\xrightarrow{光照}$

2. ⬡—CH₃ $\xrightarrow[H_2SO_4]{HNO_3}$ 　　 $\xrightarrow{KMnO_4,H^+}$

3. $CH_3CH_2Br + NaOH \xrightarrow{H_2O}$

4. HO—⬡—CH₃ $\xrightarrow[Fe粉]{Cl_2}$

任务二　加成反应

知识要求

◆ 掌握亲电加成反应原理。
◆ 知晓不饱和烃 sp2 杂化特点,诱导效应和共轭效应对加成反应的影响。
◆ 了解亲电加成反应的机理。

能力要求

◆ 能正确书写加成反应。
◆ 能对物质加成反应的难易程度进行判断。
◆ 了解碳碳双键的特征反应。

加成反应是有机化学中常见的一类反应,有四种途径亲电加成、亲核加成、自由基加成、环加成,能发生加成反应的物质可以是低碳环烷烃、不饱和烃,通过加成反应使得环烷烃开环,不饱和烃转变成饱和烃趋于稳定,还可以用来形成 C—X、C—O 键实现官能团的转变。

一、环烷烃

环烷烃与烷烃的性质相似,主要发生取代反应和氧化反应,不同的是小环环烷烃角张力大使得小环烷烃(5 元环以下)不稳定,呈现与烷烃不同的性质,体现在虽没有双键却能与氢气、卤素、卤化氢等发生加成反应,由于反应会出现环的破裂,也称为开环反应。

(一)加氢反应

小环烷烃有角张力,不稳定,在催化剂的作用下,小环烷烃能与发生加氢反应进行开环生成烷烃随着成环碳原子数的增加,角张力减弱,环趋于稳定,开环反应就越困难,如环丙烷、环丁烷、环戊烷与氢发生加成的条件越高。

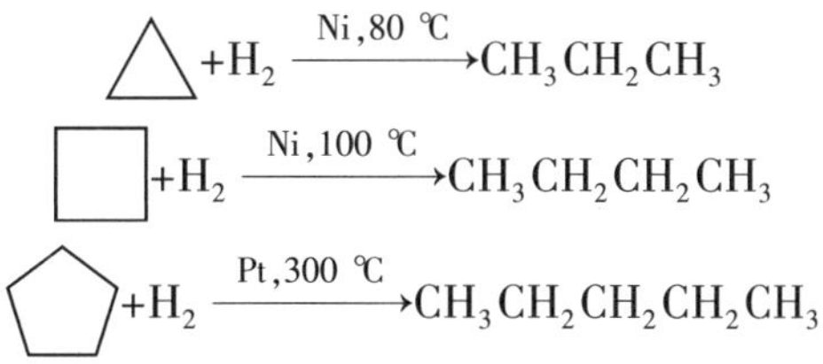

$$\triangle + H_2 \xrightarrow{Ni,80\ ℃} CH_3CH_2CH_3$$

$$\square + H_2 \xrightarrow{Ni,100\ ℃} CH_3CH_2CH_2CH_3$$

$$\pentagon + H_2 \xrightarrow{Pt,300\ ℃} CH_3CH_2CH_2CH_2CH_3$$

(二)加卤素反应

环烷烃可与卤素发生加成反应生成二卤代物,例如:

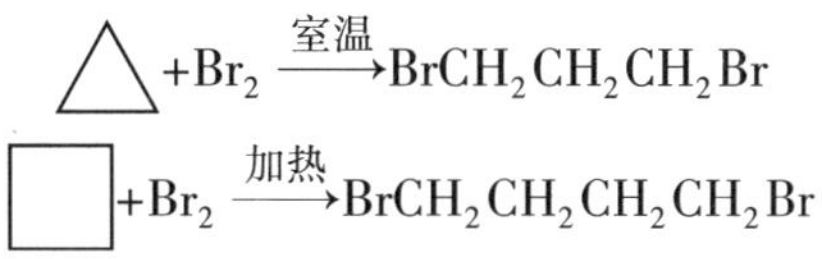

$$\triangle + Br_2 \xrightarrow{室温} BrCH_2CH_2CH_2Br$$

$$\square + Br_2 \xrightarrow{加热} BrCH_2CH_2CH_2CH_2Br$$

(三)加卤化氢反应

环烷烃与卤化氢反应生成相应的卤代烃,需要注意的是当环烷烃上有碳支链时,与卤化氢加成时,卤化氢上的氢取代在含氢较多的碳原子上。

$$\triangle + HBr \longrightarrow CH_3CH_2CH_2Br$$

$$\underset{CH_3}{\triangledown} + HBr \longrightarrow CH_3CH_2\underset{CH_3}{\overset{\,}{CHBr}}$$

二、烯烃和炔烃

烯烃的官能团是双键,成双键的两个碳原子采用 SP^2 杂化形成三个杂化轨道与其他原子成 σ 键,构成平面结构,剩余一个 P 轨道垂直平面,所以碳碳双键是由 σ 键和 π 键构成。由于 π 电子云分布在乙烯分子平面的上下方,受原子核的束缚弱,因此双键容易与缺电子试剂或自由基发生反应;缺电子的亲电试剂进攻碳碳双键,使得 π 键断裂,双键连接的两个碳原子与亲电试剂的原子或原子团结合形成两个新的 σ 键的反应我们称为亲电加成反应。常见的亲电试剂有正离子、卤素、无机酸、有机酸。

(一)烯烃的加成反应

1. 与酸的加成

强酸中 H^+ 是最简单的亲电试剂,强酸能与烯烃直接发生加成反应,弱酸需要在强酸的催化下才能反应。

(1)与卤化氢的加成反应:在与盐酸的加成反应中可以看到,不对称的烯烃与盐酸加成时会产生两种产物,主要产物 2-氯丙烷,俄国化学家马尔科夫尼科夫经过多次试验发现,不对称烯烃与不对称亲电试剂发生加成反应时,亲电试剂中的正离子主要进攻含氢原子多的双键碳原子上。这个规则称为马尔科夫尼科夫规则,简称马氏规则。

$$H_2C\!=\!CH_2 + HCl \longrightarrow CH_3CH_2CH_2Cl$$

$$CH_3\!-\!CH\!=\!CH_2 + HCl \longrightarrow \underset{Cl}{CH_3CH_2CH_3} + CH_3CH_2CH_2Cl$$

主产物   次产物

卤化氢均可与烯烃发生加成反应,反应的活性与酸的强度有关,反应活性顺序为:$HI > HBr > HCl$。

(2)与 H_2SO_4 的加成反应:烯烃与硫酸发生加成反应时,氢离子作为亲电试剂进攻烯烃,发生亲电加成反应,符合马氏规则,形成硫酸氢酯;硫酸氢酯不稳定会发生水解,形成相应的醇类物质。

$$H_3C\!-\!CH\!=\!CH_2 + H_2SO_4 \longrightarrow H_3C\!-\!\overset{H}{\underset{OSO_3H}{C}}\!-\!CH_3$$

$$H_3C\!-\!\overset{H}{\underset{OSO_3H}{C}}\!-\!CH_3 \xrightarrow[\text{加热}]{H_2O} H_3C\!-\!\overset{H}{\underset{OH}{C}}\!-\!CH_3$$

(3)与次卤酸的加成反应:卤素与水发生化学反应生成次卤酸 HXO,由于氧的电负性较强,使得卤素变成了缺电子物种,进攻烯烃加在含氢较多的双键碳原子上,生成卤代醇。

$$H_3C\!-\!CH\!=\!CH_2 + HO\!-\!X \longrightarrow H_3C\!-\!\overset{H}{\underset{OH}{C}}\!-\!\underset{X}{CH_2}$$

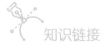

烯烃与酸加成反应机理

烯烃与酸的加成反应也分为两步进行,第一步形成碳正离子,是反应的决速步骤;酸解离出 H^+ 亲核试剂,进攻双键上的碳形成碳正离子;碳正离子的稳定性直接决定该步骤的速率,碳正离子越稳定反应越容易进行;第二步 X^- 进攻碳正离子,完成亲电加成反应。

常见碳正离子的稳定性顺序:

3°碳正离子>2°碳正离子>1°碳正离子

马氏规则也可以用碳正离子的稳定性解释例如丙烯与氯化氢的加成反应,H^+ 有两种加成的可能,加在 C_1 上形成异丙基碳正离子(仲碳碳正离子);加在 C_2 上形成丙基碳正离子(伯碳碳正离子),相比较 H^+ 加成到含氢较多的碳原子上,有利于形成较为稳定的碳正离子。

$$H_3\overset{3}{C}-\overset{2}{\underset{|}{C}}=\overset{1}{C}H_2 \quad \begin{cases} H_3C-\overset{+}{\underset{\underset{H}{|}}{C}}-CH_3 \\ \text{异丙基碳正离子} \\ H_3C-\overset{H}{\underset{\underset{H}{|}}{C}}-\overset{+}{C}H_2 \\ \text{丙基碳正离子} \end{cases}$$

2. 与卤素的加成反应

卤素具有较强的电负性,在烯烃 π 电子云作用下,分子易发生极化使得卤素原子分别带上部分的正电荷和负电荷。卤素原子进攻烯烃双键上的碳原子,生成二卤烷烃。卤素与烯烃发生加成反应的顺序是:$F_2 > Cl_2 > Br_2 > I_2$。F_2 与烯烃发生的加成反应非常剧烈,难以控制,I_2 与烯烃却难以进行加成反应。一般是烯烃与 Cl_2 或 Br_2 发生加成反应,生成相应的氯代烃或溴代烃。

$$H_2C=CH_2 + Cl_2 \longrightarrow H_2\underset{\underset{Cl}{|}}{C}-\underset{\underset{Cl}{|}}{C}H_2$$

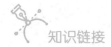

知识链接

烯烃与卤素的反应机理

实验证明,烯烃与卤素的加成反应经历两步。以溴的加成反应为例。亲电加成第一步形成溴鎓离子,当卤素靠近烯烃时受到 π 电子云作用发生极化,带部分正电荷的溴原子进攻 C-C 双键,形成溴鎓离子,这一步反应慢是加成反应的决速步骤。第二步反式加成,溴鎓离子不稳定,带部分负电荷的溴离子会从背面进攻它,生成邻二溴代物。

$$CH_2=CH_2 + Br-Br \xrightarrow{慢} \begin{array}{c} H_2C \\ | \\ H_2C \end{array}Br^+ + Br^- \quad\quad \begin{array}{c} H_2C \\ | \\ H_2C \end{array}Br^+ + Br^- \longrightarrow \underset{Br}{\overset{H_2C}{C}}-\underset{}{\overset{Br}{C}}$$

溴鎓离子

3. 与水的加成反应

在酸的催化下,烯烃能与水发生加成反应生成相应的醇。

$$H_3C-CH=CH_2 + H_2O \xrightarrow[195\ ℃,7\ MPa]{H_3PO_4} H_3C-\underset{OH}{\overset{H}{C}}-CH_3$$

4. 催化加氢

实验证明,在常温常压下,H_2 与烯烃不会发生反应,需要在金属催化剂 Pt、Ni、Pd 等催化作用下,才能发生加成反应,生成烷烃,我们把这一类的反应称为催化氢化反应。

$$H_2C=CH_2 + H_2 \xrightarrow{Pt} H_3C-CH_3$$

> 课堂互动
>
> 请写出丙烯、3-硝基丙烯与 HCl 发生加成反应的主产物。

(二)炔烃的加成反应

三键是炔烃的官能团,三键碳采用 SP 杂化,杂化轨道分别与碳、氢形成 σ 键,剩余的两个 P 轨道互相垂直,与另一个三键碳上的 2 个 P 轨道两两平行,构成两个 π 键,其电子云类似圆柱体将三键碳包围起来,故虽然炔烃比烯烃多一个 π 键,但其化学性质不如烯烃活泼,其加成反应较难进行。

> 考点:
>
> 亲电加成反应原理、马氏规则。

1. 与 HX 的加成反应

炔烃与 HX 发生加成反应时,先得到一卤代烯,酸过量时将进一步加成得到二卤代烷,反应符合马氏规则,反应活性顺序为:HI > HBr > HCl。

$$H_3C-C≡CH \xrightarrow{+HX} H_3C-\underset{X}{\overset{}{C}}=CH_2 \xrightarrow{+HX} H_3C-\underset{X}{\overset{X}{C}}-CH_3$$

2. 与卤素的加成反应

炔烃能与卤素发生加成反应,与烯烃相比,需要多消耗 1 分子的卤素才能将两个 π 键进行加成,其反应活性顺序为:$F_2 > Cl_2 > Br_2 > I_2$。

$$H_3C-C\equiv CH \xrightarrow{+Cl_2} H_3C-\underset{\underset{Cl}{|}}{\overset{\overset{Cl}{|}}{C}}=CH \xrightarrow{+Cl_2} H_3C-\underset{\underset{Cl}{|}}{\overset{\overset{Cl}{|}}{C}}-\underset{\underset{Cl}{|}}{\overset{\overset{Cl}{|}}{CH}}$$

3. 与水的加成反应

与烯烃相似,在酸性条件下,炔烃也能与水发生加成反应;不同的是炔烃与 1 分子的水加成的产物烯醇不稳定会发生重排,转而形成醛或酮类物质。

$$HC\equiv CH + H_2O \xrightarrow[H_2SO_4]{HgSO_4} \underset{\underset{H}{|}\quad\underset{OH}{|}}{HC=CH} \longrightarrow H_3C-\overset{\overset{O}{\|}}{C}-H$$

(三) 共轭二烯烃的加成反应

分子中含有两个双键,双键之间用单键连接的二烯烃我们成为共轭二烯烃。1,3 丁二烯是常见的共轭二烯烃,分子中每个碳原子采取 SP^2 杂化方式,分子中所有原子在一个平面上,4 个碳原子分别剩带 1 个电子的 P 轨道相互平行垂直平面,形成 4 个碳原子,4 个电子的共轭体系,称为 π-π 共轭。共轭效应使得 π 电子离域分布在 4 个碳原子的分子轨道中,分子较烯烃稳定。

1,3 丁二烯含有不饱和键,与烯烃有着相似的化学性质可以与 HX、X_2、H_2 发生加成反应,但是由于分子中含有两个双键在与亲电试剂发生加成反应时会有两种选择,一种是在同一个双键碳原子上加成称为 1,2 加成,另一个是分别在共轭体系两端的碳原子上发生加成,两个双键断裂,在 C_2 和 C_3 原子间重新形成双键,称为 1,4 加成。

$$H_2C=CH-CH=CH_2 \xrightarrow{HBr} \underset{\underset{H}{|}\;\underset{Br}{|}}{H_2C-CH-CH=CH_2} + \underset{\underset{H}{|}\qquad\quad\underset{Br}{|}}{H_2C-CH=CH-CH_2}$$

1,2-加成产物　　　　　　　1,4-加成产物

$$H_2C=CH-CH=CH_2 \xrightarrow{H_2} \underset{\underset{H}{|}\;\underset{H}{|}}{H_2C-CH-CH=CH_2} + \underset{\underset{H}{|}\qquad\quad\underset{H}{|}}{H_2C-CH=CH-CH_2}$$

1,2-加成产物　　　　　　　1,4-加成产物

三、醛和酮

醛酮的结构相似,均含有羰基,羰基中碳原子采取 SP^2 方式杂化,构成平面结构,碳、氧原子各自有一个相互平行的 P 轨道构成 π 键,由此可见,羰基中的双键也是由 σ 键和 π 键构成;相比于碳碳双键,羰基中由于碳氧电负性不同使得基团极性更大,在基团中碳原子带上部分正电荷,易受到亲核试剂的进攻,发生亲核加成反应。

> 考点:
> 炔烃加成反应。

由于醛酮物质的结构差异,势必会造成加成反应的难易程度不同,当羰基上连接吸电子基团时,使得羰基上碳原子正电性增加有利于亲核加成的进行;常见的吸电子基有 $-NO_2 > -CN > -COOH > -F > -Br > -I > -OCH_3 > -OH > -C_6H_5 > -CH=CH_2 > -H$,因此可见,醛比酮易发生加成反应。此外,分子的空间效应差异也会对加成反应的速率有影响,羰基上所连基团位阻越小,反应越容易进行。例如,$HCHO > CH_3CHO > CH_3COCH_3$。

(一) 与氢氰酸的加成反应

HCN 是一种弱酸,发生部分解离,使得参与反应的 CN^- 含量低,因此常在反应中加入碱促进 HCN 的

解离,提高 CN⁻ 的浓度,达到提高亲核加成反应速率的目的,在反应中解离出来的 CN⁻ 进攻羰基中的碳,H⁺ 进攻羰基中的氧,形成 α-羟基腈。α-羟基腈是非常有用的中间体,在酸性条件下水解成 α-羟基酸。

$$\text{C=O} + HCN \longrightarrow \overset{OH}{\underset{CN}{C}} \xrightarrow{H_3O^+} \overset{OH}{\underset{COOH}{C}}$$

(二)与饱和亚硫酸氢钠的加成

NaHSO₃ 与醛、酮发生加成反应生成 α-羟基磺酸钠,该反应是个可逆反应,因此可用分离精炼醛酮。

$$\overset{R}{\underset{H}{C}}=O + NaHSO_3 \rightleftharpoons \overset{R}{\underset{H}{C}}\overset{OH}{\underset{SO_3Na}{}}$$

(三)与格氏试剂加成

格氏试剂是卤代烃与金属镁作用生成的一种有机镁化合物,用 RMgX 表示,其中 R 带部分负电荷,是一种比较好的亲核试剂,但遇水容易水解,因此在与羰基发生加成反应时需要在无水乙醚中进行,利用该反应可制备醇类物质。

$$\text{C=O} + RMgX \xrightarrow{无水乙醚} \overset{OMgX}{\underset{R}{C}} \xrightarrow{H_3O^+} \overset{OH}{\underset{R}{C}}$$

(四)与醇的加成反应

醇类物质中的氧具有孤对电子,在一定条件下能进攻羰基发生亲核加成反应,生成半缩醛,半缩醛不稳定会继续另一分子的醇作用,脱去一分子水生成稳定的缩醛。缩醛在稀酸溶液中容易水解还原成原来的醛,因此反应需要在无水酸中进行,该特性可以用来保护醛基。同样酮类物质也能与醇发生加成反应,但反应活性比醛类低。

$$\overset{R}{\underset{H}{C}}=O + R'OH \xrightarrow{干燥 HCl} R-\overset{OR'}{\underset{OH}{C}}-H \xrightarrow[R'OH]{干燥 HCl} R-\overset{OR'}{\underset{OR'}{C}}-H$$

半缩醛   缩醛

(五)与氨的衍生物发生加成缩合反应

氨分子中氢原子被其它原子或基团取代后的生成物叫做氨的衍生物,衍生物中氮上含有孤对电子可作为亲核试剂进攻醛、酮类物质。一级胺(RNH₂)加成产物羟基胺不稳定容易失去一分子的水,变成亚胺;二级胺(R₂NH)加成产物会在 α-β 碳原子间发生脱水,变成烯胺;三级胺与醛酮不反应。

$$\text{C=O} + RNH_2 \longrightarrow \overset{OH}{\underset{NHR}{C}} \underset{+H_2O}{\overset{-H_2O}{\rightleftharpoons}} \text{C=NR}$$

羟胺   亚胺

$$\overset{H_3C}{\underset{}{C}}=O + R_2NH \longrightarrow \overset{H_3C}{\underset{NR_2}{C}}\overset{OH}{} \rightleftharpoons H_2C=\overset{}{\underset{H}{C}}-NR_2$$

羟胺   烯胺

羟胺($H_2N—OH$)、肼($NH_2—NH_2$)、苯肼($C_6H_5—NH—NH_2$)、氨基脲($H_2N—NH—CO—NH_2$)均能与醛酮发生加成反应,生成肟、腙、缩氨脲。

课堂互动
请比较以下化合物与 HCN 加成的难易。
(1)CH_3CHO、$ClCH_2CHO$、Cl_3CCHO
(2)Ph_2CO、$PhCOCH_3$、CH_3COCH_3、CH_3CH_2CHO

羟胺　　　　　　　　　　　肟

肼　　　　　　　　　　　　腙

苯肼　　　　　　　　　　　苯腙

氨基脲　　　　　　　　　　缩氨脲

考点:
　　亲核加成原理,醛酮与亲核试剂的加成反应。

知识小结

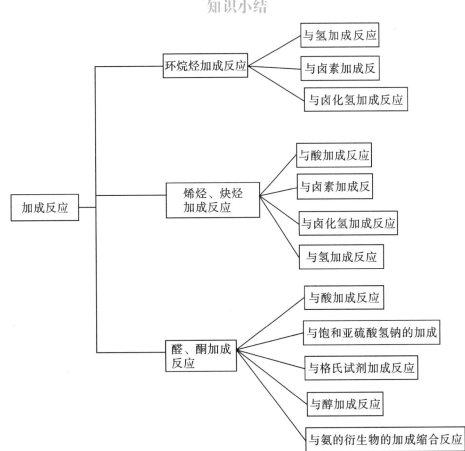

同步检测

一、选择题

1. 下列碳正离子最稳定的是(　　)

A. $CH_3\overset{+}{C}HCH_3$　　　　　　　　B. $\overset{+}{C}H_2CH_2CH_3$　　　　　　　　C. $H_2C=\overset{+}{C}—CH_3$

D.

2. 丙烯与氯化氢发生加成反应的主产物是(　　)

A. 1-氯丙烷　　　　　　　　B. 2-氯丙烷　　　　　　　　C. 丙烷

D. 1,2 二氯丙烷

3. 1 mol 的乙炔要消耗(　　)mol 氢。

A. 1 mol　　　　　　　　B. 2 mol　　　　　　　　C. 3 mol

D. 4 mol

4. 醛、酮类物质与氢氰酸反应生成 α-羟基腈的反应属于(　　)

A. 亲电取代　　　　　　　　B. 亲电加成　　　　　　　　C. 亲核取代

D. 亲核加成

5. 下列物质能使溴水褪色的是(　　)

A. 乙烷　　　　　　　　B. 乙烯　　　　　　　　C. 苯

D. 甲苯

6. 下列化合物与 $NaHSO_3$ 加成反应活性最高的是(　　)

A. $ClCH_2CHO$　　　　　　　　B. CH_3CHO　　　　　　　　C. F_2CHCHO

D. —CHO

7. 下列关于烯烃的加成反应说法错误的是(　　)

A. 烯烃与酸加成反应遵循马氏规则

B. 烯烃与次卤酸的加成反应不遵循马氏规则

C. 炔烃相比烯烃的加成反应容易进行

D. 加成反应完成后,官能团上的碳原子杂化方式改变

8. 将下列羰基化合物与 HCN 加成反应的强弱顺序是(　　)

①$ClCH_2CHO$ ②$PhCHO$ ③CH_3CHO

A. ①②③　　　　　　　　B. ②①③　　　　　　　　C. ③②①

D. ①③②

二、判断题(对的画√,错的画×)

1. 共轭二烯烃只有1,2 加成产物。　　　　　　　　　　　　　　　　　　　　　　　　　　(　　)

2. 烯烃与卤素的加成反应属于亲电加成。　　　　　　　　　　　　　　　　　　　　　　　(　　)

3. 马氏规则对任何烯烃的加成反应都适用。　　　　　　　　　　　　　　　　　　　　　　(　　)

4. 炔烃不饱和度更大,所以与烯烃相比更容易发生亲电加成反应。　　　　　　　　　　　　(　　)

5. 相比较醛,酮的亲核加成反应更难,这是因为羰基两侧都有烷基是给电子基团,使得羰基亲核性降低。(　　)

6. 氨的衍生物都能与醛酮类物质发生亲核加成反应。　　　　　　　　　　　　　　　　　　(　　)

7. 环烷烃属于烷烃不含有双键,故不能发生加成反应。　　　　　　　　　　　　　　　　　(　　)

8. 苯环也具有双键,故也发生加氢反应。　　　　　　　　　　　　　　　　　　　　　　　(　　)

三、完成下列式子

1. $H_3C—\underset{\underset{CH_3}{|}}{CH}—CH=CH_2$ +HBr ⟶

2. $CH_3CHO \xrightarrow[\text{无水乙醚}]{CH_3MgCl}$ $\xrightarrow{H_3O^+}$

3. 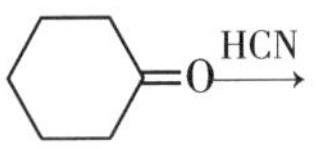 　　4.

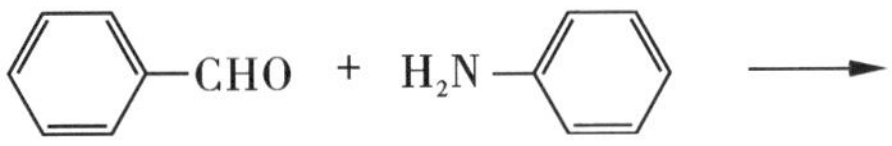

（朱　芳）

任务三　消除反应

知识要求

◆掌握卤代烃和醇的消除反应活性及影响因素。

◆了解消除反应机理。

能力要求

◆学会运用卤代烃、醇消除反应原理推测物质结构。

◆将卤代烃、醇的知识应用于药学和生活中。

◆初步建立研究反应机制的一般思路与方法。

有机化合物中消去两个原子或基团，形成不饱和键的反应称为消除反应。消除反应可以根据消去基团的相对位置分类为 α-消除和 β 消除。若消去的两个基团或原子连在同一个碳原子上，称为 α-消除；两个消去基团连在两个相邻的碳原子上，则称为 β-消除，其余类推。本节内容主要学习卤代烃和醇的 β-消除反应。

一、卤代烃

一卤代烃与强碱的醇溶液共热，脱去卤原子和 β-碳原子上的氢原子，产物为不饱和烃。一卤代烃分子中与卤原子直接相连的碳原子称为 α-碳，与之相邻的碳原子称为 β-碳，其余以此类推，因此卤代烃的消除反应也称为 β-消除，是制备烯烃的重要方法之一。

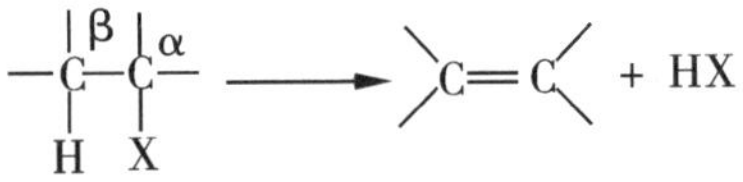

（一）卤代烃消除反应的区域选择性

伯卤代烷分子中只有一种 β-H 发生消除反应时，不存在取向问题，消除反应只生成一种产物。如溴乙烷脱 HBr 生成乙烯。

$$CH_3CH_2Br \xrightarrow[\triangle]{NaOH/醇} CH_2{=}CH_2 + NaBr + H_2O$$

区域选择性是指当一个反应的取向有几种异构体生成时，只生成一种或主要生成一种的反应。仲卤代烃、叔卤代烃发生消除反应时，分子中有多种 β-氢时，存在取向问题，即存在区域选择性，反应有两种不同的选择，其消除方向服从扎依采夫经验规律，即被消除的氢原子主要是由含氢较少的碳原子提供，主要产物为双键碳上含烃基较多的烯烃。

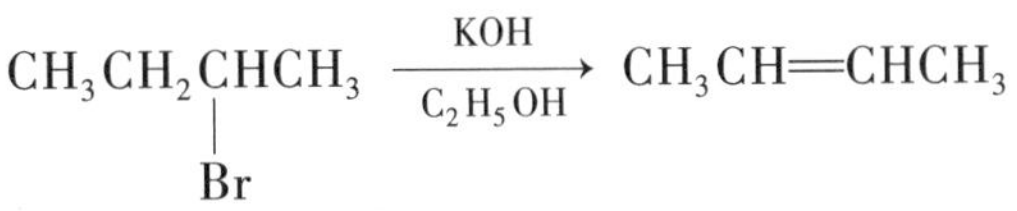

> 考点：
> 消除反应的概念，消除反应的区域性选择。

$$CH_3CH_2CHCH_3 \xrightarrow[C_2H_5OH]{KOH} CH_3CH{=}CHCH_3$$
$$\underset{Br}{|}$$

消除反应的这种取向的规律与烯烃的稳定性有关。不同结构的烯烃分子所具有的内能是不同的,其规律是双键碳原子上连有的烃基越多烯烃就越稳定。

(二)卤代烃消除反应的活性

一卤代烃发生消除反应的难易程度不一样,反应活性顺序为:3°卤代烃>2°卤代烃>1°卤代烃,叔卤代烃最容易发生消除反应。

相对速率

$$CH_3CH_2Br \xrightarrow[C_2H_5OH]{KOH} CH_2{=}CH_2 \qquad 1.0$$

$$\underset{\underset{Br}{|}}{CH_3CHCH_3} \xrightarrow[C_2H_5OH]{KOH} CH_2{=}CH{-}CH_3 \qquad 9.4$$

$$(CH_3)_3CBr \xrightarrow[C_2H_5OH]{KOH} CH_2{=}C(CH_3)_2 \qquad 120$$

课堂互动
1.写出下列卤代烃消除反应的产物。
(1)2-溴-2,3 二甲基丁烷
(2)1-碘 2-甲基环己烷
2.将下列烯烃按稳定性减小的顺序排列。
(1) $R_2C{=}CR_2$
(2) $RCH{=}CH_2$
(3) $R_2C{=}CHR$
(4) $R_2C{=}CH_2$
(5) $CH_2{=}CH_2$
(6) $RCH{=}CHR$

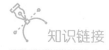
知识链接

消除反应的机理

消除反应的过程按两种方式进行,即单分子消除(E1)和双分子消除反应(E2)。

1.单分子消除反应

卤代烃按单分子消除反应进行时,反应分两步进行。第一步卤代烃分子中的 C-X 键发生异裂,生成碳正离子中间体,该步活化能高,是反应速度决定步骤;如:

$$-\underset{\underset{H}{|}}{C}-\underset{|}{C}-X \xrightarrow[-X]{慢} -\underset{\underset{H}{|}}{C}-C^+ + X^-$$

第二步碳正离子在碱的作用下,β-C 原子上的氢原子以质子形式解离下来,形成双键,得到烯烃。如:

$$-\underset{\underset{H}{|}}{C}-\underset{|}{C}{}^+ \xrightarrow[OH^-]{快} C{=}C + H_2O$$

反应速度只与卤代烃的浓度有关,而与进攻试剂无关,所以称为单分子消除反应。

2.双分子消除反应

碱性试剂进攻卤代烃分子中β氢原子,形成一个能量较高的过渡态,氢原子以质子形式与碱结合而脱去,C-X 和 C-H 键的断裂与碳碳双键的形成同时进行,生成烯烃。其反应速率与卤代烃和碱的浓度均有关,所以称为双分子消除反应。如:

$$CH_3CH_2CH_2{-}X \xrightarrow{OH^-} \left[\begin{array}{c} CH_3{-}\underset{\underset{HO{-}{-}{-}H}{\overset{|}{C}}}{\overset{H}{|}}{=}{=}CH_2{-}{-}{-}X \end{array}\right] \longrightarrow CH_3CH{=}CH_2 + H_2O + X^-$$

消除反应不论是 E1 机理还是 E2 机理,卤代烃反应活性顺序是一致的:3°卤代烃>2°卤代烃>1°卤代烃。

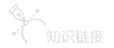
知识链接

氟代烷

单氟代烷不太稳定,当一个碳上连有多个氟原子时稳定性大大提高。全氟代烷是非常稳定的一类化合物,如六氟乙烷在400～500 ℃时也不变化,且对强酸、强氧化剂都很稳定。由四氟乙烯聚合成的聚四氟乙烯是一种性能非常好的塑料,它具有耐酸、耐碱、耐高温、耐低温、耐腐蚀,又具有较高机械强度,具有许多特殊用途,如做人造血管等医用材料、实验室电磁搅拌磁心的外壳以及炊事用具不粘底锅的内衬等。

引入氟原子可增加化合物在细胞膜上的脂溶性,提高药物吸收与转运速度。三氟甲基是最具亲脂性的基团之一,对药物的设计和应用有重要意义。在农药领域,杀虫剂、除草剂、昆虫信息素等方面都可以看到氟原子引入后明显改善了药物分子的疏水亲脂性、特效性、吸收转运和转化降解等性能,达到高效低毒的要求。

有些含氟化合物还具有特殊的生物活性,常见于多种药物之中。如用于治疗血吸虫病的血防846、抗癌药物中的5-氟尿嘧啶、治疗精神类疾病的盐酸三氟拉嗪和喹诺酮类抗菌药诺氟沙星、环丙沙星等。

二、醇

醇与脱水剂硫酸、氧化铝或氯化锌等一起加热,分子内脱水生成烯烃。醇分子内脱水生成烯烃的反应称为醇的消除反应。例如,将醇与强酸(浓硫酸、对甲苯磺酸、磷酸等)加热到170℃,或将乙醇蒸汽在360℃下通过氧化铝,醇发生分子内脱水生成乙烯,该反应是实验室制取乙烯的常用方法。

$$CH_3CH_2-OH \xrightarrow[\text{或 } Al_2O_3/360\ ℃]{H_2SO_4/170\ ℃} CH_2=CH_2 + H_2O$$

与卤代烃的消除反应类似,伯醇和仲醇发生分子内脱水时,遵循扎依采夫规则,脱去羟基和含氢较少的 β-碳上的氢,生成双键上带有较多烃基的烯烃。

$$CH_3CH_2\underset{\underset{OH}{|}}{C}HCH_3 \xrightarrow[170\ ℃]{H_2SO_4} CH_3CH=CHCH_3 + CH_3CH_2CH=CH_2$$

主要产物　　　　　　　次要产物

醇分子内脱水反应活性与醇的结构有关,其反应活性大小顺序为:叔醇>仲醇>伯醇。

$$CH_3CH_2OH \xrightarrow[170\ ℃]{96\%\ H_2SO_4} CH_2=CH_2$$

$$CH_3CH_2\underset{\underset{OH}{|}}{C}HCH_3 \xrightarrow[100\ ℃]{66\%\ H_2SO_4} CH_3CH=CHCH_3$$

$$(CH_3)_2CHOH \xrightarrow[85～90\ ℃]{20\%\ H_2SO_4} CH_3CH=CH_2$$

当脱水后有共轭烯烃形成时,优先生成更稳定的共轭烯烃。

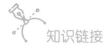

当主要产物有顺反异构体时,常以稳定性较高的反式异构体为主。

课堂互动
写出下列反应的主要产物:

$$CH_2CHCH_3 \xrightarrow[170℃]{浓硫酸}$$

醇在质子酸 H_2SO_4、H_3PO_4 等催化剂存在下发生脱水反应,因有碳正离子中间体生成,常发生重排反应。当醇蒸汽通过氧化铝发生脱水反应时,不发生重排。

$$CH_3CH_2CH_2CH_2OH \xrightarrow[\triangle]{H_2SO_4} CH_3CH=CHCH_3 \quad 重排为主$$

$$CH_3CH_2CH_2CH_2OH \xrightarrow[\triangle]{Al_2O_3} CH_3CH_2CH_2CH=CH_2 \quad 不发生重排$$

考点:
醇的消除反应。

知识链接

几种重要的醇

甲醇(CH_3OH)最初是从木材干馏得到的,又称木醇或木精。是无色有酒精气味易挥发的液体,甲醇能与水及许多有机溶剂混溶。甲醇有毒,饮用少量(约 10 mL)可致人失明、肝病,多则(约 30 mL)致人死亡。

乙醇(CH_2CH_2OH)俗称酒精,沸点78.4 ℃,能与水及多数有机溶剂混溶。可用来制造醋酸、饮料、香精、染料等。在医药上可作外用消毒剂,含量为70%~75%的酒精可用于皮肤和器械的消毒。

丙三醇($HOCH_2CH(OH)CH_2OH$)俗称甘油,是有甜味的黏稠液体,沸点290 ℃。甘油能以任意比与水混溶,并具有很强的吸湿性,当水的含量达到20%以上时就不再吸水。甘油在轻工业、化妆品中可用作吸湿剂或保湿剂,在制剂工业中用作湿润剂、矫味剂和助悬剂,50%的甘油在医药上可用作轻泻剂。

苯甲醇($C_6H_5CH_2OH$),又称苄醇,难溶于水,能与乙醇、乙醚等有机溶剂混溶。苯甲醇有微弱的麻醉和防腐作用,在医药上制备某些针剂时加入少量的苯甲醇作为添加剂可减轻疼痛。苯甲醇还在糖浆剂中用作防腐剂,膏药、洗剂中用作止痒剂。

木糖醇($HOCH_2CHOHCHOHCHOHCH_2OH$)又名戊五醇,为结晶性白色粉末。在体内新陈代谢不需要胰岛素参与,并可消除糖尿病人"三多"(多饮、多尿、多食)的症状,因此是糖尿病人安全的甜味剂、营养补充剂和辅助治疗剂。食用木糖醇不会引起龋齿,可以作口香糖、巧克力、硬糖等食品的甜味剂。还可作为化妆品类的湿润调整剂,对人体皮肤无刺激作用。

知识小结

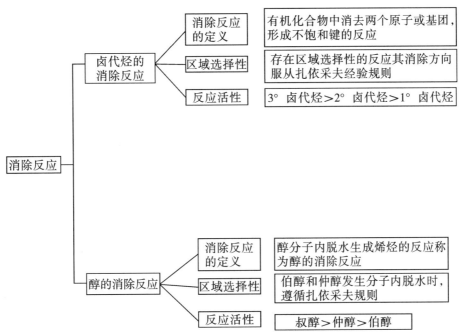

 同步检测

一、选择题

（一）单项选择题

1. 仲卤代烃和叔卤代烃在消除脱 HX 生成烯烃时,遵循（　　）

 A. 马氏规则   B. 休克尔规则   C. 次序规则

 D. 扎依采夫规则

2. 发生醇分子内脱水时,其反应活性最大的是（　　）

 A. 叔醇   B. 仲醇   C. 伯醇

 D. 以上都不是

3. 卤代烃发生消除反应的难易程度不一样,反应活性最小的是（　　）

 A. 3° 卤代烃   B. 2° 卤代烃   C. 1° 卤代烃

 D. 以上都不是

4. 下列卤代烃与强碱共热时最容易发生消除反应的是（　　）

 A. 伯卤代烷   B. 仲卤代烷   C. 叔卤代烷

 D. 乙烯型卤代烃

5. 下列化合物发生双分子消除反应活性最大的是（　　）

 A. 正丁基溴   B. 仲丁基溴   C. 叔丁基溴

 D. 异丁基溴

6. 醇发生分子内脱水反应的活性最小的是（　　）

 A. 丙-2 醇   B. 仲醇   C. 叔醇

 D. 伯醇

（二）多项选择题

1.有利于伯卤代烃发生消除反应的条件是（　　）

    A.高温　　　　　　　　　　B.强碱　　　　　　　　　　C.极性溶剂

    D.低温　　　　　　　　　　E.弱极性溶剂

2.下列现象属于卤代烷 E2 反应的是（　　）

    A.碱浓度增加,反应速率加快　　B.反应分两步完成　　　　C.反应过程有碳正离子生成

    D.叔卤代烷的反应速率大于仲卤代烷　　E.形成了一个能量较高的过渡态

3.乙醇在浓硫酸作用下,可能发生的反应有（　　）

    A.消除反应　　　　　　　　B.加成反应　　　　　　　　C.脱水反应

    D.氧化反应　　　　　　　　E.取代反应

二、填空题

1.消除反应是指_____。

2.将下列卤代烃按消除反应速率增大的顺序排列_____。

（1）$CH_3CH_2CH_2Br$　（2）$(CH_3)_2CHC(CH_3)_2Br$　（3）$CH_3CHBrCH_2CH_2CH_3$

3.扎依采夫规则是指_____。

4.醇分子内脱水反应活性与醇的结构有关,其反应活性大小顺序为_____。

5.醇发生分子内消除反应脱水形成_____,而两分子的醇也可以发生分子间脱水形成_____。

6.伯醇和仲醇发生分子内脱水时,遵循_____。

7.醇发生分子内脱水反应时,当脱水后有共轭烯烃形成时,优先生成_____,当主要产物有顺反异构体时,常以_____为主。

三、是非题（对的画√,错的画×）

1.醇在质子酸等催化剂的存在下发生脱水反应,因有碳正离子中间体生成,发生重排反应。（　　）

2.当醇蒸汽通过氧化铝发生脱水反应时,也要发生重排反应。（　　）

3.与卤代烃的消除反应类似,伯醇和仲醇发生分子内脱水时,遵循扎依采夫规则。（　　）

4.醇发生分子内脱水生成乙烯,该反应是实验室制取乙烯的常用方法。（　　）

5.伯卤代烷分子中只有一种 β-H 发生消除反应时,存在取向问题。（　　）

6.双分子消除反应,其反应速率只与卤代烃浓度有关。（　　）

7.单分子消除反应有碳正离子中间体生成。（　　）

8.消除反应不论是 E1 机理还是 E2 机理,卤代烃反应活性顺序都是:3°卤代烃>2°卤代烃>1°卤代烃。（　　）

9.醇与脱水剂硫酸、氧化铝或氯化锌等一起加热,分子之间脱水生成烯烃。（　　）

10.区域选择性是指当一个反应的取向有几种异构体生成时,只生成一种或主要生成一种产物的反应。（　　）

四、写出下列反应的主要产物

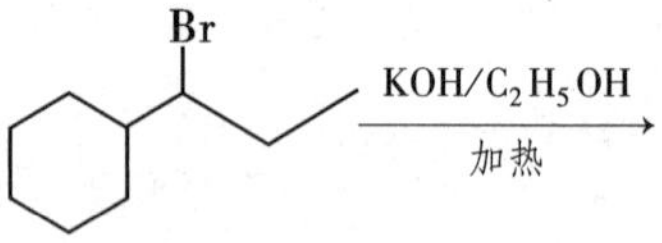

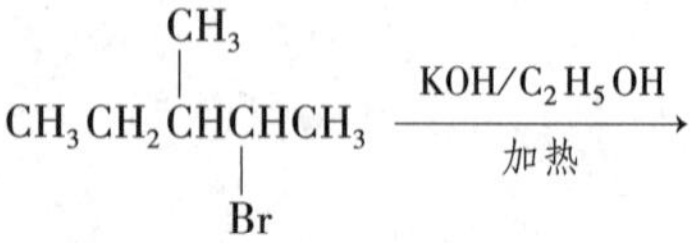

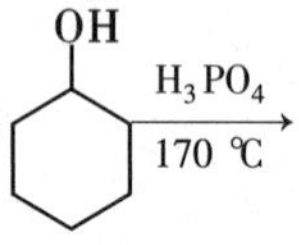

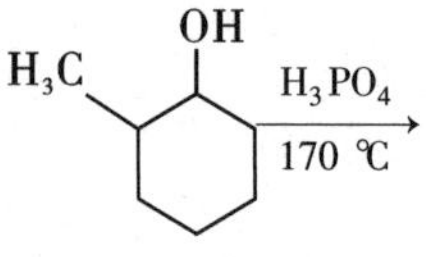

5. $\underset{\underset{OH}{|}}{\overset{\overset{CH_3}{|}}{CH_3CH_2C-CH_3}} \xrightarrow[\triangle]{H_2SO_4}$

6. 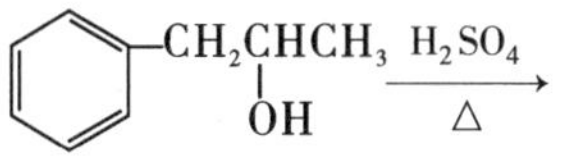 $\underset{\underset{OH}{|}}{CH_2CHCH_3}\text{（苯环）} \xrightarrow[\triangle]{H_2SO_4}$

7. $\underset{\underset{Br}{|}}{CH_3CH_2CHCH_3} \xrightarrow[\triangle]{KOH/C_2H_5OH}$

五、推测结构

化合物 A、B 的分子式均为 C_4H_9Br，与 NaOH 的醇溶液共热，生成化合物 C、D，分子式为 C_4H_8，C 氧化后只得到一种羧酸，而 D 氧化后得到一种羧酸和二氧化碳，C、D 与 HBr 作用可以得到 A 的同分异构体。推测 A、B、C、D 的结构式。

任务四 氧化与还原反应

知识要求

◆ 掌握常见氧化与还原反应类型。

◆ 了解氧化与还原反应在医学与药学上的应用。

能力要求

◆ 运用氧化与还原反应的一般规律进行结构推断。

◆ 将氧化与还原反应知识应用于药学和生活中。

一、烯烃和炔烃

（一）烯烃的氧化反应

1. 烯烃的高锰酸钾氧化

在碱性条件下，烯烃与冷、稀、中性或碱性的高锰酸钾水溶液反应生成邻二醇，双键中的 π 键断裂。邻二醇很易被进一步氧化成酮或酸，一般产率不高，但反应中高锰酸钾的颜色能很快褪去，因此可用于检测物质中是否含有碳碳双键。

$$R-CH=CH_2 \xrightarrow[OH^-]{KMnO_4} \underset{\underset{OH}{|}\quad\underset{OH}{|}}{R-CH-CH_2}$$

如果用浓的、热的或酸性高锰酸钾氧化，反应条件比较强烈，则发生 C=C 双键的断裂，氧化产物的结构取决于双键碳上氢（烯氢）被烷基取代的情况，如果双键碳原子上没有氢原子，生成酮，有一个氢原子，生成羧酸，链端的双键碳原子则氧化成二氧化碳。

$$CH_2=CHCH_3 \xrightarrow[H^+]{KMnO_4} CO_2\uparrow + CH_3COOH$$

$$(CH_3)_2C=CHCH_3 \xrightarrow[H^+]{KMnO_4} \underset{\underset{\|}{\overset{O}{\|}}}{CH_3CCH_3} + CH_3COOH$$

可以根据氧化产物的结构,推断原来烯烃的结构。

2. 烯烃的臭氧氧化

烯烃与臭氧(3%~6%)作用,可以生成中间体臭氧化物,臭氧化物不稳定具有爆炸性,在还原剂存在的条件发生水解,生成醛或酮。

$$CH_3CH_2CH_2CH{=}CH_2 \xrightarrow[(2)Zn/H_2O]{(1)O_3} CH_3CH_2CH_2CHO + HCHO$$

$$(CH_3)_2C{=}CHCH_3 \xrightarrow[(2)Zn/H_2O]{(1)O_3} CH_3COCH_3 + CH_3CHO$$

(二)炔烃的氧化反应

炔烃经酸性高锰酸钾氧化,可发生碳碳三键断裂,内炔烃生成两分子羧酸,端炔烃生成羧酸与二氧化碳。炔烃与高锰酸钾发生氧化反应,根据高锰酸钾水溶液颜色变化可以鉴别炔烃。根据所得产物的结构可推断原炔烃的结构。

$$CH_3CH_2C{\equiv}CH \xrightarrow[H^+]{KMnO_4} CH_3CH_2COOH + CO_2\uparrow$$

$$CH_3CH_2C{\equiv}CCH_2CH_3 \xrightarrow[H^+]{KMnO_4} CH_3CH_2COOH + CH_3CH_2COOH$$

在温和条件下用高锰酸钾水溶液(pH=7.5)氧化二取代炔烃,可以得到1,2-二酮化合物。

$$CH_3CH_2CH_2CH_2C{\equiv}CCH_2CH_2CH_2 \xrightarrow[pH=7.5]{KMnO_4} CH_3CH_2CH_2CH_2\overset{O}{\overset{\|}{C}}{-}\overset{O}{\overset{\|}{C}}CH_2CH_2CH_3$$

(三)炔烃的还原

在催化剂钯、铂或镍的作用下,炔烃与 H_2 发生催化氢化反应,先生成烯烃,后生成烷烃,但反应很难停留在烯烃阶段。

$$CH_2CH_2C{\equiv}CCH_2CH_3 + H_2 \xrightarrow{Pd} CH_3CH_2CH_2CH_2CH_3$$

若用 Lindlar(林德拉)催化剂(钯附着于碳酸钙及小量氧化铅上,使催化剂活性降低)进行炔烃的催化氢化反应,反应停留在烯烃阶段,得到 Z 型烯烃。

$$CH_3CH_2C{\equiv}CCH_3 + H_2 \xrightarrow{\text{Lindlar 催化剂}} \begin{matrix} CH_3 & & CH_2CH_3 \\ & C{=}C & \\ H & & H \end{matrix}$$

课堂互动

完成下列反应式。

(1) $CH_3CH_2C{\equiv}CH \xrightarrow[H^+]{KMnO_4}$

(2) $CH_3CH_2CH_2CH{=}CHCH_2CH_2 \xrightarrow[H^+]{KMnO_4}$

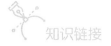知识链接

乙　炔

纯净的乙炔是无色无嗅的气体,实验室中常用电石制备乙炔,此种方法制得的乙炔有难闻的气味,由于其中含有磷化氢、硫化氢等杂质。乙炔燃烧时发出明亮的火焰,在纯氧中燃烧时火焰温度可高达 3500 ℃,称作"氧炔焰",可用于切割和焊接金属。乙炔在空气中的爆炸极限为 2.3% ～ 72.3%,使用时要特别注意安全。农业上,乙炔也有类似乙烯的作用。现在人们用电石催熟芒果,用乙炔饱和水溶液浇灌凤梨叶以促进其早开花。乙炔是有机化学工业的基本原料之一,乙炔及其衍生物在合成塑料、合成纤维、合成橡胶、医药、农药、染料、香料、涂料、溶剂等许多工业领域都有广泛的用途。

二、芳香烃

(一) 苯的氧化反应

苯很稳定,即使在高温条件下,与高锰酸钾、铬酸等强氧化剂同煮,也难被氧化。只有在五氧化二钒和高温的催化作用下,可被氧化开环,生成顺丁烯二酸酐。

(二) 苯环侧链的氧化反应

烷基取代的苯容易在氧化剂如酸性高锰酸钾的作用下,侧链被氧化,苯环仍保持不变。一般说来不论侧链长短,最终都只能保留一个碳,并转变为羧基。

苯-CH₂CH₂CH₃ $\xrightarrow{KMnO_4/H^+}$ 苯-COOH

叔烷基苯不含 α-H,在上述条件下不被氧化。

苯-C(CH₃)₃ $\xrightarrow{KMnO_4/H^+}$ 不反应

三、醇

在有机化合物中引入氧原子或脱去氢原子的反应,称为氧化反应。醇可以被多种氧化剂氧化。醇的结构不同、氧化剂不同,氧化产物也各不同。一级醇和二级醇,可被氧化成醛或酮,三级醇不易被氧化。

课堂互动

完成下列反应式。

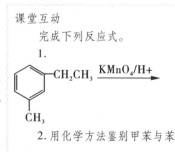
1.

2. 用化学方法鉴别甲苯与苯

（一）强氧化剂氧化

醇分子中与官能团直接相连的碳原子,称为 α-碳原子。α-碳原子上的氢,称为 α-氢原子。含有 α-氢的伯醇、仲醇可被高锰酸钾或重铬酸钾的硫酸水溶液氧化,伯醇首先被氧化成醛,醛继续被氧化生成羧酸。

$$R{-}CH_2OH \xrightarrow[\text{H}^+]{\text{K}_2\text{CrO}_7} R{-}CHO \xrightarrow[\text{H}^+]{\text{K}_2\text{CrO}_7} R{-}COOH$$

仲醇氧化生成酮。酮比较稳定,在同样条件下不容易继续被氧化。

$$CH_3CH_2\underset{\underset{OH}{|}}{C}HCH_3 \xrightarrow[\text{H}^+]{\text{K}_2\text{Cr}_2\text{O}_7} CH_3CH_2\overset{\overset{O}{\|}}{C}CH_3$$

用 $K_2Cr_2O_7/H_2SO_4$ 或 $KMnO_4$ 作氧化剂时,伯醇和仲醇反应前后有明显的颜色变化,而没有 α-氢的叔醇难以被氧化,可用于叔醇与伯醇、仲醇定性鉴别。

（二）催化脱氢反应

在铜、银、镍等作催化剂的条件下,伯醇或仲醇的蒸汽在高温下可发生脱氢反应,分别生成醛或酮。

$$R{-}CH_2OH \xrightarrow[250\,℃\sim350\,℃]{\text{Cu}} R{-}CHO$$

$$R\underset{\underset{OH}{|}}{-}CH{-}R' \xrightarrow[250\,℃\sim350\,℃]{\text{Cu}} R\overset{\overset{O}{\|}}{-}C{-}R'$$

脱氢反应是可逆的,叔醇分子中无 α-H,不能发生脱氢反应。

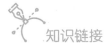

知识链接

呼吸中的酒精浓度和血液中酒精浓度的比例是 2100∶1。通过这个比例,交警就可以通过测定驾驶者的呼气,很快计算出受测者血液中的酒精含量。我国警用酒精测试仪是一种利用化学反应剂来测定呼出气体中酒精浓度的测试仪。除了一般测试仪都有的构件外,还配有两只装着化学混合剂的玻璃瓶,盛放有重铬酸钾、硫酸混合液,当受测者的呼气通过这些玻璃瓶时,如果气体中含有酒精发生氧化反应,瓶中的混合剂中铬会从橙色变成绿色,而化学反应产生的电阻也会令指针移动,精确标示出呼气中酒精的浓度,并通过微电脑将其换算成血液酒精的浓度。

讨论:你能写出乙醇的氧化反应式吗?

四、醛和酮

（一）醛与强氧化剂作用

用高锰酸钾或重铬酸钾等强氧化剂氧化时,醛被氧化成羧酸。

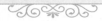

芳香醛的氧化条件不能剧烈,如果反应条件剧烈,芳环上的侧链氧化,生成苯甲酸。

$$\text{C}_6\text{H}_5\text{—CH}_2\text{CHO} \xrightarrow{\text{冷的稀KMnO}_4} \text{C}_6\text{H}_5\text{—CH}_2\text{COOH}$$

(二)醛与弱氧化剂作用

醛被托伦试剂(硝酸银的氨溶液)氧化时,醛被氧化为羧酸的铵盐,银离子被还原成金属银。当反应的容器光滑洁净时,银沉淀在试管壁上形成银镜,称为银镜反应。酮不发生此反应,可利用该反应区别醛和酮。

$$\text{R—CHO} + [\text{Ag}(\text{NH}_3)_2]^+\text{OH}^- \xrightarrow{\triangle} \text{RCOONH}_4 + 2\text{Ag}\downarrow + 3\text{NH}_3\uparrow + \text{H}_2\text{O}$$

脂肪醛与斐林试剂(硫酸铜与酒石酸钾钠的碱溶液)一起共热时,脂肪醛被氧化成羧酸,而 Cu^{2+} 被还原成砖红色的氧化亚铜沉淀析出。

$$\text{R—CHO} + 2\text{Cu(OH)}_2 + \text{NaOH} \xrightarrow{\triangle} \text{RCOONa} + \text{Cu}_2\text{O}\downarrow + 3\text{H}_2\text{O}$$

芳香醛不与斐林试剂作用。因此,利用斐林试剂可区别脂肪醛和芳香醛。甲醛与斐林试剂反应,有铜析出,此反应称为铜镜反应。

(三)醛与希夫试剂的显色反应

希夫试剂又称为品红亚硫酸试剂,品红是一种红色染料,将二氧化硫通入品红水溶液中,直到溶液红色刚好消失,所得溶液即为希夫试剂。醛与希夫试剂显示红色,酮不显色,实验室常用希夫试剂区别醛和酮。

(四)酮的氧化

酮一般不氧化,但与强氧化剂共热,羰基与 α 碳之间的碳链断开,形成羧酸。

$$\xrightarrow[\triangle]{\text{KMnO}_4, \text{H}^+} \text{CH}_3\text{COOH} + \text{CH}_3\text{CH}_2\text{COOH}$$

(五)还原反应

1.克莱门森还原法

醛、酮与锌汞齐和浓盐酸回流,羰基被还原成亚甲基,称为克莱门森还原法。该法只适用于对酸稳定的醛和酮,芳酮用此法还原产率较好。

$$\text{C}_6\text{H}_5\text{—C(=O)—CH}_2\text{CH}_2\text{CH}_3 \xrightarrow[\triangle]{\text{Zn–Hg, HCl}} \text{C}_6\text{H}_5\text{—CH}_2\text{CH}_2\text{CH}_2\text{CH}_3$$

对酸不稳定的化合物,可采用沃尔夫-凯西纳还原法将羰基还原成亚甲基。该法是将醛、酮与肼和金属钠(钾)在高压釜中或封管中加热(约200℃)反应。醛、酮先与肼生成腙,再放出氮气而生成烃。

$$\text{—C(=O)—} \longrightarrow \text{—C(=NNH}_2)\text{—} + \text{—CH}_2\text{—} + \text{N}_2\uparrow$$

由于反应在高压釜中高温加热进行,操作不方便。后来我国化学家黄鸣龙对此反应的反应条件进行了改进。用氢氧化钾代替金属钾,用肼的水溶液代替无水肼,并加入高沸点溶剂,一起在常压下回流反应,操作方便,便于工业上推广使用。改进后的沃尔夫-凯西纳 还原法称沃尔夫-凯西纳-黄鸣龙还原法,简称黄鸣龙还原法。

2. 催化氢化

醛、酮在钯、铂、镍等催化剂存在下,可以被还原成相应的伯醇和仲醇。

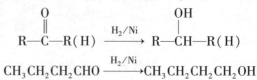

知识小结

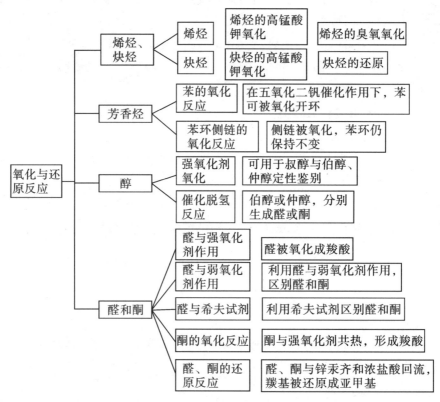

同步检测

一、选择题

(一)单项选择题

1. 炔烃与酸性高锰酸钾作用时,碳碳三键断裂,生成的主要产物有(　　)

　　A. 烷烃　　　　　　　　　　　B. 烯烃　　　　　　　　　　　C. 羧酸、二氧化碳

　　D. 酮

2. 烯烃经酸性高锰酸钾氧化,发生 C=C 双键的断裂,如果双键碳原子上没有氢原子,生成的主要产物是(　　)

　　A. 酮　　　　　　　　　　　　B. 羧酸　　　　　　　　　　　C. 二氧化碳

　　D. 烷烃

3. 能与醛发生银镜反应的试剂是(　　)

　　A. 希夫试剂　　　　　　　　　B. 斐林试剂　　　　　　　　　C. $FeCl_3$

　　D. 托伦试剂

4. 能将甲醛、乙醛和苯甲醛区别开的试剂是(　　)

　　A. Tollens 试剂　　　　　　　　B. Fehling 试剂　　　　　　　C. 羰基试剂

　　D. Schiff 试剂

(二)多项选择题

1. 能将甲醛与丙酮区别开的试剂是(　　)

　　A. Schiff 试剂　　　　　　　　B. I_2/NaOH　　　　　　　　　C. Fehling 试剂

　　D. Tollens 试剂　　　　　　　　E. 2,4-二硝基苯肼

2. 能与希夫试剂作用显紫红色的是(　　)

　　A. C_6H_5CHO　　　　　　　　B. CH_3COCH_3　　　　　　　C. CH_3CHO

　　D. CH_3CH_2OH　　　　　　　E. HCHO

3. 能使高锰酸钾溶液褪色的化合物是(　　)

　　A. 异丙苯　　　　　　　　　　B. 乙苯　　　　　　　　　　　C. 邻二甲苯

　　D. 苯乙烯　　　　　　　　　　E. 叔丁基苯

4. 鉴别烯烃和烷烃可选用的试剂是(　　)

　　A. 酸性 $KMnO_4$ 溶液　　　　　B. Br_2/CCl_4　　　　　　　C. I_2/NaOH

　　D. H_2O　　　　　　　　　　E. $AgNO_3$

二、填空题

1. 在催化剂钯、铂或镍的作用下,炔烃与 H_2 发生_____,先生成_____,后生成烷烃,但反应很难停留在_____。

2. 炔烃经酸性高锰酸钾氧化,可发生碳碳三键断裂,内炔烃生成_____,端炔烃生成_____。

3. 烷基取代的苯容易在氧化剂如酸性高锰酸钾的作用下,_____被氧化,_____仍保持不变,叔烷基苯不含_____,在上述条件下不被氧化。

4. 含有 α-氢的伯醇、仲醇可被高锰酸钾或重铬酸钾的硫酸水溶液氧化,伯醇首先被氧化成_____,继续被氧化生成_____。

5. 在有机化合物中引入_____或脱去_____的反应,称为氧化反应。

6. 醛被托伦试剂氧化时,醛被氧化成_____,银离子被还原成_____,该反应称为_____。

7. 脂肪醛与斐林试剂一起共热时,脂肪醛被氧化成_____,而 Cu^{2+} 被还原成_____,该反应称为_____。

8. 醛与希夫试剂显示_____,酮不显色,实验室常用希夫试剂区别醛和酮。

9. 醛、酮与锌汞齐和浓盐酸回流,羰基被还原成_____,该反应称为_____。

三、是非题(对的画√,错的画×)

1. 在碱性条件下,烯烃与冷、稀、中性或碱性的高锰酸钾水溶液反应生成邻二醇。　　　　　　　　　　(　　)

2. 含有 α-氢的伯醇、仲醇可被高锰酸钾或重铬酸钾的硫酸水溶液氧化,伯醇首先被氧化成醛,醛继续被氧化生成羧酸。　　　　　　　　　　　　　　　　　　　　　　　　　　　(　　)

3. 可以根据氧化产物的结构,推断原来烯烃的结构。　　　　　　　　　　　　　(　　)

4. 苯很稳定,可以在高温条件下,与高锰酸钾、铬酸等强氧化剂同煮发生氧化反应。　　(　　)

5. 叔烷基苯不含 α-H,可以被酸性高锰酸钾氧化。　　　　　　　　　　　　　(　　)

6. 醇的脱氢反应是可逆的,叔醇分子中无 α-H,不能发生脱氢反应。　　　　　　(　　)

7. 酮能与托伦试剂发生氧化反应。　　　　　　　　　　　　　　　　　　　　(　　)

8. 芳香醛能与斐林试剂发生反应。　　　　　　　　　　　　　　　　　　　　(　　)

9. 克莱门森还原法只适用于对酸稳定的醛和酮。　　　　　　　　　　　　　　(　　)

四、写出下列反应的主要产物

1.

2. $CH_3CH_2CH_2\underset{\underset{\displaystyle OH}{|}}{CH}CH_3 \xrightarrow[H^+]{K_2Cr_2O_7}$

3. 〇—$CH_2CHO \xrightarrow[\triangle]{[Ag(NH_3)_2]^+}$

4. $CH_3—CH=\underset{\underset{\displaystyle CH_3}{|}}{C}CH_2CH_3 \xrightarrow[\triangle]{KMnO_4/H^+}$

5. $CH_3C\equiv C\underset{\underset{\displaystyle CH_3}{|}}{C}HCH_3 \xrightarrow[H_2O]{KMnO_4}$

6. 〇 带 CH_3 与 C(CH_3)_3 $\xrightarrow[\triangle]{KMnO_4/H^+}$

7. $(CH_3)_2CH—OH \xrightarrow{KMnO_4}$

8. $CH_3CH_2CH_2CH_2—OH \xrightarrow[\triangle]{Cu}$

9. 〇—$\overset{\overset{\displaystyle O}{\|}}{C}CH_3 \xrightarrow[HCl]{Zn-Hg}$

10. 〇—$CHO + [Ag(NH_3)_2]^+OH^- \xrightarrow{\triangle}$

11. 〇—$CH_2CHO \xrightarrow{冷,稀 KMnO_4}$

12. $CH_3CH_2\overset{\overset{\displaystyle O}{\|}}{C}CH_3 \xrightarrow{H_2/Pt}$

五、用化学方法鉴别下列各组化合物

1. $CH_3CH_2\underset{\underset{\displaystyle OH}{|}}{C}HCH_3$ 、$CH_3CH_2CH_2CH_2OH$ 、$(CH_3)_3C—OH$

2. 〇—CH_2OH 、H_3C—〇—OH 、〇—CH_3

3. 丙醛、甲醛、丙酮

六、推测物质结构

1. 有机化合物 A($C_5H_{12}O$),能与金属钠反应放出氢气,在室温下容易被高锰酸钾氧化,和浓硫酸共热生成 B(C_5H_{10}),B 经 $K_2Cr_2O_7/H_2SO_4$ 作用生成丙酮和乙酸。推测 A 与 B 的结构。

2. 有两种化合物 A、B,分子式均为 C_6H_{12}。当用酸性高锰酸钾溶液氧化时,A 生成酮,B 得到羧酸和酮。推断 A、B 的结构。

任务五 特殊反应

知识要求

◆ 掌握常见特殊反应类型。

◆ 熟悉特殊反应的基本定义。

◆ 了解特殊反应在医学与药学上的应用。

能力要求

◆ 学会运用特殊反应一般规律进行结构推断。

◆ 将特殊反应知识应用于药学和生活中。

一、傅瑞德尔-克拉夫茨反应(芳香烃)

傅瑞德尔-克拉夫茨反应,简称傅-克反应,由法国化学家傅瑞德尔和美国化学家克拉夫茨共同发现的制备烷基苯和芳香酮的方法。有机化合物分子中的氢被烷基(—R)取代的反应称为傅克烷基化反应,被酰基取代的反应称为傅克酰基化反应。苯环上的烷基化反应和酰基化反应统称为傅-克反应。

(一)傅-克烷基化反应

在 $AlCl_3$、$FeCl_3$、$ZnCl_2$ 等催化剂作用下,苯环上的氢被烷基取代,生成烷基苯。溴代烷和氯代烷是常用于该反应的卤代烷。傅-克烷基化反应是制备芳香烃同系物特别是苯的同系物的主要方法。

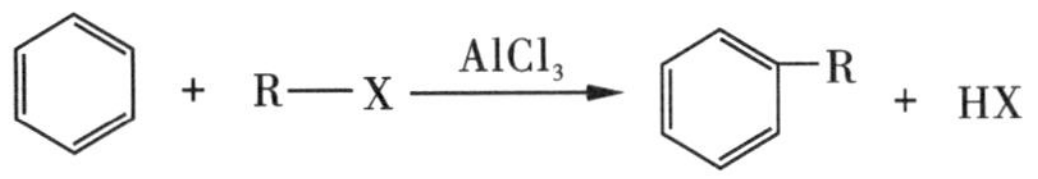

$$\text{苯} + R-X \xrightarrow{AlCl_3} \text{苯}-R + HX$$

除了用卤代烷外,还可用烯或醇在酸催化下发生烷基化反应。

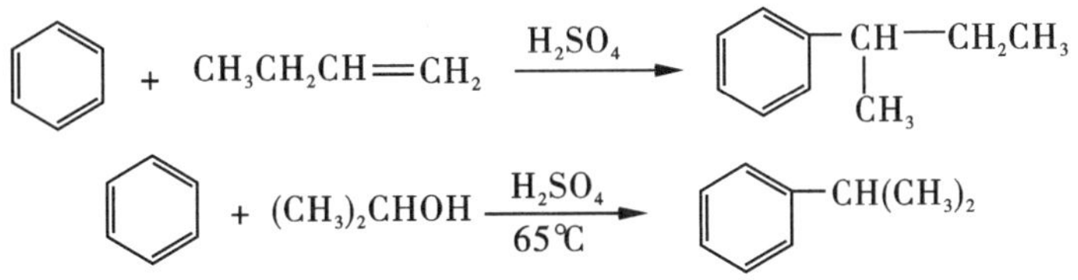

$$\text{苯} + CH_3CH_2CH=CH_2 \xrightarrow{H_2SO_4} \text{苯}-CH(CH_3)-CH_2CH_3$$

$$\text{苯} + (CH_3)_2CHOH \xrightarrow[65℃]{H_2SO_4} \text{苯}-CH(CH_3)_2$$

(二)傅-克酰基化反应

在无水三氯化铝等催化剂的作用下,酰卤或酸酐与苯反应,向苯环引入一个酰基,生成芳酮。

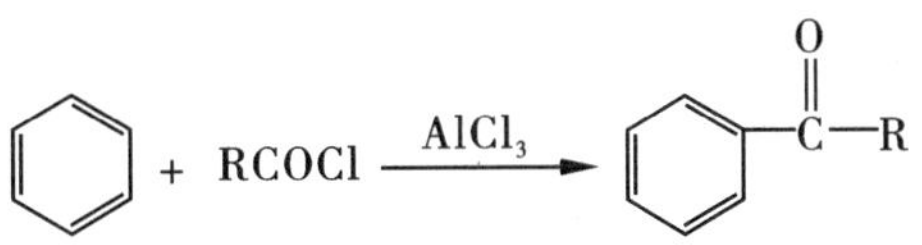

$$\text{苯} + RCOCl \xrightarrow{AlCl_3} \text{苯}-\overset{O}{\underset{}{C}}-R$$

(三)傅瑞德尔-克拉夫茨反应的局限性

傅瑞德尔-克拉夫茨反应是有机合成上的一个重要反应,如果苯环上连接有吸电子基团—NO_2、—SO_3H、—CN 等,会使芳环活性降低,烷基化和酰基化反应均不能发生。

二、与金属反应(卤代烃)

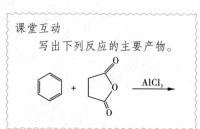

课堂互动
写出下列反应的主要产物。

(一)与金属镁的反应

卤代烃与金属镁在无水乙醚中反应生成的有机镁化合物称为格林雅试剂,简称格氏试剂。

$$\text{C}_6\text{H}_5\text{Br} + \text{Mg} \xrightarrow{\text{无水乙醚}} \text{C}_6\text{H}_5\text{MgBr}$$

$$\text{CH}_3\text{CH}_2\text{Br} \xrightarrow{\text{无水乙醚}} \text{CH}_3\text{CH}_2\text{MgBr}$$

在用卤代烃合成格氏试剂时,卤代烷的反应活性是 RI>RBr>RCl。但由于碘代烷价格贵,故在合成格氏试剂时,常用溴代烷制备格氏试剂。卤代烷制备格氏试剂以伯卤代烷最适合,仲卤代烷也可以,但叔卤代烷在强碱条件下,主要发生消除反应,难以制成格氏试剂。

(二)与金属锂的反应

卤代烃与金属锂在非极性溶剂无水乙醚、苯、石油醚等中作用,得到金属有机锂化合物。

$$\text{RX} + 2\text{Li} \xrightarrow{\text{无水乙醚}} \text{RLi} + \text{LiX}$$

(三)与金属钠的反应

卤代烃在金属钠作用下合成烷烃,称为武兹反应。武兹反应用于 R–R 型烃类的制备,不适合R–R′型烃类的合成。

$$2\text{Na} + 2\text{RX} \longrightarrow \text{R—R} + 2\text{NaX}$$

三、酯化反应(醇和酸)

(一)醇与有机酸的成酯反应

羧酸与醇在酸催化下反应生成酯和水,这个反应称为酯化反应。在同样条件下,酯和水也可作用生成羧酸和醇,称酯的水解反应。所以酯化反应是可逆反应。

$$\text{RCOOH} + \text{R}'\text{OH} \underset{\text{水解}}{\overset{\text{脂化}}{\rightleftharpoons}} \text{RCOOR}' + \text{H}_2\text{O}$$

利用^{18}O 的醇和羧酸进行酯化反应,生成了含^{18}O 的酯,实验事实说明,是羧酸的酰氧键断裂,羧酸中羟基被醇中烃氧基取代,生成酯和水。

$$\text{CH}_3-\overset{\overset{\text{O}}{\|}}{\text{C}}-\text{OH} + \text{H}-\overset{18}{\text{O}}\text{CH}_2\text{CH}_3 \xrightarrow[\triangle]{\text{H}^+} \text{CH}_3-\overset{\overset{\text{O}}{\|}}{\text{C}}-\overset{18}{\text{O}}-\text{CH}_2\text{CH}_3 + \text{H}_2\text{O}$$

药物经酯化反应修饰后,药物的理化性质有显著的变化,使药物在体内的吸收、分布代谢等方面得到某些改变。例如,维生素 C 具有还原性,在空气中极易氧化,而维生素 C 苯甲酸酯的效果与维生素 C 相同,但性质稳定。

(二)醇与无机含氧酸的成酯反应

醇与无机含氧酸之间脱水也可生成相应的无机酸酯。这些酯中有的是有机合成中的重要试剂,有的是药物。例如:

$$
\begin{array}{c}
H_2C\!-\!OH \\
| \\
HC\!-\!OH \\
| \\
H_2C\!-\!OH
\end{array}
\ +3HONO_2 \longrightarrow
\begin{array}{c}
H_2C\!-\!ONO_2 \\
| \\
HC\!-\!ONO_2 \\
| \\
H_2C\!-\!ONO_2
\end{array}
\ +3H_2O
$$

三硝酸甘油酯

$$
\begin{array}{c}
CH_3 \\
| \\
CH_3CHCH_2CH_2OH
\end{array}
\ +HONO \longrightarrow
\begin{array}{c}
CH_3 \\
| \\
CH_3CHCH_2CH_2ONO
\end{array}
\ +H_2O
$$

亚硝酸异戊酯

三硝酸甘油酯和亚硝酸异戊酯在临床上用作扩张血管及缓解心绞痛的药物。

四、重排反应

(一)碳正离子

碳正离子是有机反应中常见的活性中间体之一,是由共价键的异裂所产生的。

$$R:X \longrightarrow R^+ + X:^-$$

(二)碳正离子的稳定性

烷基碳正离子依据于正电荷所在的碳原子的类型,可分为伯(1°)、仲(2°)、叔(3°)碳正离子,稳定性顺序为:$3°C^+ > 2°C^+ > 1°C^+ > CH_3^+$,碳正离子上连接的烷基越多,正电荷越分散,体系越稳定。

(三)碳正离子的重排

以烯烃的亲电加成反应为例,第一步 H^+ 加到双键碳上形成碳正离子,形成的碳正离子常伴有重排反应的发生。

$$
(CH_3)_2CHCH\!=\!CH_2 \xrightarrow{HBr} (CH_3)_2\overset{H}{\underset{}{C}}\!-\!\overset{H}{\underset{}{C^+}}\!-\!CH_3 \xrightarrow{Br^-} (CH_3)_2CHCHCH_3 \quad \text{正常产物}
$$

↓(氢迁移)

$$
(CH_3)_2C^+\!-\!CH\!-\!CH_3 \xrightarrow{Br^-} (CH_3)_2CCH_2CH_3 \quad \text{重排产物}
$$

重排是碳正离子的特征之一,不仅氢原子能发生迁移,烷基也能发生迁移。

$$
(CH_3)_3CCH\!=\!CH_2 \xrightarrow{HBr} (CH_3)_2\overset{CH_3}{\underset{}{C}}\!-\!\overset{H}{\underset{}{C^+}}\!-\!CH_3 \xrightarrow{Br^-} (CH_3)_3CCHCH_3 \quad \text{正常产物}
$$

↓(甲基迁移)

$$
(CH_3)_2\overset{CH_3}{\underset{}{C^+}}\!-\!CH\!-\!CH_3 \xrightarrow{Br^-} (CH_3)_2CCH(CH_3)_2 \quad \text{重排产物}
$$

通常情况下,由不稳定碳正离子重排成稳定的碳正离子。一般情况下,如果有重排产物产生,说明反应经过碳正离子中间体。

五、羟醛缩合反应(醛)

两个或多个有机化合物分子通过反应形成一个新的较大分子的反应都可称为缩合反应。缩合反应是增长碳链、改变分子碳链骨架的重要手段。羟醛缩合反应是指含有 α-氢的醛在稀酸或稀碱(最常用的是稀碱)的催化下发生自身的加成,生成 β-羟基醛的反应。例如,两分子乙醛在稀碱催化下发生羟醛缩合反应生成 β-羟基丁醛。

$$CH_3-\overset{O}{\overset{\|}{C}}-H + CH_2-\overset{O}{\overset{\|}{\underset{H}{C}}}-H \xrightarrow[5\ ℃]{10\%\ NaOH} CH_3-\overset{OH}{\overset{|}{C}H}-CH_2-\overset{O}{\overset{\|}{C}}-H$$

六、卤仿反应(醛酮)

凡具有 $CH_3-\overset{O}{\overset{\|}{C}}-H(R)$ 结构的醛、酮与卤素的碱溶液(或次卤酸盐)作用时,甲基上的三个 α-H 都被卤原子取代,生成三卤代物。三卤代物在碱性溶液中不稳定,被分解为卤仿和羧酸盐,由于反应生成卤仿,故此反应称为卤仿反应。

$$(R)H-\overset{O}{\overset{\|}{C}}-CH_3 \xrightarrow[\text{或 NaOX}]{X_2+NaOH} (R)H-\overset{O}{\overset{\|}{C}}-CX_3$$

如果用次碘酸钠(I_2+NaOH)作试剂,则生成具有特殊臭味的黄色结晶碘仿(CHI_3),此反应称为碘仿反应。碘仿反应可用于鉴别甲基酮和乙醛。此外,具有 $CH_3CHOH—R$ 结构的醇,也能发生碘仿反应,被次碘酸钠氧化为乙醛或甲基酮而发生碘仿反应。

$$CH_3-\overset{OH}{\overset{|}{C}}H-R \xrightarrow{I_2+NaOH} CH_3-\overset{O}{\overset{\|}{C}}-R$$

七、安息香缩合反应(芳醛)

苯甲醛在氰基负离子(CN^-)催化下加热发生双分子缩合,生成 α-羟基酮的反应称为安息香缩合反应。

$$Ar—CHO+Ar—CHO \xrightarrow{KCN} Ar-\overset{OH}{\overset{|}{C}}H-\overset{O}{\overset{\|}{C}}-Ar$$

八、水解、醇解和氨解

(一)水解

羧酸衍生物均可发生水解生成羧酸,反应通式如下。

$$R-\overset{O}{\overset{\|}{C}}-L + H_2O \longrightarrow R-\overset{O}{\overset{\|}{C}}-OH + HL$$

1. 酰卤的水解

低分子酰卤极易水解,如乙酰氯遇水反应很猛烈;随着酰卤分子量增大,在水中的溶解度降低,水解速度逐渐减慢,例如:

$$(C_6H_5)_2CHCH_2-\overset{\overset{O}{\parallel}}{C}-Cl \xrightarrow[0\,℃]{Na_2CO_3/H_2O} (C_6H_5)_2CHCH_2-\overset{\overset{O}{\parallel}}{C}-OH$$

$$95\%$$

2. 酸酐的水解

酸酐可以在中性、酸性或碱性溶液中水解,由于酸酐不溶于水,在室温下水解很慢,必要时需要加热、酸碱催化。

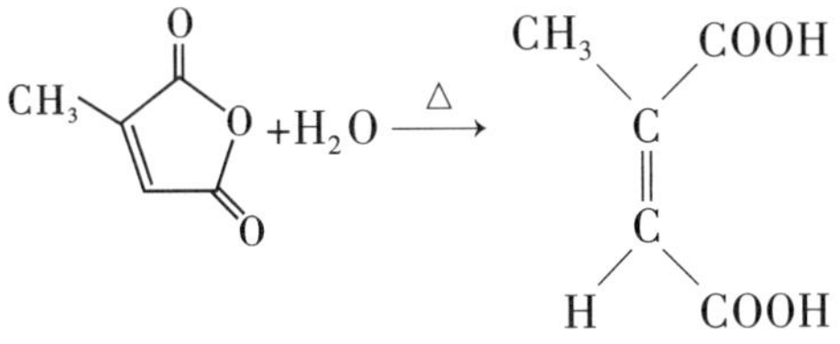

3. 酯的水解

酯水解生成一分子羧酸和一分子醇,反应通式如下。

$$\overset{\overset{O}{\parallel}}{\underset{R}{C}}-OR' + H_2O \rightleftharpoons \overset{\overset{O}{\parallel}}{\underset{R}{C}}-OH + R'OH$$

酯水解是酯化反应的逆反应,在碱性催化剂作用下,水解生成的羧酸可与碱成盐,使平衡破坏,酯在碱过量的条件下可彻底水解,反应速率与酯和碱的浓度成正比。酯广泛存在于自然界中,它的水解是合成羧酸的重要方法。

4. 酰胺的水解

酰胺的水解比酯难,一般需要在酸或碱的催化及加热条件下进行。

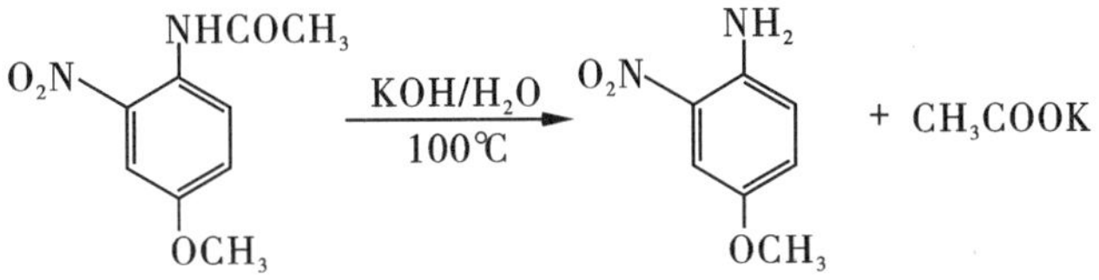

(二) 醇解

羧酸衍生物的醇解是合成酯的重要方法,反应通式如下。

$$\overset{\overset{O}{\parallel}}{\underset{R}{C}}-L + R'OH \longrightarrow \overset{\overset{O}{\parallel}}{\underset{R}{C}}-OR' + HL$$

课堂互动

许多酯类和酰胺类药物如阿司匹林片剂、氨苄西林钠注射液,容易水解而失效。请你想一想在使用和贮存此类药物时,应该如何控制条件防止其水解?

1. 酰卤的醇解

酰卤很容易与醇反应生成酯,是合成酯的常用方法之一。一般用其它方法难以制备的酯,例如,酚酯不能直接由羧酸和酚反应制备,就可以通过酰卤来制备。

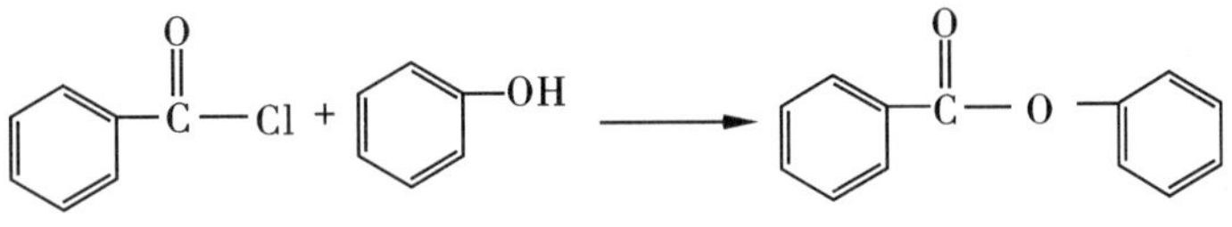

2. 酸酐的醇解

酸酐易与醇作用反应生成酯和酸,反应可用少量酸或碱催化,也是制备酯的常用方法。如解热镇痛药阿司匹林的制备就是以水杨酸为原料,在硫酸催化下与醋酐作用制得。

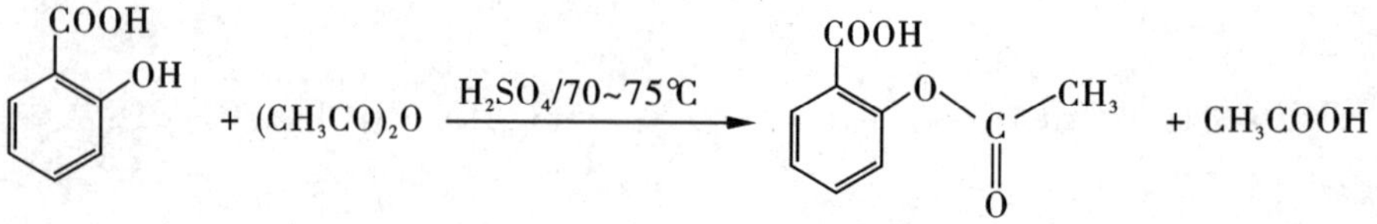

$$\text{邻羟基苯甲酸} + (CH_3CO)_2O \xrightarrow{H_2SO_4/70\sim75℃} \text{乙酰水杨酸} + CH_3COOH$$

3. 酯的醇解

酯的醇解需在酸(如硫酸、对甲基苯磺酸)或碱(如醇钠)催化下进行,生成另一种醇和另一种酯,酯的醇解又称为酯交换反应。

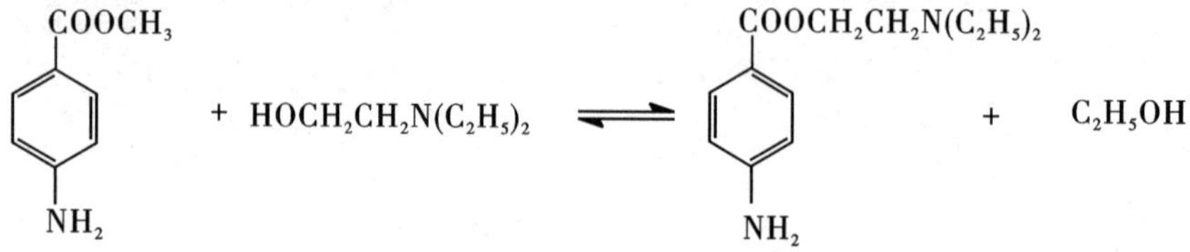

$$\text{对氨基苯甲酸甲酯} + HOCH_2CH_2N(C_2H_5)_2 \rightleftharpoons \text{普鲁卡因} + C_2H_5OH$$

β-二乙胺基乙醇　　　　　　　普鲁卡因

此反应是可逆的,为使反应向生成新酯的方向进行,常采用加入过量的醇或将生成的醇除去的方法。

(三) 氨解

羧酸衍生物与氨(或胺)作用可生成酰胺,这是制备酰胺的常用方法。由于氨(或胺)的亲核性比水、醇强,故羧酸衍生物的氨解反应比水解、醇解更容易进行。

$$\underset{R}{\overset{O}{\underset{||}{C}}}L + NH_3(H_2NR', HNR'_2) \longrightarrow \underset{R}{\overset{O}{\underset{||}{C}}}NH_2(HNR', NR'_2) + HL$$

1. 酰卤的氨解

酰卤与氨(或胺)可迅速反应形成酰胺。反应通常在碱性条件下进行,碱的作用是中和反应生成的卤化氢,以避免消耗反应物氨(或胺)。例如:

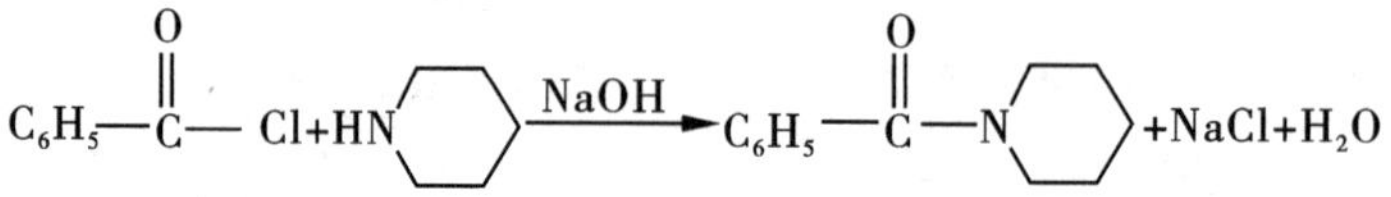

$$C_6H_5\overset{O}{\underset{||}{C}}-Cl + HN\bigcirc \xrightarrow{NaOH} C_6H_5\overset{O}{\underset{||}{C}}-N\bigcirc + NaCl + H_2O$$

2. 酸酐的氨解

酸酐氨解亦生成酰胺,但酸酐的活性比酰卤稍弱,反应较温和。例如:

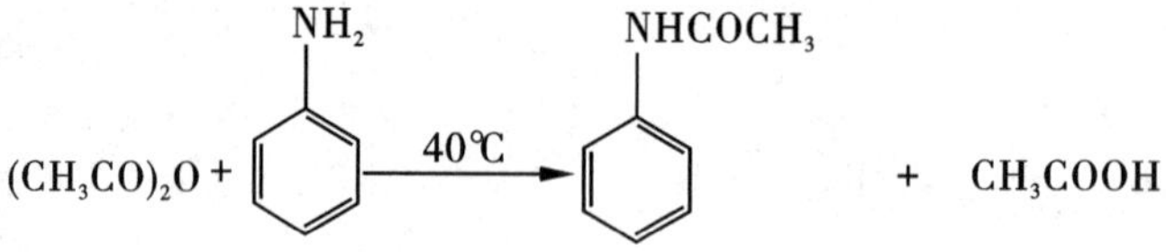

$$(CH_3CO)_2O + \text{苯胺} \xrightarrow{40℃} \text{乙酰苯胺} + CH_3COOH$$

3. 酯的氨解

酯与氨(或胺)及氨的衍生物(如肼、羟氨等)发生氨解生成酰胺或酰胺衍生物。由于氨(或胺)的亲核性比醇强,所以,酯的氨解不需要加催化剂。

$$NH_3 + R-\overset{O}{\underset{||}{C}}-OR' \longrightarrow R-\overset{O}{\underset{||}{C}}-NH_2 + R'-OH$$

知识小结

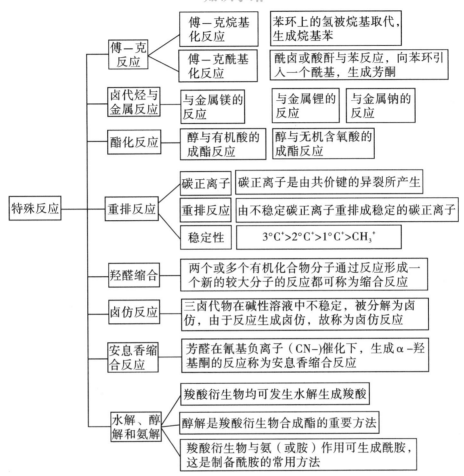

 同步检测

一、填空题

1. 有机化合物分子中的氢被_____取代的反应称为傅克烷基化反应,被_____取代的反应称为傅克酰基化反应。苯环上的傅克烷基化反应和酰基化反应统称为_____。

2. 除了用卤代烷外,还可用_____在酸催化下发生烷基化反应。

3. 在无水三氯化铝等催化剂的作用下,酰卤或酸酐与苯反应,向苯环引入一个酰基,生成_____。

4. 卤代烃与_____在无水乙醚中反应生成的有机镁化合物称为_____。

5. 在用卤代烃合成格氏试剂时,卤代烷的反应活性是_____。

6. 卤代烃在金属钠作用下合成烷烃,称为_____。该反应用于_____的制备。

7. _____与_____在酸催化下反应生成酯和水,这个反应称为酯化反应。

8. 碳正离子是有机反应中常见的活性中间体之一,是由共价键的_____所产生的。

9. 两个或多个有机化合物分子通过反应形成一个新的较大分子的反应都可称为_____。

10. 羟醛缩合反应是指含有_____在稀酸或稀碱(最常用的是稀碱)的催化下发生自身的加成,生

成 β-羟基醛的反应。

二、是非题(对的画√,错的画×)

1. 武兹反应应用于 R—R′型烃类的合成。 ( )

2. 碳正离子上连接的烷基越多,正电荷越分散,越稳定。 ( )

3. 通常情况下,由稳定碳正离子重排成不稳定的碳正离子。 ( )

4. 缩合反应是增长碳链、改变分子碳链骨架的重要手段。 ( )

5. 具有 CH_3CHOH—R 结构的醇,也能发生碘仿反应。 ( )

6. 芳醛在氰基负离子(CN^-)催化下,生成 α-羟基酮的反应称为安息香缩合反应。 ( )

7. 低分子酰卤不易水解,随着酰卤分子量增大,在水中的溶解度增大,水解速度逐渐加快。 ( )

三、写出下列反应的主要产物

1. 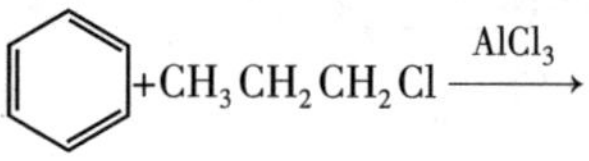 $\text{苯} + CH_3CH_2CH_2Cl \xrightarrow{AlCl_3}$

2. 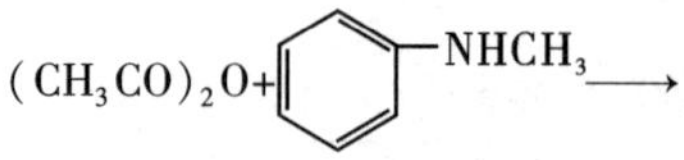 $(CH_3CO)_2O + \text{苯环-NHCH}_3 \longrightarrow$

3. $CH_3OOCCH_2COCl \xrightarrow{H_2O}$

4. 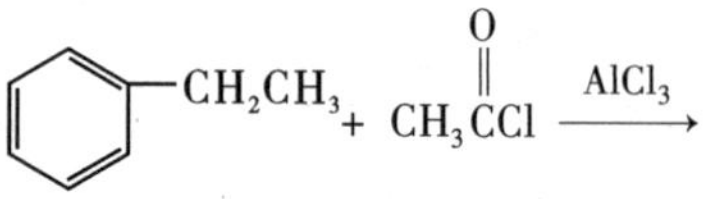 $\text{苯环-CH}_2CH_3 + CH_3\overset{O}{\overset{\|}{C}}Cl \xrightarrow{AlCl_3}$

5. $CH_3COOH + CH_3\overset{CH_3}{\overset{|}{C}}HOH \xrightarrow[\triangle]{H_2SO_4}$

6. 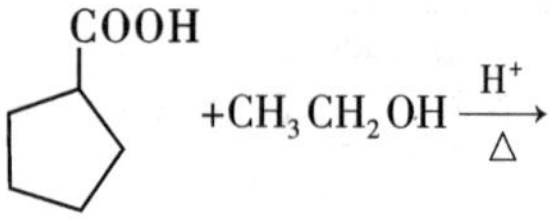 $\text{环戊烷-COOH} + CH_3CH_2OH \xrightarrow[\triangle]{H^+}$

四、比较下列碳正离子的稳定性

(1) $CH_3\overset{+}{C}HCH_2CH_3$ (2) $CH_3CH_2CH_2\overset{+}{C}H_2$ (3) $CH_3\overset{+}{\overset{|}{C}}CH_2 \\ \quad\quad\quad CH_3$

五、写出下列碳正离子的重排产物

1. $CH_3CH_2CH_2\overset{+}{C}H_2$

2. $CH_3\overset{+}{C}H\overset{|}{C}HCH_3 \\ \quad\quad\quad CH_3$

3. $CH_3\overset{+}{C}H\overset{CH_3}{\underset{CH_3}{\overset{|}{\underset{|}{C}}}}CH_3$

(吴娜怡郁)

项目八 立体化学基础

任务一 构象异构

知识要求
◆ 掌握构象、构象异构的概念。
◆ 熟悉乙烷、丁烷的优势构象。
◆ 熟悉环己烷的船式构象、椅式构象及直立键和平伏键。

能力要求
1. 能判断丁烷四种代表构型的稳定性。
2. 能指出环己烷椅式构象中的直立键和平伏键。

　　烷烃分子中的 σ 单键特点是成键原子可以围绕键轴任意旋转。乙烷分子是最简单的有碳碳单键的化合物,碳碳单键可以自由转动,固定乙烷分子中的一个碳原子,另一个碳原子围绕碳碳单键旋转,则每转动一个角度,乙烷分子中原子在空间就会形成一个排列形式,因此,乙烷在空间会形成若干不同排列形式,每个排列形式叫做乙烷的一个构象(cycloalkanes)。这种由于围绕单键旋转而产生的分子中原子或原子团在空间的不同排列形式叫做构象。不同构象之间互称构象异构体,属于立体异构的一种。

一、乙烷的构象

　　表示构象常用锯架式或纽曼投影式。锯架式是一种透视式,表达了从分子侧面观察到的形象,可以清楚看到分子中所有的价键。书写时,将分子球棍模中的小球去掉,用实线表示分子中各原子或基团在空间的相对位置,即得到锯架式。锯架式比较直观,分子中所有原子和键都能看见,但画起来有些难度。

乙烷锯架式　　　　　乙烷纽曼投影式

　　纽曼投影式是在分子球棍模型基础上,将视线放在碳碳键轴上,距离观察者较近的一个碳原子用一圆圈表示,从圆圈中心开始画三条实线,表示该碳原子上所连的三个原子或原子团,距离观察者较远的碳原子因被较近碳原子遮挡,因而不画出,只从圆圈边线开始画三条实线,表示较远碳原子上所连的三个原子或者原子团。纽曼投影式书写方便,且在表示分子空间结构时比较直观。

由于碳碳单键的自由旋转,乙烷可以有无数个构象,但在这些构象中,交叉式和重叠式最为典型,其他构象处于两者之间的状态。

锯架式 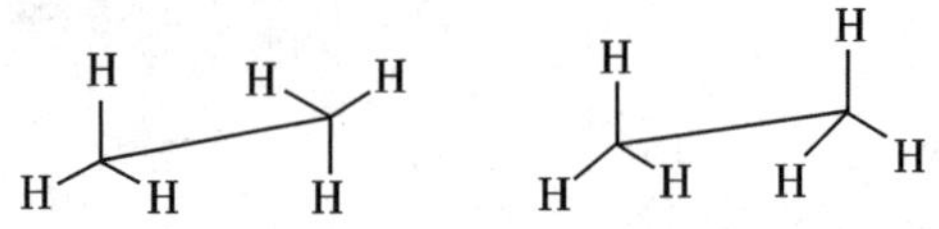
乙烷交叉式构象　　乙烷重叠式构象

纽曼投影式 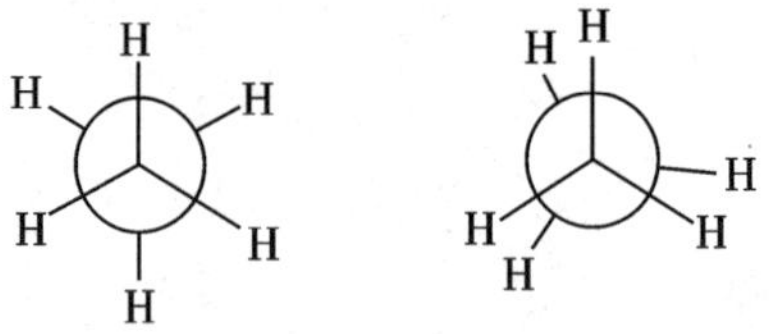
乙烷交叉式构象　　乙烷重叠式构象

在乙烷交叉式构象中,一个碳原子上的碳氢键处于另一个碳原子上两个碳氢键中间位置。此时,两个碳原子上连接的氢原子相距最远,相互之间的斥力最小,因而分子内能最小,也最稳定,这种构象称为优势构象。在乙烷重叠式中,两个碳原子上的碳氢键两两重叠,两个碳原子上连接的氢原子相距最近,相互之间的斥力最大,分子内能最大,最不稳定。其他构象的内能和稳定性介于两者之间。尽管乙烷构象之间内能不同,但差异较小,常温下分子间的碰撞就足以使不同构象之间快速转变,无法分离出某个构象,因而乙烷实质上是交叉式和重叠式以及介于两者之间若干构象异构体的平衡混合物。交叉式最稳定,在平衡混合物中占有最高比例,所以一般情况下用交叉式表示乙烷。

二、丁烷的构象

丁烷分子中有三个碳碳单键,每个碳碳单键都可以通过自由旋转产生若干构象异构体。因为丁烷 C_2、C_3 都连有一个体积比氢大的甲基,这两个甲基在空间的排列方式对分子的能量有较大的影响,一般主要讨论旋转 C_2、C_3 之间的 σ 键旋转时得到的四种典型构象。由全叠式开始,固定 C_1 与 C_2,使 C_3 绕 C_2—C_3 间键轴作相对旋转,每转动一个 60° 就得到一个典型构象,这样一共得到四种代表性构象。如下所示:

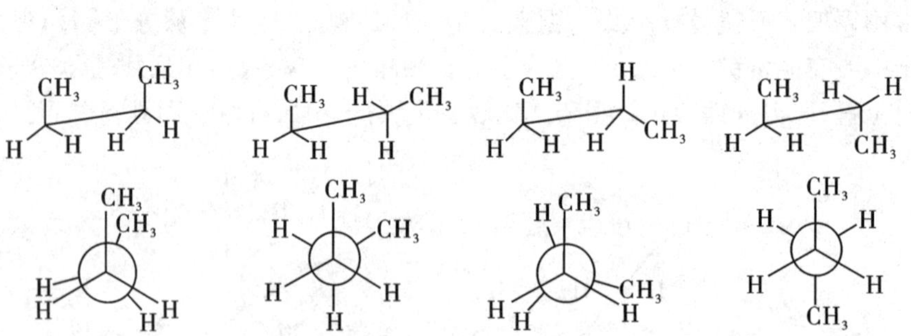

全重叠式　　邻位交叉式　　部分重叠式　　对位交叉式

在全重叠式中,体积最大的两个甲基处于重叠状态,距离最小,分子内斥力最大,能量最高,最不稳定;在对位交叉式中,体积最大的两个甲基距离最远,分子内斥力最小,能量最低,最稳定。四种构象内

能高低顺序为:

全重叠式>部分重叠式>邻位交叉式>对位交叉式

尽管丁烷不同构象之间存在内能差,但同样不能分离出单个构象异构体,和乙烷一样,丁烷也是若干构象的平衡混合体,其中对位交叉式是优势构象,是丁烷主要存在形式。

三、环己烷的构象

(一)椅式与船式构象

环己烷分子存在椅式和船式两种典型构象。在这两种构象中,环内所有碳碳键键角均接近饱和碳四面体键角,几乎没有角张力。在船式构象中,C_1 和 C_4 上的两个氢原子相距较近,相互之间斥力较大,而在椅式构象中则相距较远,不产生斥力。

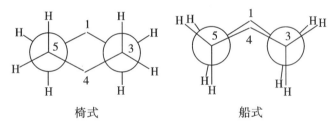

椅式　　　　　　　船式

另外从环己烷纽曼投影式分析,分别沿着椅式构象中的 C_5、C_6 和 C_2、C_3 之间的键轴可以看出,相连碳原子上的氢原子都处于交叉式状态,而在船式构象中则处于重叠式。所以椅式比船式内能更低,是最稳定的一种构象,即环己烷的优势构象。

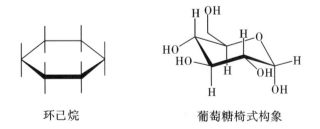

椅式　　　　　　　船式

环己烷的衍生物也是自然界生物体内广泛存在的结构单元,为了书写的方便,一般用正六边形表示六元环,环上的原子或基团写在环的上下方,有时为了表示环上原子或基团在空间位置关系的需要,常使用椅式构象,如下所示。

环己烷　　　　　　　葡萄糖椅式构象

(二)直立键和平伏键

在环己烷椅式构象中,C_1、C_3、C_5 在同一环平面上,C_2、C_4、C_6 在另一环平面上,这两个环平面相互平行。十二个碳氢键可分为两类,一类是垂直于 C_1、C_3 和 C_5 形成的平面(或 C_2、C_4 和 C_6 形成的平面),包含实线和虚线键共六个,称为 a 键,也称直立键或竖键;另一类则是大致与平面平行的六个键称为 e

键,也称平伏键或横键。

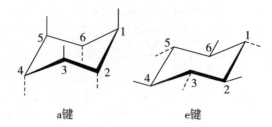

a键   e键

环己烷不同构象之间能通过碳原子的振动和碳碳键的转动实现互相转变。椅式环己烷也可以通过环的扭转从一种椅式构象到另一种椅式构象,同时原来的 a 键和 e 键分别转变成 e 键和 a 键,如下式所示。

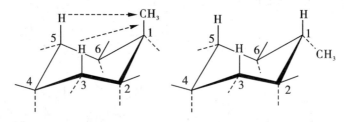

(三)取代环己烷的优势构象

从环己烷椅式构象中不难发现,处于 a 键上的氢原子之间的距离要比处于 e 键上的氢原子之间的距离近很多,若 1 号碳原子 a 键上的氢原子被甲基取代形成甲基环己烷,如下左式所示,C_1 上的甲基受 C_3 和 C_5 上的氢原子排斥作用,内能较高,稳定性差;若甲基取代 1 号碳原子 e 键上的氢,则甲基受到 C_3 和 C_5 上的氢原子排斥作用较小,内能较低,稳定性强,是甲基环己烷的优势构象,如下右式所示。

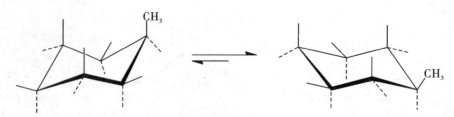

环己烷椅式构象的碳环可以翻转,e 键和 a 键实现互换,因此甲基环己烷为两种构象的平衡混合体,如下式所示。因甲基在 e 键的甲基环己烷是优势构象,所以在构象平衡混合体中占有更高比例,是甲基环己烷的主要存在形式。

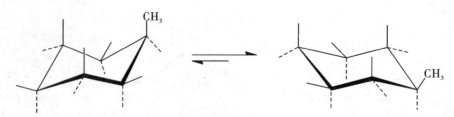

一元取代环己烷中,取代基位于 e 键的构象是优势构象,环己烷多元取代物最稳定的构象是取代基位于 e 键最多的构象,环己烷上取代基不同时,较大取代基位于 e 键的构象最稳定。

知识小结

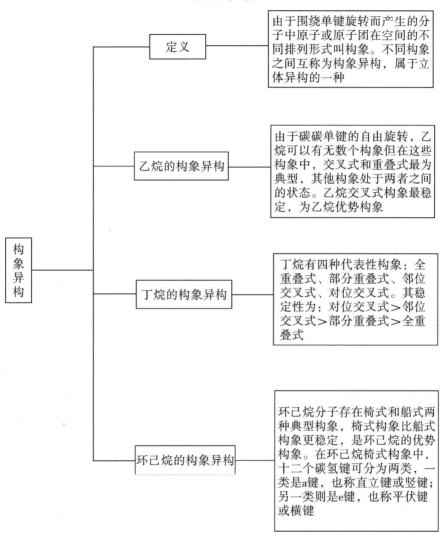

定义	由于围绕单键旋转而产生的分子中原子或原子团在空间的不同排列形式叫构象。不同构象之间互称为构象异构，属于立体异构的一种
乙烷的构象异构	由于碳碳单键的自由旋转，乙烷可以有无数个构象但在这些构象中，交叉式和重叠式最为典型，其他构象处于两者之间的状态。乙烷交叉式构象最稳定，为乙烷优势构象
丁烷的构象异构	丁烷有四种代表性构象：全重叠式、部分重叠式、邻位交叉式、对位交叉式。其稳定性为：对位交叉式＞邻位交叉式＞部分重叠式＞全重叠式
环己烷的构象异构	环己烷分子存在椅式和船式两种典型构象，椅式构象比船式构象更稳定，是环己烷的优势构象。在环己烷椅式构象中，十二个碳氢键可分为两类，一类是a键，也称直立键或竖键；另一类则是e键，也称平伏键或横键

构象异构

同步检测

一、选择题

1. 下列属于立体异构的是(   )

    A. 构象异构　　　　　　　　　　B. 互变异构　　　　　　　　　　C. 碳链异构

    D. 官能团异构　　　　　　　　　E. 位置异构

2. 丁烷的邻位交叉和对位交叉式属于(   )

    A. 官能团异构　　　　　　　　　B. 互变异构　　　　　　　　　　C. 对映异构

    D. 构象异构　　　　　　　　　　E. 位置异构

3. 下列关于乙烷构象的说法不正确的是(   )

    A. 乙烷有无数个构象

B. 乙烷有四个典型构象

C. 交叉式构象是乙烷的优势构象

D. 交叉式构象在平衡混合物中占有最高比例

E. 一般情况用交叉式表示乙烷

4. 丁烷四种代表性构象的稳定性是( )

A. 对位交叉式>邻位交叉式>部分重叠式>全重叠式

B. 邻位交叉式>对位交叉式>部分重叠式>全重叠式

C. 全重叠式>对位交叉式>邻位交叉式>部分重叠

D. 邻位交叉式>对位交叉式>全重叠式>部分重叠式

E. 对位交叉式>全重叠式。>邻位交叉式>部分重叠式

5. 下列说法不正确的是( )

A. a 键也称竖立键

B. b 键也称平伏键

C. 环己烷的船式构象是优势构象

D. 环己烷分子是许多构象异构体的动态平衡体

E. 环己烷分子存在椅式和船式两种典型构象

二、填空题

1. 由于围绕单键旋转而产生的分子中原子或原子团在空间的不同排列形式叫做_____。不同构象之间互称为_____,属于_____异构的一种。

2. 由于碳碳单键的自由旋转,乙烷可以有_____个构象,但在这些构象中,_____为典型构象。

3. 在乙烷交叉式构象中,一个碳原子上的碳氢键处于另一个碳原子上两个碳氢键中间位置。此时,两个碳原子上连接的氢原子相距_____,相互之间的斥力_____,因而分子内能_____,也最_____,这种构象称为_____。

4. 丁烷的四个代表性构象分别是_____,其中它的优势构象是_____。

三、是非题(对的画√,错的画×)

1. 构象异构体通常用锯架式和纽曼投影式表示。 ( )

2. 乙烷有交叉式和重叠式两个构象。 ( )

3. 丁烷是若干构型的平衡混合体,其中邻位交叉式是丁烷主要存在形式。 ( )

4. 椅式环己烷也可以通过环的扭转从一种椅式构象到另一种椅式构象,同时原来的 a 键和 e 键分别转变成 e 键和 a 键。 ( )

5. 在构型异构体中,分子内斥力越大,能量越高,越不稳定。 ( )

四、简答题

1. 写出乙烷交叉式构象。

2. 写出环己烷椅式构象。

（郭晓青）

任务二　顺反异构

知识要求

- 掌握顺反异构体的定义和产生条件。
- 掌握顺反异构体的构型表示。
- 熟悉顺序规则的主要内容。
- 了解顺反异构体的性质。

能力要求

- 能够用 Z/E 构型表示法命名化合物。

有机物分子如具有双键或环的存在，键的自由旋转会受到阻碍，分子中原子或原子团在空间就具有固定的排列方式，当双键或环上原子连接不同的原子或基团时，就会产生两种不同构型的异构体。这种由于双键的碳原子上连接不同基团而形成的异构现象叫做顺反异构现象，形成的同分异构体叫做顺反异构体。顺反异构的类型较多，有 C═C 双键的顺反异构，C═N 双键，C═N 双键及环状等化合物的顺反异构。本节主要介绍 C═C 双键化合物的顺反异构。

一、顺式和反式

由于 C═C 双键不能自由旋转，双键碳原子是 sp^2 杂化碳原子，因此双键两端碳原子所连的四个原子都处在同一平面上，这种结构的化合物就有可能产生两种不同构型的异构体。其中相同原子或者基团处于双键同一侧，称为顺式，相同原子或者基团处于双键异侧称为反式。

存在顺反异构的化合物，命名时需标明其构型。通常有两种方法：一种是顺/反命名法，一种是 Z/E 命名法。

（一）碳、碳双键化合物的顺反异构

1. 顺/反命名法：一般在顺发异构体名词前加一个"顺"-（cis-）或"反-"（trans-）来表示顺反异构体的构型。

例：（1）丁-2-烯（CH_3-CH=CH-CH_3），该分子在空间有如下两种排列方式。

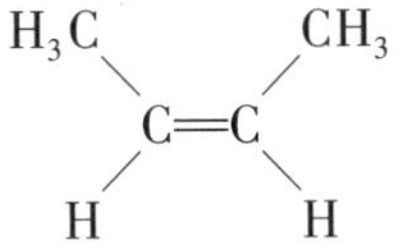

cis-丁-2-烯

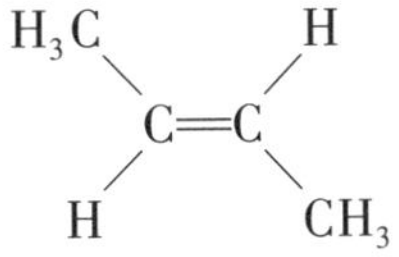

trans-丁-2-烯

（2）3,4-二甲基戊-2-烯：该分子在空间有如下两种排列方式。

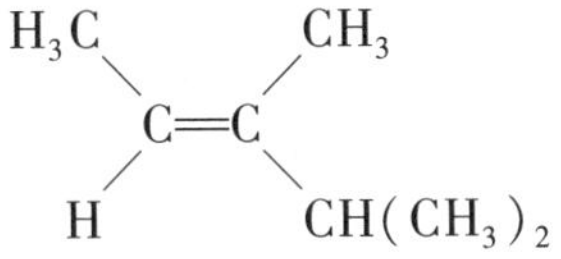

cis-3,4-二甲基戊-2-烯

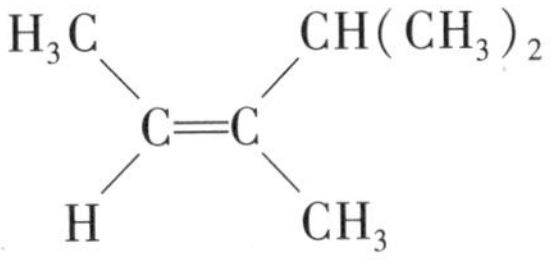

trans-3,4-二甲基戊-2-烯

（3）丁烯二酸也具有两种顺反异构体。

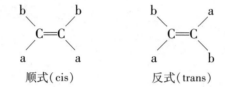

cis-丁烯二酸   trans-2-丁烯二酸

从上面两个例子可以看到,顺反异构体分子中各原子或原子团的连接次序相同,但它们的空间排列方式却不一样,因此顺反异构体是种分子结构相同而构型不同的异构现象。

2.顺反异构体产生的条件

并不是所有含 C=C 双键的化合物都有顺反异构现象。产生顺反异构的条件必须是在每个双键碳原子上连有不同的原子或原子团。如下面的通式所示:

顺式(cis)   反式(trans)

如果同一双键碳原子上连有相同的原子或原子团时,就没有顺反异构现象。如下面的通式所示:

由此可见,一个有机物产生顺反异构必须在分子结构上具备两个条件:①原子之间有阻碍自由旋转的因素,如双键或环的存在;②每个双键或环上碳原子连着两个不同的原子或原子团。

(二)环烷烃的顺反异构

脂环烃由于环的存在,限制了碳碳 σ 键沿键轴自由旋转,这样环上碳原子所连的原子或基团在空间的排布被固定。若两个成环的碳原子各连有不同的原子或基团时,跟烯烃一样,会有顺反异构。两个取代基在环平面同侧为顺式,异侧为反式。

cis-1,2二甲基环丙烷   trans-1,2-二甲基环丙烷

二、Z 型和 E 型

(一)Z/E 命名法

当顺反异构体的双键碳原子上连有四个不同原子或基团时,依据顺/反命名法进行命名就会发生困难。例如:

为了解决这个问题,IUPAC 规定用 Z(德文 Zusammen,同)、E(德文 Entgegen,异)标记烯烃顺反异构体的 Z/E 命名法。IUPAC 规定,以双键相连的两个碳原子上的较优基团(顺序大的两个原子)位于

双键的同侧者,其构型为 Z 型;反之,则为 E 型。命名时,(Z)或(E)放在化合物全名的前面。

　　Z/E 命名法是以比较各取代基团的先后次序来区别顺反异构体的,而这种先后次序是由一定的"次序规则"规定的。设 a、b、d、e 为烯经双键碳原子上所连的四个取代基团,分别比较同一碳上的两个取代基团的先后次序(即 a 和 b 比较,d 和 e 比较)。如果 a 的次序在 b 之前,d 的次序在 e 之前(a>b,d>e),则下列结构式中(Ⅰ)为 Z 构型,因为两个次序在前的取代基团位在双键的同侧;(Ⅱ)为 E 构型,因为两个次序在前的取代基团位在双键的异侧。

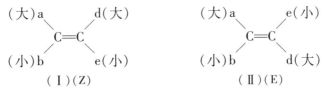

(二)次序规则

次序规则主要包括以下内容。

　　(1)取代基团的先后次序,原则上由基团中各原子的原子序数,首先是由和双键碳原子直接相连原子的原子序数所决定。取代基团中常见的各个原子,按原子序数大小次序排列,如下所示。

$$I,Br,CI,S,P,F,O,N,C,D,H$$

按此规定,在取代基团—CH_3、—H、—Br、—OH、—NH_2 之中,先后次序应为:

$$—Br>—OH>—NH_2>—CH_3;>—H$$

　　(2)取代基团中,如果和双键碳原子直接相连的第一原子相同,则还须比较其以后原子的原子序数。例如,—CH_3 和—CH_2CH_3 比较,第一原子都是碳,就须再比较以后原子。在—CH_3 中和第一碳原子相连的三个原子是 H、H、H;而在—CH_2CH_3 中,与第一碳原子相连的是 C、H、H,其中有一个碳原子,由于碳的原子序数大于氢,所以—CH_2CH_3 的次序应在—CH_3 之前。

又如 $\overset{\underset{|}{CH_3}}{—CH—CH_3}$ 与—CH_2CH_3 相比较,第一原子都是碳,与第一原子相连的原子,前者为 C、C、H,后者为 C、H、H,前者多一个碳,所以 $\overset{\underset{|}{CH_3}}{—CH—CH_3}$ 优先于—CH_2CH_3。

　　(3)当取代基团为不饱和基时,应把双键或叁键原子看作是它以单键和多个原子相连接。例如:

$$—HC\text{=}CH_2 \text{ 相当于 } —\overset{\underset{|}{C}}{H}C—\overset{\underset{|}{C}}{H}_2—\quad C\text{≡}CH \text{ 相当于 } —\overset{C\ C}{\underset{|\ |}{C}}———\overset{C}{\underset{|}{C}}H$$

　　三键按此,CH≡C— 中和第一个原子相连的有三个碳(C、C、C),而 CH_2=CH— 中和第一碳原子相连的只有两个碳(C、C、H),所以 CH≡C— 应优先于 CH_2=CH— 。

(三)含有一个双键的化合物

例:(1)丁-2-烯

$$
\begin{array}{cc}
H_3C & CH_3 \\
& C\text{=}C \\
H & H
\end{array}
\qquad
\begin{array}{c}
CH_3 > H \\
\\
CH_3 > H
\end{array}
\qquad
\begin{array}{cc}
H & CH_3 \\
& C\text{=}C \\
H_3C & H
\end{array}
$$

$$\text{(Z)-丁-2-烯} \qquad\qquad\qquad\qquad \text{(E)-丁-2-烯}$$

（2）2-溴丁-2-烯

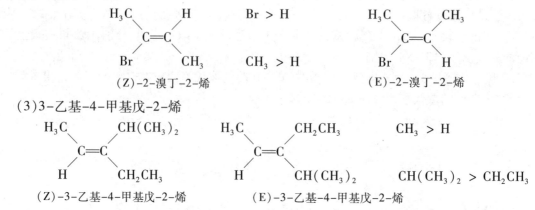

（3）3-乙基-4-甲基戊-2-烯

Z/E 构型标记法适用于所有顺反异构体,它与顺/反构型标记法相比更具有广泛性。这两种标记法是两种不同标准的构型表示法,两者之间没有必然的联系,顺式构型不一定是 Z 构型,反式构型也不一定是 E 构型。例如:

（Z）-1-溴-1,2-二氯乙烯
trans-1-溴-1,2-二氯乙烯

（E）-1-溴-1,2-二氯乙烯
cis-1-溴-1,2-二氯乙烯

（E）-3-溴己-3-烯
cis-3-溴己-3-烯

（z）-2-溴丁-2-烯
trans-2-溴丁-2-烯

（四）含有两个双键或者多个双键化合物

当化合物分子中含有两个或多个双键时,可在主链名称之前分别用（Z）、（E）表示每个双键的构型,并用阿拉伯数字加在 Z、E 之前表明所指双键的位置。

(2E,4Z)-己-2,4-二烯酸

(2E,4Z)-5-氯己-2,4-二烯酸

三、顺反异构的性质

顺反异构体的物理和化学性质是有差别的。现分别介绍如下。

（一）物理性质

顺反异构体的物理性质有所不同,并表现出一些规律性,其中较显著的有熔点、解度和偶极矩。例如,顺、反-丁烯二酸的物理性质见表8-2-1所示。

表 8-2-1　顺、反-丁烯二酸物理性质

异构体	熔点/℃	密度(g/cm^3)	溶解度(25 ℃)/(100 g · H_2O)	燃烧热(kJ/mol)
顺-丁烯二酸	130	1.590	78.8	1364
反-丁烯二酸	287	1.625	0.7	1339

反式异构体中的原子排列比较对称，分子能较规则地排入晶体结构中，因而具有较高的熔点。顺式异构体是两个电负性相同的原子或原子团处在分子的同侧，而不像反式那样比较对称地排列，因而顺式分子的偶极矩比反式大，在水中的溶解度也就比较大。

燃烧热指 1 摩尔化合物完全燃烧生成二氧化碳和水所放出的热量。它的大小可反映分子能量的高低，所以常可作为有机物相对稳定性的根据，通常有机物越稳定，分子能量就越低，就具有较小的燃烧热。反式异构体的燃烧热比顺式小，因而反式较顺式稳定。

（二）化学性质

顺反异构体具有相同的官能团，化学性质基本相同，但因有些反应与原子或原子团在空间的相对位置有关，反应速度也就有所差别。例如，cis-丁烯二酸的两个羧基处在双键的同侧，距离比较近而容易发生脱水反应。反式的两个羧基处在双键的异侧，距离较远，在同样温度下不起反应。但如加热到较高的温度，反式(trans)先转变成顺式(cis)再脱水生成酸酐。

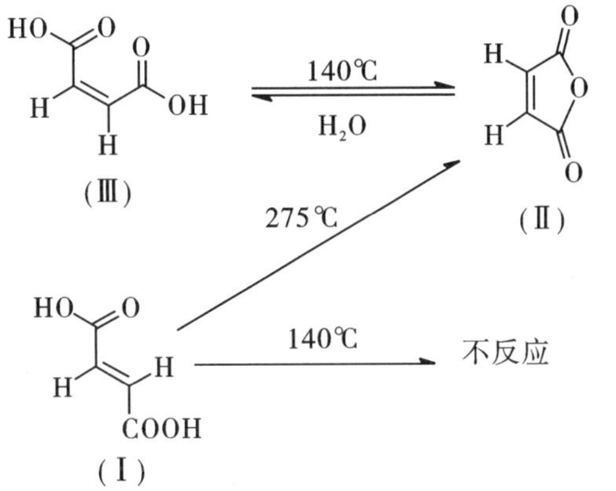

反式(trans)

又如巴豆酸的两个异构体，用甲醇酯化时，trans-巴豆酸的酯化速度较快，因 trans-巴豆酸的甲基和羧基处在双键的异侧，空间位阻较小，容易酯化。cis-巴豆酸的甲基和羧基处在双键的同侧，空间位阻较大，不易酯化。

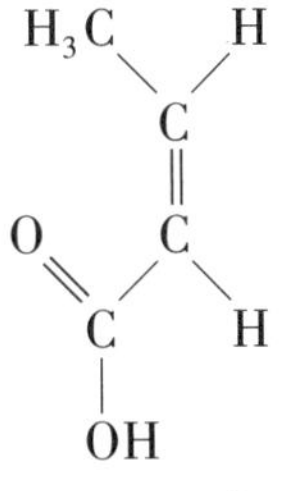
cis-巴豆酸

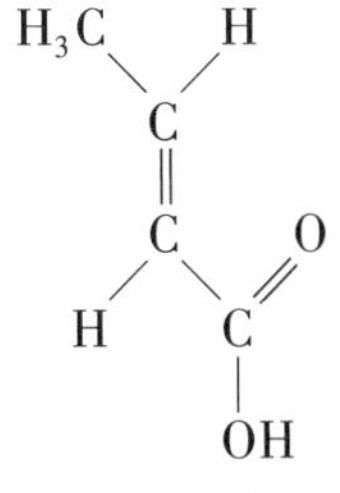
trans-巴豆酸

（三）顺反异构体的相互转换

在顺反异构体中，通常是反式(trans)比较稳定，而顺式(cis)较不稳定，如将顺式异构体加热或受日光的作用，就容易转变成较稳定的反式(trans)异构构体。例如 cis-丁烯二酸加热就可转变成 trans-

丁烯二酸。

cis-丁烯二酸　　　　trans-丁烯二酸

trans-丁烯二酸转变为 cis-丁烯二酸异构体较困难,比较好的方法是用紫外光照射,在紫外光照射下反式(trans)异构体吸收能量转变为顺式异构体,产品中通常存在顺式和反式混合物。

（陈和举）

知识小结

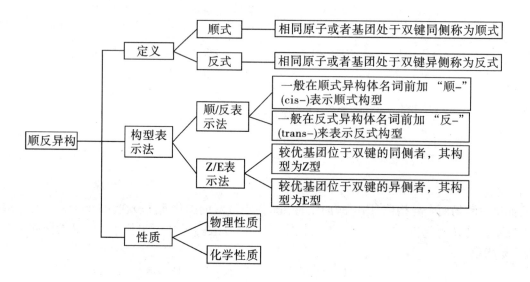

同步检测

1. 写出下列化合物的结构式。

（1）（E）-3,4-二甲基庚-3-烯

（2）（Z）-3-甲基-4-异丙基庚-3-烯

（3）（2Z,4Z）-2,4-己二烯

2. 用 Z/E 法命名下列化合物。

(1)
$$(H_3C)_2HC \quad CH(CH_3)_2$$
$$C=C$$
$$H \qquad H$$

(2)
$$H_3CH_2C \qquad CH_3$$
$$C=C$$
$$H_3CH_2C \qquad CH_2CH_3$$

(3)
$$H_3CH_2C \qquad H$$
$$C=C$$
$$H \qquad CH_3$$
$$\qquad C=C$$
$$\qquad H_3C \quad H$$

(4)
$$H_3C \qquad Br$$
$$C=C$$
$$H \qquad CH_2CH_3$$

3. 比较下列化合物的熔点和沸点的高低,并说明理由。

$$H_3C \quad CH_3$$
$$C=C$$
$$H \qquad H$$
与
$$H_3C \qquad H$$
$$C=C$$
$$H \qquad CH_3$$

4. 判断:顺式构型一定是 Z 构型,反式构型一定是 E 构型。

5. 简答:一个有机物产生顺反异构必须在分子结构上具备什么条件?

任务三　立体异构

知识要求

◆ 掌握对映体、左旋体、右旋体、旋光度、比旋光度、手性分子、手性碳原子、外消旋体和内消旋体等概念以及分子结构与手性的关系,对映体的 D/L 构型和 R/S 构型的标示方法。

◆ 熟悉对映体的性质差异及对药物活性的影响。

◆ 了解费歇尔投影式的书写方法,手性碳原子与旋光异构体的关系。

能力要求

◆ 学会判断对映体的 D/L 构型和 R/S 构型。能根据名称写出有机物结构式。

◆ 能认识手性(左旋体、右旋体)与药物活性的关系。

　　有机物的同分异构现象包括构造异构和立体异构。构造异构是指分子中原子或基团的连接顺序或方式不同而产生的异构,包括碳链异构、位置异构、官能团异构和互变异构。立体异构是指分子中原子或基团的连接顺序或方式相同,但在空间的排列方式不同而产生的异构,包括构象异构、顺反异构和旋光异构(也称对映异构)。其中旋光异构对于研究有机化合物的结构、反应机理以及天然产物的生理性能等都起着重要的作用。

　　本章主要介绍旋光异构现象。学习旋光异构体的判断、构型表示和标记,以及旋光异构体的性质。

一、旋光性物质的基本概念

　　1808 年马露(E. Mals)首次发现偏振光,随后拜奥特(1. B. Biot)发现了有些石英晶体能使偏振光向右旋,有些却向左旋,而当这些有旋光性方向的石英晶体熔融后,晶体结构被破坏,其旋光性即消失,后来进一步发现某些有机化合物无论是液态或溶液,都具有旋光性。1848 年,巴斯德(1. Pasteur)在研究酒石酸钠铵的晶体时,发现它有两种不同的晶体,两种晶体互呈实物和镜像的关系,不能重合,巴斯德将两种晶体分别溶于水,测定它们的旋光度,发现一种是右旋体,一种是左旋体。经过深入的研究,他提出两种晶体的分子结构存在不对称的对映异构现象,这种现象是由于原子或原子团在空间的不同排列所引起的,这些观点为对映异构现象的研究奠定了理论基础。

（一）偏振光和物质的旋光性

光是一种电磁波,它是通过振动实现传播前进的,其振动方向垂直于它前进的方向,通常我们看到的自然光是一束在各个不同平面上,垂直于光前进的方向上振动的光,如图8-3-1示,表示一束自然光朝着我们直射过来,光波在一切可能的平面上振动。如果让一束自然光通过一个用石英晶体特制而成的尼科尔(NICOL)棱镜时,由于这种棱镜好象一个栅栏,只允许与共晶轴平行的平面上振动的光线才可透过棱镜,则透过棱镜后的光只在一个平面内振动,这种光称为平面偏振光,简称偏振光,偏振光振动的平面称为偏振面。

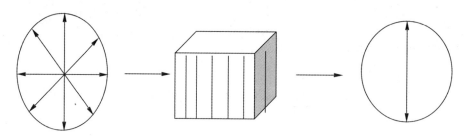

图 8-3-1　普通光和偏振光

若将偏振光照射到另一尼可尔棱镜,并使它们的晶轴相互平行,如果在两者之间放置一支盛液管,当管内盛满蒸馏水或乙醇溶液时,可以观察到偏振光通过第二个棱,像蒸馏水或乙醇,对偏振光的振动平面不发生任何改变的物质称为非旋光性物质(图8-3-2),当管内盛满乳酸(从肌肉运动分离出来的)或葡萄糖时,则看不到偏振光通过第二个棱镜,只有旋转一定的角度,才可以观察到偏振光,如图8-3-3所示。像乳酸或葡萄糖这种能使偏振光振动平面旋转的性质称为物质的旋光性。具有旋光性的物质称为旋光物质或称为光学活性物质。

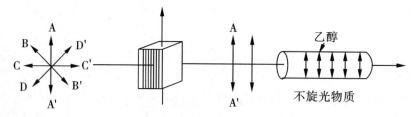

图 8-3-2　偏振光通过非旋光性物质

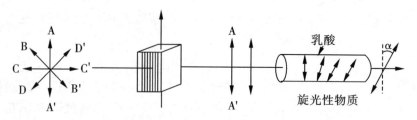

图 8-3-3　偏振光通过旋光性物质

（二）旋光度和比旋光度

当偏振光通过某一旋光性物质时,其振动平面会向着某一方向旋转一定的角度,这一角要叫做旋光度,通常用"α"表示。每一种旋光活性物质在一定的条作下都具有一定的旋光度。旋光度的大小可以用旋光仪来测定,旋光仪的构造及其工作原理如图8-3-4所示。旋光仪里面装有两个NICOL棱晶,起偏棱晶是固定不动的,其作用是把光源(A)投入的光变成偏光,D是检偏棱晶,它与回转刻度盘相连,可以转动,用以测定振动平面的旋转角度。C为待测样品的盛液管。如果盛液管中不放液体试样,那么经过起偏棱晶后出来的偏光就可直接射在第二个棱晶--检偏棱晶上。显然只有当检偏棱晶的晶轴和起偏棱晶的晶轴相互平行时,偏光才能通过,这时目镜处视野明亮,如若两个棱晶的晶轴相互垂直,则偏光完全不能通过。

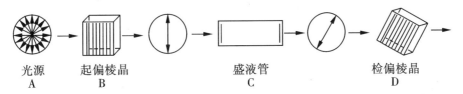

光源　　　起偏棱晶　　　　　盛液管　　　　　　　检偏棱晶
　A　　　　　B　　　　　　　　C　　　　　　　　　　D

图8-3-4　旋光仪的工作原理

当检偏镜和起偏镜平行,并且盛液管是空着或放有无旋光活性物质的溶液时,用光源照射,则经检偏镜后可以见到最大强度的光,这时刻度盘指在零度。当盛液管中放入旋光活性物质的溶液后,则由起偏镜射来的光的振动平面被它向左或向右旋转了一定角度,因此观察到的光的强度就被减弱,这样,转动检偏镜至光的亮度最强时为止,由刻度盘上就可读出左旋或右旋的度数。

能使偏振光以顺时针方向旋转的化合物称右旋体,用(+)表示,能使偏振光以逆时针方向旋转的化合物称左旋体,用(-)表示。

物质旋光度的大小除取决于物质的本性外,也与测定的条件密切相关。它随测定时所用溶液的浓度、盛液管的长度、温度、光波的波长以及溶剂的性质等而改变。所以,在比较不同物质的旋光性时,必须限定在相同的条件下,当修正了各种因素的影响后,旋光度才是每个旋光性化合物的特性。通常规定溶液的浓度为1 g/mL,盛液管的长度为1 dm,在此条件下测得的旋光度称为比旋光度,用[α]表示,它与旋光度之间有如下关系:

$$[\alpha]_D^t = \frac{\alpha}{\rho \cdot l}$$

式中:α为旋光仪测得的旋光度;t为测定时的温度,一般为20 ℃;D为所用光源的波长,常用钠光,波长589 nm;ρ为溶液的浓度,g/mL;l为盛液管的长度,dm。

如被测物质是纯液体,可用该液体的密度替换上式中的浓度来计算其比旋光度。上面的公式不仅可以用来计算旋光性物质的比旋光度,也可以利用比旋光度测定物质的浓度或鉴定物质的纯度,是旋光性物质的一项重要物理常数。

二、分子的对称性、手性与旋光性

（一）手性和手性分子

为什么有的物质没有旋光性,而有的物质却有呢? 物质的性质是与其结构紧密相关的。所以,物质的旋光性必定是由于其分子的特殊结构引起的。那么,具有怎样结构的分子才其有旋光性呢?

人的两只手,看起来似乎没有差别,但是将左手的手套戴在右手上是不合适的,而如果把左手放在镜子前面,在镜中呈现的影像恰与右手相同。两只手的这种关系可以比喻为"实物"和"镜像"的关系,它们之间的区别就在于五个手指的排列顺序恰好相反,因此左手和右手是不能完全重叠的,见图8-3-5。并不是所有的物体都和它的镜像不能完全重叠,比如一个皮球和它的镜像则毫无差别,它们之间实物和镜像是可以完全重叠的。

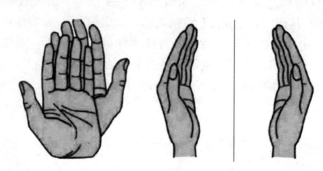

图8-3-5　左右手互为实物和镜像的关系但二者不能完全重叠

实验证明,如果某种分子具有对映而不能与其镜像完全重叠,这种分子就具有旋光性。物质的分子和它的镜象不能重合,这和我们的左、右手一样,虽然很相象,但不能重叠,把物质的这种特征称为手性(或称手征性)(chirality),具有手性的分子称为手性分子(chiral molecules)。手性分子构成的物质就有旋光性,非手性分子构成的物质则没有旋光性。

(二)对称因素与手性碳原子

1. 对称因素

要判断一个分子是否具有手性,最直观的方法,是制作分子的实物和镜像两个模型,观察它们是否能够完全重叠。但是这种方法不太方便,特别对复杂分子更不实用。从分子内部来说,手性与分

> **课堂互动**
> 　　判断下列各物体是否具有手性。
> 　　(1)人的脚　(2)耳朵
> (3)螺钉　(4)试管　(5)烧杯

子的对称性有关。一个分子是否有对称性,则可以看它有无对称因素,对称因素主要是指对称面和对称中心。如果一个分子中没有上述任何一种对称因素这种分子就叫不对称分子,不对称分子就有手性,就是手性分子。

(1)对称面:假如有一个平面能把一个分子切成两半,这两半互成实物与镜像的关系,该平面就称为这个分子的对称面。例如,图8-3-6中二氯乙烯分子呈平面形,有对称面。它和它的镜象就能够重合,分子就没有手性,是非手性分子,因而它没有对映异构体和旋光性。

(2)对称中心:假设分子内有一个中心点O,通过O点作直线,在直线上距中心点等距离的两端有相同的原子或基团,那么该中心点就称为这个分子的对称中心。图8-3-7中,这个分子具有对称中心的分子,不具有手性,因此也就没有旋光性。

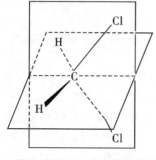

图8-3-6　分子的对称面

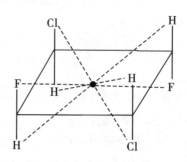

图8-3-7　分子的对称中心

2.手性碳原子

使有机物分子具有手性的最普遍的因素是手性碳原子。在绝大多数情况下,分子有无手性通常与分子中是否含有手性碳原子有关。所谓手性碳原子,是指和 4 个不相同的原子或基团直接相连接的那个碳原子,通常用"＊"予以标注,例如,下面分子中,用"＊"号标出的碳原子即为手性碳原子。

$$CH_3—\overset{*}{C}H—COOH \qquad CH_3—\overset{*}{C}H—COOH \qquad COOH—\overset{*}{C}H—CH_2—COOH$$
$$\qquad\quad | \qquad\qquad\qquad\qquad | \qquad\qquad\qquad\qquad\qquad |$$
$$\qquad\quad OH \qquad\qquad\qquad\quad Br \qquad\qquad\qquad\qquad\quad OH$$

一般来说,含有一个手性碳原子的分子往往都是手性的,不含手性碳原子的分子往往是非手性的。需要指出的是,手性碳原子是分子具有手性的普遍因素,但不是唯一的因素。含有手性碳原子的分子不一定都有手性,而不含手性碳原子的分子不一定不具有手性。手性碳原子并不是决定分子是否具有手性的决定因素,主要的是要看镜影和实物能否重叠。

三、含一个手性碳原子的化合物

(一)对映体

任何两个互为物与镜像而不能重合的构型称为对映异构体,简称对映体(enantiomer)。产生对映异构体的这种现象叫对映异构现象(enantiomerism)。

含有一个手性碳原子的化合物都有两个对映异构体,其中一个是右旋体,一个是左旋体。乳酸是含有一个手性碳原子的,具有旋光性的分子,(十)乳酸和(−)乳酸是一对对映体,

在顺、反异构体中,与双键或环结合的两个原子或基团之间距离是不同的,一般在顺式中距离近,在反式中距离远,因而它们的物理性质及化学性质是不相同的。对映体除了对偏振光表现出不同的旋光性能,旋转角度相等,方向相反外,在手性环境的条件下(如手性试剂、手性溶液、手性催化剂)也会表现出某些不同的性质。例如:生物体中非常重要的催化剂酶具有很高的手性,因此许多可以受酶影响的化合物,其对映体的生理作用表现出很大的差别。(+)葡萄糖在动物代谢中能起独特的作用,具营养价值,但其对映体(−)葡萄糖则不能被动物代谢;氯霉素是左旋的有抗菌作用,其对映体则无疗效。

(二)外消旋体

由于左旋体和右旋体的旋光度相同,但旋转方向相反,故将等量的左旋体和右旋体混合,则旋光能力相互抵消,使得混合物无旋光性,称为外消旋体。

如乳酸除了可以从肌肉中和细菌发酵分别得到(+)、(−)体外,还可以从酸败的牛奶中或用合成方法制得。后一方法得到的乳酸其构造式都一样,可是它们都没有旋光性。这是由于用人工合成方法制得的乳酸是等量的右旋和左旋乳酸的混合物,它们对偏振光的作用相互抵消,所以没有旋光性。我们称这种乳酸为外消旋乳酸,外消旋体一般用(±)表示。外消旋体不仅在旋光性上与左旋体和右旋体不同,物理性质也不相同,如外消旋乳酸的熔点为 18 ℃,而左旋和右旋乳酸的熔点均为 53 ℃。

	(+)-乳酸	(−)-乳酸	(±)-乳酸
$[\alpha]_D^{20}$	+3.8°	−3.8°	0
mp./℃	53	53	18

(三)对映异构体的构型表示法

构型不同的对映异构体,可用分子模型、费歇尔投影式、透视式表示,但由于分子模型书写起来非常困难,故常用费歇尔投影式和透视式表示。

1. 费歇尔投影式

费歇尔(E.Fischer)投影式是用分子模型的投影得到的一种图形表达式,它可以清楚地表示出手性碳原子的构型。例如图8-3-8表示乳酸的分子模型和费歇尔投影式。投影的原则可归纳为"横前竖后碳纸面"。

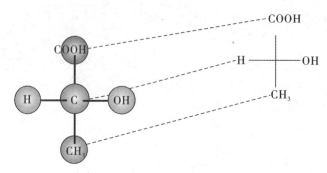

图8-3-8　乳酸费歇尔投影式

把与手性碳原子结合的横向的两个键摆向自己,把竖立的两个键摆向纸后,一般将含碳原子的原子团放在竖立键方向,把命名时编号最小的碳原子放在上端,然后把这样固定下来的分子模型中各个原子或原子团投影到纸面上,这样,在投影式中,两条直线的垂直交点相当于手性碳原子,它位于纸面上。以横键相连的两个原子或原子团相当于原来面对自己的基团,与横键垂直的两个键所连的原子团相当于伸向纸后的基团。

费歇尔投影式可以在纸面上旋转180°,但绝不能旋转±90°,也不能把它脱离纸面翻一个身。因为旋转±90°后,原来的竖键变成了横键,原来的横键变成了竖键,其结果是纸面下方的键变成了向上;纸面上方的键变成了向下。这样这个投影式就不是原来的构型,而是原构型的对映体。同样,如果把投影式翻个身,则所有键在纸面上的伸展方向都正好相反,翻身后的投影式也是原构型的对映体。Fischer投影式在纸面上平移或旋转180°后如下。

$$
\begin{array}{c}
\text{COOH} \\
\text{H} \!-\!\!\!|\!\!\!-\! \text{OH} \\
\text{CH}_3
\end{array}
\longrightarrow
\begin{array}{c}
\text{CH}_3 \\
\text{HO} \!-\!\!\!|\!\!\!-\! \text{H} \\
\text{COOH}
\end{array}
$$

2. 透视式

有时为了更直观地表示分子构型,也常采用透视式:即手性碳原子和实线在纸面,虚线表示纸下方的键,楔形线表示纸上方的键。透视式虽然比较直观,但书写较麻烦,对于结构比较复杂的化合物,则更增加了书写的难度。相比较而言,用费歇尔投影式表示分子构型比较普遍。用透视式所表示的两种乳酸构型如下:

课堂互动
将乳酸的一个费歇尔投影式离开纸平面翻转过来,按照费歇尔投影式的投影规则,它与翻转前的投影式是什么关系?若在纸平面上旋转90°,它与旋转前的投影式又是什么关系?

（四）手性碳原子的构型标记法

对于碳链异构、位置异构以及顺反异构等,都可以用比较简单的方法,如在名称前冠以正、异、顺、反等字就可以表示出异构体的结构特点或空间构型。对于对映异构体来说,表示手性碳原子的空间构型的方法,有 D/L 标记法及 R/S 标记法。

1. 相对构型和 D/L 表示法

一对对映异构体的两种乳酸,其右旋体和左旋体的构型究竟是哪一种?在 1951 年前还没有实验方法可以测定分子中原子或基团的空间排列状况,但为了避免混淆,便以甘油醛为标准做了人为的规定。甘油醛应有如下两种构型:

CHO   CHO
H—OH   HO—H
CH₂OH   CH₂OH
D(+)-甘油醛   L(-)-甘油醛

在费歇尔投影式中,手性碳原子上的羟基在投影式右边的(+)-甘油醛标记为 D 型,表示为 D(+)-甘油醛. 手性碳原子上的羟基在投影式左边的(-)-甘油醛标记为 L 型,表示为 L(-)-甘油醛。

在人为规定甘油醛构型的基础上,通过一系列不改变手性碳原子构型的化学反应,就可将其他旋光性物质的分子构型与该标准联系起来。例如,将右旋甘油醛的醛基氧化为羧基:将羟甲基还原为甲基,就得到乳酸。这样得到的乳酸的构型应该和 D-(+)甘油醛相同,因为在上述氧化及还原过程中与手性碳原子相连的任何一个键都没有发生断裂,所以与手性碳原子相连的基团的排列顺序不会改变。并且测定其旋光方向为左旋的,所以说左旋乳酸是 D 型的,那么右旋乳酸即为 L 型。

COOH   COOH
H—OH   HO—H
CH₃   CH₃

由于这种构型是在人为规定的基础上得出的,并不是实际测出的,所以叫做相对构型。两种来源不同的乳酸,其(+)、(-)是旋光仪测出来的,D、L 构型是以(+)、(-)甘油醛为相对标准衍生出来的,化合物构型与旋光方向无对应关系,是两个完全不同的概念。D 型的化合物,可以是右旋的,也可以是左旋的。

D、L 命名法只适应于和甘油醛结构类似的其他化合物,如糖和氨基酸类。如果结构上与甘油醛没有相似之处,用不同的原子或基团类比,则同一种化合物可能确定为 D 或 L 构型,从而引起混乱。

2. 绝对对构型和 R、S 表示法

由于 D、L 法有一定的局限性,除氨基酸和碳水化合物仍采用这种标记方法外,一般采用 R、S 标记法。R、S 标记法是根据与手性碳原子所连的四个不同的原子或基团在空间的排列顺序来标记的。

这一方法最初是由 R、S、Cahn(伦敦化学会),C. K. Ingold(伦敦大学学院)和 V. Prelog(苏黎世,瑞士联邦工学院)于 1950 年提出,1970 年被国际纯粹和应用化学协会(IUPAC)所采用的。(Prelog 是一个在立体化学领域上很有影响的化学家,他出生于南斯拉夫,23 岁或博士学位,由于他在环壮化合物的构象和它们的活性之间的关系方面所作出的贡献,于 1975 年他和 J. Conforrth 共同获该年的诺贝尔化学奖。

R.S 命名法包括二个步骤:

步骤1:遵循一套秩序规则,把与手性中心相连接的四个原子或原子团确定一个先后次序。

例:在 CHClBrI 中,连接在手性中心的四个原子都不同,先后次序只取决于原子序数,由序数越大的原子越优先,即按 I①>Br②>Cl③>H④的次序。

步骤2:设想分子的取向是:把次序最后的基团指向离开我们的方向,然后观察其余基团的排列,按各基团优先性从大到小的次序来看,如果我们的眼睛按顺时针方向转动,这个构型标定为 R(拉丁:rectus,右);如果是逆时针方向,这个构型定为 S(拉丁:sinister,左)。如以下:a>b>c>d。

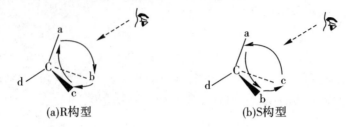

(a)R构型　　　　　　　　　　(b)S构型

例如,甘油醛分子中4个基团的顺序为 OH>—CHO>—CH₂OH>—H,然后将与手性碳原子相连的4个基团中最小的放在离观察者的远端,剩下的3个基团就指向观察者,剩下的3个基团从大到小的顺序排列,如为顺时针方向,用 R 表示,如为逆时针,用 S 表示。1-氯-1-溴乙烷分子中 Br > Cl > CH3 > H,结构如下。

(S)-1-氯-1-溴乙烷　　　　　　　　(R)-甘油醛

上面介绍的是从模型或透视式来确定构型的方法。如果是用费歇尔投影式表示的光学活性物质的构型,按"横变竖不变"的原则来判断 R、S 构型,应该注意手性碳原子所连的最小的原子或基团所处的位置。通常采用下述方法:当次序规则中最小基团处于竖键位置时,其余三个基团按从大到小的顺序排列,若为顺时针是 R 构型,逆时针为 S 构型。当次序规则中最小基团处于横键位置时,其余二个基团按从大到小的顺序排列,变为顺时针的是 S 构型,逆时针为 R 构型。例如:

原子优先性顺序规则的具体内容是什么呢? 如何依据这些规则确定不同基因的原子序优先行性呢?

首先比较和手型碳原子相连接的原子的原子序,原子序数大者优先。对于同位素,质量大者优先。当直接和手型碳原子相连的原子相同时,可再比较第二个原子;如果第二个原子有几个,只要其中一个原子序数最大则优先。当第二个原子又都相同时,则可再比较第三个原子,余此类推。双键和三键可分别看作两次和三次有关之因素的结合。

关于 R/S 构型表示方法注意以下几点:①R/S 构型与物质的旋光性之间没有必然的联系。②R 构型的对映体一定是 S 构型。③内消旋体中两个手性 C 原子,其中一个是 R 构型,另一个 S 构型。④一个手性 C 原子的构型为 R 或 S 所连的原子或基团在空间的相对位置次序有关。⑤R/S 命名最大的优点是一个能够普遍应用的方法。

四、含多个手性碳原子的化合物

由于 2 个手性碳原子有相同、不相同两种情况，下面对含 2 个相同手性碳原子化合物的对映异构和含 2 个不同手性碳原子化合物的对映异构，分别加以讨论。

（一）含有 2 个不同手性碳原子化合物的对映异构

2-羟基-3-氯丁二酸分子是含有 2 个不同手性碳原子的化合物，根据 D/L 或 R/S 构型标记法，可以进一步确定其构型，4 个旋光异构体如下：

$$\begin{array}{cccc}
\text{COOH} & \text{COOH} & \text{COOH} & \text{COOH} \\
\text{HO}\!-\!\overset{2}{\underset{3}{|}}\!-\!\text{H} & \text{H}\!-\!|\!-\!\text{OH} & \text{HO}\!-\!|\!-\!\text{H} & \text{H}\!-\!|\!-\!\text{OH} \\
\text{Cl}\!-\!|\!-\!\text{H} & \text{H}\!-\!|\!-\!\text{Cl} & \text{H}\!-\!|\!-\!\text{Cl} & \text{Cl}\!-\!|\!-\!\text{H} \\
\text{COOH} & \text{COOH} & \text{COOH} & \text{COOH} \\
(2S,3S) & (2R,3S) & (2S,3R) & (2R,3R)
\end{array}$$

其中：Ⅰ和Ⅱ，Ⅲ和Ⅳ是对映体；Ⅰ和Ⅲ，Ⅱ和Ⅳ为非对映异构体。不呈镜象对映关系的立体异构称为非对映异构体。二者物理性质不同，比旋光度也不同，旋光方向可能一样，也可能不一样，化学性质相似。

分子中含有两个不相同的手性碳原子的化合物有四个旋光异构体，手性碳原子数目增多，则异构体数目也增多。含有 n 个不相同的手性碳原子的化合物，可能有 2^n 个对映异构，可组成 2^{n-1} 个外消旋体。

（二）含有两个相同手性碳原子的化合物

酒石酸(2,3-二羟基丁二酸)就是含有两个相同手性碳原子的化合物。按照每一个手性碳原子有两种构型，则可以组成四种构型的分子，费歇尔投影式如下：

$$\begin{array}{cccc}
\text{COOH} & \text{COOH} & \text{COOH} & \text{COOH} \\
\text{HO}\!-\!\overset{2}{\underset{3}{|}}\!-\!\text{H} & \text{H}\!-\!|\!-\!\text{OH} & \text{HO}\!-\!|\!-\!\text{H} & \text{H}\!-\!|\!-\!\text{OH} \\
\text{HO}\!-\!|\!-\!\text{H} & \text{H}\!-\!|\!-\!\text{OH} & \text{HO}\!-\!|\!-\!\text{H} & \text{H}\!-\!|\!-\!\text{OH} \\
\text{COOH} & \text{COOH} & \text{COOH} & \text{COOH} \\
(2S,3R) & (2R,3S) & (2S,3S) & (2R,3R)
\end{array}$$

（Ⅲ）和（Ⅳ）是对映体，（Ⅰ）和（Ⅱ）看来似乎也是对映体，但若将（Ⅰ）在纸面上旋转 180° 即可与（Ⅱ）重合，所以（Ⅰ）和（Ⅱ）实际上代表同一分子。不难看出，（Ⅱ）中有一个对称面，它可以将分子分成实物与镜像的两半，所以（Ⅱ）没有手性，从而没有旋光性。这种分子虽然含有手性碳原子，但由于分子内部存在对称因素，使互为镜像的两半分别所产生的旋光性互相抵消，故称为内消旋体。含有两个相同手性碳原子(*C)的化合物有三个旋光异构体，其中有一对对映体，一个是内消旋体。

内消旋体和外消旋体虽然都没有旋光性，但本质不同，前者是化合物，后者为混合物。通常化学法和生物法将外消旋体拆分成左旋体和右旋体。

五、获得单一光学异构体的方法

自然界或者通过人工合成得到的含手性碳原子化合物，多数是以外消旋体存在，正如前面所讨论，二对对映体在生物活性、药理作用和毒性方面大不相同，因此，外消旋体的拆分具有重要的实际意义。外消旋体是一种混合物，由等量的左旋体和右旋体组成，二者之间化学性质很相似，物理性质也差别不大，一般情况下，蒸馏、萃取和重结晶等分离方法无能为力，因此，常用如下几种方法进行拆分。

(一)化学拆分法

这种方法最适用于酸或碱的外消旋体的拆分。原理是将对映体转变成非对映体,再根据非对映异构体在物理性质上存在的差异而将两者拆分,即在一对对映体分子中引入同一种旋光物质,从而生成一对非对映异构体,将两者拆分后再把所引入的旋光物质除去,即可得到纯的左旋或右旋体。

(二)结晶拆分法

该方法最早由路易·巴士德首先应用于酒石酸的拆分。该方法通过向热的饱和或过饱和的外消旋溶液中,加入一种光学活性异构体的晶种,创造出不对称的环境,当冷却到一定的温度时,稍微过量的与晶种相同的异构体就会优先结晶出来。滤去晶体后,在剩下消母液中再加入水和消旋体制成的热饱和溶液,再冷却到一定的温度,这时另一个稍微过剩的异构体就会结晶出来。理论上讲,如果原料能形成聚集体的外消旋体,那么将上述过程反复进行就可以将一对对映体转化为纯的光学异构体。在没有纯对映异构体晶种的情况下,有时用结构相似的手性化合物,甚至用非手性的化合物作晶种,也能成功进行拆分。

(三)生物拆分法

利用生物活性物质酶的专一性,选用适当的酶作为拆分试剂,可以将外消旋体分开。与化学拆分技术相比具有诸多优势:有高度立体专一性,产物旋光纯度很高;副反应少,产率高,产物分离提纯简单;大多在温和条件下进行,pH 值也多近中性,对设备腐蚀性小;酶无毒,易被环境降解。但该技术也存在一些缺点,主要是可用的酶制剂品种有限,而且酶的保存条件比较苛刻,价钱也比较昂贵。

六、旋光异构与生理活性

对映异构体及非对映异构体的化学性质几乎是完全相同的。一对对映异构体除旋光方向相反外,其他物理性质完全相同。而非对映异构体的物理性质是完全不同的。外消旋体是不同于任意两种物质的混合物,它常具有固定的熔点。

对映异构体间极为重要的区别是它们对生物体的作用不同。生物体往往只能选用某一构型的旋光异构体。例如,人体所需要的氨基酸都是 L 型,所需要的糖都是 D 型的,而它们的对映体在人体内不参与生理代谢,所以对人体一点营养价值都没有。微生物在生长过程中只能利用 L-丙氨酸,青霉素在(±)-酒石酸的培养液中生长时,也仅用掉了(+)-酒石酸。在兔子皮下注射(±)-苹果酸盐溶液后,仅(−)-苹果酸盐被利用,(+)-苹果酸盐则从尿液中排出。氯霉素的四个旋光异构体中,只有 D-(−)-苏型氯霉素有抗菌作用。麻黄碱有两个旋光异构体,有药效的仅是(−)-麻黄碱。生物体之所以只能选择利用某一构型的旋光异构体,是因为生化反应的催化剂——酶本身就是手性的,它要求手性物质必须符合一定的立体构型才能参与生化反应。同时,通过生化反应产生的物质也是某一特定构型的手性物质,所以单一的旋光异构体往往从生物体内直接获得,如(+)-乳酸可从肌肉中分离得到,(−)-苹果酸可从苹果汁中分离得到。而用化学方法合成时,得到的一般是一对对映体的混合物,常常需要进行拆分。

自然界存在的氨基酸和糖类也恰好都是人类所需要的构型。如果这些糖和氨基酸都是人类不需要的那种构型的话,人类就将无法生存。

知识小结

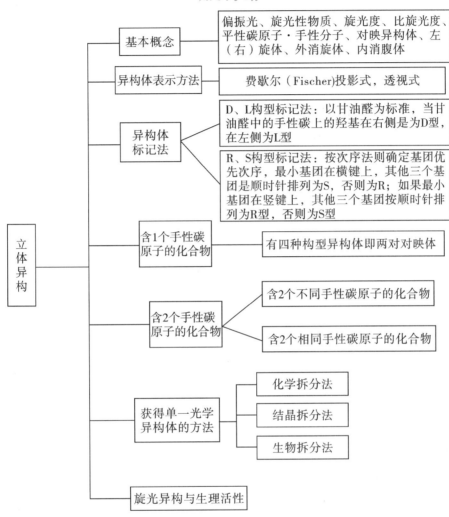

 同步检测

一、单选题

1. 费歇尔投影式中,横线上的基团代表的空间方向是(　　　)

　A. 向后伸展　　　　　　　　　　B. 向前伸展　　　　　　　　　　C. 向左伸展

　D. 向右伸展

2. 下列说法中,正确的是(　　　)

　A. 旋光仪使用的光源为普通光源

　B. 含有一个手性碳的分子一定是手性分子

　C. 含有两个手性碳的分子一定是手性分子

　D. 不含手性碳的分子也可能是手性分子

3. 下列化合物,含有一个手性碳原子的是(　　　)

A. 2-氯丁烷 　　　　　　　B. 酒石酸 　　　　　　　C. 葡萄糖

D. 1,4-二甲基环己烷

4. 含有4个不同的手性碳原子的分子,能形成的旋光异构体个数为(　　)

A. 4 　　　　　　　　　　B. 8 　　　　　　　　　　C. 12

D. 16

5. 在比旋光度的计算公式中,浓度单位是(　　)

A. mol/L 　　　　　　　　B. g/L 　　　　　　　　C. g/mL

D. mol/mL

6. 若某分子的左旋体为D型,则其对映体一定是(　　)

A. D 型 　　　　　　　　B. R 型 　　　　　　　　C. L 型

D. S 型

7. D、L 构型命名法中,选择的参照分子是(　　)

A. 甘油酸 　　　　　　　B. 乳酸 　　　　　　　　C. 甘油醛

D. 异丝氨酸

8. R-乳酸和S-乳酸属于(　　)

A. 对映异构体 　　　　　B. 碳链异构体 　　　　　C. 顺反异构体

D. 位置异构体

9. 下列不可用于描绘分子空间立体结构的是(　　)

A. 楔形式 　　　　　　　B. 透视式 　　　　　　　C. 费歇尔投影式

D. 结构简式

10. 关于外消旋体,下列说法不正确的是(　　)

A. 外消旋体是纯净物 　　B. 外消旋体无旋光性 　　C. 外消旋体是混合物

D. 外消旋体可用(±)表示

二、判断题(对的画√,错的画×)

1. 具有对称面或对称中心的分子不是手性分子。　　　　　　　　　　　　　　(　　)

2. 一对对映体总有实物与镜像关系。　　　　　　　　　　　　　　　　　　　(　　)

3. 一对对映异构体,它们的旋光能力一定相同,但旋光方向相反。　　　　　　(　　)

4. 每个对映异构体的构象只有一种。　　　　　　　　　　　　　　　　　　　(　　)

5. 如果一个化合物没有对称面,它必然是手性的。　　　　　　　　　　　　　(　　)

6. 由一种异构体转变成其对映体时,必须断裂与手性碳所连的键。　　　　　　(　　)

7. 费歇尔投影式离开纸面翻转后,其构型仍会保持不变。　　　　　　　　　　(　　)

8. R/S 命名法是一种相对构型的标记方法。　　　　　　　　　　　　　　　　(　　)

9. 外消旋体是由等量左旋体和右旋体混合而成的。　　　　　　　　　　　　　(　　)

10. 内消旋体和外消旋体都无旋光性,都是非手性分子。　　　　　　　　　　　(　　)

三、解答题

1. 说明下列各名词的意义

(1)旋光性 　(2)比旋光度 　(3)对应异构体

(4)非对应异构体 　(5)外消旋体 　(6)内消旋体

2. 下列化合物中有无手性C(用 * 表示手性 C)。

(1)BrCH$_2$—CHDCH$_2$Cl 　(2)$\begin{array}{c}COOH\\CHCl\\COOH\end{array}$ 　(3) 环己烷 OH, Br 　(4)$\begin{array}{c}CH_3\\CHOH\\CH_2\\CH_3\end{array}$

3. 分子式为 C$_3$H$_6$DCl 所有构造异构体的结构式,在这些化合物中哪些具有手性?用投影式表示它们的对应异构体。

4. 指出下列构型式是 R 或 S。

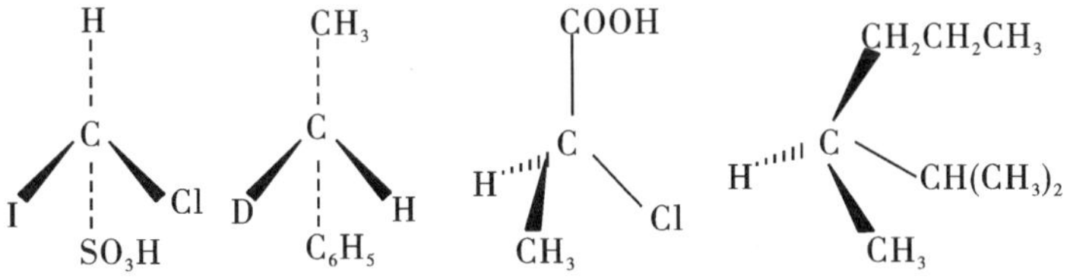

$$
\begin{array}{cccc}
\underset{\substack{| \\ \text{I}-C-\text{Cl} \\ | \\ \text{SO}_3\text{H}}}{\overset{\text{H}}{}} &
\underset{\substack{| \\ \text{D}-C-\text{H} \\ | \\ \text{C}_6\text{H}_5}}{\overset{\text{CH}_3}{}} &
\underset{\substack{| \\ \text{H}-C-\text{Cl} \\ | \\ \text{CH}_3}}{\overset{\text{COOH}}{}} &
\underset{\substack{| \\ \text{H}-C-\text{CH(CH}_3)_2 \\ | \\ \text{CH}_3}}{\overset{\text{CH}_2\text{CH}_2\text{CH}_3}{}}
\end{array}
$$

5.(1)指出下列化合物的构型是 R 还是 S。

$$
\begin{array}{c}
\text{CHO} \\
\text{H}-\!\!\!-\!\!\!-\text{OH} \\
\text{CH}_2\text{OH}
\end{array}
$$

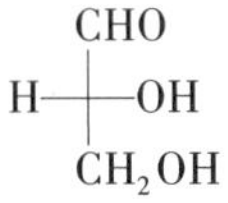

(2)在下列各构型式中哪些是与上述化合物的构型相同？哪些是它的对映体？

(a) 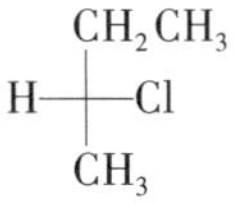
$$
\begin{array}{c}
\text{CH}_2\text{CH}_3 \\
\text{H}-\!\!\!-\!\!\!-\text{Cl} \\
\text{CH}_3
\end{array}
$$

(b) 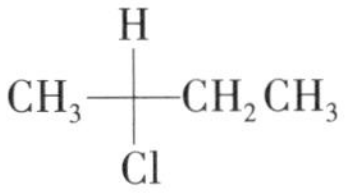
$$
\begin{array}{c}
\text{H} \\
\text{CH}_3-\!\!\!-\!\!\!-\text{CH}_2\text{CH}_3 \\
\text{Cl}
\end{array}
$$

(c)

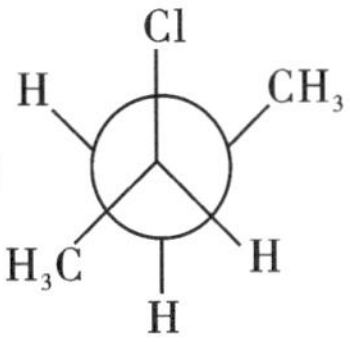

(d)

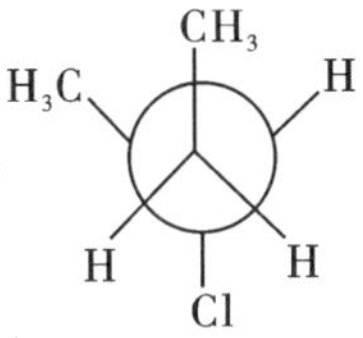

(e)

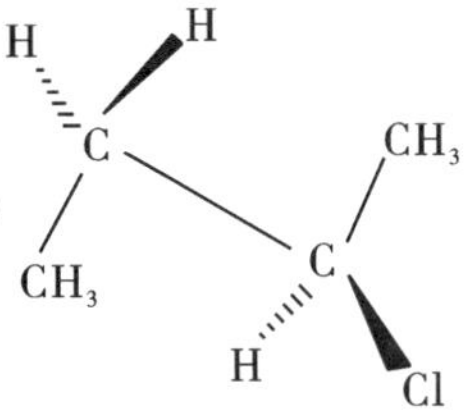

(f)

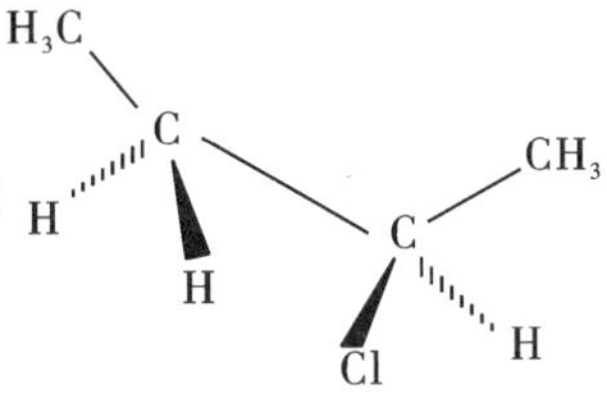

（刘春叶）

项目九　定量分析概述

任务一　定量分析的任务、方法和误差

知识要求

◆ 掌握误差、偏差的表示方法，准确度和精密度两者的关系，提高分析结果准确性。

◆ 了解定量分析方法的分类和定量分析的步骤。

能力要求

◆ 学会配制标准溶液或标准系列溶液。

◆ 能正确取样，分解试样，能根据分析对象选择合适的分析方法。

◆ 能正确对多次平行测定结果进行误差、偏差的计算，会评价分析结果的准确度。

一、定量分析的任务

分析化学是研究物质的组成、含量、结构和形态等化学信息的科学。其主要任务是确定物质体系的化学组成、测定其中有关组分的含量和鉴定物质体系中物质的结构和形态，它们分别属于定性分析、定量分析、结构分析和形态分析。定量分析的任务是测定试样中有关组分的含量；而确定试样中各组分的结合方式及其对物质化学性质的影响是结构分析的工作目标。如果按照不同的分析对象对分析工作进行分类，还可以划分为无机分析、有机分析、生化分析和药物分析等等。此外，依据分析方法的原理可分为化学分析法和仪器分析法两大类。化学分析法以物质的化学反应为基础，主要有重量分析法和滴定分析法。重量分析法是将被测组分从试样中分离出来后直接称其质量，是人们最早采用的定量分析方法；而滴定分析法则是通过滴定方式来测定待测组分的质量或浓度。这两类方法历史悠久，又是分析化学的基础，故称为经典分析法适用于含量在 1% 以上的常量组分的测定。相比之下，滴定分析法比较简便快速，因此应用更为广泛。根据化学反应的类型不同，滴定分析法又可细分为酸碱滴定法、络合滴定法、氧化还原滴定法和沉淀滴定法。分析化学对科学技术、国民经济和社会发展等方

面发挥重要作用。在医药卫生方面,临床检验、新药研制、药品质量控制、中药有效成分的分离和测定、药物代谢动力学研究、药物制剂的稳定性、生物利用度和生物等效性研究等都离不开分析化学的理论和技术。定量分析方法是分析化学的重要组成部分,其目的是准确测定试样中某一或某些组分的含量。定量分析方法通常按取样量或组分含量、方法原理和操作方法、分析工作性质和要求等不同分类。根据取样量多少,定量分析方法可分为常量分析、半微量分析、微量分析和超微量分析。根据被测组分含量多少不同,定量分析方法又可分为常量组分(含量>1%)、微量组分(含量 0.01% ~1.00%)和痕量组分(含量<0.01%)分析(表 9-1-1)。

表 9-1-1　各种分析方法试样用量

方法	试样重量	试液体积/mL
常量分析	>0.1 g	>10
半微量分析	0.01 ~0.1 g	1 ~10
微量分析	0.1 ~1.0 mg	0.01 ~1
超微量分析	<0.1 mg	<0.01

二、定量分析方法

根据测定原理及操作方法不同,可分为化学分析法与仪器分析法。

(一)化学分析法

以物质的化学反应为基础的分析方法称为化学分析法。化学分析法历史悠久,又称为经典分析法,主要包括重量分析法和滴定分析法。

1.重量分析法

重量分析法是根据被测物质在化学反应前后的重量差来测定组分含量的方法。重量分析法和滴定分析法通常用于较高含量组分的测定,即待测组分的含量一般在 1% 以上。

重量分析法比较准确,但操作烦琐,测定速度较慢。滴定分析法操作简便、快捷,测定结果的准确度也较高,所用设备简单、成本低,故该法在生产实践和分析化验上都有很大的实用价值。

2.滴定分析法

滴定分析法是根据一种已知准确浓度的试剂溶液(称为标准溶液)与被测物质完全反应时所消耗的体积及其浓度来计算被测组分含量的方法。依据反应类型不同,滴定分析法又可分为酸碱滴定法、沉淀滴定法、配位滴定法和氧化还原滴定法。

(二)仪器分析法

以被测物质的物理性质(如密度、折光率、旋光度等)为基础进行分析的方法,称为物理分析法;根据被测物质经化学反应后,其产物的物理性质为基础的分析方法,称为物理化学分析法。由于进行物理和物理化学分析时,大多需要使用比较复杂、精密的仪器,故此类方法又称为仪器分析法。

仪器分析法主要包含电化学分析法、光学分析法、色谱分析法等。

1.电化学分析法:以被测物质的电化学性质而进行分析的方法。按电化学原理可分为电势分析法、电解分析法、电导分析法和伏安分析法等。

2.光学分析法:根据被测物质的光学性质所建立起来的分析方法。主要分为吸收光谱分析法(紫外-可见分光光度法、红外分光光度法、原子吸收分光光度法、核磁共振波谱法等)、发射光谱分析法(荧光分光光度法)、折光分析法、旋光分析法等。

3.色谱分析法:色谱分析法是利用被测样品中各组分分配系数不同而进行测定的分离分析方法。主要包含经典液相色谱法、气相色谱法、高效液相色谱法等。

仪器分析法特点是取样量少、灵敏度高、分析快速、比较准确、仪器可自动化,适合于微量或痕量组分定量测定或结构分析,是现代分析化学研究的重点。但仪器分析法中试样的溶解、干扰物质的分离、富集、掩蔽等,均需使用化学分析的方法处理。因此化学分析法和仪器分析法相辅相成,互相配合。

三、定量分析过程

> 考点
> 化学分析法和仪器分析法。

定量分析的任务是准确测定试样中各组分的相对含量,定量分析过程常实际上是获得物质定量信息的过程。因此,定量分析过程包括明确的定量分析任务和制定分析计划、采样、试样的制备、试样溶液以及标准溶液的制备、测定、数据处理、结果表达、形成报告。

(一)定量分析任务和计划

首先要明确所需解决的分析任务,根据分析任务制定分析计划,包括采用的标准和分析方法、准确度和精密度要求等,还包括所需的实验条件如仪器设备、试剂和实验可能存在的影响因素。

(二)采样和试样的制备

定量分析取样一般是从大量样品中取出少量试样。采取的试样必须保证具有代表性,即所分析的试样组成能代表整批物质的平均组成。例如:某药厂生产的一大批原料可能几百甚至几千千克,而实际用于定量分析的试样往往只有1g或者更少。采取具有代表性的一部分试样作为原始试样,取样时要在物质的各个不同的部位进行采样,然后再进行预处理制备成供分析用的分析试样。试样制备的目的是使试样适合于选定的分析方法,消除可能的干扰,试样制备主要包括试样的分解和干扰物质的分离。分解试样的方法有很多,一般有溶解法和熔融法。分解试样时要求试样分解完全,待测组分不损失,不引入干扰物质。在分析过程中,若试样组分较简单且彼此互不干扰,则经分解制成溶液后便可直接测定。复杂试样中含有多种组分,在测定某一组分,共存的其它组分有干扰时,应当消除干扰。消除干扰的方法主要有掩蔽法和分离法。

溶解法是采用适当的溶剂将试样溶解后,制成溶液的方法,由于试样的性质不同,采取的溶剂也不同。常见的溶剂有水、酸、碱、有机溶剂等。水是最常用的溶剂,对于不溶于水的无机试剂根据其性质一般可用酸或碱作溶剂。常见的酸:盐酸、硝酸、硫酸、磷酸、高氯酸、氢氟酸等以及它们的混合酸。常见的碱:氢氧化钠、氢氧化钾、氨水等。对于有机试样,一般采用有机溶剂,常见的有机溶剂有:甲醇、乙醇、氯仿、苯、甲苯等。

对于难溶于液体溶剂的试样来说,根据其性质,采用熔融法对试样预处理。熔融法是利用酸性或碱性溶剂与试样在高温条件下进行复分解反应,使试样中待测组分转化为可溶物。常见的酸性溶剂为$K_2S_2O_7$,碱性溶剂为Na_2CO_3、K_2CO_3、Na_2O_2、KOH、$NaOH$等。

对于组成复杂的试样,在定量分析时,待测组分的含量常受到样品其他组分的干扰,需要在分析前进行分离。常用的分离方法有:沉淀法、挥发法、萃取法、色谱法等。

(三)标准溶液的制备

滴定分析的定量依据是以标准溶液为基础,而仪器定量分析(除质谱分析外)通常是以标准系列溶液为基础进行的相对测定。在实际工作中,制备标准溶液和标准系列溶液是进行组分定量分析的基础。标准溶液也称为滴定液,指已知准确浓度的试剂溶液。标准溶液的制备可直接由已知质量或浓度的基准物质准确配制而成。标准系列溶液是先将标准品配制成一定浓度的储备液,再准确量取一定量的储备液,稀释成另一个较高浓度的标准溶液,然后再逐级准确稀释成所需要的标准品系列溶液。所谓标准品,指用于鉴别、检查、含量测定的标准物质。在药物检验中,系指用于生物检定、抗生素或生化药品中含量或效价的标准物质。在仪器定量分析中,通常测定待测组分的标准品的标准系列溶液的某理化性质(如吸光度、电极电位等),以标准系列溶波浓度为横坐标,以某理化性质(即仪器的响应值)为纵坐标,绘制标准曲线,利用标准曲线对试样组分进行定量分析。

(四)测定

根据被测组分的性质、含量和准确度要求,结合实验室的具体条件,选择合适的分析方法进行测定。要优化试验条件,建立最优化试验方案,以保证获取最佳的化学信息。试样测定前必须对所用的仪器或测量系统进行校正。所使用的分析方法必须经过认证,认证包括准确度、精密度、检测限、线性范围等进行确定。在定量分析中,必须对试样多次平行(重复)测定。

(五)数据处理及结果表达

根据分析过程中有关反应的化学计量关系、试样的用量、测量得到的结果,计算待测组分的含量。同时也要对测定结果的准确性做出评价。

四、定量分析误差

> 考点
> 标准溶液的制备。

定量分析的任务是准确测量试样中组分的相对含量,要求分析结果必须具有一定的准确度。但在实际分析过程中,由于受到分析方法、测量仪器、测量时主客观条件等方面的限制,使得测量结果偏离真实值。这说明误差是客观存在的,难以避免的。因此为了获得准确的分析结果,必须分析产生误差的原因,估计误差的大小,科学地处理实验数据,得到合理的分析结果,并采取适当的方法减少各种误差,提高分析结果的准确度。

(一)误差的基本概念

定量分析的目的是通过实验确定试样中被测组分的量。但由于受分析方法、测量仪器、试剂和分析人员主客观因素等方面的限制,使得测量值不可能与真实值完全一致;同时,一个定量分析往往要经过一系列步骤,并不只是一次简单的测量,每步测量的误差都会影响分析结果的准确性。因此,即使是技术娴熟的分析人员,用各项技术指标均符合要求的测量仪器、同一种可靠方法对同一试样进行多次测量,也不能得到完全一致的结果。这说明客观上存在着难以避免的误差,任何测量结果都不可能绝对准确。为了提高分析结果的准确性,有必要探讨产生误差的原因和减免误差的方法。

由于误差的客观存在,人们在实际分析中不可能得到确切无误的真实值,而需对测量结果作出相对准确的估计。如何得到最佳的估计值并判断其可靠性,这是对测量数据进行统计处理的目的。本小节将介绍误差产生的原因和减免方法、有效数字及运算规则以及对测量数据进行统计处理的基本方法。

1.准确度和误差

准确度是指测量值与真值(真实值)接近的程度。测量值与真值越接近,测量越准确。误差是测量结果与真值之间的差值,是衡量准确度的指标。

2.约定真值与标准值

由于任何测量都存在误差,因此实际测量不可能得到真值,而只能尽量接近真值。在分析化学工作中常用的真值是约定真值与标准值。

(1)约定真值:由国际计量大会定义的单位(国际单位)及我国的法定计量单位是约定真值。国际单位制的基本单位有七个:长度、质量、时间、电流强度、热力学温度、发光强度及物质的量。国际原子量委员会每逢单年修订一次原子量(相对原子质量),因此各元素的原子量也是约定真值。

(2)标准值与标准参考物质:在分析工作中,常以标准值代替真值来衡量测定结果的准确度。所谓标准值,即是采用可靠的分析方法,在不同实验室(经相关部门认可),由不同分析人员对同一试样进行反复多次测定,然后将大量测定数据用数理统计方法处理而求得的测量值,这种通过高精度测量而获得的更加接近真值的值称为标准值(或相对真值),求得标准值的物质称为标准参考物质或标准试样。作为评价准确度的基准,标准参考物质及其标准值需经权威机构认定并提供。

(二)误差的表示方法

误差的表示方法主要有两种:绝对误差和相对误差。

1.绝对误差(absolute error) 测量值与真值之差称为绝对误差。若以 x 代表测量值,以 μ 代表真值,则绝对误差 E 为:

$$E = x - \mu$$

绝对误差以测量值的单位为单位,误差可正可负。正误差表示测量值大于真值,负误差表示测量值小于真值。误差的绝对值越小,测量值越接近于真值,测量的准确度就越高。

2.相对误差(relative error) 绝对误差 E 与真值 μ 的比值称为相对误差。如果不知道真值,但知道测量的绝对误差,也可用测量值 x 代替真值 μ 表示。相对误差同样可正可负,但无单位。相对误差 KE 用下式表示:

$$KE = \frac{E}{\mu} \times 100\% \quad \text{或} \quad KE\frac{E}{x} \times 100\%$$

相对误差反映出误差在真值中所占的比例,这对于比较在不同情况下测量值的准确度更为方便。因此,在分析工作中,相对误差的大小可作为正确选择分析方法的依据,比绝对误差更常用。

例9-1-1 用分析天平称量两个试样,一个是 0.0021 g,另一个是 0.5432 g。两个测量值的绝对误差都是 0.0001 g,试计算相对误差。

解:前一个测量值的相对误差为:$RE_1 = \dfrac{0.0001}{0.0021} \times 100\% = 5\%$

后一个测量值的相对误差为:$RE_2 = \dfrac{0.0001}{0.5432} \times 100\% = 0.02\%$

显然前者的相对误差比后者大得多。可见,当测量值的绝对误差恒定时,测定的试样量(或组分含量)越高,相对误差就越小,准确度越高;反之,则准确度越低。因此,对常量分析的相对误差应要求小些,而对微量分析的相对误差可以允许大些。例如,用重量法或滴定法进行常量分析时允许的相对误差仅为千分之几;而用光谱法、色谱法等仪器分析法进行微量分析时,允许的相对误差可为百分之几甚至更高。

(三)误差的分类

按误差的性质,将误差分为系统误差和偶然误差两类。

1.系统误差

系统误差(systematic error)也称为可定误差(determinate error),是由某种确定的原因造成的误差。一般它有固定的方向(正或负)且大小可测,重复测定时重复出现。根据系统误差的来源,可把它分为方法误差、仪器或试剂误差及操作误差三种。

(1)方法误差:是由于不适当的实验设计或方法选择不当所引起的误差,通常对测定结果影响较大。例如,由于反应条件不完善而导致化学反应进行不完全或副产物对测量产生影响;重量分析时由于方法选择不当,使沉淀的溶解度较大或有共沉淀现象发生;滴定分析时由于指示剂选择不当,使滴定终点不在滴定突跃范围内;色谱分析时由于色谱条件选择不当,待测组分峰与相邻峰未达到良好分离等。

（2）仪器或试剂误差：是由于实验仪器所给数据不正确或试剂不合格所引起的误差。例如，仪器信号漂移，使用未经校准的测量（或计量）仪器及容量器皿，温度对容量器皿容积产生影响，电池电压下降对仪器供电设备的影响，真空系统泄漏，器皿不耐腐蚀，所用试剂不纯或去离子水不合格等，均能产生这种误差。

（3）操作误差：是由于操作者的主观原因在实验过程中所作的不正确判断而引起的误差。例如，操作者对滴定终点颜色的确定偏深或偏浅，对仪器指针位置或容量器皿所显示溶液体积产生判断差异，为提高实验数据精密度而产生的判断倾向等。

在一个测定过程中上述三种误差都可能存在，并且通常是定量的或是定比例的，分别被称为恒量误差（constant error）和比例误差（proportional error）。恒量误差与被测物的量无关，被测物质的量越小，误差将越明显（相对值越大）。例如，在滴定分析中，需在化学计量点后多加入少量滴定剂使指示剂变色，这就引入了恒量误差。待测物的量越少，所需滴定剂的总量就越少，多加入的量在滴定剂消耗总量中所占的比例就越大，误差就越明显。如果系统误差的绝对值随被测物质量的增大而成比例增大，相对值不变，则称为比例误差。例如在用重量法测定明矾中的铝含量时，用氨水作沉淀剂，若氨水中含有硅酸，便能与 $Al(OH)_3$ 共沉淀。明矾的取样量越大，需要的氨水越多，造成的绝对误差越大，但相对误差值基本不变。有时，系统误差的绝对值虽然随样品量的增大而增大，但不成比例。

因为系统误差是以固定的方向出现，并具有重复性，且大小可测，故可用加校正值的方法予以消除。

2.偶然误差

偶然误差（accidental error）也称为随机误差（random error），是由偶然因素引起的误差。如实验室温度、湿度、电压、仪器性能等的偶然变化以及操作者对平行试样处理的微小差异等，均可能引入偶然误差。偶然误差的方向（正或负）和大小都是不固定的，因此，不能用加校正值的方法减免。

偶然误差的出现服从统计规律。即大误差出现的概率小，小误差出现的概率大，绝对值相同的正、负误差出现的概率大体相等，它们之间常能部分或完全抵消。所以，在消除系统误差的前提下，平行测量的次数越多，测量值的算术平均值越接近于真值。因此，适当地增加平行测定次数，取平均值表示测定结果，可以减小偶然误差。

系统误差与偶然误差的划分并无严格的界限。当人们对某些误差产生的原因尚未认识时，往往将其作为偶然误差对待。另外，虽然两者在定义上不难区分，但在实际分析过程中除了较明显的情况外，常常难以进行直观的区别和判断。例如，观察滴定终点颜色的改变，有人总是偏深，产生属于操作误差的系统误差，但在多次测定观察滴定终点的深浅程度时，又不能完全一致，因而产生偶然误差。

除了上述两类误差外，在实际操作中，由于分析工作者的粗心或违反操作规程等所产生的结果错误称为"过失"，不能称为"误差"，必须予以避免。一旦有了过失，应该舍弃有关数据重新测量，以保证原始测量数据的可靠性。如无法确定实验值异常是否由于过失引起，也可以用相关统计检验进行判断。

（四）精密度与偏差

精密度（precision）是平行测量的各测量值之间互相接近的程度。各测量值间越接近，测量的精密度越高。精密度的高低用偏差来衡量。偏差表示数据的离散程度，偏差越大，数据越分散，精密度越低。反之，偏差越小，数据越集中，精密度就越高。偏差有以下几种表示方法：

（1）偏差（deviation，d）：单个测量值与测量平均值之差称为偏差，其值可正可负。若令 $\bar{x}$ 代表一组平行测量的平均值，则单个测量值 x_i 的偏差 d 为：

$$d = x_i - \overline{x}$$

（2）平均偏差（average deviation）：$\overline{d}$ 各单个偏差绝对值的平均值，称为平均偏差，以 $\overline{d}$ 表示。

$$\overline{d} = \frac{\sum\limits_{i=1}^{n} \left| x_i - \overline{x} \right|}{n}$$

式中 n 表示测量次数。应当注意，平均偏差均为正值。

（3）相对平均偏差（relative average deviation，$\overline{Rd}$）：平均偏差 $\overline{d}$ 与测量平均值 $\overline{x}$ 的比值称为相对平均偏差，定义如下式。

$$R\overline{d} = \frac{\overline{d}}{\overline{x}} \times 100\% = \frac{\sum\limits_{i=1}^{n} \left| x_i - \overline{x} \right|}{\overline{x}} \times 100\%$$

（4）标准偏差（sandard devition，S）：在平均偏差和相对平均偏差的计算过程中忽略了个别较大偏差对测定结果重复性的影响，而采用标准偏差则是为了突出较大偏差的影响。因此，同一组测量值的标准偏差比平均偏差值大。对少量测定值（$n \leqslant 20$）而言，其标准偏差的定义式如下。

$$S = \sqrt{\frac{\sum\limits_{i=1}^{n} \left(x_i - \overline{x} \right)^2}{n-1}}$$

（5）相对标准偏差（relative standard deviation，RSD）：标准偏差 S 与测量平均值 $\overline{x}$ 的比值称为相对标准偏差，定义如下式：

$$RSD(\%) = \frac{S}{\overline{x}} \times 100\% = \sqrt{\frac{\sum\limits_{i=1}^{n} \left(x_i - \overline{x} \right)^2}{n-1}} \frac{}{\overline{x}} \times 100\%$$

例 9-1-2 四次标定某溶液的浓度，结果为 0.2041 mol/L、0.2049 mol/L、0.2039 mol/L 和 0.2043 mol/L。计算测定结果的平均值（$\overline{x}$）、平均偏差（$\overline{d}$）、相对平均偏差（R$\overline{d}$）、标准偏差（S）及相对标准偏差（RSD）。

解：
$$\overline{x} = (0.2041 + 0.2049 + 0.2039 + 0.2043)/4 = 0.2043 \ (mol/L)$$

$$\overline{d} = (0.0002 + 0.0006 + 0.0004 + 0.0000)/4 = 0.0003 \ (mol/L)$$

$$(\overline{d}/\overline{x}) = (0.0003/0.2043) \times 100\% = 0.2\%$$

$$S = \sqrt{\frac{(0.0002)^2 + (0.0006)^2 + (0.0004)^2 + (0.0000)^2}{4-1}} = 0.0004 \ (mol/L)$$

$$RSD = (0.0004/0.2043) \times 100\% = 0.2\%$$

（6）重复性（repeatability）、中间精密度（intermediate precision）及重现性（reproducibility）：均反映了测定结果的精密度，但三者具有不同概念。重复性系指在同样操作条件下，在较短时间间隔内，由同一分析人员对同一试样测定所得结果的接近程度；中间精密度系指在同一实验室内，由于某些试验条件改变，如时间、分析人员、仪器设备等，对同一试样测定结果的接近程度；重现性系指在不同实验室之间，由不同分析人员对同一试样测定结果的接近程度。要将分析方法确定为法定标准（如药典）时，应进行重现性试验。

（五）准确度与精密度的关系

准确度与精密度的概念不同。当有真值（或标准值）作比较时，它们从不同侧面反映了分析结果的可靠性。准确度表示测量结果的正确性,精密度表示测量结果的重复性或重现性。

图9-1-1表示A、B、C、D四人测定同一试样中某组分含量时所得的结果。每人均测定4次。试样的真实含量为79.80%。由图可见,B所得结果的精密度虽然很高,但准确度较低;A的精密度和准确度均好,结果可靠;D的精密度很差,其平均值虽然接近真值,但这是由于大的正负误差相互抵消的结果,纯属偶然,并不可取;C所得结果的精密度和准确度都不好。由此可见,精密度是保证准确度的先决条件,精密度差,所得结果不可靠。但高的精密度不一定能保证高的准确度,因为可能存在系统误差(如甲的结果)。总之,只有精密度与准确度都高的测量值才是可取的。

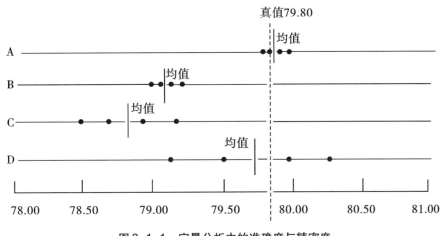

图9-1-1　定量分析中的准确度与精密度

由于通常真值是未知的,如果消除或者校正了系统误差,精密度高的有限次数测量的平均值就接近真值 μ。因此常常根据测定结果的精密度来衡量测定结果是否可靠。

(六)提高分析结果准确度的方法

要想得到准确的分析结果,必须设法减免在分析过程中带来的各种误差。下面介绍减小分析误差的几种主要方法。

1.选择恰当的分析方法

不同分析方法的灵敏度和准确度不同。化学分析法的灵敏度虽然不高,但对常量组分的测定能获得比较准确的分析结果(相对误差 $\leq 0.2\%$),而对微量或痕量组分的测定灵敏度难以达到。仪器分析法灵敏度高、绝对误差小,虽然其相对误差较大,不适合于常量组分的测定,但能满足微量或痕量组分测定准确度的要求。另外,选择分析方法时还应考虑共存物质的干扰。总之,应根据分析对象、样品情况及对分析结果的要求,选择恰当的分析方法。

2.减小测量误差

为了保证分析结果的准确度,必须尽量减小各步的测量误差。例如,一般分析天平称量的;绝对误差为 ± 0.0001 g,一次称量需读数两次,可能引起的最大误差是 ± 0.0002 g。为了使称量的相对误差 $\leq 0.1\%$,称样量就需 ≥ 0.2 g。又如,一般滴定管可有 ± 0.01 mL 的绝对误差,一次滴定也需两次读数,因此可能产生的最大误差是 ± 0.02 mL。为了使滴定读数的相对误差 $\leq 0.1\%$,消耗滴定剂的体积就需 ≥ 20 mL。

3.减小偶然误差的影响

根据偶然误差的分布规律,在消除系统误差的前提下,平行测定次数越多,其平均值越接近于真值。因此,增加平行测定次数,可以减小偶然误差对分析结果的影响。在实际工作中,一般对同一试样平行测定 3~4 次,其精密度符合要求即可。

4. 消除测量中的系统误差

(1)与经典方法进行比较:将所建方法与公认经典方法对同一试样进行测量并比较,以判断所建方法的可行性。若所建方法不够完善,应进一步优化或测出校正值以消除方法误差。这在新方法研究中经常采用。

(2)校准仪器:对天平、移液管、滴定管等计量、容量器皿及测量仪器进行校准,可以减免仪器误差。由于计量及测量仪器的状态会随时间、环境条件等发生变化,因此需定期进行校准。

(3)对照试验:对照试验是检查分析过程中有无系统误差的有效方法。步骤是:用已知含量(标准值)的标准试样,按所选的测定方法,以同样的实验条件进行分析,求得测定方法的校正值(标准试样的标准值与标准试样分析结果的比值),用以评价所选方法的准确性(有无系统误差),或直接对实验中引入的系统误差进行校正:

$$试样中某组分含量 = 试样中某组分测得含量 \times \frac{标准试样中某组分已知含量}{标准试样中某组分测得含量}$$

(4)回收试验:当采用所建方法测出试样中某组分含量后,可在几份相同试样($n \geqslant 5$)中加入适量待测组分的纯品,以相同条件进行测定,按下式计算回收率(recovery):

$$回收率(\%) = \frac{加入纯品后的测得量 - 加入前的测得量}{纯品加入量} \times 100\%$$

回收率越接近 100%,系统误差越小,方法准确度越高。回收试验常在微量组分分析中应用。

(5)空白试验:在不加入试样的情况下,按与测定试样相同的条件和步骤进行的分析实验,称为空白试验。所得结果称为空白值。从试样的分析结果中扣除此空白值,即可消除由试剂及实验器皿等引入的杂质所造成的误差。空白值不宜很大,否则,应通过提纯试剂或改用其他器皿等途径减小空白值。

考点

考点:绝对误差和相对误差的表示方法;系统误差有哪些;平均值($\bar{x}$)、平均偏差($\bar{d}$)、相对平均偏差($R\bar{d}$)、标准偏差(S)及相对标准偏差(RSD)的计算方法;减小误差的方法。

知识小结

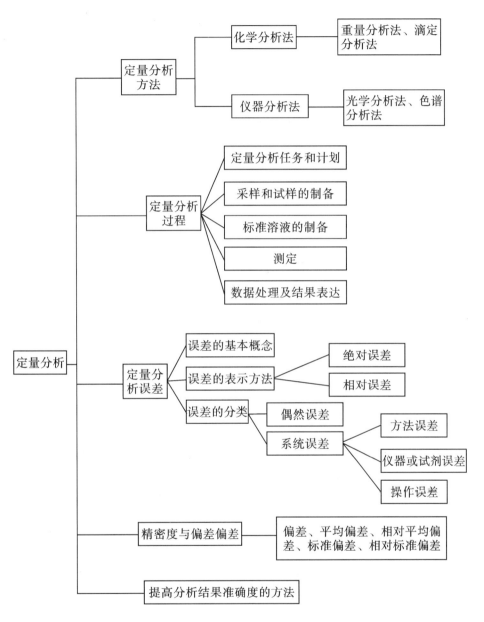

同步检测

一、选择题

1.定量分析的任务是(　　)

　　A.测定物质的含量　　　　　　　　　　　　B.测定物质中的组成

　　C.测定物质的组成及含量　　　　　　　　　D.测定物质的有关组分的含量

2.下列论述中错误的是(　　)

　　A.方法误差属于系统误差　　　　　　　　　B.系统误差不包括操作误差

C. 系统误差呈正态分布　　　　　　　　　　D. 系统误差又称为可测定误差

3. 滴定分析中出现下列情况,导致产生系统误差的是(　　　)

　A. 滴定时有溶液溅出　　　　　　　　　　B. 所有试剂含有干扰离子

　C. 试样未经充分混匀　　　　　　　　　　D. 砝码读错了

4. 下列措施中,能减少偶然误差的是(　　　)

　A. 增加平行测定次数　　　　　　　　　　B. 进行空白实验

　C. 进行对照实验　　　　　　　　　　　　D. 进行仪器校准。

5. 下列有关偶然误差的论述不正确的是(　　　)

　A. 偶然误差具有单向性　　　　　　　　　B. 偶然误差具有随机性

　C. 偶然误差的数值大小、正负出现的机率是相等的

　D. 偶然误差是由一些不确定的偶然因素造成的

6. 下列论述中,正确的是(　　　)

　A. 进行分析时,过失误差是不可避免的　　B. 精密度高,准确度一定高

　C. 准确度高,一定需要精密度高　　　　　D. 准确度高,系统误差一定小

7. 定量分析要求测定结果的误差(　　　)

　A. 愈小愈好　　　　　　　　　　　　　　B. 等于零

　C. 略大于允许误差　　　　　　　　　　　D. 在允许误差范围内

8. 下列各项定义中不正确的是(　　　)

　A. 绝对误差是测定值与真实值之差

　B. 相对误差是绝对误差在真实结果中所占百分率

　C. 偏差是指测定结果与平均结果之差

　D. 平均偏差是单次测量偏差的平均值

9. 下述情况中,使分析结果产生负误差的是(　　　)

　A. 以盐酸标准溶液滴定一碱样时使用的滴定管末洗净,滴定时内壁挂液珠

　B. 用于标定标准溶液的基准物质在称量时吸了潮

　C. 以失去部分结晶水的 $H_2C_2O_4 \cdot 2H_2O$ 为基准物质标定 NaOH 溶液的浓度

　D. 滴定时速度过快,并在到达终点后立即读取滴定管的读数

二、填空题

1. 定量分析的方法是_____为依据建立的,通常分为_____和_____。

2. 滴定分析法依据化学反应类型的不同可分为_____滴定法。

3. 定量分析结果通常是以_____表示的,其方法有_____。

4. 多次分析结果的重现性愈_____,分析结果的精密度_____。

5. 一般分析天平称量的;绝对误差为_____,一次称量需读数两次,可能引起的最大误差是_____。为了使称量的相对误差 ≤0.1%,称样量就需_____。

6. 一般滴定管可有 ±0.01 mL 的绝对误差,一次滴定也需两次读数,因此可能产生的最大误差是_____。为了使滴定读数的相对误差 ≤0.1%,消耗滴定剂的体积就需_____。

7. 由某种确定的原因造成的误差是_____误差。

8. 由于不适当的实验设计或方法选择不当所引起的误差是_____误差。

9. 由于实验仪器所给数据不正确或试剂不合格所引起的误差_____误差。

10. 误差的表示方法主要有两种:_____和_____。

三、判断题

1. 误差是指测定值与真实值之间的差,误差大小说明分析结果准确度的高低。　　　　　　　　　(　　　)

2. 系统误差是定量分析中误差的主要来源。它影响分析结果的精密度。　　　　　　　　　　　　(　　　)

3. 对某试样测定来说,多次测定结果的精密度越好,则该测定结果的准确度越好。　　　　　　　　(　　　)

4. 以 HCl 标准溶液滴定某碱样,所用滴定管因为洗净,滴定时内壁挂有水滴,此种情况对滴定产生正误差。(　　　)

5. 用于标定标准溶液的基准物在称量时吸了潮(标定时用直接滴定法)此种情况标定结果产生负误差。 ( )

6. 为减少称量误差,基准物条件之一是式量要大。 ( )

7. 在不加入试样的情况下,按与测定试样相同的条件和步骤进行的分析实验,称为空白试验。 ( )

8. 测量值与真值之差称为绝对误差。 ( )

9. 由于分析工作者的粗心或违反操作规程等所产生的结果错误称为误差。 ( )

10. 根据系统误差的来源,可把它分为方法误差、仪器或试剂误差及操作误差三种。 ( )

四、简答题

1. 根据下列给出的数据,说明准确度和精密度的关系。

	甲	乙	丙
编号 1	30.22	30.20	30.42
编号 2	30.18	30.30	30.44
编号 3	30.16	30.25	30.40
编号 4	30.20	30.35	30.38
平均值	30.19	30.28	30.41
真实值	30.39	30.39	30.39

2. 怎样才能减少误差,提高分析结果的准确度。

3. 指出下列各种误差是系统误差还是偶然误差? 如果是系统误差,请区别方法误差、仪器和试剂误差或操作误差,并给出它们的减免办法。

(1)砝码受腐蚀;(2)天平的两臂不等长;(3)量瓶与移液管未经校准;(4)试剂含被测组分;

(5)试样在称量过程中吸湿。

五、计算题

四次标定某溶液的浓度,结果为 0.2136 mol/L、0.2132 mol/L、0.2133 mol/L 和 0.2135 mol/L。计算测定结果的平均值($\bar{x}$)、平均偏差($\bar{d}$)、相对平均偏差($\overline{Rd}$)、标准偏差(S)及相对标准偏差(RSD)。

(欧　娅)

任务二　分析结果数据的处理

知识要求

◆ 掌握有效数字的修约和运算规则。

◆ 熟悉有效数字的概念与位数的确定。

◆ 了解有效数字在分析数据统计处理的意义。

能力要求

◆ 能够运用有效数字的修约和运算规则,对实际分析所得的数据进行运算和处理。

◆ 理解有效数字的概念及位数的确定。

◆ 能够用有效数字知识正确地表示分析结果。

◆ 能正确对多次平行测定结果进行误差、偏差的计算,会评价分析结果的准确度。

在定量分析中,实验数据的记录和运算结果应该保留多少位数不是随意的,为了得到可靠的分析结果,首先要根据测量仪器、分析方法的准确程度来确定,还要进行实验数据正确的记录和计算。测定值既表示了试样中被测组分的含量多少,也反映了测定的准确程度。因此,了解和掌握有效数字在定量分析中的应用很重要。

一、有效数字的概念

有效数字是指在分析工作中实际能测量到的数字,包括所有的准确测量的数字和一位估计读数。在记录测量数据时,只允许保留一位估计读数(可疑数字),即数据的最后一位数是估计值(可疑数字),其余各位数字都是确定的。一般有效数字的最后一位数字有±1 个单位的误差。

有效数字不仅可以表示数值的大小,还可以反映测量的精确程度。记录测量数据的位数(有效数字的位数),必须与所使用的方法及仪器的准确程度相适应。

例如,万分之一的分析天平称某试样,记录数据为:0.4537 g,在这个数字中,0.453 是准确数字,但最后一位"7",即 0.0007 g 是根据分析天平的精准度 ±0.0001 估计的,其实际重量为 (0.4537±0.0001)g。

又如,用50 mL 量筒量取 25 mL 溶液,由于量筒只能准确到 1 mL,因此只能记录成三位有效数字25.0 mL,末位的"0"有可能存在±0.1 mL 的误差,其实际体积为(25.0±0.1)mL。

再如,用 50 mL 滴定管滴定消耗 25 mL 溶液,则应记录成 25.00 mL,因为滴定管可准确读到0.1 mL,估计可读到 0.01 mL,此数值为四位有效数字,前三位为准确数字,最后一位"0"为可疑数字,实际体积应为(25.00±0.01)mL。

由于不同仪器的精度不同,所记录的有效数字的位数也不同。因此,不能随意增减有效数字的位数。

二、有效数字的位数确定

(1)在 1~9(含 1 和 9)中间的数字或之后的数字均为有效数字,第一个非零数字之前的 0 是无效数字,非零数字 1~9(含 1 和 9)中间和非零数字后面的 0 是有效数字,如:

0.05 g, 0.004% ,0.3　　　　　　　　　一位有效数字

0.0076 g ,0.020% , $2.6×10^{-3}$　　　　　两位有效数字

0.0340 g , 0.0730% , $2.35×10^{-5}$　　　　三位有效数字

0.003046 g ,2.503 g ,$6.240×10^{-4}$　　　四位有效数字

3.0007 g ,98.065 g ,$3.6401×10^{-5}$　　　五位有效数字

(2)变换单位时,有效数字的位数必须保持不变。例如:15.00 mL 应写成 0.01500 L ;20.5 L 应写成 $2.05×10^4$ mL,而不能写成 20500 mL。

(3)首位为 8 或 9 的数据,其有效数字可多算一位。例如,93.8g 可视为 4 位有效数字。

(4)对数有效数字的位数仅取决于小数部分数字的位数,其整数部分只相当于原数值的幂次,不是有效数字。例如,lg($1.33×10^3$) = 0.285179+3 = 3.285179,其中"3"相当于 $lg10^3$,不是有效数字,1.33 是三位有效数字,所以 lg($1.33×10^3$) 只有三位有效数字,而不是 6 位有效数字。又如 pH=2.88,它的有效数字是两位,而不是四位。pK_a=4.30,它的有效数字是两位。

(5)在有效数字计算中若遇到倍数、分数关系及常数(π、e),由于它们不是测量所得,其有效数字位数可以认为没有限制,位数为无限多位。如 2000,1/5 。

(6)在表示准确度和精密度时,一般只取一位有效数字,最多取两位有效数字。如 RE = 0.03% ,RSD = 0.22% 。

三、有效数字的修约规则

在分析工作中,可能涉及使用多种准确度不同的仪器或量器,因而所得数据的有效数字位数也不尽相同。为了得到正确的分析结果,必须按一定规则进行数据的记录、修约,以避免得出不合理的结论。

(一)有效数字的记录

在记录测量数据时,根据所选用仪器的精度进行记录,记录数据只保留一位估计数字(可疑数字)。

(二)有效数字修约规则

按一定的规则将多余的有效数字舍弃,这一过程称为数字修约。修约数字时既不能保留数字过多而使计算复杂化,也不能舍弃必要的数字而使结果准确度下降。数字修约按照国家标准 GB/T8170—2008《数值修约规则与极限数值的表示和判定》,采取"四舍六入五留双"的规则进行:

(1)当被修约数字≤4 时,则舍弃该数字。

(2)当被修约数字≥6 时,则进位。

(3)当被修约数字等于 5 时,若 5 后有不为 0 的数字,则进位;若 5 后无数字或为 0,则看 5 前面的一位数字,前一位是奇数则进位,前一位是偶数则舍弃。

例如,将下列测量值修约为四位有效数字:

0.65237	0.6524
1.3074	1.307
3.97352	3.974
6.31750	6.318
0.68325	0.6832
7.6355	7.636

(4)只允许对原测量值一次修约至所要求的位数,不能分次修约。如将 0.1348 修约成两位有效数字,不能先修约成 0.135,再修约成 0.14,而应一次修约成 0.13。

四、有效数字的运算规则

在计算分析结果时,每个测量值的有效数字位数可能不同,每个测量值的误差都会传递到分析结果。为了确保分析结果数字的准确性,要遵守有效数字的运算规则。

(1)加减运算:多个数据相加减时,以小数点后位数最少的数据为准先进行修约,再进行计算,使得运算结果的误差和这些数据中绝对误差最大的那个数据相当。

例如,对 0.046+136.12+1.246012 求和,其中 136.12 的绝对误差为±0.01,是最大者,故对这三个数据按保留小数点后两位有效数字进行修约后运算。

0.05+136.12+1.25=137.42

(2)乘除运算:多个数据相乘除时以有效数字位数最少的数据为准先进行修约,再进行计算,使得结果的误差与这些数据中相对误差最大的那个数据相当。

例如,对 147.28×0.0627÷10.103÷2.048 进行运算,式中 0.0627 的相对误差最大且其有效数字为三位,因此,该算式结果只能保留三位有效数字。

$147 \times 0.0627 \div 10.1 \div 2.05 = 0.445$

知识小结

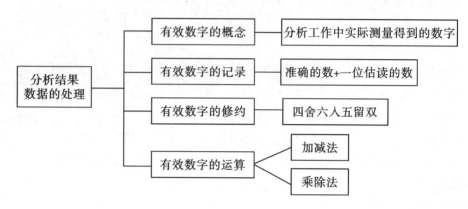

同步检测

一、单项选择题

1. 分析工作中实际能够测量得到的数字称为（　　　）

　　A. 精密数字　　　　　　　B. 准确数字　　　　　　　C. 有效数字　　　　　　　D. 可靠数字

2. 滴定管读数时, 应读到小数点后（　　　）

　　A. 一位　　　　　　　　　B. 两位　　　　　　　　　C. 三位　　　　　　　　　D. 四位

3. 用 50 mL 移液管移取溶液, 体积应记录为（　　　）

　　A. 50.000 mL　　　　　　B. 50.0 mL　　　　　　　C. 50.00 mL　　　　　　　D. 50 mL

4. 用万分之一分析天平进行称量时, 结果应记录到以克为单位小数点后几位（　　　）

　　A. 一位　　　　　　　　　B. 两位　　　　　　　　　C. 三位　　　　　　　　　D. 四位

5. 下列数据中共有三位有效数字的是（　　　）

　　A. 0.58　　　　　　　　　B. pH=8.76　　　　　　　C. 0.200　　　　　　　　　D. 2.5×10^{-3}

6. 四人分别测定某样品的含量, 试样称取 1.624g, 下列四份报告结果合理的是（　　　）

　　A. 31.426%　　　　　　　B. 31.4%　　　　　　　　C. 31%　　　　　　　　　D. 31.43%

7. 0.08050 修约为两位有效数字应写成（　　　）

　　A. 0.08　　　　　　　　　B. 0.080　　　　　　　　C. 0.081　　　　　　　　D. 0.0805

8. 18.21+3.64+4.4+0.32442 的计算结果有效数字应取（　　　）

　　A. 一位　　　　　　　　　B. 两位　　　　　　　　　C. 三位　　　　　　　　　D. 四位

9. $13.245 \times 0.0147 \div 1.26008 \times 5.027$ 的结果应为（　　　）

　　A. 0.08　　　　　　　　　B. 0.078　　　　　　　　C. 0.775　　　　　　　　D. 0.7746

10. 用有效数字规则对下式进行计算 $\dfrac{51.38}{8.709 \times 0.01200} \times \dfrac{1}{2}$ 结果为（　　　）

　　A. 245.80　　　　　　　　B. 2×10^{-2}　　　　　　C. 2.5×10^{-2}　　　　　D. 2.458×10^{-2}

二、多项选择题

1. 下列结果中, 有效数字是四位的是（　　　）

　　A. 3000　　　　　　　　　B. 5.018　　　　　　　　C. pH=2.818

　　D. 0.7006　　　　　　　　E. $\pi = 3.141$

2.将下列数据修约成四位有效数字,符合有效数字修约规则的是(　　　)

　　A.6.3254—6.325　　　　　　　B.6.3256—6.326　　　　　　C.6.3255—6.326

　　D.6.32651—6.326　　　　　　E.6.3265—6.326

三、填空题

1.有效数字_____在其数值中只有____是不确定的,前面所有的数字都是_____的。

2.修约数字时只能对原始数据_____修约到所需的位数,不能_____修约。

四、根据有效数字的运算规则进行计算

1.$[H^+] = 5.0 \times 10^{-5}$ mol/L,pH = ?

2.312.64 + 3.4 + 0.3234

3.0.0325×5.103×60.06÷139.8

4.39.098+51.996+15.9996

5.28.40×0.0997×(1.0079+35.453)

6.0.0121×25.6×1.06

7.0.01523+34.37+4.3281

（肖奇志）

项目十 滴定分析法

任务一 滴定分析法概述

知识要求
◆掌握标准溶液浓度的表示方法与配制方法。

◆掌握滴定分析的计算依据与有关的计算。

◆熟悉滴定分析法对化学反应的要求。

◆熟悉滴定分析法中的基本概念、几种常用的滴定操作方式与滴定方法。

◆了解滴定分析法的的特点、分类及应用。

能力要求
◆能够准确描述滴定分析法中的基本概念。

◆能够说出滴定分析法的分类。

◆能够理解滴定分析法对化学反应的要求。

◆学会标准溶液浓度的表示方法、计算与标准溶液的配制。

◆理解滴定分析法的计算依据。

◆学会滴定分析法的有关计算。

　　滴定分析法又称容量分析法,是化学分析法中经典、常用的分析法,是以物质的化学反应为基础的一种分析方法。具有仪器设备简单、操作简便、准确度高(相对误差小于 0.2%)、应用范围广特点,通常用于常量组分测定。在环境保护、食品药品、日常生产中具有重要的实用价值。例如,污水中化学耗氧量的测定、水质硬度的测定都要用到滴定分析法。因此,作为医药卫生类专业的学生要熟练掌握滴定分析法的基本操作与原理,在实际工作中能够精准地运用滴定分析法的规律,提高分析和解决实际问题的能力。

一、滴定分析法基本术语

　　滴定分析法是将一种已知准确浓度的试剂溶液(即滴定液),滴加到被测物质的溶液中,直到所加的试剂溶液与被测物质按化学计量关系定量反应完全为止,根据滴加的试剂溶液的浓度和体积,计算出被测物质含量的方法。在滴定分析中,已知准确浓度的试剂溶液称为滴定液,又称标准溶液。由滴定管将滴定液滴加到被测物质中的过程,称作滴定。当滴加的滴定液与被测物质的量之间正好符合化学反应式所表示的计量关系时,称反应到达化学计量点,简称计量点,用 sp 表示。在化学计量点时,由于反应溶液外观上没有明显的颜色变化,因此,需要适宜的方法指示化学计量点的到达,在滴定过程中,通常在被测溶液中加入一种辅助试剂,利用它的颜色变化指示化学计量点的到达,这种辅助试剂称为指示剂。滴定过程中,指示剂恰好发生颜色变化的转变点,称作滴定终点,简称终点,用 ep 表示。滴定终点是实验测量值,而化学计量点是理论值,两者往往不一致,它们之间存在很小的差别,由此造成的误差称为终点误差(end point error),或称滴定误差(tiration error),用 TE 表示,是滴定分析法主要的误差来源,为了减小终点误差,应选择合适的指示剂,使滴定终点尽可能接近化学计量点(图 10-1-1)。

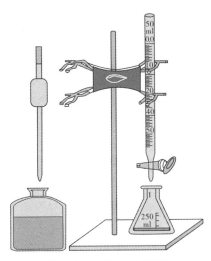

图 10-1-1 滴定装置示意

二、滴定分析法对化学反应的要求

滴定分析反应是以标准溶液与待测组分溶液的化学反应为基础,化学反应很多,但并不是所有的化学反应都能够用于滴定分析,能直接用于滴定分析的化学反应,必须具备以下基本条件:①反应必须按化学反应式定量完成,完成程度要求达到 99.9% 以上,这是定量分析计算的理论依据。②反应速率要快,反应要求在瞬间完成,对于速率较慢的反应,必须有适当的方法加快反应速率,如加热或加催化剂等措施来增大反应速率。③必须有适宜的指示剂或简便可靠的指示终点的方法确定终点。④无副反应发生。

凡是满足上述条件的化学反应,都可直接运用到滴定分析反应中。

三、滴定分析法分类与滴定操作方式

课堂互动
是不是所有的化学反应都能够用于滴定分析?

(一)滴定分析法的基本类型

根据标准溶液与被测组分之间所发生的化学反应类型不同,可分为以下四类。

(1)酸碱滴定法:酸碱滴定法是以质子的传递反应为基础的分析方法。可用酸做标准溶液滴定碱,或者用碱做标准溶液滴定酸,例如,用氢氧化钠(NaOH)标准溶液滴定盐酸(HCl)溶液。滴定反应实质如下:

$$H^+ + OH^- \rightleftharpoons H_2O$$

(2)氧化还原滴定法:氧化还原滴定法是以氧化还原反应为基础的滴定分析法。可用氧化剂做标准溶液滴定还原性物质,或者用还原剂做标准溶液滴定氧化性物质。例如,用高锰酸钾 $KMnO_4$ 标准溶液测定 H_2O_2 的含量时,其离子反应方程式如下:

$$2MnO_4^- + 5H_2O_2 + 16H^+ \Longrightarrow 2Mn^{2+} + 10O_2 \uparrow + 8H_2O$$

(3)沉淀滴定法:沉淀滴定法是利用沉淀反应为基础的滴定分析法。通常是利用生成难溶性银盐的反应。例如,用硝酸银 $AgNO_3$ 标准溶液测定 Cl^- 含量时,其反应方程式如下:

$$Ag^+ + Cl^- \Longrightarrow AgCl \downarrow$$

(4)配位滴定法:配位滴定法是以配位反应为基础的滴定分析法。主要是利用氨羧配位剂(常用 EDTA)作为标准溶液与金属离子生成稳定的配位化合物,用于测定金属离子的含量。例如用 EDTA 标准溶液测定 Mg^{2+} 时,其反应方程式如下:

$$Mg^{2+} + Y^{4-} \Longrightarrow MgY^{2-}$$

(二)滴定操作方式

1. 直接滴定法

凡是满足滴定分析法对化学反应条件的化学反应,都可采用直接滴定法。直接滴定法就是用标准溶液直接滴定待测物质溶液,利用指示剂或仪器指示化学计量点的到达。直接滴定法是滴定分析法中最常用和最基本的滴定操作方式。例如,用 HCl 滴定 NaOH 溶液,化学反应方程式如下:

$$HCl + NaOH \Longrightarrow NaCl + H_2O$$

2. 返滴定法

当试样中待测组分与标准溶液反应速率慢,或反应物为固体时,或没有适当的指示剂指示滴定终点时,可先在待测物质中准确加入过量标准溶液,使其与试液中的待测物质或固体试样进行反应,待反应完成后,再用另一种标准溶液滴定剩余的标准溶液的方法称为返滴定,也叫剩余滴定或回滴定。例如测定氧化锌 ZnO 含量时,可先在 ZnO 中加入定量过量的 HCl 标准溶液($n_{HCl总}$),待 ZnO 与 HCl 定量反应完全后,用 NaOH 标准溶液滴定剩余的 HCl,根据($n_{HCl总} - n_{HCl剩}$)与 ZnO 的反应计量关系,从而求出 ZnO 的含量。主要的反应如下:

$$ZnO + 2HCl(定量过量) \Longrightarrow ZnCl_2 + H_2O$$

$$HCl(剩余) + NaOH \Longrightarrow NaCl + H_2O$$

3. 置换滴定法

当待测组分与标准溶液不能直接反应,或待测组分与标准溶液不能按确定的化学计量关系进行反应时,可先用适当试剂与待测物质反应,定量置换出另一种物质,再用标准溶液去滴定该物质的方法,从而求出被测物质的含量。例如,用硫代硫酸钠 $Na_2S_2O_3$ 标准溶液测定试样中重铬酸钾 $K_2Cr_2O_7$ 的含量时,由于在酸性条件下,强氧化剂 $K_2Cr_2O_7$ 能够将 $S_2O_3^{2-}$ 氧化成 $S_4O_6^{2-}$ 和 SO_4^{2-} 等的混合物,从而使得 $K_2Cr_2O_7$ 与 $Na_2S_2O_3$ 没有确定的化学计量关系。此时,可在酸性溶液中加入过量的 KI,使其与之反应定量置换出 I_2,然后用硫代硫酸钠标准溶液滴定析出的 I_2,从而求出 $K_2Cr_2O_7$ 的含量。主要的反应如下:

$$Cr_2O_7^{2-} + 6I^-(过量) + 14H^+ \Longrightarrow 2Cr^{3+} + 3I_2 + 7H_2O$$

$$I_2 + S_2O_3^{2-} \Longrightarrow S_4O_6^{2-} + 2I^-$$

4. 间接滴定法

当待测组分不能直接与标准溶液反应时,可将试样通过另外的化学反应转化为可用标准溶液直接滴定的形式,这种滴定操作方式称为间接滴定法。例如用 $KMnO_4$ 标准溶液测定溶液中的 Ca^{2+},由于 Ca^{2+} 没有氧化还原性,无法直接与 $KMnO_4$ 标准溶液反应。可在溶液中加入过量的草酸铵(NH_4)$_2$ C_2O_4,使 Ca^{2+} 定量沉淀为 CaC_2O_4,然后用 H_2SO_4 溶解,再用 $KMnO_4$ 标准溶液滴定生成的 $H_2C_2O_4$,从而间

接计算出 Ca^{2+} 的含量。主要的反应如下：

$$Ca^{2+} + C_2O_4^{2-} \Longrightarrow Ca C_2O_4 \downarrow$$

$$Ca C_2O_4 + H_2SO_4 \Longrightarrow CaSO_4 + H_2C_2O_4$$

$$5H_2C_2O_4 + 2MnO_4^- + 6H^+ \Longrightarrow 2Mn^{2+} + 10CO_2 \uparrow + 8H_2O$$

在滴定分析法中，由于采用了剩余滴定、置换滴定、间接滴定等滴定操作方式，从而扩大了滴定分析的应用范围，使滴定分析的应用更加广泛。

四、基准物质与标准溶液

(一)基准物质

基准物质是指能用于直接配制标准溶液(或标定标准溶液)，作为基准物质必须具备下列条件：

(1)纯度高：一般要求纯度在99.9%以上。

(2)组成恒定且与化学式完全符合：若含结晶水，如草酸 $H_2C_2O_4 \cdot 2H_2O$、硼砂 $Na_2B_4O_7 \cdot 10H_2O$ 等，其结晶水的含量也应与化学式相符合。

> 课堂互动
> 　为什么基准物质摩尔质量越大可以减少称量误差？以基准物质锌和氧化锌为例。

(3)性质稳定：在保存、加热干燥时组成与质量不变，称量时不风化、不潮解、不吸收空气中的二氧化碳、不吸收空气中的水分、不被空气氧化等。

(4)最好具有较大的摩尔质量：在相同物质的量条件下，摩尔质量越大，需要称量的质量越大，可以减小称量误差。

常用基准物质及其干燥方法和应用范围见表10-1-1。

表10-1-1　常用基准物质及其干燥方法和应用范围

基准物质名称	化学式	相对分子质量	干燥后组成	干燥条件、温度/℃	标定对象
无水碳酸钠	Na_2CO_3	105.99	Na_2CO_3	270~300	酸
硼砂	$Na_2B_4O_7 \cdot 10H_2O$	381.37	$Na_2B_4O_7 \cdot 10H_2O$	有 NaCl 和蔗糖饱和溶液的干燥器中	酸
邻苯二甲酸氢钾	$KHC_8H_4O_4$(KHP)	204.22	$KHC_8H_4O_4$	110~120	碱
二水合草酸	$H_2C_2O_4 \cdot 2H_2O$	126.07	$H_2C_2O_4 \cdot 2H_2O$	室温空气干燥	碱或 $KMnO_4$
重铬酸钾	$K_2Cr_2O_7$	294.18	$K_2Cr_2O_7$	140~150	还原剂
溴酸钾	$KBrO_3$	167.00	$KBrO_3$	130	还原剂
碘酸钾	KIO_3	214.00	KIO_3	130	还原剂
三氧化二砷	As_2O_3	197.84	As_2O_3	室温干燥器中保存	还原剂
草酸钠	$Na_2C_2O_4$	134.00	$Na_2C_2O_4$	105~110	氧化剂
碳酸钙	$CaCO_3$	100.09	$CaCO_3$	110	EDTA
金属锌	Zn	65.39	Zn	室温干燥器中保存	EDTA
氧化锌	ZnO	81.39	ZnO	900~1000	EDTA
氯化钠	$NaCl$	58.44	$NaCl$	500~600	$AgNO_3$
硝酸银	$AgNO_3$	169.87	$AgNO_3$	220~250	氯化物

（二）标准溶液浓度表示方法

标准溶液是指已知准确浓度的溶液,标准溶液浓度有多种表示方法,在化学和药学领域,常用的有物质的量浓度和滴定度。

1. 物质的量浓度（C_B）

物质的量浓度是指单位体积滴定液中所含溶质 B 的物质的量,简称浓度,以符号 C_B 表示,即

$$C_B = \frac{n_B}{V}$$

式中 C_B 为溶质 B 的物质的量浓度,单位为 mol/L;n_B 为溶质 B 的物质的量,V 为溶液的体积,若物质 B 的质量为 m_B,其摩尔质量为 M_B,则可推导出物质的量浓度为:

$$C_B = \frac{m_B}{M_B \cdot V}$$

例 10-1-1 准确称取 1.4710 g$K_2Cr_2O_7$ 基准物,溶于适量水后,完全转入 250.00 mL 容量瓶中,加水稀释至刻度。问此 $K_2Cr_2O_7$ 标准溶液的浓度为多少?（已知 $M_{K2Cr2O7} = 294.18$ g/mol）

解:根据（10-1-2）式,可得:

$$C_B = \frac{m_B}{M_B \cdot V} = \frac{m_{K_2Cr_2O_7}}{M_{K_2Cr_2O_7} \cdot V} = \frac{1.4710}{294.18 \times 0.25000} = 0.02000 \text{ mol}/L$$

2. 滴定度（$T_{T/B}$）

滴定度是指每毫升标准溶液 T（滴定液）相当于被测组分 B 的质量 g,常用 $T_{T/B}$ 表示,单位符号为 g/mL,下标中 T/B 表示标准溶液溶质和待测物质的化学式。例如 $T_{K2Cr2O7/Fe} = 0.005000$ g/mL,表示 1 mL$K_2Cr_2O_7$ 标准溶液相当于被测溶液中含有 Fe 的质量为 0.005000 g。

$$T_{T/B} = \frac{m_B}{V_T}$$

（三）标准溶液配制方法

标准溶液的配制方法常有两种:直接配制法和间接配制法。

1. 直接配制法:凡是符合基准物质条件的试剂均可用直接法配制标准溶液。直接法配制标准溶液的一般过程为:首先准确称取一定质量的基准物质,然后用适量溶剂溶解,定量转移至容量瓶中,定容、摇匀。根据试样的质量、体积,即可计算出标准溶液的浓度。

2. 间接配制法（标定法）:对于不符合基准物质条件的试剂,如 HCl、NaOH 等,可用间接法配制标准溶液。配制过程如下:先配制成近似所需浓度的溶液,再用基准物质或另一种已知浓度的标准溶液来精确测定其准确浓度。这种利用基准物质或另一种标准溶液来确定标准溶液的操作过程称为标定。标定标准溶液浓度的方法有两种。

（1）基准物质标定法:准确称取一定质量的基准物质,用适量的溶剂溶解,然后用待标定的溶液进行滴定,根据基准物质的质量与消耗的待标定溶液的体积,即可计算出被标定溶液的准确浓度,计算结果保留四位有效数字。

例 10-1-2 准确称取 0.4985 g 邻苯二甲酸氢钾作为基准物质,用酚酞做指示剂标定 NaOH 溶液,用去 NaOH 溶液,试计算 NaOH 溶液的浓度。（$M_{KHP} = 204.22$ g/mol）

解:根据邻苯二甲酸氢钾与 NaOH 的反应计量关系为 1:1,反应方程式如下:

$$KHC_8H_4O_4 + NaOH \Longrightarrow KNaC_8H_4O_4 + H_2O$$

$$n_{KHP} : n_{NaOH} = 1:1, \text{即 } n_{KHP} = n_{HCl}$$

> **课堂互动**
> 《中国药典》规定每 1 mL 碘滴定液（0.1000 mol/L）相当于 0.008806 g 维生素 C（$C_2H_8O_6$）,用碘滴定液滴定维生素 C 至终点时用去 22.68 mL,则该维生素 C 的质量是多少?

$$C_{NaOH} = \frac{m_{KHP} \cdot 10^3}{M_{KHP} \cdot V_{NaOH}} = \frac{0.4985 \times 1000}{204.22 \times 24.26} = 0.1006 \ mol/L$$

（2）比较法标定：准确移取一定体积的待标定的溶液，用一种已知准确浓度的标准溶液进行滴定；或者准确移取一定体积的标准溶液，用待标定的溶液滴定。根据已知标准溶液的浓度和两种溶液的消耗体积以及两者之间的化学计量关系，即可求出待标定溶液的准确浓度。

例 10-1-3　用 0.09010 mol/L 的 H_2SO_4 标准溶液，滴定 25.00 mL NaOH 溶液用甲基橙做指示剂，滴定到终点时消耗 H_2SO_4 标准溶液 20.50 mL，试计算该 NaOH 溶液的浓度。

解:根据 NaOH 与 H_2SO_4 的反应的计量关系为 2∶1，反应方程式如下：

$$2NaOH + H_2SO_4 \Longleftrightarrow Na_2SO_4 + 2H_2O$$

$$n_{NaOH} \cdot n_{H_2SO_4} = 2 \colon 1, 即 \ n_{NaOH} = 2n_{H_2SO_4}$$

$$C_{NaOH} \cdot V_{NaOH} = 2 \ C_{H_2SO_4} \cdot V_{H_2SO_4}$$

$$C_{NaOH} = \frac{2 \times C_{H_2SO_4} \cdot V_{H_2SO_4}}{V_{NaOH}} = \frac{2 \times 0.09010 \times 20.50}{25.00} = 0.1478 \ mol/L$$

标定时为了提高标定结果的准确度，标定时至少测定 3 次，测定结果的相对平均偏差不大于 0.2%；为减少测量误差，称量基准物质的量不应太少，滴定消耗的标准溶液体积也不应太少；配制标准溶液时，使用的量器在必要时应校正其体积，并考虑温度的影响；标定后的标准溶液要妥善保存，对不稳定的溶液还要定期进行标定，例如对见光易分解的 $AgNO_3$、$KMnO_4$ 等标准溶液要储存在棕色试剂瓶中，并放置暗处；对 NaOH、$Na_2S_2O_3$ 等不稳定的标准溶液放置 2~3 个月后，应重新标定。

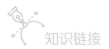
知识链接

化学试剂的分类

我国通用试剂的等级按纯度一般分为四级：优级纯（GR，绿标签，纯度≥99.8%）；分析纯（AR，红标签，纯度≥99.7%）；化学纯（CP，蓝标签，纯度≥99.5%）；实验纯（LP，黄标签）。此外还有具有特殊用途的试剂，如高纯试剂（EP）、基准试剂（JZ）、色谱纯（GC）、光谱纯（SP）、生化试剂（BR）等。

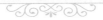

五、滴定分析中的计算

（一）滴定分析的计算依据

在滴定分析中设 B 为被测物质，T 为滴定液，其滴定反应可用下式表示：

$$\underset{（滴定液）}{tT} + \underset{（被测物）}{bB} \Longleftrightarrow \underset{（生成物）}{dD + eE}$$

当滴定达到化学计量点时，b mol B 物质恰好与 t mol T 物质完全反应，即被测物质（B）与滴定液（T）的物质的量之比等于各物质的系数之比：

即：$n_T \colon n_B = t \colon b$

$$n_T = \frac{m_T}{M_T} = C_T \cdot V_T = \frac{t}{b} \cdot n_B = \frac{t}{b} \cdot \frac{m_B}{M_B} = \frac{t}{b} \cdot C_B \cdot V_B$$

(二)滴定分析计算的基本公式

1.求算物质的量浓度

可推出计算待测溶液的物质的量浓度计算公式,即

$$C_B = \frac{b}{t} \times \frac{m_T}{M_T \cdot V_B}$$

$$C_B = \frac{b}{t} \times \frac{C_T \cdot V_T}{V_B}$$

2.物质的量浓度与滴定度的关系

根据滴定度的含义,1 mL滴定液T相当于被测物(B)的质量g,因此,滴定度($T_{T/B}$)等于当$V_T = 1$ mL时待测物的质量m_B,将$V_T = 1$ mL,$T_{T/B} = m_B$代入运算得:

$$T_{T/B} = \frac{b}{t} \cdot C_T \cdot M_B \times 10^{-3}$$

$$C_T = \frac{t}{b} \cdot \frac{T_{T/B}}{M_B} \times 10^3$$

3.求算质量分数

若试样的质量为m_S,待测组分在试样中的百分数为ω_B,可计算出待测组分的质量分数计算公式,即

$$\omega_B = \frac{\frac{b}{t} \cdot C_T \cdot V_T \cdot M_B}{m_S} = \frac{\frac{b}{t} \cdot \frac{m_T}{M_T} \cdot M_B}{m_S}$$

(三)滴定分析的计算实例

1.滴定液标定的计算

例10-1-4 用基准物质邻苯二甲酸氢钾(KHP)标定0.1 mol/L NaOH溶液的浓度,欲使消耗的NaOH体积在20～25 mL之间,需要称取基准物质的质量范围是多少?($M_{KHP} = 204.22$ g/mol)

解:根据KHP与NaOH的反应计量关系为1:1,化学反应方程式如下:

$$n_{KHC_8H_4O_4} : n_{NaOH} = 1 : 1,即\ n_{KHC_8H_4O_4} = n_{NaOH}$$

$$m_{KHP} = \frac{0.1 \times 20 \times 204.22}{1000} = 0.41\ g$$

$$m_{KHP} = \frac{0.1 \times 25 \times 204.22}{1000} = 0.51\ g$$

例10-1-5 标定HCl溶液的浓度,称取硼砂基准物($Na_2B_4O_7 \cdot 10H_2O$)0.4709 g,用HCl溶液滴定至终点时,消耗了HCl溶液25.20 mL,计算HCl溶液的物质的量浓度($MNa_2B_4O_7 \cdot 10H_2O = 381.69$ g/mol)。

解:根据HCl和硼砂的化学计量关系为2:1,化学反应方程式如下:

$$Na_2B_4O_7 + 2HCl \Longrightarrow 4H_3BO_3 + 2NaCl$$

$$C_{HCl} = \frac{2 \times M_{Na_2B_4O_7 \cdot 10H_2O}}{M_{Na_2B_4O_7 \cdot 10H_2O} \cdot V_{HCl}} = \frac{2 \times 0.4709 \times 10^3}{381.69 \times 25.20} = 0.09791 \text{ mol/L}$$

例 10-1-6　欲测 H_2SO_4 的物质的量浓度,取此溶液 20.00 mL,用 0.2000 mol/L NaOH 标准溶液滴定至终点时,消耗了 NaOH 标准溶液 25.00 mL,计算 H_2SO_4 溶液的物质的量浓度。

解: 根据 NaOH 与 H_2SO_4 的化学计量关系为 2∶1,化学反应方程式如下:

$$2NaOH + H_2SO_4 \Longleftrightarrow Na_2SO_4 + 2H_2O$$

$$n_{H_2SO_4} : n_{NaOH} = 1 : 2$$

$$C_{H_2SO_4} \cdot V_{H_2SO_4} = \frac{1}{2} \cdot C_{NaOH} \cdot V_{NaOH}$$

$$C_{H_2SO_4} = \frac{0.2000 \times 25.00}{2 \times 20.00} = 0.1250 \text{ mol/L}$$

2. 物质的量浓度与滴定度之间的换算

例 10-1-7　试计算 0.1016 mol/L HCl 溶液对 $CaCO_3$ 的滴定度($M_{CaCO_3} = 100.09$ g/mol)。

解: HCl 与 $CaCO_3$ 的化学计量关系为 2∶1,滴定反应方程式如下:

$$2HCl + CaCO_3 \Longleftrightarrow CaCl_2 + H_2O + CO_2 \uparrow$$

$$n_{HCl} : n_{CaCO_3} = 2 : 1$$

$$T_{HCl/CaCO_3} = \frac{1}{2} \times 0.1016 \times \frac{100.09}{1000} = 0.005085 \text{ g/mL}$$

例 10-1-8　已知用 $AgNO_3$ 标准溶液滴定 NaCl 使得滴定度为 $T_{AgNO_3/NaCl} = 0.005856$ g/mL,试计算该 $AgNO_3$ 标准溶液得物质得量浓度。($M_{NaCl} = 58.44$ g/mol)

解: $AgNO_3$ 与 NaCl 的化学计量关系为 1∶1,滴定反应方程式如下:

$$AgNO_3 + NaCl \Longleftrightarrow NaNO_3 + AgCl \downarrow$$

$$C_{AgNO_3} = \frac{T_{AgNO_3/NaCl}}{M_{NaCl}} \times 1000 = \frac{0.005856}{58.44} \times 1000 = 0.1002 \text{ mol/}L$$

3. 待测物含量的计算

例 10-1-9　测定药用 Na_2CO_3 的含量时,称取试样 0.2500 g,用 0.2000 mol/L 的 HCl 标准溶液滴定,用去 HCl 标准溶液 23.00 mL,试计算纯碱中 Na_2CO_3 的百分含量($M_{Na_2CO_3} = 105.99$ g/mol)。

解: Na_2CO_3 与 HCl 的化学计量关系为 1∶2,反应方程式如下:

$$Na_2CO_3 + 2HCl \Longleftrightarrow 2NaCl + H_2O + CO_2 \uparrow$$

$$n_{Na_2CO_3} : n_{HCl} = 1 : 2$$

$$\omega_{Na_2CO_3} = \frac{1}{2} \times \frac{C_{HCl} \cdot V_{HCl} \cdot M_{Na_2CO_3}}{m_S \times 1000} \times 100\%$$

$$= \frac{1}{2} \times \frac{0.2000 \times 23.00 \times 105.99}{0.2500} \times 100\% = 97.51\%$$

例 10-1-10　称取含氯试样 0.4500 g,溶于水后用 0.1012 mol/L $AgNO_3$ 标准溶液滴定至终点时消耗标 $AgNO_3$ 准溶液的体积为 26.80 mL,试计算氯的百分含量。($M_{Cl} = 35.45$ g/mol)

解: 滴定反应的离子反应方程式如下:

$$Ag^+ + Cl^- \Longleftrightarrow AgCl \downarrow$$

$$n_{AgNO_3} : n_{Cl} = 1 : 1, \text{即 } n_{AgNO_3} = n_{Cl}$$

$$\omega_{Cl} = \frac{C_{AgNO_3} \cdot V_{AgNO_3} \cdot M_{Cl} \times 1000}{m_S} \times 100\%$$

$$\omega_{Cl} = \frac{0.1012 \times 26.80 \times 35.44 \times 1000}{0.45000} \times 100\% = 21.36\%$$

例 10-1-11 测定硫酸亚铁中($FeSO_4 \cdot 7H_2O$)的含量时,称取试样 0.5000 g,用硫酸及新煮沸的蒸馏水溶解后,立即用 0.01695 mol/LKMnO₄标准溶液滴定,终点时消耗 KMnO₄标准溶液的体积为 20.25 mL,计算药物中 $FeSO_4 \cdot 7H_2D$ 的含量。($M_{FeSO_4 \cdot 7H_2O} = 278.00$ g/mol)

解:滴定反应的离子反应方程式如下:

$$MnO_4^- + 5Fe^{2+} + 8H^+ \rightleftharpoons Mn^{2+} + 5Fe^{3+} + 4H_2O$$

$$n_{MnO_4^-} : n_{Fe^{2+}} = 1 : 5$$

$$\omega_{FeSO_4 \cdot 7H_2O} = \frac{5 \times 0.01695 \times 20.25 \times 278.00}{0.5000 \times 1000}100\% = 95.42\%$$

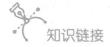

知识链接

《中国药典》标明的滴定度均是指标准溶液物质的量浓度在规定值的前提下对某药品的滴定度,称为规定浓度,而在实际工作中所配制的标准溶液不可能与规定浓度完全一致,所以在应用时必须用校正因子 F 进行校正。

$$F = \frac{实际浓度}{规定浓度} = \frac{C_{实际}}{C_{规定}}$$

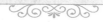

$$\omega_B = \frac{m_B}{m_S} \times 100\% = \frac{T_{T/B} \cdot V_T \cdot F}{m_S} \times 100\%$$

在药物分析中常用上式进行药物含量的计算。

知识小结

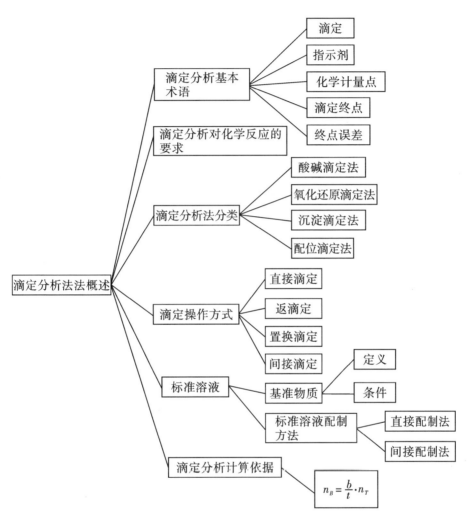

同步检测

一、选择题

(一)单项选择题

1.滴定分析法是( )中的一种分析方法。

  A.化学分析法   B.重量分析法   C.仪器分析法   D.中和分析法

2.滴定分析法主要用于( )

  A.仪器分析   B.常量分析   C.定性分析   D.重量分析

3.对于滴定分析法,下述错误的是( )

  A.以化学反应为基础的分析方法

  B.是药物分析中常用的一种含量测定方法

  C.所有化学反应都可以用于滴定分析

D. 要有合适的方法指示滴定终点

4.在滴定分析中一般利用指示剂的颜色变化来判断化学计量点的到达,在指示剂变色时停止滴定。这一点称为（　　）

A. 等量点　　　　　　　　B. 滴定分析　　　　　　　　C. 滴定　　　　　　　　D. 滴定终点

5.测定 $CaCO_3$ 的含量时,加入一定量过量的 HCl 滴定液与其完全反应,剩余的 HCl 用 NaOH 溶液滴定,此滴定方式属于（　　）

A. 直接滴定方式　　　　　B. 返滴定方式　　　　　　　C. 置换滴定方式　　　　D. 间接滴定方式

6.下列哪项不是基准物质必须具备的条件（　　）

A. 物质具有足够的纯度　　　　　　　　　B. 物质的组成与化学式完全符合

C. 物质的性质稳定　　　　　　　　　　　D. 物质易溶于水

7.直接法配制标准溶液必须使用（　　）

A. 分析试剂　　　　　　　B. 化学纯试剂　　　　　　　C. 基准试剂　　　　　　D. 普通纯试剂

8.下列可以作为基准物质的是（　　）

A. NaOH　　　　　　　　B. HCl　　　　　　　　　　C. H_2SO_4　　　　　　　D. Na_2CO_3

9.下列不能用直接配制法配制滴定液的物质是（　　）

A. $K_2Cr_2O_7$　　　　　　B. NaCl　　　　　　　　　　C. NaOH　　　　　　　　D. $AgNO_3$

10.滴定度 $T_{T/B}$ 是指（　　）

A. 每 1mL 标准溶液相当于被测物的质量(g)

B. 每 1mL 标准溶液相当于被测物的物质的量

C. 每 1mL 标准溶液相当于被测物的量

D. 每 1L 标准溶液相当的被测物的的质量(g)

（二）多项选择题

1.用于滴定分析法的化学反应必须符合的基本条件是（　　）

A. 反应物应易溶水　　　　　　　　　　　B. 反应过程中应加催化剂

C. 反应必须按化学反应式定量地完成　　　D. 反应速率必须要快

E. 必须有简便可靠的方法确定终点。

2.基准物质必须具备的条件的有（　　）

A. 物质具有足够的纯度　　　B. 物质的组成与化学式完全符合

C. 物质的性质稳定　　　　　D. 物质易溶水　　　　　　E. 价格便宜

3.滴定液的标定方法有（　　）

A. 容量瓶标定法　　　　　　B. 基准物质标定法　　　　　C. 滴定管标定法

D. 间接标定法　　　　　　　E. 比较法标定

4.滴定液配制的方法有（　　）

A. 多次称量配制法　　　　　B. 移液管配制法　　　　　　C. 直接配制法

D. 间接配制法　　　　　　　E. 量筒配制法

5.在滴定分析中,对滴定液的要求有（　　）

A. 准确的浓度　　　　　　　B. 无色　　　　　　　　　　C. 性质稳定

D. 无氧化性　　　　　　　　E. 无还原性

6.标准溶液的浓度通常有（　　）

A. 质量分数　　　　　　　　B. 物质的量浓度　　　　　　C. 体积分数

D. 滴定度　　　　　　　　　E. 质量摩尔浓度

二、填空题

1.滴定液与被测物质溶液恰好完全反应称反应达到_____。

2.滴定分析法按化学反应类型可分为_____、_____以及配位滴定法和沉淀滴定法。

3.滴定终点和化学计量点二者之间的差值,称为_____。

4. 滴定分析法按滴定操作方式可分为_____、_____置换滴定法和间接滴定法。

5. 已知准确浓度的溶液称为_____,也叫滴定液。

6. 滴定度是指每毫升标准溶液相当于_____,用符号_____来表示。

7. 标准溶液的配制方法可分为_____和_____。

8. 盐酸标准溶液采用_____配制,重铬酸钾标准溶液采_____用配制。

三、是非题(对的划√,错的划×)

1. 所有的化学反应都可用运用于滴定分析。 （ ）

2. 纯度为99.0%的试剂就可以作为基准物质。 （ ）

3. 化学计量点和滴定终点是一回事。 （ ）

4. 滴定分析法一般用于常量组分分析。 （ ）

5. 滴定误差是由于滴定操作失误而造成的误差。 （ ）

6. 基准物质(试剂)必须有符合化学式的固定组成,包括结晶水。 （ ）

7. 基准物质的条件之一是必须易溶于水。 （ ）

8. 滴定达到化学计量点时,反应完全程度必须达到100%。 （ ）

9. 可以用HCl标准溶液直接滴定$CaCO_3$测定其含量。 （ ）

10. 滴定分析要求化学反应定量完成,完成程度达到99.0%以上。 （ ）

四、简答题

1. 简述滴定分析法对化学反应的要求?

2. 滴定分析按化学反应类型可分为哪几类?

3. 滴定操作方式有哪些?

4. 基准物质应具备的条件是? 请列举一些常用的基准物质。

五、计算题

1. 已知质量分数为37%的浓盐酸密度为$1.18 g/cm^3$,试计算其物质的量浓度。现需配制0.1 mol/L的HCl溶液500 mL,应取此浓盐酸多少毫升? ($M_{HCl}=36.46 g/mol$)

2. 计算:（1）0.1000 mol/LHCl 对 $CaCO_3$ 和 CaO 的滴定度 $T_{HCl/CaCO_3}$,$T_{HCl/CaO}$。（$M_{CaO}=56.08 g/mol$,$M_{CaCO_3}=100.09 g/mol$）;

（2）$T_{HCl/NaOH}=0.004856 g/mL$,求$C_{HCl}=?$（$M_{NaOH}=40.00 g/mol$）

3. 用浓度为0.1035 mol/L的NaOH标准溶液测定20.00mL醋酸(HAc)溶液的浓度,滴定至终点时消耗NaOH标准溶液的体积为22.52mL,计算醋酸溶液的物质的量浓度?

4. 称取基准物质邻苯二甲酸氢钾(KHP)0.4985 g,标定近似浓度为0.1 mol/L的NaOH溶液,滴定至终点时消耗NaOH溶液22.60 mL,空白实验消耗NaOH溶液0.04 mL,求NaOH的物质的量浓度。（$M_{KHP}=204.22 g/mol$）

5. 称取碳酸氢钠试样0.5002 g,用蒸馏水溶解后,用0.1256 mol/L的HCl标准溶液滴定,终点时用去标准溶液20.36 mL,求试样中$NaHCO_3$的含量。（$M_{NaHCO_3}=84.007 g/mol$）

（代甜甜）

任务二　酸碱滴定法

知识要求

◆掌握酸碱滴定法的基本原理。

◆掌握酸碱溶液 pH 值的计算。

◆掌握酸碱标准溶液的配制方法。

◆熟悉酸碱质子理论、酸碱平衡的特点。

◆熟悉酸碱指示剂的变色原理、变色范围、常用酸碱指示剂。

◆了解非水溶剂、非水酸碱滴定法的原理。

能力要求

◆能理解酸碱质子理论并判断酸碱共轭对的关系。

◆能熟练运用公式计算不同溶液氢离子浓度及 pH 值。

◆能够正确选择酸碱指示剂判断终点的颜色变化。

◆学会酸碱标准溶液的配制与标定。

◆运用酸碱滴定法进行物质的含量测定。

酸碱滴定法是以酸碱反应为基础的滴定分析法,是四大滴定分析法中重要的方法之一,广泛用于测定各种酸、碱以及能与酸碱直接或间接发生质子转移反应的物质,在中药、药物质量控制及日常生产实践中应用普遍。

通常酸碱反应在化学计量点时无外观变化,需要用指示剂方法或仪器方法指示滴定终点的到达。借助于指示剂的颜色改变确定滴定终点的方法简单而方便,在实际中广泛应用。酸碱滴定法的关键是选择合适的指示剂指示滴定终点,判断酸碱能否被准确滴定,这些都取决于滴定过程中溶液 pH 值的变化规律。因此,讨论酸碱滴定时,必须了解滴定过程中 pH 值的变化情况,了解指示剂的变色原理、变色范围及选择指示剂的依据。

为了掌握酸碱滴定法的基本原理,首先必须了解弱电解质中的酸碱平衡、了解酸碱反应的基本原理。任务二围绕酸碱质子理论讨论水溶液中的酸碱平衡,以及溶液体系中 pH 值的计算,然后再讨论酸碱滴定法的基本原理。

一、弱电解质的解离平衡

在水溶液或熔融状态下能导电的化合物称为电解质。如 H_2SO_4、HAc、NaOH、NaCl 等酸、碱、盐都是电解质;在水溶液或熔融状态下不能导电的化合物称为非电解质,如葡萄糖、蔗糖以及大多数有机物。电解质能够导电的原因是其溶液能够产生自由移动的离子,导电能力的强弱与离子的数目有关,离子数目多少是由电解质的解离程度决定的。

根据电解质在水溶液中解离程度的不同,将其分为强电解质和弱电解质。强电解质在水溶液中几乎完全解离,不存在解离平衡,其解离方程式可用"→"或者"="来表示,如 NaCl 在水中的解离方程式可表示为:

$$NaCl \rightarrow Na^+ + Cl^-$$

弱电解质在水溶液中仅能部分解离,导电能力弱,如弱酸 HAc、弱碱 $NH_3 \cdot H_2O$ 等,其解离过程是可逆的,用"$\Longrightarrow$"表示,如 HAc 的解离可表示为:

$$HAc \Longrightarrow H^+ + Ac^-$$

(一)弱电解质的解离常数

在水溶液中,弱电解质分子在水分子的作用下解离成离子,同时离子相互碰撞重新结合成分子,在一定温度下,当分子解离成离子的速率与离子结合成分子的速率相等时,解离达到动态平衡,称为弱电解质的解离平衡。解离平衡建立,溶液中分子和离子的浓度不再随时间的改变而改变,为一定值,此时解离方程式右边各离子浓度幂的乘积比上等式右边分子浓度幂的乘积为一常数,称为弱电解质的解离平衡常数,简称解离常数,用 Ki 来表示。常用 K_a 表示弱酸的解离常数,K_b 表示弱碱的解离常数。现以醋酸的解离为例。

解离平衡方程式:

$$HAc \Longrightarrow H^+ + Ac^-$$

HAc 的解离常数:

$$K_a = \frac{[H^+][Ac^-]}{[HAc]}$$

同理,对于弱碱解离:

$$NH_3 \cdot H_2O \Longrightarrow NH_4^+ + OH^-$$

$$K_b = \frac{[NH_4^+][OH^-]}{[NH_3 \cdot H_2O]}$$

解离常数 Ki 是化学平衡常数,与物质的本性和温度有关,其大小反映弱电解质解离为离子的趋势。用 Ki 值可比较弱电解质酸碱性的相对强弱。

(二)弱电解质的解离度

在一定温度下,解离达到平衡,以解离的弱电解质分子数占弱电解质分子总数的百分数,称为解离度,常用 α 表示:

$$\alpha = \frac{已解离的分子数}{弱电解质的分子总数} \times 100\%$$

$$\alpha = \frac{已解离电解质浓度}{弱电解质的总浓度} \times 100\%$$

解离度能定量地表示弱电解质解离程度的大小,如 0.1 mol/LHAc 溶液中,$[H^+] = 1.33 \times 10^{-3}$ mol/L,则醋酸的解离度为 1.33%,表示 1 万个醋酸分子中有 133 个解离。同一弱电解质的解离度与弱电解质的浓度有个。如 25 ℃时,不同浓度醋酸的解离度为:0.1 mol/LHAc 时 $\alpha = 1.33\%$,0.01 mol/L 时,$\alpha = 4.17\%$,0.001 mol/L 时,$\alpha = 12.4\%$。离子越稀,离子碰撞机会越少,结合成分子的概率越小,解离度就越大。

(三)同离子效应和盐效应

向弱电解质溶液中加入强电解质会影响弱电解质的解离度。在醋酸溶液中,存在下列解离平衡:

$$HAc \Longrightarrow H^+ + Ac^-$$

若加入少量固体 NaAc,会使溶液中 Ac^- 浓度增加,醋酸的解离平衡向左移动,H^+ 浓度降低,HAc 的浓度增大,使醋酸的解离度降低。这种在弱电解质溶液中,加入与该弱电解质具有相同离子的易溶强电解质,导致弱电解质的解离度降低的现象,称为同离子效应。

如果向 HAc 溶液中加入 NaCl,NaCl 解离产生 Na^+ 和 Cl^-,对 HAc 解离产生的 H^+、Ac^- 有静电吸引作用,使 H^+ 和 Ac^- 离子活动性减小,相互结合成分子的机会减少,HAc 的解离平衡向右移动,其解离度略有增加。这种在弱电解质溶液中加入不含相同离子的强电解质,使弱电解质的解离度增大的效应称为盐效应。同离子效应中也有盐效应,但同离子效应影响大大超过盐效应,可以忽略盐效应。

二、酸碱质子理论

酸碱是两类重要的电解质,人们在对酸碱的研究过程中提出了一系列酸碱理论。根据布朗斯德(J. N. Bronsted)提出的酸碱质子理论,凡是能够给出质子(H^+)的物质是酸,如 HCl、HAc、NH_4^+、HCO_3^-等;凡是能够接受质子的是碱,如 OH^-、Ac^-、NH_3、Cl^-。酸碱的关系式可用下式表示:

$$HA \rightleftharpoons H^+ + A^-$$
$$酸 \qquad 碱$$

例如:

$$HAc \rightleftharpoons H + Ac^-$$
$$NH_4^+ \rightleftharpoons H^+ + NH_3$$
$$H_2CO_3 \rightleftharpoons H^+ + HCO_3^-$$
$$HCO_3^- \rightleftharpoons H^+ + CO_3^{2-}$$

以上关系式称为酸碱半反应。离解式两边的酸和碱是以质子联系而形成的相互依存的共轭关系。酸(HA)给出质子后变成它的共轭碱(A^-),碱接受质子后变成它的共轭酸(HA),这中互相依存又互相转化的性质称为共轭性。HA 是 A^- 的共轭酸,A^- 是 HA 的共轭碱,HA 和 A^- 互为共轭酸碱对。显然,共轭酸碱对彼此仅相差一个质子。

酸和碱可以是离子型,如 NH_4^+、Ac^-、CO_3^{2-}、Cl^- 等;也可以是分子型,如 HAc、HCl、NH_3、NaOH 等;有些物质如 H_2O、HCO_3^-、HPO_4^{2-}、$H_2PO_4^-$ 等,既能给出质子又能接受质子,称为酸碱两性物质。酸碱质子理论扩大了酸碱的范围。

> **课堂互动**
> 请写出 H_2CO_3、HPO_4^{2-} 的共轭碱,HPO_4^{2-}、HCO_3^-、Ac^- 的共轭酸。

(一)酸碱反应的实质

根据质子理论,酸和碱的反应实质上是质子的转移。由于质子的半径小,电荷密度高,不能在溶液中单独存在,常与极性溶剂结合成溶剂合质子,即质子转移是通过溶剂合质子来实现的。一种酸要转化为它的共轭碱,所给出的质子必须有另一种碱接受;反之,碱也必须从另一种酸得到质子。例如 HAc 在水中的电离反应,其反应过程就是 HAc 离解出 H^+ 与溶剂 H_2O 形成水合质子 H_3O^+,质子从醋酸转移到溶剂水中,溶剂水起碱的作用;NH_3 在水中的电离,H_2O 将质子转移给 NH_3 形成 NH_4^+,此时溶剂水起到酸的作用,半反应方程式为:

$$HAc + H_2O \rightleftharpoons H_3O^+ + Ac^-$$
$$H_2O + NH_3 \rightleftharpoons NH_4^+ + OH^-$$
$$酸_1 + 碱_2 \qquad 酸_2 + 碱_1$$

因此,酸和碱是相对的,物质是酸还是碱取决于它对质子的亲和力的相对大小。酸碱反应的实质是质子的转移。盐的水解过程实质上也是质子的转移过程。例如,NaAc 盐在水中的水解过程,其水解反应方程式如下:

$$Ac^- + H_2O \rightleftharpoons OH^- + HAc$$

综上所述,酸碱的离解、酸碱中和反应、盐的水解都质子转移的酸碱反应,是两个共轭酸碱对共同作用的结果。酸碱反应总是由较强酸、碱向较弱酸、碱方向进行。根据酸碱质子理论不存在"盐"的概念,酸碱中和反应生成的盐实质上是酸、碱或两性物质。

(二)水的质子自递反应

从酸碱反应过程可见,溶剂水是一种两性物质,在水分子之间也能发生质子转移反应,即一个水分子作为碱接受另外一个水分子的质子,分别生成自身的共轭酸(H_3O^+)和共轭碱(OH^-),水的质子自递平衡如下:

$$H_2O + H_2O \rightleftharpoons H_3O^+ + OH^-$$

这种发生在溶剂分子之间的质子转移反应,称为溶剂的质子自递反应。反应的平衡常数称为溶剂质子自递常数,以K_S表示。水的K_S又可以用离子积K_W表示。

即:
$$K_S = K_W = \frac{[H_3O^+][OH^-]}{[H_2O][H_2O]}$$

式中$[H_2O] = 1$,为方便起见,用H^+代表H_3O^+,简化为:
$$K_W = [H^+][OH^-]$$

K_W称为水的质子自递平衡常数或水的离子积常数,简称离子积。在一定温度下,水溶液中的$[H^+]$和$[OH^-]$乘积为一定值,在298K时,$[H^+] = [OH^-] = 1.0 \times 10^{-7}$ mol/L,故水的离子积$K_W = 1.0 \times 10^{-14}$。不同温度下水的离子积常数可查附录表。由溶液的$H^+$可计算溶液的$OH^-$浓度,反之亦然。

(三)共轭酸碱对解离常数的关系

物质酸碱性的强弱取决于其给出质子或接受质子能力的强弱。给出质子的能力越强,酸性就越强,反之就越弱。同样,接受质子的能力越强,碱性就越强,反之就越弱。酸碱的强度用解离常数K_a和K_b定量表示,K_a或K_b越大,则酸或碱的强度越大。共轭酸碱对的解离常数K_a和K_b之间存在着一定的关系。以水溶液中的HAc为例:

$$HAc + H_2O \rightleftharpoons H_3O^+ + Ac^- \qquad K_a = \frac{[H_3O^+][H^+]}{[HAc]}$$

$$Ac^- + H_2O \rightleftharpoons OH^- + HAc \qquad K_b = \frac{[HAc][OH^-]}{[Ac^-]}$$

$$K_a \cdot K_b = \frac{[H_3O^+][H^+]}{[HAc]} \times \frac{[HAc][OH^-]}{[Ac^-]} = [H_3O^+][OH^-]$$

$$K_a \cdot K_b = [H_3O^+][OH^-] = [H^+][OH^-] = K_W$$

$$pK_a + pK_b = pK_W = 14$$

可见,由酸的K_a值可以求出其共轭碱的K_b值,反之亦然。酸的强度越强(pK_a值越小),其共轭碱越弱(pK_b值越大),反之碱的强度越强,其共轭酸越弱。因此,只要已知某酸或碱的解离常数,就可以计算出其共轭碱或共轭酸的解离常数。例如,25℃时,HAc

在水溶液中的解离常数$Ka = 1.8 \times 10^{-5}$,其共轭碱的解离常数K_b可由式求得:

$$K_b = \frac{K_W}{K_a} = \frac{1.0 \times 10^{-14}}{1.8 \times 10^{-5}} = 5.6 \times 10^{-10}$$

因此,可以统一地用K_a或pK_a值表示酸碱的强度,一般化学书籍和文献中只给出酸碱的Ka或pKa值。(参见附录二 常用酸碱在水溶液中的解离常数)

三、溶液的酸碱性及 pH 计算

(一)溶液的酸碱性

在导电实验中,通常认为纯水是不导电的,但用精密仪器测定时,发现水有微弱的导电性,说明水

是一种极弱的电解质,它能电离出少量的$[H^+]$、$[OH^-]$,电离方程式可以用以下等式表示:

$$H_2O \rightleftharpoons H^+ + OH^-$$

根据水的电离方程式,由水电离出来的H^+和OH^-离子浓度相等,因此水显中性。实验测得,在25℃,纯水中H^+和OH^-离子的浓度都是1.0×10^{-7} mol/L。前面知道水的离子积常数$K_w = [H^+][OH^-] = 1.0 \times 10^{-14}$。

溶液的酸碱性可以用H^+浓度表示,在生产和科学研究中,经常会使用一些H^+浓度很小的溶液,这样书写起来十分不方便,常用H^+浓度负对数来表示,即:

$$pH = -lg[H^+]$$

类似于pH值的表达,同样有$pOH = -lg[OH^-]$。

溶液的酸碱性取决于$[H^+]$和$[OH^-]$的相对大小。

中性溶液:$[H^+] = [OH^-] = 1.0 \times 10^{-7}$ mol/L　　　　pH = 7.0

酸性溶液:$[H^+] > [OH^-]$　$[H^+] > 1.0 \times 10^{-7}$ mol/L　pH < 7.0

碱性溶液:$[H^+] < [OH^-]$　$[H^+] < 1.0 \times 10^{-7}$ mol/L　pH < 7.0

> **课堂互动**
>
> 在水中加入强酸(如 HCl)后,水的离子积是否发生改变?$[H^+]$与$[OH^-]$的浓度会不会改变?如何改变?在水中加入强碱(如NaOH)呢?

(二)溶液 pH 的计算

1. 一元强酸强碱溶液 pH 计算

强酸、强碱在溶液中全部解离,在一般情况下,氢离子浓度的计算比较简单。当其浓度 C ≥ 10^{-6} mol/L 时,可忽略水的解离。

$$[H^+] = C_a \quad pH = -lg[H^+] = -lgC_a$$

对于强碱溶液,采用同样方法处理得:

$$[OH^-] = C_b \quad pOH = -lg[OH^-] = -lgC_b$$

$$pH = pK_w - pOH = 14 - pOH$$

例 10-2-1　计算 0.1 mol/LHCl、0.01 mol/LNaOH 的 pH,并判断酸碱性。

解:(1)$C_{HCl} = 0.1$ mol/L > 10^{-6} mol/L　$[H^+] = 0.1$ mol/L　pH = 1.0 < 7.0 溶液显酸性

(2)$C_{NaOH} = 0.01$ mol/L > 10^{-6} mol/L　$[OH^-] = 0.01$ mol/L　pOH = 2.0

$$pH = 14 - 2.0 = 12.0 > 7.0 \quad 溶液显碱性$$

2. 一元弱酸弱碱溶液 pH 计算

一元弱酸弱碱在水溶液中部分解离,对于一元弱酸 HA,假设浓度为 C_a,其解离平衡式可表示为以下等式:

$$HA \rightleftharpoons H^+ + A^-$$

初始浓度:　　　　　　　　C_a　　　　0　　0

平衡浓度:　　　　　　$C_a - [H^+]$　$[H^+]$　$[A^-]$

解离平衡常数:

$$K_a = \frac{[H^+][A^-]}{[HA]} = \frac{[H^+]^2}{C_a - [H^+]}$$

当 $C_a \cdot K_a \geq 20K_w$ 且 $C_a/K_a \geq 500$ 时,水和酸的解离可忽略,则 $[HA] = C_a - [H^+] \approx C_a$,可简化为:

$$[H^+] = \sqrt{C_a \cdot K_a}$$

上式是计算一元弱酸溶液氢离子浓度的最简式。同理,对于一元弱碱,当 $C_b \cdot K_b \geq 20K_w$ 且 $C_b/K_b \geq 500$ 时,可用最简式计算 $[OH^-]$ 浓度:

$$[OH^-] = \sqrt{C_b \cdot K_b}$$

例 10-2-2　计算 298 K 时 0.1 mol/LHAc、0.1 mol/LNaAc 的 pH,并判断酸碱性。(已知 $K_a = 1.76 \times 10^{-5}$)

解:(1)用条件式判断:$C_a \cdot K_a \geqslant 20\ K_w$ 且 $C_a/K_a \geqslant 500$,用最简式 10-2-6 计算:

$$[H^+] = \sqrt{C_a \cdot K_a} = \sqrt{0.1 \times 1.8 \times 10^{-5}} = 1.33 \times 10^{-3}\ \text{mol/L}$$

$$pH = -\lg[H^+] - \lg(1.33 \times 10^{-3}) = 2.88 \quad \text{溶液显酸性}$$

(2)已知 $HAc - \overline{Ac}$ 互为共轭酸碱对,则 $K_a \times K_b = K_w$,即 Ac^- 的 K_b 值等于:

$$K_b = \frac{K_w}{K_a} = \frac{1.0 \times 10^{-14}}{1.76 \times 10^{-5}} = 5.68 \times 10^{-10}$$

用条件式判断:$C_b \cdot K_b \geqslant 20K_w$ 且 $C_b/K_b \geqslant 500$,用最简式计算:

$$[OH^-] = \sqrt{C_b \cdot K_b} = \sqrt{0.1 \times 5.68 \times 10^{-10}} = 7.54 \times 10^{-6}\ \text{mol/L}$$

$$pOH = -\lg[OH^-] = -\lg(7.54 \times 10^{-6}) = 5.12 \quad pH = 14 - 5.12 = 8.88$$

3. 多元弱酸弱碱溶液 pH 计算

多元弱酸是分布解离的,每一步解离都有相应的解离常数。例如,碳酸(H_2CO_3)在水溶液中分两步解离:

第一步解离:

$$H_2CO_3 \Longrightarrow H^+ + HCO_3^- \quad K_{a1} = 4.30 \times 10^{-7}$$

第二步解离:

$$HCO_3^- \Longrightarrow H^+ + CO_3^{2-} \quad K_{a2} = 5.61 \times 10^{-11}$$

由于 $K_{a1} \gg K_{a2}$,所以溶液中的 H^+ 主要取决于第一步解离,第二步解离产生的 H^+ 极少,可以忽略不计,因此,与一元弱酸相似,当 $C_a \cdot K_{a1} \geqslant 20K_w$,$\frac{2K_{a2}}{\sqrt{K_{a1}C_a}} \leqslant 0.05$ 且 $C_a/K_{a1} \geqslant 500$ 时,则可得二元弱酸溶液氢离子浓度的最简式:

$$[H^+] = \sqrt{C_a \cdot K_1}$$

对于多元弱碱,采用同样的方法处理,当 $C_b \cdot K_{b1} \geqslant 20K_w$,$\frac{2K_{b2}}{\sqrt{K_{b1}C_b}} \leqslant 0.05$ 且 $C_b/K_{b1} \geqslant 500$ 时:

$$[OH^-] = \sqrt{C_b \cdot K_{b1}}$$

例 10-2-3　计算 0.04 mol/L 饱和碳酸溶液的 pH 值。(已知 $K_{a1} = 4.30 \times 10^{-7}$,$K_{a2} = 5.61 \times 10^{-11}$)

解:根据条件式 $C_b \cdot K_{b1} \geqslant 20K_w$,$\frac{2K_{b2}}{\sqrt{K_{b1}C_b}} \leqslant 0.05$ 且 $C_b/K_{b1} \geqslant 500$,可用公式计算:

$$[H^+] = \sqrt{C_a \cdot K_1} = \sqrt{0.04 \times 4.30 \times 10^{-7}} = 1.31 \times 10^{-4}\ \text{mol/L}$$

$$pH = -\lg[H^+] = -\lg(1.31 \times 10^{-4}) = 3.88$$

4. 两性物质溶液 pH 计算

两性物质既可以给出质子显酸性,又可用接受质子显碱性,因此其酸碱平衡较为复杂,在计算 $[H^+]$ 时仍可以从具体情况出发,作出合理的简化处理,便于运算。一般情况下,对于两性物质 NaHA,当 $C \cdot K_{a2} \geqslant 20kw$,且 $C \geqslant 20K_{a1}$ 时,可用最简式计算两性物质 NaHA 溶液的氢离子浓度。

$$[H^+] = \sqrt{K_{a1} \cdot K_{a2}}$$

例 10-2-4　计算 0.05 mol/LNaHCO₃ 溶液的 pH 值,并判断溶液的酸碱性。

解:H_2CO_3 的 $K_{a1} = 4.30 \times 10^{-7}$,$K_{a2} = 5.61 \times 10^{-11}$,$C \cdot K_{a2} \geqslant 20kw$,且 $C \geqslant 20\ K_{a1}$,则

$$[H^+] = \sqrt{K_{a1} \cdot K_{a2}} = \sqrt{4.30 \times 10^{-7} \times 5.61 \times 10^{-11}} = 4.8 \times 10^{-9}\ \text{mol/L}$$

$$pH = 8.32 \quad 溶液显碱性$$

5. 缓冲溶液 pH 计算

缓冲溶液是能抵抗外加少量强酸、强碱甚至是水的稀释而保持溶液 pH 几乎不变的溶液，能对溶液的酸碱度起稳定作用的溶液。

缓冲溶液一般由弱酸及其共轭碱、弱碱及其共轭酸或多元弱酸的酸式盐及其次级盐组成，称缓冲对或缓冲系，如 HAc-NaAc、$NH_3 \cdot H_2O$-NH_4Cl、$NaHCO_3$-Na_2CO_3 等。标准缓冲溶液的 pH 是由精确实验测定所得。作为一般控制酸度用的缓冲溶液，可用近似方法进行计算。现以 HAc-NaAc 组成的缓冲溶液为例，假设共轭酸碱的初始浓度分别为 C_a、C_b，在溶液中存在以下平衡：

$$NaAc = Na^+ + Ac^-$$

$$HAc \rightleftharpoons H + Ac^-$$

初始浓度：$\qquad\qquad\qquad C_a \qquad 0 \qquad C_b$

平衡浓度：$\qquad\qquad C_a-[H^+] \quad [H^+] \quad C_b+[H^+]$

平衡时由于同离子效应，$[HAc] = C_a-[H^+] \approx C_a$，$[Ac^-] = C_b+[H^+] \approx C_b$

$$Ka = \frac{[H^+][Ac^-]}{[HAc]} \longrightarrow [H^+] = K_a \cdot \frac{[HAc]}{[Ac^-]} \text{ 等式两边同时取负对数，即得：}$$

$$pH = pK_a + \lg\frac{C_b}{C_a}$$

例 10-2-5　将 0.10 mol/L HAc 溶液 50 mL 与 0.10 mol/L NaAc 溶液 20 mL 混合，求此混合溶液的 pH。（已知 HAc 的 pKa=4.75）

解：$C_{HAc} = \dfrac{0.1 \times 50}{20 + 50} = 0.071 \text{ mol/L} \quad C_{Ac^-} = \dfrac{0.1 \times 20}{20 + 50} = 0.029 \text{ mol/L}$

根据缓冲溶液的计算公式：$pH = pK_a + \lg\dfrac{C_b}{C_a} = 4.75 + \lg\dfrac{0.029}{0.071} = 4.36$

四、酸碱滴定法的基本原理

（一）酸碱指示剂

酸碱指示剂是在酸碱滴定中加入的一种辅助试剂，利用它的颜色变化指示化学计量点的到达。因此掌握酸碱指示剂的变色原理和变色范围，正确选择指示剂，是获得准确分析结果的前提。

1. 酸碱指示剂的变色原理

酸碱指示剂一般是有机弱酸或弱碱，在水溶液中发生解离平衡的同时，还发生结构互变异构平衡，生成具有不同颜色的共轭酸碱对。当溶液的 pH 变化时，共轭酸碱对的平衡浓度也随之而变化，从而引起溶液颜色的变化。下面以酚酞为例说明指示剂的变色原理。

酚酞（PP）是一种弱酸指示剂，其解离常数（$K_a = 6.0 \times 10^{-10}$）。若以 HIn 代表弱酸指示剂酸式结构，其呈现的颜色称为酸式色（即无色），与酸对应的共轭碱结构常用 In^- 表上，其呈现的颜色称为碱式色（即红色），其在水溶液中的解离平衡式如下：

$$HIn \rightleftharpoons H^+ + In^-$$

$$酸式体（无色） \qquad 碱式体（红色）$$

从解离式可知,当溶液的 H^+ 浓度降低,pH 值增大,平衡向右移动,即酚酞的酸式结构向碱式结构转变,使其溶液中的酸式浓度降低,碱式浓度增大,酚酞便从酸式色转变为碱式色,即溶液由无色变为红色,反之,则相反。

同理,甲基橙(MO)是一种有机弱碱,在碱性溶液中显黄色,其共轭酸显红色,电离平衡时,指示剂的共轭酸碱浓度随着溶液的 pH 变化,由于共轭酸碱浓度的变化,使得指示剂发生颜色变化。

从上可知,酸碱指示剂发生颜色变化,不仅与自身能够解离出具有不同颜色的共轭酸碱对有关,还与共轭酸碱对的浓度变化与溶液的 pH 值有关。

2. 酸碱指示剂的变色范围及影响因素

酸碱指示剂所呈现的颜色与溶液的 pH 值有关,由此,可根据酸碱指示剂的解离平衡式,推导出溶液 pH 值与指示剂共轭酸碱浓度的函数关系。以 HIn 表示指示剂的酸式体,其颜色称为酸式色,In^- 表示指示剂的碱式体,其颜色称为碱式色。指示剂在水溶液中存在下列解离平衡:

> 课堂互动
> 酸碱指示剂的变色是与溶液的 pH 值有关。是否溶液 pH 值稍有变化或任意改变,都能引起指示剂的颜色变化呢?

$$HIn \rightleftharpoons H^+ + In^-$$

其解离平衡常数为 K_{HIn},在一定温度下为常数。

$$K_{HIn} = \frac{[H^+][In^-]}{[HIn]} 移项即得:$$

$$[H^+] = K_{HIn} \cdot \frac{[HIn]}{[In^-]}$$

对上式两端同时取负对数,即得:

$$pH = pK_a' + lg \frac{[In^-]}{[HIn]}$$

式中 $[In^-]$ 代表碱式体浓度,也代表其碱式色的深度;$[HIn]$ 代表酸式体浓度,也代表其酸式色的深度。$\frac{[In^-]}{[HIn]}$ 的比值决定了指示剂的颜色。对于某种指示剂来说,K_{HIn} 为常数,$\frac{[In^-]}{[HIn]}$ 的比值随溶液的 pH 而改变。

显然,溶液中指示剂的两种颜色同时存在,溶液的颜色应该是两种颜色的混合色。通常,由于人眼对颜色的分辨能力有限。当 $[In^-]/[HIn] \geq 10$ 时,只能观察到浓度较大的碱(In^-)式色,如酚酞为红色,甲基橙为黄色,此时 $pH \geq pK_a + 1$;当 $[In^-]/[HIn] \leq 1/10$ 时,观察到的是酸(HIn)式色,此时,$pH \leq$

pK_a-1,如酚酞为无色,甲基橙为红色;当$[In^-]/[HIn]$在$1/10\sim10$,我们看到两种颜色的混合色。由此可见,只有当溶液的 pH 值在 pK_a-1 到 pK_a+1 之间变化时,人眼才能观察到指示剂的颜色变化,为此,把此范围称为指示剂的理论变色范围,用 pH=pKa±1 表示。当$[In^-]/[HIn]=1$时,指示剂的酸式体与碱式体浓度相等,此时观察到的是酸式色与碱式色的混合色,称作指示剂的理论变色点。由于在同一温度时,不同指示剂的解离平衡常数 K_{HIn} 不同,各种指示剂的变色范围也不同。

从指示剂的变色范围可知,指示剂的变色范围为 2 个 pH 单位。但实际测得的指示剂变色范围并不都是 2 个 pH 单位,而是略有上下,这是因为实验测得的指示剂变色范围是实验人员人眼观察确定的,因此大多数指示剂实际变色范围与理论变色范围不同。但理论变色范围 pH=pKa±1 对粗略估计指示剂的变色范围仍具有一定的指导意义。常用的酸碱指示剂的变色范围及颜色情况,见表10-2-1。

表10-2-1　几种常用酸碱指示剂

指示剂	变色范围 pH	颜色变化		pK_{HIn}	浓度	用量（滴/10 mL 试液）
		酸式	碱式			
百里酚蓝	$1.2\sim2.8$	红	黄	1.65	0.1% 的 20% 乙醇溶液	$1\sim2$
甲基黄	$2.9\sim4.0$	红	黄	3.25	0.1% 的 90% 乙醇溶液	1
甲基橙	$3.1\sim4.4$	红	黄	3.45	0.05% 的水溶液	1
溴酚蓝	$3.0\sim4.6$	黄	紫	4.10	0.1% 的+20% 乙醇溶液或其钠盐的水溶液	1
溴甲酚绿	$3.8\sim5.4$	黄	蓝	4.90	0.1% 的乙醇溶液	1
甲基红	$4.4\sim6.2$	红	黄	5.10	0.1% 的 60% 乙醇溶液或其钠盐的水溶液	1
溴百里酚蓝	$6.2\sim7.6$	黄	蓝	7.30	0.1% 的 20% 乙醇溶液或其钠盐的水溶液	1
中性红	$6.8\sim8.0$	红	黄橙	7.40	0.1% 的 60% 乙醇溶液	1
酚红	$6.7\sim8.4$	黄	红	8.00	0.1% 的 60% 乙醇溶液或其钠盐的水溶液	1
酚酞	$8.0\sim10$	无	红	9.10	0.5% 的 90% 乙醇溶液	$1\sim3$
百里酚酞	$9.4\sim10.6$	无	蓝	10.0	0.1% 的 90% 乙醇溶液	$1\sim2$

3.影响指示剂的变色范围

在试剂中影响酸碱指示剂变色范围的因素主要有两方面:一种是影响指示剂常数 K_{HIn} 的因素,包括温度、溶剂、溶液的离子强度等,其中温度的影响较大。另一种是影响变色范围宽度的因素,如指示剂用量、滴定程序等,具体讨论如下:

(1)温度:K_{HIn} 是温度的函数,故指示剂的变色范围与温度有关,K_{HIn} 与温度有关,温度的改变,指示剂的变色范围也随之改变。例如:18 ℃时,甲基橙的变色范围为 $3.1\sim4.4$,而 100 ℃时,变为 $2.5\sim3.7$。因此,滴定应在室温下进行。如须加热,应将溶液冷却到室温后再进行滴定。

(2)溶剂:指示剂在不同溶剂中 pK_{HIn} 不同,因此在不同溶剂中酸碱指示剂的变色范围不同。例如:甲基橙在水溶液中 $pK_{HIn}=3.4$,在甲醇中 $pK_{HIn}=3.8$。

(3)指示剂用量:酸碱指示剂用量不宜过多或过少,因为过多或过少会使指示剂颜色过深或过浅,导致指示剂颜色变化不敏锐。另外指示剂本身是弱酸或弱碱,也会消耗酸或碱溶液,会产生一定的误差。因此加入酸碱指示剂要适量,一般情况下,50 mL 溶液中加 $2\sim3$ 滴指示剂即可。

(4)滴定程序:由于人眼对颜色的判断一般是由浅色到深色较为敏感,因此应按指示剂颜色由浅到深的变化设计滴定程序。例如,用 NaOH 和 HCl 溶液相互滴定时,理论上选择酚酞和甲基橙都可以,用酚酞作指示剂,滴定程序一般用碱滴定酸,终点颜色变化从无色变为浅红色容易辨别;用加甲基橙作指示剂,一般用酸滴定碱,终点由黄色变为橙色,易于辨认。

4. 混合指示剂

有些酸碱滴定在化学计量点附近,pH 突跃范围很窄,若用变色范围较宽的单一指示剂指示滴定终点,误差较大,需改用变色范围窄、变色敏锐的混合指示剂,以保证滴定的准确度。混合指示剂主要是利用颜色的互补作用,使指示剂的变色范围变窄且终点时变色敏锐。

混合指示剂有两种方法配制,一种是在某种指示剂中加入一种惰性染料。例如,甲基橙和靛蓝组成的混合指示剂,靛蓝在滴定过程中无颜色改变,只是作甲基橙的蓝色背景色。当溶液的 pH≥4.4 时,该指示剂的颜色为绿色(黄色+蓝色);当溶液的 pH≤3.1 时,该指示剂的颜色为紫色(红色+蓝色);当溶液的 pH=4.10 时,即变色点时,该指示剂的颜色为浅灰色(橙色+蓝色)。另一种配制方法是用两种或两种以上的指示剂按一定比例混合而成。如溴甲酚绿(pK_{HIn}=4.9)和甲基红(pK_{HIn}=5.0),其中溴甲酚绿在 pH<4.0 时呈黄色(酸式色),pH>5.6 时呈蓝色(碱式色);甲基红在 pH<4.4 时呈红色(酸式色),pH>6.2 时呈浅黄色(碱式色)。它们按一定比例混合后,两种颜色叠加在一起,溶液 pH<4.9 时,酸式色为酒红色(黄+红),溶液 pH>5.1 时,碱式色为绿色(蓝+黄),当 pH≈5.1 时,甲基橙呈红色和溴甲酚绿呈绿色,两者互补色而呈现浅灰色,这时颜色发生突变,变色十分敏锐。几种常用的混合指示剂,见表10-2-2。

表 10-2-2　几种常用的混合指示剂

指示剂	理论变色点(pH)	颜色变化		备注
		酸色	碱色	
一份 1 g/L 甲基黄乙醇溶液 一份 1 g/L 亚甲基蓝乙醇溶液	3.25	蓝紫	绿	pH=3.2,蓝紫色 pH=3.4,绿色
一份 1 g/L 溴甲酚绿钠水溶液 一份 2 g/L 甲基橙水溶液	4.3	橙	蓝绿	pH=3.5,黄色 pH=4.3 蓝绿
一份 1 g/L 溴甲酚绿钠水溶液 份 1 g/L 氯酚红钠水溶液	6.1	黄绿	蓝绿	pH=5.8,蓝色 pH=6.2,蓝紫色
一份 1 g/L 甲酚红钠水溶液 三份 1 g/L 百里酚蓝钠水溶液	8.3	黄	紫	pH=8.2,玫瑰红 pH=8.4,清晰紫色
一份 1 g/L 百里酚蓝 50% 乙醇溶液 三份 1 g/L 百里酚蓝钠水溶液	9.0	黄	紫	从黄到绿,再到紫
一份 1 g/L 酚酞乙醇溶液 一份 1 g/L 百里酚酞乙醇溶液	9.9	无	紫	pH=9.6,玫瑰红 pH=10,紫色

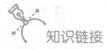知识链接

酸碱指示剂的发现

300 多年前,英国著名的科学家罗伯特·波义耳在化学实验中偶然捕捉到一种奇特的实验现象。有一天清晨,波义耳正准备到实验室去做实验,一位花木工为他送来一篮非常鲜美的紫罗兰。喜爱鲜花的波义耳随手取下一块带进了实验室,把鲜花放在实验桌上开始了实验。当他从大瓶里倾倒出盐酸时,一股刺鼻的气体从瓶口涌出,倒出的淡黄色液体世冒白雾,还有少许酸沫飞溅到鲜花上。他想"真可惜,盐酸弄到鲜花上了",为洗掉花上的酸,他把花用水冲了一下,一会儿发现紫罗兰颜色变红了,当时波义耳既新奇又兴奋,他认为,可能是盐酸使紫罗兰颜色变红色。为进一步验证这一现象,他立即返回住所,把那篮鲜花全部拿到实验室,取了当时已知的几种酸的稀溶液,把紫罗兰花瓣分别放入这些稀酸中,结果现象完全相同,紫罗兰都变为红色。由此他推断,不仅盐酸,而且其他各种酸都能使紫罗兰变为红色。很快又证明了许多植物花瓣浸出液都有遇到酸、碱改变颜色的性质。最明显的是石蕊浸出液,它遇酸变红色,遇碱变蓝色,这就是最早的指示剂。

(二)酸碱滴定类型与指示剂的选择

在酸碱滴定中,需要考虑待测物质能否被准确滴定,如何选择合适指示剂来确定滴定终点并使滴定分析得到准确结果。常见酸碱滴定类型有强碱强酸滴定、强碱(酸)滴定一元弱酸(碱)、强碱(酸)滴定多元弱酸(碱)等三种类型。由于不同滴定类型的酸碱滴定在化学计量点时溶液的 pH 不同,因此选择的指示剂也不同,或用同一指示剂指示不同类型的滴定终点,其选择的终点颜色也不同。下面以三种滴定类型反应为例,讨论酸碱滴定过程 pH 变化规律以及选择合适的指示剂。

1. 强碱滴定强酸及指示剂的选择

以 NaOH(0.1000 mol/L)滴定 HCl(0.1000 mol/L)20.00 mL 为例。NaOH 与 HCl 反应如下:

$$H^+ + OH^- \rightleftharpoons H_2O$$

(1)滴定过程溶液的酸碱性及 pH 变化规律:若把滴定过程分为四个阶段,即每个阶段溶液的组成和酸度的变化,见表 10-2-3。

表 10-2-3　0.1000 mol/L NaOH 滴定 20.00 mL 0.1000 mol/L 的 HCl 溶液酸度变化规律

滴定状态	滴定前	计量点前	计量点时	计量点后
溶液的组成	HCl 溶液	NaCl(生成物) HCl(反应物)	NaCl 溶液	NaCl(生成物) NaOH(过量的滴定液)
$[H^+]$（mol/L）	0.1000（mol/L）	剩余盐酸的物质的量/溶液总体积	1.0×10^{-7}（mol/L）	—
$[OH^-]$（mol/L）	—	—	1.0×10^{-7}（mol/L）	过量氢氧化钠的物质的量/溶液总体积
溶液的 pH	1.00	$-\lg[H^+]$	7.00	14.00-pOH
溶液的酸碱性	酸性	酸性	中性	碱性

1）滴定开始前：溶液的 pH 取决于 HCl 的原始浓度。

$$[H^+] = C_{HCl} = 0.1000 \ mol/L \quad pH = -lg[H^+] = 1.00$$

2）滴定开始至化学计量点前：溶液由 HCl+NaCl 的组,pH 取决于剩余的 HCl 浓度。例如,当滴加 NaOH 溶液 19.98mL 时（计量点前）,即其相对误差为 -0.1% 时。

$$[H^+] = \frac{0.1000 \times 20.00 - 0.1000 \times 19.98}{20.00 + 19.98} \ mol/L = 5.0 \times 10^{-5} \ mol/L$$

pH = 4.30

3）化学计量点时：当加入 20.00mLNaOH 溶液时,HCl 和 NaOH 恰好完全反应生成 NaCl,溶液呈中性。

$$[H^+] = [OH^-] = 1.0 \times 10^{-7} \ mol/L \quad pH = 7.00$$

4）化学计量点后：溶液由 NaCl+NaOH 组成,pH 取决于过量的 NaOH 浓度。例如,当滴加 NaOH 溶液 20.02mL（计量点后）,即相对误差 +0.1% 时。

$$[OH^-] = \frac{0.1000 \times 20.02 - 0.1000 \times 20.00}{20.00 + 20.02} \ mol/L = 5.0 \times 10^{-5} \ mol/L$$

$$pOH = 4.30 \quad pH = 9.70$$

如此计算滴定过程中各点的 pH,可得出滴定每一过程中每一阶段的 pH,见表 10-2-4。

表 10-2-4　0.1000 mol/L NaOH 滴定 20.00 mL 0.1000 mol/L 的 HCl 溶液的 pH 变化

NaOH 滴定液加入的体积/mL	滴定分数/%	剩余 HCl 体积/mL	剩余[H$^+$]/mol/L	过量[OH$^-$]/mol/L	pH
0.00	0.000	20.00	1.0×10^{-1}	–	1.00
18.00	0.900	2.00	5.0×10^{-3}	–	2.28
19.80	0.990	0.20	5.0×10^{-4}	–	3.30
19.98	0.998	0.02	5.0×10^{-5}	–	4.30
20.00	1.000		5.0×10^{-7}	–	7.00
此处前 HCl 反应完全,此处后加入的 NaOH 过量					突跃范围 $\Delta pH = 5.40$
20.02	1.001	–	$1.0 \times 10^{-9.70}$	5.0×10^{-5}	9.70
20.20	1.010	–	$1.0 \times 10^{-10.70}$	5.0×10^{-4}	10.70
22.00	1.100	–	$1.0 \times 10^{-11.70}$	5.0×10^{-3}	11.70

（2）滴定曲线与指示剂的选择：以表 10-2-4 中加入 NaOH 的体积为横坐标,溶液的 pH 为纵坐标绘图,即可得到 0.1000 mol/LNaOH 滴定相同浓度 HCl 溶液的滴定曲线,见图 10-2-1。从表 10-2-4 和图 10-2-1 可以看出：①在滴定开始时,溶液中存在较多的 HCl,处于强酸缓冲区,pH 升高十分缓慢,随着滴定的不断进行,溶液中 HCl 浓度逐渐减小,pH 的升高逐渐加快；②滴定接近化学计量点时,溶液中剩余的 HCl 已极少,pH 升高极快,当加入 NaOH 溶液从 19.98 mL（化学计量点前 -0.1%）增加至 20.02 mL（化学计量点 +0.1%）时,体积差仅为 0.04 mL（约为 1 滴溶液）,溶液的 pH 值从 4.3 急剧升高至 9.7,增加了 5.4 个 pH 单位,溶液由酸性突变为碱性,这种化学计量点前后 ±0.1% 相对误差引起 pH 的急剧变化称为滴定突跃,滴定突跃所在的 pH 范围称为突跃 pH 范围,简称滴定突跃范围；③此后继续加入 NaOH 溶液,溶液 pH 值变化逐渐减小,曲线趋于平坦。

由于滴定突跃范围是在化学计量点前后±0.1%相对误差范围,因此酸碱指示剂的变色范围如果落在滴定突跃范围内,滴定终点与化学计量点之差(滴定误差)最大也只有±0.1%,符合滴定分析允许误差的要求。因此,滴定分析法选择指示剂的原则是:指示剂的变色范围全部或部分落在滴定突跃范围之内,或理论变色点尽量接近化学剂量点。

显然,在化学计量点附近变色的指示剂酚酞、甲基橙、甲基红等都可以用来指示滴定终点的到达。总之,在酸碱滴定中,如果用指示剂指示滴定终点,则应根据化学计量点附近的滴定突跃来选择指示剂,须使指示剂的变色范围全部或部分落于滴定突跃范围内。

(3)影响滴定突跃范围的因素:对于强碱强酸滴定,滴定突跃范围大小取决于酸碱的浓度。如果溶液的浓度改变,化学计量点附件的滴定突跃范围的大小也会发生改变,但化学计量点时的 pH 依然是7.00,如图 10-2-2 可知,浓度越大化学计量点附近滴定突跃范围越大,可共选择的指示剂越多;浓度越小化学计量点附近滴定突跃范围越小,指示剂的选择越少。当 NaOH 和 HCl 的浓度都是 1 mol/L 时,滴定突跃范围为 3.30 ~ 10.70,浓度都是 0.01 mol/L 时,滴定突跃范围为 5.30 ~ 8.70,就不能选择甲基橙作为指示剂了。但溶液的浓度太高,计量点附近加入 1 滴滴定液溶液的物质的量较大引起的误差也较大,因此,在酸碱滴定中采用相近浓度的酸碱溶液,一般在 0.01 ~ 1 mol/L 为宜。

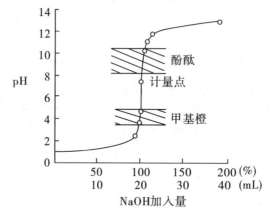

图 10-2-1　0.1000 mol/L NaOH 滴定 20.00 mL 0.1000 mol/L 的 HCl 的滴定曲线

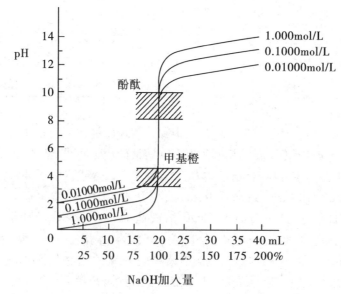

图 10-2-2　不同浓度 NaOH 滴定不同浓度 HCl 溶液的滴定曲线

2.强碱(酸)滴定一元弱酸(碱)及指示剂的选择

以 NaOH(0.1000 mol/L)滴定 HAc(0.1000 mol/L)20.00 mL 为例。NaOH 与 HAc 反应如下:

$$H Ac+ OH^- \rightleftharpoons Ac^- + H_2O$$

当反应完全,达到化学计量点时,HAc 全部转成 NaAc,NaAc 水解使溶液显碱性,此时溶液的 pH>7.00。滴定过程溶液的酸度变化如表 10-2-5。

（1）滴定过程溶液的酸碱性及 pH 变化规律:若把滴定过程分为四个阶段,即每个阶段溶液的组成和酸度的变化,见表 10-2-5。

课堂互动
讨论 0.1000 mol/L HCl 溶液滴定 0.1000 mol/L NaOH 溶液 20.00 mL 的 pH 变化规律、滴定曲线形状以及选择的最佳指示剂?

表 10-2-5 0.1000 mol/L NaOH 滴定 20.00 mL 0.1000 mol/L 的 HAc 溶液酸度变化规律

滴定状态	滴定前	计量点前	计量点时	计量点后
溶液的组成	HAc 溶液	NaAc(生成物) HAc(反应物)	NaAc 溶液	NaAc(生成物) NaOH(过量的滴定液)
$[H^+]$ （mol/L）	$\sqrt{C_0 K_a}$	$K_a \dfrac{C_{HAc}}{C_{Ac^-}}$	—	—
$[OH^-]$(mol/L)	—	—	$\sqrt{C_{Ac^-} \cdot \dfrac{K_W}{K_a}}$	过量氢氧化钠的物质的量/溶液总体积
溶液的 pH	2.87	$pK_a + \lg \dfrac{C_{NaAc}}{C_{HAc}}$	8.73	14.00-pOH
溶液的酸碱性	弱酸性	弱酸性~中性	弱碱性	强碱性

1）滴定开始前:溶液由 0.1000 mol/L HAc 组成,HAc 是一元弱酸,$[H^+]$可用最简式计算。

$$[H^+] = \sqrt{C_a K_a} = \sqrt{0.1000 \times 1.76 \times 10^{-5}} = 1.33 \times 10^{-3} \text{ mol/L} \quad pH = -\lg[H^+] = 2.87$$

2）滴定开始至化学计量点前:溶液由 HAc~NaAc 缓冲溶液的组成,pH 由缓冲溶液 pH 公式计算。例如,当滴加 NaOH 溶液 19.98 mL 时(计量点前),即其相对误差为-0.1%时。

$$pH = pK_a + \lg \frac{C_{NaAc}}{C_{HAc}} = 4.75 + \lg \frac{0.1000 \times 19.98}{0.1000 \times 20.00 - 0.1000 \times 19.98} = 7.75$$

3）化学计量点时:当加入 20.00 mL NaOH 溶液时,HAc 和 NaOH 恰好完全反应生成 NaAc,溶液呈弱碱性。

$$[OH^-] = \sqrt{C_{Ac^-} \cdot \frac{K_W}{K_a}} = \sqrt{0.05 \times 5.68 \times 10^{-10}} = 5.33 \times 10^{-6} \text{ mol/L}$$
$$pOH=5.27 \quad pH=8.73$$

4）化学计量点后:溶液由 NaAc+NaOH 组成,pH 取决于过量的 NaOH 浓度。例如,当滴加 NaOH 溶液 20.02 mL(计量点后),即相对误差+0.1%时。

$$[OH^-] = \frac{0.1000 \times 20.02 - 0.1000 \times 20.00}{20.00+20.02} \text{ mol/L}=5.0 \times 10^{-5} \text{ mol/L}$$
$$pOH=4.30 \qquad pH=9.70$$

表 10-2-6 0.1000 mol/L NaOH 滴定 20.00 mL 0.1000 mol/L 的 HAc 溶液的 pH 变化

NaOH 滴定液加入的体积/mL	滴定分数/%	剩余 HAc 体积/mL	溶液[H^+]/mol/L	过量[OH^-]/mol/L	pH
0.00	0.000	20.00	$1.0\times10^{-2.87}$	–	2.88
18.00	0.900	2.00	$1.0\times10^{-5.70}$	–	5.71
19.80	0.990	0.20	$1.0\times10^{-6.75}$	–	6.75
19.98	0.998	0.02	$1.0\times10^{-7.70}$	–	7.75
20.00	1.000		$1.0\times10^{-8.7}$	–	8.73
此处前 HAc 反应完全,此处后加入的 NaOH 过量					
20.02	1.001	–	$1.0\times10^{-9.70}$	5.0×10^{-5}	9.70
20.20	1.010	–	$1.0\times10^{-10.70}$	5.0×10^{-4}	10.70
22.00	1.100	–	$1.0\times10^{-11.70}$	5.0×10^{-3}	11.70

突跃范围 ΔpH=2.00

(2)滴定曲线与指示剂的选择:以表 10-2-6 中 NaOH 溶液滴加的体积为横坐标,溶液 pH 值的变化值为纵坐标,绘制滴定曲线,如图 10-2-3 所示。从图可用看出强碱滴定一元弱酸的滴定曲线有如下特点。①曲线起点高:因为 HAc 是弱酸,在水溶液中只有部分解离,[H^+]浓度小,pH 值大。②pH 的变化速率不同:在化学计量点前溶液由 HAc-NaAc 缓冲溶液组成,pH 变化缓慢,使这一段曲线变化较为平坦。当滴定接近化学计量点时,由于溶液中剩余的 HAc 已很少,溶液的缓冲能力显著减弱,随着 NaOH 溶液不断加入,溶液的 pH 变化逐渐加快。③化学计量点时溶液显碱性:由于化学计量点时生成 NaAc 溶液,由于 Ac^- 水解,溶液显碱性。④滴定突跃范围变小:滴定突跃范围 7.75~9.70,变化了 1.95 个 pH 单位,比强碱强酸滴定突跃范围(变化了 5.4 个单位)小得多,可供选择的指示剂种类更少。

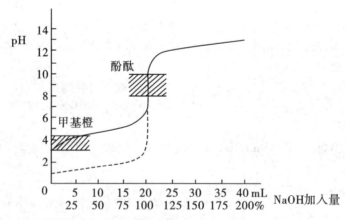

图 10-2-3 0.1000 mol/L NaOH 滴定 20.00 mL 0.1000 mol/L 的 HAc 的滴定曲线

综上,NaOH 滴定 HAc 的滴定突跃范围 pH=7.75~9.70,按照指示剂的选择原则,只能选择在碱性区域变色的指示剂,如酚酞或百里酚酞,在酸性范围内变色的指示剂甲基橙、甲基红就不能选择。

(3)影响滴定突跃范围的因素:影响强碱滴定一元弱酸的滴定突跃范围的因素由两个:一个是弱酸的强度 K_a,一个是弱酸的浓度 C_a。

1) 弱酸强度 K_a 的影响:用 0.1000 mol/LNaOH 溶液滴定不同强度的弱酸,当弱酸浓度一定时,K_a 越大,滴定突跃范围越大,反之,K_a 越小,滴定突跃范围越小(图 10-2-4)。当 $K_a<10^{-9}$ 时,即使弱酸的浓度为 1 mol/L 时,也无明显的滴定突跃,已无法用一般的酸碱指示剂来指示滴定终点。

2) 弱酸浓度 C_a 的影响:与强碱强酸滴定类似,浓度 C_a 越大,突跃范围越大。

综上,强碱滴定一元弱酸,必须符合一定的条件。一般来讲,当弱酸的浓度 C_a 与弱酸的解离常数 K_a 的乘积 $C_a \cdot K_a \geq 10^{-8}$ 时,可出现大于等于 0.3pH 单位的滴定突跃,这时人眼能够借助指示剂颜色变化准确判断出终点,弱酸就能够被直接准确滴定,而终点误差也在允许的 ±0.1% 以内。同理,一元弱碱被直接准确滴定的条件为 $C_b \cdot K_b \geq 10^{-8}$。

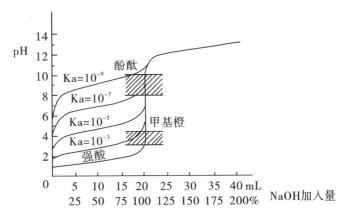

图 10-2-4　0.1000 mol/L NaOH 滴定不同强度一元弱酸的滴定曲线

例如苯胺($C_6H_5NH_2$),其 $pK_b=9.34$,属极弱的碱,但是它的共轭酸 $C_6H_5NH_2H^+$($pK_a=4.66$),能满足 $C_a \cdot K_a \geq 10^{-8}$ 的要求,因此,可以用碱标准溶液直接滴定盐酸苯胺。

若用强酸(0.1000 mol/LHCl)滴定同一浓度的一元弱碱($NH_3 \cdot H_2O$),其溶液的 pH 见表 10-2-7,滴定曲线如图 10-2-5 。化学计量点时生成铵盐,其水解呈弱酸性(pH=5.28),即突跃范围是在酸性区域(pH 6.30 ~ 4.30)。因此,只能选择在酸性区域变色的指示剂,如甲基红、甲基橙等指示终点。

表 10-2-7　0.1000 mol/L HCl 滴定 20.00 mL 0.1000 mol/L 的 $NH_3 \cdot H_2O$ 溶液的 pH 变化

NaOH 滴定液加入的体积/mL	滴定分数/%	剩余 $NH_3 \cdot H_2O$ 体积/mL	溶液[H^+] /mol/L	过量[OH^-] /mol/L	pH	
0.00	0.000	20.00	$1.0 \times 10^{-11.12}$	$1.0 \times 10^{-2.88}$	11.12	
19.98	0.998	0.02	$1.0 \times 10^{-6.30}$	$1.0 \times 10^{-7.70}$	6.30	突跃范围 $\Delta pH \approx 2.00$
20.00	1.000	0.00	$1.0 \times 10^{-5.28}$	$1.0 \times 10^{-8.72}$	5.28	
此处前 $NH_3 \cdot H_2O$ 反应完全,此处后加入的 HCl 过量						
20.02	1.001	–	$1.0 \times 10^{-4.30}$	–	4.30	
20.20	1.010	–	$1.0 \times 10^{-2.30}$	–	2.30	

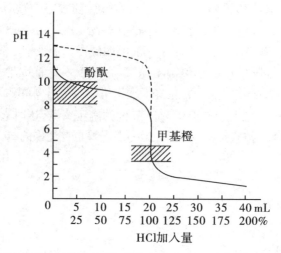

图 10-2-5 0.1000 mol/L HCl 滴定 20.00 mL 0.1000 mol/L 的 NH₃·H₂O 的滴定曲线

3. 强酸(碱)滴定多元弱酸(碱)及指示剂的选择

多元酸碱大多为弱酸碱,在溶液中能发生分布解离,首先要判断能否被准确滴定,是否能分布滴定,滴定到哪一级解离,以及各步滴定可选择何种指示剂。

(1)强碱滴定多元弱酸与指示剂的选择:以 NaOH(0.1000 mol/L)滴定 H_3PO_4(0.1000 mol/L) 20.00 mL为例,讨论滴定多元酸的特点及指示剂的选择。

H_3PO_4 是三元弱酸,在水溶液中分三步解离:

$$H_3PO_4 \rightleftharpoons H^+ + H_2PO_4^- \qquad K_{a1} = 10^{-2.12}$$
$$H_2PO_4^- \rightleftharpoons H^+ + HPO_4^{2-} \qquad K_{a2} = 10^{-7.21}$$
$$HPO_4^{2-} \rightleftharpoons H^+ + PO_4^{3-} \qquad K_{a3} = 10^{-12.7}$$

与碱 NaOH 发生中和反应也是分布进行的,其反应式如下:

$$NaOH + H_3PO_4 \rightleftharpoons NaH_2PO_4 + H_2O$$
$$NaOH + NaH_2PO_4 \rightleftharpoons Na_2HPO_4 + H_2O$$
$$NaOH + Na_2HPO_4 \rightleftharpoons Na_3PO_4 + H_2O$$

判断多元酸各级解离的 H^+ 能否被准确滴定的依据与一元弱酸相同,即各级解离的平衡常数与各级酸浓度的乘积,满足 $C_a K_a \geq 10^{-8}$ 时,则可确定该级解离的 H^+ 能被准确滴定。判断相邻两级解离的 H^+ 能否被分布滴定的依据是:在满足准确滴定的前提下,当相邻两级的解离常数的比值,满足 $K_{a1}/K_{a2} \geq 10^4$ 时,即相邻两级解离的 H^+ 能被分布滴定,在滴定曲线上有两个滴定突跃。

例如,H_3PO_4 的 $C_a \cdot K_{a1} \geq 10^{-8}$,所以第一级解离的 H^+ 可准确滴定;$C_a \cdot K_{a2} \approx 10^{-8}$,第二级解离的 H^+ 也可准确滴定,$K_{a1}/K_{a2} \geq 10^4$,第二级解离的 H^+ 不干扰第一级解离的 H^+,即能分布滴定,滴定曲线上出现两个明显滴定突跃;虽然 $K_{a2}/K_{a3} \geq 10^4$,但 $C_a \cdot K_{a3} < 10^{-8}$,所以第三级解离的 H^+ 不能被准确滴定。因此,用 NaOH 滴定 H_3PO_4 在滴定曲线上只有两个滴定突跃。如图 10-2-6 所示。

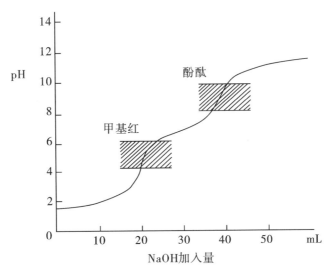

图 10-2-6 0.1000 mol/L NaOH 滴定 20.00 mL 0.1000 mol/L 的 H_3PO_4 的滴定曲线

由于计算多元酸(碱)溶液的酸度较复杂,在滴定多元酸(碱)时,一般是以化学计量点时溶液的 pH 作为选择指示剂的依据。即指示剂的变色点尽量与化学计量点接近。从 NaOH 与 H_3PO_4 的反应可知,第一化学计量点时 H_3PO_4 全部转变为 NaH_2PO_4,其溶液显酸性,溶液的 pH 可用两性物质 pH 计算公式近似计算:

$$[H^+] = \sqrt{K_{a1} \cdot K_{a2}}$$

$$pH = \frac{1}{2}(pK_{a1} + pK_{a2}) = \frac{1}{2} \times (2.12 + 7.21) = 4.66$$

可选甲基橙指示滴定终点。

第二化学计量点时生成产物为 Na_2HPO_4,其溶液显碱性,溶液的 pH 可用下式近似计算:

$$[H^+] = \sqrt{K_{a2} \cdot K_{a3}}$$

$$pH = \frac{1}{2}(pK_{a2} + pK_{a3}) = \frac{1}{2} \times (7.21 + 12.67) = 9.94$$

可选择酚酞指示滴定终点。

(2)强酸滴定多元弱碱与指示剂的选择:以 HCl(0.1000 mol/L)滴定 Na_2CO_3

(0.1000 mol/L)20.00 mL 为例,讨论滴定多元碱的特点及指示剂的选择。Na_2CO_3 为二元弱碱,在水溶液中分两部解离,其两级解离平衡式如下:

$$CO_3^{2-} + H^+ \Longrightarrow HCO_3^- \qquad K_{b1} = 1.79 \times 10^{-4}$$

$$HCO_3^- + H^+ \Longrightarrow H_2CO_3 \qquad K_{b2} = 2.38 \times 10^{-8}$$

由于 $C \cdot K_{b1} \geq 10^{-8}$ 且 $C \cdot K_{b2} \approx 10^{-8}$,且 $K_{b1}/K_{b2} \approx 10^4$,因此,$Na_2CO_3$ 两级解离的碱不仅能被 HCl 准确滴定,而且还能分步滴定,滴定曲线上有两个滴定突跃。如图 10-2-7 所示。

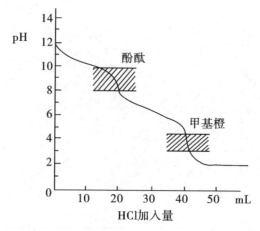

图 10-2-7　0.1000 mol/L HCl 滴定 20.00 mL 0.1000 mol/L 的 Na₂CO₃ 的滴定曲线

其滴定反应为:

$$HCl + Na_2CO_3 \rightleftharpoons NaHCO_3 + NaCl$$

$$HCl + NaHCO_3 \rightleftharpoons NaCl + H_2O + CO_2 \uparrow$$

当滴定达到第一化学计量点时,生成产物为 NaHCO₃ 为两性物质,溶液的 pH 可用下式近似计算:

$$[H^+] = \sqrt{K_{a1} \cdot K_{a2}}$$

$$[H^+] = \sqrt{4.3 \times 10^{-7} \times 5.6 \times 10^{-11}} = 10^{-8.31} \quad pH = 8.31$$

可选择碱性区域变色的指示剂,如酚酞,但其分步突跃不太明显。弱选用甲酚红-百里酚酞的混合指示剂,则可获得较好的结果。

当滴定达到第二化学计量点时,滴定产物为 H₂CO₃ 的饱和溶液,浓度约为 0.04 mol/L,,H₂CO₃ 为二元弱酸,溶液的 pH 值计算只需考虑第一级解离即可,溶液的 pH 可用下式近似计算:

$$[H^+] = \sqrt{C_a \cdot K_{a1}} = \sqrt{0.04 \times 4.3 \times 10^{-7}} = 10^{-3.89}$$

$$pH = 3.89$$

可选用甲基橙作指示剂。

值得注意的是,滴定接近第二个化学计量点时溶液为 H₂CO₃ 的饱和溶液,使溶液酸度稍稍增大,终点稍提前。因此,接近终点时应剧烈振摇溶液或将溶液煮沸以除去 CO₂,冷却后再继续滴定至终点。

(三)酸碱标准溶液的配制与标定

酸碱滴定中最常用的滴定液是 HCl 和 NaOH 溶液,也可用 H₂SO₄、HNO₃ 和 KOH,标准溶液的浓度在 0.01 ~ 1 mol/L 之间,最常用的浓度是 0.1 mol/L。

1. 酸标准溶液的配制与标定

最常用的标准溶液是 HCl(酸性强、无氧化性),也可用 H₂SO₄,由于浓盐酸具有挥发性,因此采用间接法配制 HCl 标准溶液。一般先用浓 HCl 配制成近似所需浓度的溶液,再用基准物质无水碳酸钠或硼砂进行标定,也可用用已知浓度的 NaOH 溶液来标定。

(1)无水碳酸钠(Na₂CO₃)标定:其优点是容易获得纯品,价格低廉,但由于 Na₂CO₃ 吸湿性强,易吸收空气中的水分,因此,用之前需要在 270 ~ 300℃ 左右干燥至恒重,然后密封于瓶内,保存于干燥器中备用;称量时动作要快,以免吸收空气中的水分而引入误差,其标定反应如下:

$$Na_2CO_3 + 2HCl \rightleftharpoons 2NaCl + H_2O + CO_2 \uparrow$$

化学计量点时溶液的 pH 值为 3.89,常选用甲基红–溴甲酚绿混合指示剂,也可以用甲基橙作指示剂确定终点。

(2)硼砂($Na_2B_4O_7 \cdot 10H_2O$)标定:其优点是容易制得纯品、不易吸水、摩尔质量大,称量造成得误差小;缺点是在空气中易风化失去结晶水,因此,应把它保存在相对湿度为 60% 得密闭容器中备用,其标定的反应如下:

$$Na_2B_4O_7 + 2HCl + 5H_2O \rightleftharpoons 4H_3BO_3 + 2NaCl$$

化学计量点时溶液 pH 值为 5.1,可选用甲基红指示终点,终点时指示剂变色明显。

2.碱标准溶液的配制与标定

由于 KOH 价格昂贵,最常用的碱标准溶液为 NaOH,但 NaOH 容易吸收空气中的水分和 CO_2,生成 Na_2CO_3,故不能采取直接法配制。为配制不含 CO_3^{2-} 的碱标准溶液,先配制成 NaOH 饱和溶液,在此溶液中 Na_2CO_3 溶解度小,待沉淀后,取上清液用不含 CO_2 的蒸馏水稀释成所需浓度。

标定 NaOH 溶液,最常用的基准物质是邻苯二甲酸氢钾(KHP,$KHC_8H_4O_4$),也可用 $H_2C_2O_4 \cdot 2H_2O$、苯甲酸等基准物质进行标定。邻苯二甲酸氢钾易用重结晶法制得纯品,不含结晶水,不吸潮,摩尔质量大,标定时称量误差较小,因此,常用邻苯二甲酸氢钾进行标定。标定的反应如下:

COOH／COOK + NaOH $\rightleftharpoons$ COONa(COOK) + H₂O

化学计量点时 pH 为 9.1,可选用酚酞做指示剂。也可用已知准确浓度的 HCl 进行标定。

(四)酸碱滴定法的应用实例

1.乙酰水杨酸的含量测定

乙酰水杨酸又称阿司匹林,是解热镇痛药,在溶液中分子中的羧基能解离出 H^+,其 $pK_a = 3.49$,故可用 NaOH 滴定液直接滴定,用酚酞作指示剂。滴定反应如下:

COOH／OCOCH₃ + NaOH $\rightleftharpoons$ COONa／OCOCH₃ + H₂O

为了使阿司匹林易于溶解及防止酯在滴定时水解而使结果偏高,采用了乙醇作溶剂溶解样品。由于乙醇中常含有酸性杂质,因此,为消除干扰,《中国药典》(2020 版)规定使用中性乙醇作溶剂。用以下公式计算阿司匹林的含量:

$$\omega_{C_9H_8O_4} = \frac{C_{NaOH} \cdot V_{NaOH} \cdot M_{C_9H_8O_4}}{m_s} \times 100\%$$

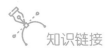

知识链接

中性乙醇的配制

取一定体积的乙醇,加入酚酞指示剂,用 NaOH 溶液滴定至酚酞指示剂呈浅红色,即得。

2. 药用 NaOH 的含量测定

药用 NaOH 易吸收空气中的 CO_2,形成 NaOH 与 Na_2CO_3 的混合物,NaOH 和 Na_2CO_3 的含量测定可以采用氯化钡法和双指示剂滴定法。

(1)氯化钡法:准确称取一定量样品,溶解后稀释至一定体积,吸取两份稀释溶液,第一份试液以甲基橙为指示剂,用 HCl 标准溶液滴至橙色,此时溶液中的 NaOH 和 Na_2CO_3 完全反应,消耗的体积记为 $V_1(mL)$。

$$HCl + NaOH \rightleftharpoons NaCl + H_2O$$
$$2HCl + Na_2CO_3 \rightleftharpoons 2NaCl + H_2O + CO_2 \uparrow$$

第二份试液中加入过量的 $BaCl_2$ 溶液,使 Na_2CO_3 变成 $BaCO_3$ 沉淀析出,沉淀滤出后,以酚酞为指示剂,用 HCl 标准溶液滴定至红色褪去,记录 HCl 消耗体积为 $V_2(mL)$,为滴定混合物中 NaOH 所消耗的体积。因此,滴定 Na_2CO_3 消耗 HCl 的体积为 $(V_1-V_2)mL$。用以下公式计算混合碱的含量:

$$\omega_{NaOH} = \frac{C_{HCl} \cdot V_2 \cdot M_{NaOH} \times 10^{-3}}{m_S} \times 100\%$$

$$\omega_{Na_2CO_3} = \frac{\frac{1}{2} \cdot C_{HCl} \cdot (V_1 - V_2) \cdot M_{Na_2CO_3} \cdot 10^{-3}}{m_S} \times 100\%$$

(2)双指示剂法:准确称取一定量样品,用蒸馏水溶解后,先以酚酞为指示剂,用 HCl 标准溶液滴定至红色褪去,记录消耗的 HCl 体积 V_1,溶液中的 NaOH 全部被中和,而 Na_2CO_3 被中和至 $NaHCO_3$。然后向溶液中滴加甲基橙指示剂,继续用 HCl 标准溶液滴定至橙色,记录用去的 HCl 溶液体积 V_2。显然,V_2 是滴定 $NaHCO_3$ 至 H_2CO_3 所消耗的体积。Na_2CO_3 被滴定至 $NaHCO_3$ 与 $NaHCO_3$ 被滴定至终点时所消耗的 HCl 的物质的量相等,因此滴定 NaOH 所消耗的体积为 V_1-V_2。滴定的反应如下:

第一步滴定反应:

$$HCl + NaOH \rightleftharpoons NaCl + H_2O$$
$$HCl + Na_2CO_3 \rightleftharpoons NaCl + NaHCO_3$$

第二步滴定反应:

$$HCl + NaHCO_3 \rightleftharpoons NaCl + H_2O + CO_2 \uparrow$$

$$\omega_{NaOH} = \frac{C_{HCl} \cdot (V_1 - V_2) \cdot M_{NaOH} \times 10^{-3}}{m_S} \times 100\%$$

$$\omega_{Na_2CO_3} = \frac{C_{HCl} \cdot V_2 \cdot M_{Na_2CO_3} \times 10^{-3}}{m_S} \times 100\%$$

3. 铵盐中氮的测定——间接滴定法

有些物质的酸碱性很弱,不能用强酸、强碱直接滴定,可用间接滴定法。如 NH_4Cl、$(NH_4)_2SO_4$ 等无机铵盐,NH_4^+ 的 K_a 值为 5.68×10^{-10},不能直接滴定分析,可采用甲醛法,先将铵盐与甲醛作用,生成质子化六次甲基四铵离子和 H^+。反应如下:

$$4NH_4^+ + 6HCHO \rightarrow (CH_2)_6N_4H^+ + 3H^+ + 6H_2O$$

再以酚酞为指示剂,用 NaOH 标准溶液滴定至微红色。按下式计算氮的含量:

$$\omega_N = \frac{\frac{4}{3} \times C_{NaOH} \cdot V_{NaOH} \cdot M_N \times 10^{-3}}{m_S} \times 100\%$$

五、非水酸碱滴定法

酸碱滴定一般是在水溶液中进行,水是安全、无毒、环保的溶剂,对许多物质的溶解能力强。但是一些 c_aK_a 或 c_bK_b 小于 10^{-8} 的弱酸或弱碱,或在水中溶解度很小的物质,以水做溶剂的滴定受到限制。非水滴定是用非水溶剂(包括有机溶剂与不含水的无机溶剂)作为滴定分析的介质。利用非水溶剂的特点来改变物质酸碱性的相对强度或增大溶解度,使在水中不能进行的滴定反应能够顺利进行,从而扩大了滴定分析的应用范围,为各国药典和常规分析所采用,在药物分析中应用较为广泛。

(一)非水溶剂的分类和性质

1. 溶剂的分类

根据酸碱质子理论,非水溶剂可分为质子溶剂和非质子溶剂两大类。

(1)质子溶剂:是指能给出质子或接受质子的溶剂,其特点是溶剂分子间有质子的传递。可分为三类。①酸性溶剂:具有较强的给出质子能力的溶剂,是疏质子溶剂。例如冰醋酸、丙酸、甲酸等是常用的酸性溶剂,其酸性显著地强于水,适于滴定弱碱性物质的介质。②碱性溶剂:具有较强的接受质子能力的溶剂,是亲质子溶剂。例如乙二胺、丁胺、乙醇胺属于这一类溶剂,其碱性较水强,对质子的亲和能力比水大,碱性溶剂适于滴定弱酸性物质的介质。③两性溶剂:既易给出质子又易接受质子的溶剂,又称中性溶剂,酸碱性与水相似。大多数醇类属于两性溶剂,例如甲醇、乙醇、异丙醇等。两性溶剂适于滴定不太弱的酸、碱的介质。

(2)非质子溶剂:分子中无转移性质子的溶剂,溶剂的分子间不能发生质子自递反应。可分为两类。①偶极亲质子溶剂:溶剂分子中无转移性质子,但具有较弱的接受质子的倾向,且具有程度不同形成氢键的能力,例如酮类,酰胺类,腈类,吡啶类等。②惰性溶剂:溶剂分子中无转移性质子和接受质子的倾向,也无形成氢键的能力,例如苯、甲苯、氯仿、四氯化碳等。

为改善样品溶解性能,增大滴定突跃,使终点指示剂变色敏锐,还经常将质子性溶剂与惰性溶剂混合使用。如冰醋酸-醋酐,冰醋酸-苯可用于弱碱性物质滴定;苯-甲醇可用于羧酸类的滴定;二醇类-烃类用于溶解有机酸盐、生物碱和高分子化合物的滴定。

2. 溶剂的性质

酸碱的解离过程必须结合溶剂分子的作用来考虑。如水溶液中质子的传递过程都是通过水分子来实现的,即酸碱解离常数的大小和水分子的作用有关。就是说物质的酸碱性,不但和物质的本性有关,也和溶剂的性质有关。因此,了解溶剂的性质有利于选择适当溶剂,达到增大突跃和改变溶液酸碱性的目的。

(1)溶剂的离解性:许多非水溶剂与水一样具有质子自递作用,即一分子作酸,另一分子作碱,除惰性溶剂外均有一定的解离性。如甲醇、乙醇、冰醋酸、乙二胺等,能解离的溶剂称为解离性溶剂,溶剂 SH 存在下列平衡:

$$SH + SH \rightleftharpoons SH_2^+ + S^-$$

$$K = \frac{[SH_2^+][S^-]}{[SH]^2}$$

由于溶剂自身的离解很小,式中 $[SH]$ 可视为定值,故定义:

$$K_s = [SH_2^+][S^-]$$

K_s 称为溶剂的自身离解常数或质子自递常数,简称溶剂的离子积。对于水,其自身离解常数就是水的离子积,在一定温度下为一常数。溶剂的自身离解常数很小。一些常见溶剂的 pK_s 见表10-2-8。

表 10-2-8 常用溶剂自身离解常数(pK_s)及介电常数(ε)(25℃)

溶剂	pK_s	ε	溶剂	pK_s	ε
水	14.00	78.5	乙腈	28.5	36.6
甲醇	16.7	31.5	甲基异丁酮	>30	13.1
乙醇	19.1	24.0	二甲基乙酰胺	–	36.7
甲酸	6.22	58.5(16℃)	吡啶	–	12.3
冰醋酸	14.45	6.13	二氧六环	–	2.21
醋酐	14.5	20.5	苯	–	2.3
乙二胺	15.3	14.2	三氯甲烷	–	4.81

溶剂 K_s 的大小对酸碱达到突跃范围的改变有一定的影响,现以两种离解常数不同的水(pK_w = 14.00)和乙醇(pK_s = 19.1)分别作为强碱滴定同一弱酸的滴定介质,并进行比较,说明溶剂自身离解常数的大小对酸碱滴定突跃范围的影响,见表10-2-9。

表 10-2-9 同一种弱酸在水和乙醇溶剂中的滴定突跃范围的比较

用 0.1000 mol/L NaOH 滴定 HA (水为溶剂:pK_w=14.00)		用 0.1000 mol/L C_2H_5ONa 滴定 HA (乙醇为溶剂:pK_s=19.1)	
计量点前后酸(碱)浓度	pH		pH^*
计量点前		计量点前	
$[H_3O^+]$ = 1.0×10^{-4} mol/L	4.00	$[C_2H_5OH_2^+]$ = 1.0×10^{-4} mol/L	4.00
计量点后		计量点后	
$[OH^-]$ = 1.0×10^{-4} mol/L	10.00	$[C_2H_5O^-]$ = 1.0×10^{-4} mol/L	15.10
滴定突跃 pH 范围	4.00 ~ 10.00	滴定突跃 pH^* 范围	4.00 ~ 15.10
滴定突跃的 pH 改变	6 个 pH 单位	滴定突跃的 pH^* 改变	11.1 个 pH 单位

注:表中 pH^* 代表 $pC_2H_5OH_2$

从表10-2-9可知,同一弱酸在以水为介质的溶液中滴定,其滴定突跃只有6个pH单位的变化,而在非水溶剂乙醇为介质的溶液中滴定,其滴定突跃由11.1个 pH^* 单位的变化,比在水为介质的滴定中增加了5.1个 pH^* 单位。由此可见,溶剂的自身离解常数 K_s 越小,pK_s 越大,滴定突跃范围就越大,可供选择的指示剂就越多。因此,在水中不能直接滴定的弱酸,若改用比水自身离解常数 K_s 小的非水溶剂作为滴定介质,就有可能实现直接滴定。

(2)溶剂的酸碱性:溶剂的酸碱性可以影响溶质的酸碱强度。物质的酸碱性不仅与物质自身固有酸碱度,即给出质子或接受质子能力大小有关,还与溶剂接受质子或给出质子能力的大小有关。实践证明,酸在溶剂中的表观酸度,决定于碱自身碱度和溶剂的酸度。同理,碱在溶剂中的表观碱度,决定于酸自身酸度和溶剂的碱度。例如硝酸在水溶液中给出质子的能力较强,即表现出强酸性,醋酸在水溶液中给出质子的能力较弱,而表现出弱酸性。同一种酸溶解在不同的溶剂中,它将表现出不同的强度。例如将硝酸溶于醋酸溶液中,由于醋酸的酸性比水强,其 Ac^- 接受质子的能力比 OH^- 弱,导致硝酸在醋酸溶液中给出质子的能力比在水中弱,而表现出弱酸性。

由此可见,酸、碱的强弱具有相对性。弱酸溶于碱性溶剂中,可增强其酸性;弱碱溶于酸性溶剂中,可增强其碱性。非水溶液酸碱滴定法就是利用此原理,通过选择不同的酸碱性溶剂,达到增强溶液酸碱强度的目的。例如,碱性很弱的胺类,在水溶液中难以直接进行滴定,若改用冰醋酸作溶剂,由于冰醋酸给出质子能力较强,使胺在冰醋酸中的碱性增强,则可用高氯酸的冰醋酸溶液滴定。

此外,溶质的酸碱性不仅与溶剂的酸碱性有关,而且也与溶剂的介电常数 ε 有关。溶剂的介电常数能反映溶剂极性的强弱。同一物质在介电常数不同的溶剂中离解的难易程度不同,酸碱性液会存在差异。溶剂的介电常数不宜太大,否则滴定产物离解度增大,滴定反应不易进行完全,终点时突跃不明显。根据需要可用极性强弱不同的溶剂按不同比例调配成介电常数适当的混合溶剂,这样既有利于样品的溶解,又可获得明显的滴定突跃。

(3)溶剂的极性:溶剂的极性于介电常数(ε)有关,不同的溶剂其介电常数不同。

如表10-2-8所示。极性强的溶剂,其 ε 较大。

在非水溶液中,溶质(HA)分子在溶剂(SH)中的离解分为电离和离解两个步骤:

$$HA + SH \rightleftharpoons SH_2^+ \cdot A^- \rightleftharpoons SH_2^+ + A^-$$
电离　　　　　离解

首先溶质分子与溶剂分子发生质子转移,借静电引力形成离子对,这个过程称为溶质电离,离子对在溶剂的作用下,进一步离解成溶剂合质子与溶质阴离子 A^-,这一过程称为离解。极性强的溶剂介电常数大,对离子对的作用就越大,使离子对中正负离子的相互引力减弱,有利于离子对的离解;极性弱的溶剂介电常数小,对离子对的作用也小,溶质分子在弱极性溶剂中离子间的吸引力较大,较难发生离解,常以离子对的形式存在。因此,同一溶质,在其他性质相同而极性不同的溶剂中所表现出的离解度是不同的,在极性较大的水($\varepsilon=78.5$)中,有较多的醋酸分子发生离解,形成水合质子(H_3O^+)和醋酸根离子(Ac^-);而在极性较小的乙醇($\varepsilon=24.0$)中,只有很少的醋酸分子离解成离子,故醋酸在水中的酸度比在乙醇中大。由此,可根据溶剂的介电常数的大小判断溶质在不同溶剂中的离解程度。

(4)均化效应和区分效应:实践证明,$HClO_4$、H_2SO_4、HCl、HNO_3 的酸强度是不同的,但在稀水溶液中,四种酸的强度几乎相等。

$$HClO_4 + H_2O \rightleftharpoons H_3O^+ + ClO_4^-$$
$$H_2SO_4 + H_2O \rightleftharpoons H_3O^+ + SO_4^{2-}$$
$$HCl + H_2O \rightleftharpoons H_3O^+ + Cl^-$$
$$HNO_3 + H_2O \rightleftharpoons H_3O^+ + NO_3^-$$

四种酸在水中全部解离,碱性较强的 H_2O 可全部接受其质子,定量生成 H_3O^+,即都被均化到 H_3O^+ 强度水平,结果使它们酸强度水平都相等,这种效应称均化效应或拉平效应。具有均化效应的溶剂称为均化性溶剂,在这里 H_2O 是四种酸的均化性溶剂。在水溶液中能够存在的最强酸是 H_3O^+,更强的酸都被拉平到 H_3O^+ 的水平;能够存在的最强碱是 OH^-,比 OH^- 更强的碱都被拉平到 OH^- 水平。

如果将这四种酸溶解在醋酸(HAc)溶液中,由于醋酸是酸性溶剂,对质子的亲和能力较弱,这四种酸就不能将其质子全部转移给 HAc 分子,故酸强度显示出有差别:$HClO_4 > H_2SO_4 > HCl > HNO_3$。$HClO_4$ 的质子转移过程最为完全,其余三种酸的质子转移依次减弱。由于醋酸的碱性比水弱,四种酸转移质子给溶剂 HAc 的程度上有差别,其强度就得以区分,这种能区分酸(或碱)强度的效应叫做区分效应,具有区分效应的溶剂较做区分溶剂。

均化效应和区分效应是相对的。一般来讲,碱性溶剂对于酸具

课堂互动
　　请回答水是盐酸和硫酸的什么性溶剂? 又是盐酸和醋酸的什么性溶剂? 滴定样品有机胺的含量应选择下列什么作溶剂?
A. 中性水　　　B. 冰醋酸
C. 乙醇　　　　D. 氨液

有均化效应,对于碱就具有区分效应;酸性溶剂对于酸具有区分效应,但对于碱就具有均化效应。水把这四种强酸拉平,但它却能使这四种酸与醋酸区分开;而在碱性溶剂液氨中,醋酸也将拉平到和四种强酸相同的强度。在非水酸碱滴定中,利用溶剂的均化效应可以测定各种酸或碱的总浓度;利用溶剂的区分效应可以分别测定各种酸或碱的含量。

(5)溶剂的选择:在非水滴定中,溶剂的选择是十分重要的问题,需要全面考虑溶剂的性质。首先要考虑的是溶剂的酸碱性,因为它对滴定反应能否进行完全、终点是否明显起决定性作用。选择的溶剂应能增强试样的酸性或碱性,弱酸类物质的滴定通常用碱性溶剂或偶极亲质子溶剂;弱碱类物质的滴定通常选用酸性溶剂或惰性溶剂。混合酸(碱)的分步滴定,可选择酸(碱)性弱的溶剂,通常选择惰性溶剂及 pK_s 大的溶剂,能提高终点的敏锐性。选择溶剂时,应考虑所选溶剂是否有利于滴定反应完全,终点明显,又不引起副反应。

(二)非水溶液中酸和碱的滴定及应用

1. 弱碱的滴定

(1)溶剂的选择:在非水酸碱滴定中,应选择对碱有均化效应的酸性溶剂,以增强弱碱的碱性,使滴定突跃明显,最常用的溶剂是冰醋酸,再选用酸标准溶液滴定。

(2)标准溶液的配制与标定:在非水溶液中测定碱,常用 $HClO_4$ 的冰醋酸溶液作标准溶液。0.1 mol/L $HClO_4$ 溶液的间接配制法:量取无水冰醋酸 750 mL,加入密度 ρ 为 1.75,质量分数 ω 为 70.0~72.0% 高氯酸 8.5 mL,摇匀,在室温下缓缓滴加醋酐 24 mL,边滴边摇,加完后摇匀,放冷。加适量无水冰醋酸使成 1000 mL,摇匀,放置 24 h,待标定后备用。

由于 $HClO_4$ 和冰醋酸均含有水分,而水分的存在常影响质子转移过程和滴定终点的观察,缩小滴定突跃范围,使指示剂变色不敏锐,需加入一定量的醋酐以除去水分。水与醋酐的反应式如下:

$$(CH_3CO)_2O + H_2O \rightarrow 2CH_3COOH$$

若冰醋酸含水量为 0.2%(相对密度 1.05),除去 1000 mL 冰醋酸的水,需加比重为 1.08 含量 97.0% 的醋酐体积为:

$$V = \frac{102.1 \times 1000 \times 1.05 \times 0.2\%}{18.02 \times 1.08 \times 97.0\%} = 11.36 \text{mL}$$

市售高氯酸含有的水分也同样采用加入醋酐的方法除去。$HClO_4$ 的冰醋酸溶液,可用邻苯二甲酸氢钾作基准物质,在冰醋酸溶液中进行标定,用甲基紫指示滴定终点。滴定反应如下:

(3)温度校正:多数有机溶剂的膨胀系数较大,如冰醋酸的膨胀系数为 $1.1\times10^{-3}/℃$,体积随温度变化较大。所以高氯酸的冰醋酸溶液滴定和标定时的温度若有差别,则应按下式将标准溶液的浓度加以校正:

$$C_1 = \frac{C_0}{1 + 0.0011(t_1 - t_0)}$$

式中,C_1 为滴定样品时的浓度,C_0 为标定时的浓度,t_1 为滴定时的温度,t_0 为标定时的温度。

(4)应用实例:具有碱性基团的化合物,如胺类、氨基酸类、含氮杂环、弱酸盐及有机碱盐都可用高氯酸的标准溶液滴定。各国药典中应用高氯酸冰醋酸非水滴定法测定的有机化合物有:有机弱碱、有机酸的碱金属盐、有机碱的氢卤酸盐及有机碱的有机酸盐等。例如,盐酸麻黄碱的测定(《中国药典》2020 年版):取本品约 0.15 g,精密称定,加冰醋酸 10 mL,加热溶解后,加醋酸汞试液 4 mL 与结晶紫指示液 1 滴,用高氯酸标准溶液(0.1 mol/L)滴定至溶液显翠绿色,并将滴定的结果用空白试验校正。每 1 mL 高氯酸标准溶液(0.1 mol/L)相当于 20.17 mg 的盐酸麻黄碱。

2. 弱酸的滴定

(1)溶剂的选择:在非水酸碱滴定中,选择比水碱性更强的溶剂可使弱酸性化合物的酸性增强,滴定突跃明显。滴定不太弱的羧酸类常用甲醇、乙醇等醇类作溶剂;对弱酸和极弱酸的滴定,则选择乙二胺、二甲基甲酰胺等碱性溶剂;混合酸的区分滴定常以甲基异丁酮为溶剂。

(2)标准溶液的配制与标定:在非水溶液中测定酸,常用甲醇钠(CH_3ONa)的苯-甲醇液做标准液。0.1 mol/L 甲醇钠溶液的配制:取无水甲醇(含水量小于 0.2%)150 mL,置于冷却的容器中,分多次加入新切的金属钠 2.5 g,完全溶解后加适量的无水苯(含水量小于 0.2%),使成 1000 mL,摇匀,待标定后备用。标定甲醇钠的基准物质为苯甲酸,标定的反应如下:

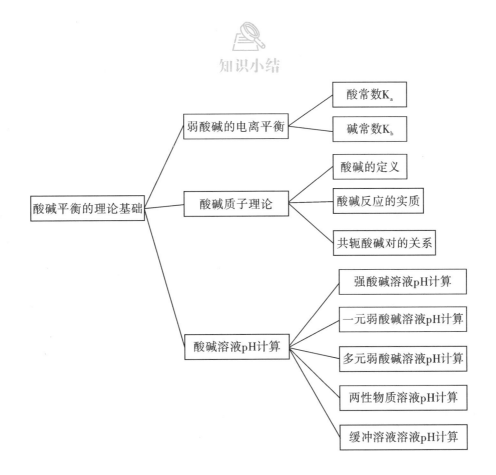

在标准溶液标定及酸的滴定过程中,最常用的指示剂是百里酚蓝,其碱式色为蓝色,酸式色为黄色。在碱性溶剂或偶极亲质子溶剂中滴定羧酸、磺胺类、巴比妥类,常用溴酚蓝作指示剂,碱式色为蓝色,酸式色为红色。

(3)应用实例 羧酸类、酚类、磺酰胺类等弱酸性物质可用甲醇钠标准溶液滴定。例如,磺胺异噁唑的含量测定(《中国药典》2020 年版):取本品约 0.5 g,精密称定,加二甲基甲酰胺 40 mL 使溶解,加偶氮紫指示液 3 滴,用甲醇钠滴定液(0.1 mol/L)滴定至溶液恰显蓝色,并将滴定的结果用空白试验校正。

知识小结

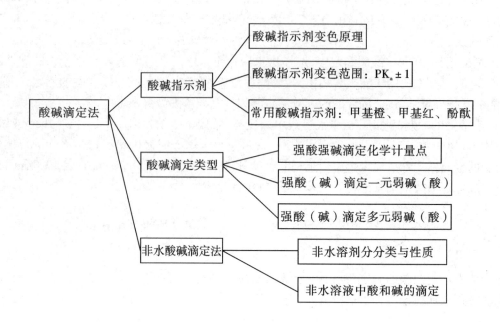

同步检测

一、选择题

（一）单项选择题

1. 已知 HAc 的 $K_a = 1.7 \times 10^{-5}$、HCN 的 $K_a = 6.2 \times 10^{-10}$，其酸的强弱大小（　　）

　　A. HAc>HCN　　　　　　　B. HAc<HCN　　　　　　C. HCN＝HAc　　　　　　D. 无法比较

2. 关于缓冲溶液的组成，下列哪项是不正确的（　　）

　　A. HAc～NaAc　　　　　　B. H_3PO_4～Na_3PO_4　　　C. $NH_3 \cdot H_2O$～NH_4Cl　　D. $NaHCO_3$～Na_2CO_3

3. 在下列酸碱对中，哪一对不是共轭酸碱对（　　）

　　A. H_3PO_4～HPO_4^{2-}　　　B. HCO_3^-～CO_3^{2-}　　　C. HAc～Ac^-　　　　　D. HCl～Cl^-

4. 欲使 HAc 的解离度下降，而溶液的 pH 升高，应加入的物质是（　　）

　　A. NaCl　　　　　　　　　B. NH_4Cl　　　　　　　C. NaAc　　　　　　　　D. HCl

5. 酸碱指示剂一般属于（　　）

　　A. 有机弱酸或弱碱无机物　B. 有机物　　　　　　　C. 有机酸　　　　　　　D. 有机碱

6. 导致酸碱指示剂发生颜色变化的外因条件是（　　）

　　A. 溶液的温度　　　　　　B. 溶液的湿度　　　　　C. 溶液的电离度　　　　D. 溶液的酸碱度

7. 标定 NaOH 溶液的基准物质是（　　）

　　A. HAc　　　　　　　　　B. Na_2CO_3　　　　　　C. $KHC_8H_4O_4$　　　　D. NaCl

8. 用氢氧化钠滴定液滴定 HAc 选择的指示剂是（　　）

　　A. 石蕊　　　　　　　　　B. 甲基橙　　　　　　　C. 酚酞　　　　　　　　D. 甲基红

9. 强碱滴定弱酸，化学计量点的酸碱性是（　　）

　　A. pH <7　　　　　　　　B. pH>7　　　　　　　　C. pH＝7　　　　　　　D. 强酸性

10. 一元弱酸被准确滴定的条件是（　　）

　　A. $K_a>10^{-8}$　　　　　　B. $C_a>10^{-8}$　　　　　C. $C_a \cdot K_a \geqslant 10^{-8}$　　　D. $C_a \cdot K_a \leqslant 10^{-8}$

11. 以甲基橙为指示剂，用盐酸滴定液滴定 Na_2CO_3，滴至溶液从黄色变到橙色，即为终点，此时 HCl 与 Na_2CO_3 反应的物质的量之比为（　　）

　　A.2∶1　　　　　　　　　B.1∶2　　　　　　　　C.1∶1　　　　　　　　D.3∶1

12. 非水碱量法常用的溶剂是(　　)
　　A. 水　　　　　　　　　　B. 冰醋酸　　　　　　　　C. 无水乙醇　　　　　　　D. 醋酐

13. 非水碱量法常用的滴定液是(　　)
　　A. 盐酸　　　　　　　　　B. 硫酸　　　　　　　　　C. 高氯酸　　　　　　　　D. 醋酐

14. 下列属于碱性溶剂的是(　　)
　　A. 冰醋酸　　　　　　　　B. 水　　　　　　　　　　C. 乙醇　　　　　　　　　D. 乙二胺

15. 能区分高氯酸、硫酸、盐酸、硝酸强弱的溶剂是(　　)
　　A. 冰醋酸　　　　　　　　B. 水　　　　　　　　　　C. 苯　　　　　　　　　　D. 乙二胺

(二)多项选择题

1. 在氨水溶液中加入下列溶液将产生同离子效应的是(　　)
　　A. NH_4Cl　　　　　　　B. $NaCl$　　　　　　　　C. $NaOH$
　　D. HCl　　　　　　　　E. $(NH_4)_2SO_4$

2. 关于酸碱的叙述正确的是(　　)
　　A. 质子酸(K_a)质子碱(K_b)的 $K_a \cdot K_b = K_w$
　　B. 质子酸(pK_a)质子碱(pK_b)的 $pK_a + pK_b = pK_w = 14$
　　C. 共轭酸的酸性越强,其共轭碱的碱性越弱
　　D. 质子酸(K_a)质子碱(K_b)的 $K_a + K_b = K_w$
　　E. 共轭酸的酸性越强,其共轭碱的碱性越强

3. 影响滴定突跃大小因素有(　　)
　　A. 滴定程序　　　　　　　B. 浓度　　　　　　　　　C. 电离常数
　　D. 温度　　　　　　　　　E. 滴定速度

4. 影响指示剂变色范围大小的因素有(　　)
　　A. 速度　　　　　　　　　B. 温度　　　　　　　　　C. 滴定程序
　　D. 溶剂　　　　　　　　　E. 指示剂用量

5. 用 0.1000 mol/L HCl 溶液滴定 0.1000 mol/L NaOH 溶液的滴定突跃范围9.70~4.30,可选择的指示剂是(　　)
　A. 甲基红(pH 变色范围4.4~6.2)
　B. 甲基橙(pH 变色范围3.1~4.4)
　C. 酚酞(pH 变色范围8.0~9.6)
　D. 百里酚酞(pH 变色范围9.4~10.6)
　E. 百里酚蓝(pH 变色范围1.2~2.8)

二、填空题

1. K_a 值越大,溶液的酸性越_____,[H^+]浓度越_____,pH_____(填"强、弱"或"大、小")。

2. 根据酸碱质子理论,HCO_3^- 的共轭酸为_____,HCO_3^- 的共轭碱为_____。

3. HCl 标准溶液采用_____方法配制,标定 NaOH 常用的基准物质有_____和_____。

4. 一元弱酸被准确滴定的条件是_____,多元酸能分布滴定的条件是_____。

三、是非题(对的画√,错的画×)

1. 在碱性溶液中不存在 H^+,在酸性溶液不存在 OH^-。　　　　　　　　　　　　　　(　　)

2. 当弱酸电离反应达到平衡时,电离立即停止。　　　　　　　　　　　　　　　　　　(　　)

3. 溶液 pH 越大,则氢离子浓度也越大。　　　　　　　　　　　　　　　　　　　　　(　　)

4. 缓冲溶液中加入少量的强酸或强碱后,溶液的 pH 值一点不变。　　　　　　　　　　(　　)

5. 酸碱滴定突跃范围与酸的浓度和解离常数有关。　　　　　　　　　　　　　　　　　(　　)

6. 一元弱酸都可用强碱滴定液滴定。　　　　　　　　　　　　　　　　　　　　　　　(　　)

7. 多元酸碱都可用分布滴定。　　　　　　　　　　　　　　　　　　　　　　　　　　(　　)

8. 用吸收了少量水分的基准试剂 Na_2CO_3 标定盐酸溶液浓度时,结果会偏高。　　　　(　　)

9. 水是盐酸和硫酸的均化试剂,是盐酸和醋酸的区分试剂。　　　　　　　　　　　　　(　　)

10. 测定弱碱性物质选择酸性溶剂可增强其碱性。　　　　　　　　　　　　　　　　（　　）

四、计算题

1. 为分析食醋中 HAc 的含量,移取 10.00 mL 试样,用 0.3024 mol/L NaOH 标准溶液滴定,用去 20.17 mL,已知食醋密度为 1.055 g/mL,计算食醋中 HAc 的浓度。($M_{HAc} = 60.05$ g/mol)

2. 称取含 Na_2CO_3、$NaHCO_3$ 和中性杂质的样品 1.2000 g 溶于水后,用 HCl 滴定液(0.5000 mol/L)滴定至酚酞褪色,消耗 HCl 溶液 15.00 mL,加入甲基橙指示剂,继续用 HCl 滴定至出现橙色,又消耗 22.00 mL,求试样中 Na_2CO_3、$NaHCO_3$ 及杂质的含量各为多少?($M_{Na_2CO_3} = 105.99$ g/mol,$M_{NaHCO_3} = 84.01$ g/mol)

3. 称取 $CaCO_3$ 试样,用 0.2600 mol/L HCl 标准溶液 25.00 mL 完全溶解,回滴剩余的 HCl 用去 0.2450 mol/L NaOH 标准溶液 16.50 mL,求试样中 $CaCO_3$ 的质量分数?($M_{CaCO_3} = 100.09$ g/mol)

（代甜甜）

任务三　氧化还原滴定法

知识要求

◆掌握氧化还原滴定法的基本原理。

◆掌握条件电位的概念和影响因素,氧化反应进行程度。

◆熟悉氧化还原滴定曲线。

◆掌握碘量法。

◆了解其它氧化还原滴定法。

能力要求

◆能够判氧化还原指示剂原理及常用的特点和使用方法。

◆能够氧化还原反应进行程度及氧化还原反应速率等基本概念。

◆能够正确选择指示剂。

◆能够熟悉碘量法的基本原理,正确的确定滴定条件,实际使用情况及指示剂。

　　氧化还原滴定法(oxidation-reduction titration)是以氧化还原反应为基础的一类滴定分析方法。它是基于电子转移的反应,即电子由还原剂转移到氧化剂的反应。氧化还原反应机制比较复杂,反应过程分多步完成。反应速度慢、常伴有副反应发生是它的特点。因此必须创造适宜的滴定条件,并在实验中严加控制,才能保证氧化还原滴定反应进行,并按确定的计量关系定量、快速地进行。氧化还原滴定方法多,应用范围广。不仅能测定本身具有氧化还原性质的物质,也能间接地测定本身不具有氧化还原性物质,还能与某种氧化剂或还原剂发生其他类型有计量关系的化学反应的物质;不仅能测定无机物,也能测定有机物,是滴定分析中重要的一种分析方法。习惯上按滴定剂(氧化剂)的名称命名氧化还原滴定法,如碘量法(iodimetry)、高锰酸钾法(potassium permanganate method)、溴量法(bromimetry)、铈量法(cerimetry)等。

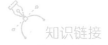
知识链接

水质指标常规分析背后的氧化还原反应：

1. 生活水质(溶解氧)的测定：碘量法 GB 7489-87。

2. 高锰酸盐指数 GB 11892-89：高锰酸盐指数的测定。

3. 水质 总磷的测定：钼酸铵分光光度法 GB 11893-89。

4. 水质化学需氧量的测定：重铬酸盐法(HJ 828—2017 代替 GB 11914-89)。

问题：GB 是什么?

一、氧化还原反应平衡

(一)条件电位及其影响因素

1. 电极电位方程式

用 Ox 代表氧化型,Red 代表还原型,电对的半电池反应表示为:

$$Ox+ne \rightleftharpoons Red$$

式中,n 为转移电子数目。电对的电极电位满足 Nernst(能斯特)方程式:$\varphi_{Ox/Red} = \varphi^{\varnothing} + \dfrac{2.303RT}{nF}$

$\lg \dfrac{a_{Ox}}{a_{Red}} = \varphi^{\varnothing} + \dfrac{0.059}{n}\lg \dfrac{a_{Ox}}{a_{Red}}$　(25 ℃)

式中,$\varphi^{\varnothing}$ 为标准电极电位;a_{Ox} 和 a_{Red} 分别为氧化态和还原态的活度;R 为气体摩尔常数,8.314 J/(K·mol);T 为热力学温度,273.15+t ℃;F 为法拉第常数,96484 C/mol。

氧化剂和还原剂的氧化还原能力的强弱,可用其有关的电极电位来衡量。电对的电位越高,其氧化态的氧化能力强越强;电对的电位越低,其还原态的还原能力越强。氧化还原反应进行的方向,总是高电位电对的氧化态物质与较低的电极电位的还原物质反应,分别转化成新的还原型和氧化型物质。可根据氧化剂和还原剂有关电对的电位差值,来判断一个氧化还原反应进行的完全程度。因此,电对的电极电位是讨论该物质氧化或还原性的最重要的电化学参数。

2. 条件电位

氧化还原反应实际情况更复杂,因此,氧化型和还原型并不是以一种形式而是以多种形式存在,因此一般更易知道的是氧化型和还原型的分析浓度。因此,若要以浓度代替活度,必须引入相应的活度系数和副反应系数,则活度 a 和分析浓度 c 的关系为

$$a = \frac{fc}{\alpha}$$

代入前述活度式中即可得浓度式:

$$\varphi_{Ox/Red} = \varphi^{\varnothing} + \frac{0.059}{n}\lg \frac{f_{Ox}c_{Ox}\alpha_{Red}}{f_{Red}c_{Red}\alpha_{Ox}} = \varphi^{\varnothing'} + \frac{0.059}{n}\lg \frac{c_{Ox}}{c_{Red}}$$

$$\varphi^{\varnothing'} = \varphi^{\varnothing} + \frac{0.059}{n}\lg \frac{f_{Ox}\alpha_{Red}}{f_{Red}\alpha_{Ox}}$$

式中,$\varphi^{\varnothing'}$ 为条件电位(conditional potential)。它是在一定条件下,当氧化型与还原型的分析浓度均为 1 mol/L 或它们的浓度比为 1 时的实际电位。条件电位与标准电位不同,它不是一种热力学常数,其数

值与溶液中电解质的组成和浓度,特别是能与电对发生副反应物质的组成和浓度有关。因此,只有当实验条件不变时,$\varphi^{\varnothing'}$才有固定不变的数值,故称为条件电位。例如 Ce^{4+}/Ce^{3+} 电对的 $\varphi^{\varnothing}=1.45\ V$,而其条件电位 $\varphi^{\varnothing'}$ 在不同介质中则有不同数值,如表 10-3-1 所示。

表 10-3-1　Ce^{4+}/Ce^{3+} 电对的条件电位

介质 (浓度)	HCl (1 mol/L)	H_2SO_4 (0.5 mol/L)	HNO_3 (1 mol/L)	$HClO_4$ (1 mol/L)
$\varphi^{\varnothing'}(V)$	1.28	1.44	1.61	1.70

可见,条件电位反映了离子强度及各种副反应影响的总结果,且条件电位处理问题比较简单且更符合实际情况。电对的条件电位值均由实验测得,可参考相关文献找到相关条件电位数据。

> 考点:
> 　　条件电位的概念,与标准电位的区别。

3.影响条件电位的因素

凡影响电对物质活度系数和副反应系数的各种因素都会改变条件电位值的大小,从而导致氧化还原反应进行的方向发生改变。这些因素主要是盐效应、酸效应、生成沉淀和生成络合物等。

(1)盐效应:盐效应是指溶液中电解质浓度对条件电位的影响作用。电解质浓度的变化会改变溶液中的离子强度,从而改变电对氧化型和还原型的活度系数。若不考虑副反应,单纯盐效应对条件电位的影响按下式计算

$$\varphi^{\varnothing'}=\varphi^{\varnothing}+\frac{0.059}{n}\lg\frac{f_{Ox}}{f_{Red}}\quad(25\ ℃)$$

(2)沉淀生成效应:溶液体系中,若有与电对氧化型或还原型生成难溶沉淀的反应发生时,将会改变电对的条件电位。若氧化型生成难溶沉淀,条件电位将降低;若还原型生成难溶沉淀,条件电位将增高。例如,用碘量法测定 Cu^{2+} 的含量按如下反应定量完成:

$$2Cu^{2+}+4I^-\Longrightarrow 2CuI\downarrow+I_2$$

若单纯从标准电位考虑($\varphi^{\varnothing}_{Cu^{2+}/Cu^+}=0.16\ V$,$\varphi^{\varnothing}_{I_2/I^-}=0.54\ V$),$Cu^{2+}$ 不能氧化 I^-,但由于 CuI 难溶沉淀的生成,导致 Cu^{2+}/Cu^+ 电对的条件电位高于 I_2/I^- 电对的条件电位,从而使反应得以进行。如在碘量法应用中,就是利用生成 CuI 难溶沉淀对条件电位的影响这一性质来测定 Cu^{2+} 的含量。

(3)络合物生成效应:若氧化还原电对中的氧化型或还原型金属离子与溶液中各种具有配位能力的阴离子发生配位反应,就会影响条件电位。其影响规律是:若氧化型络合物比还原型络合物稳定性高,条件电位降低;反之,条件电位增高。在氧化还原滴定中,经常利用向溶液中加入辅助络合剂,借助络合剂与干扰离子生成稳定络合物的反应来消除它们对测定的干扰作用。

可通过计算表明,$\varphi^{\varnothing'}_{Fe^{3+}/Fe^{2+}}$ 变得比 $\varphi^{\varnothing'}_{I_2/I^-}$ 低得多,将导致干扰反应改变方向,使 Fe^{3+} 失去氧化 I^- 的能力,从而消除了 Fe^{3+} 对测定铜的干扰(表 10-3-2)。

表 10-3-2　不同介质中 Fe^{3+}/Fe^{2+} 电对的条件电位($\varphi^{\varnothing}_{Fe^{3+}/Fe^{2+}}=0.771\ V$)

介质 (浓度)	$HClO_4$ (1 mol/L)	HCl (0.5 mol/L)	H_2SO_4 (0.5 mol/L)	HCl/ H_3PO_4 (1 mol/L/0.25 mol/L)	H_3PO_4 (2 mol/L)
$\varphi^{\varnothing'}(V)$	0.767	0.71	0.68	0.51	0.46

由表 10-3-2 可知,在较强配位能力的 HCl 或 H_3PO_4 介质中,Fe^{3+}/Fe^{2+} 电对的条件电位均明显降低。

(4)酸效应:条件电位的酸效应表现在以下两个方面:①电对的氧化型或(和)还原型参与酸碱离解平衡。溶液酸度改变将改变它们的酸效应系数,间接地引起 $\varphi^{\varnothing'}$ 的改变。②电对的半电池反应中的 H^+ 或 OH^- 参加。计算条件电位的公式中包括的 H^+ 或 OH^- 浓度,此时溶液酸度改变将直接引起 $\varphi^{\varnothing'}$ 的改变。

理论上只研究涉及单一副反应对条件电位的影响,但实际上氧化还原滴定体系中可能发生多种副反应,其副反应系数对条件电位影响远比活度系数的影响大得多,所以通常可以忽略盐效应。当副反应的影响足够大时,还可以引起氧化还原反应方向的改变。因此,在通常只知道反应物分

> 考点:
> 影响条件电极电位的主要因素。

析浓度的情况下,尤其是对于存在明显副反应的氧化还原滴定体系,必须采用以条件电位表示的 Nernst 关系式进行计算表达才可知正确结论。

(二)氧化还原反应进行的程度和速度

1.氧化还原反应进行的程度

(1)条件平衡常数:化学反应的完全程度可用其条件平衡常数的大小来衡量。K' 值越大,反应进行的越完全。氧化还原反应的平衡常数又可根据标准电位 $\varphi^{\varnothing}$ 求得。对于任一氧化还原反应:

$$n_2 Ox_1 + n_1 Red_2 \rightleftharpoons n_2 Red_1 + n_1 Ox_2$$

反应平衡常数(25 ℃)表达式为

$$\lg K = \frac{n_1 n_2 (\varphi_{Ox}^{\varnothing} - \varphi_{Red}^{\varnothing})}{0.059}$$

式中:n 为氧化还原反应式中转移的电子数;$\varphi_{Ox}^{\varnothing}$ 和 $\varphi_{Red}^{\varnothing}$ 分别为氧化剂电对和还原剂电对的标准电极电位。

在实际滴定体系中,应采用条件电位 $\varphi^{\varnothing'}$ 代替标准电极电位 $\varphi^{\varnothing}$,分析浓度代替活度,计算出的平衡常数称为条件平衡常数,用 K' 表示

$$\lg K' = \frac{n_1 n_2 (\varphi_{Ox}^{\varnothing'} - \varphi_{Red}^{\varnothing'})}{0.059}$$

$$K' = \frac{c_{Red_1}^{n_2} c_{Ox_2}^{n_1}}{c_{Ox_1}^{n_2} c_{Red_2}^{n_1}}$$

由于 K' 是以反应物的分析浓度表示的平衡常数,更能说明反应实际进行的程度。由式可知,两个电对的条件电位差越大,反应过程中得失电子数越多,条件平衡常数 K'(或 $\lg K'$)就越大,反应向右进行得越完全。

(2)判断滴定反应完全程度的依据:根据滴定分析要求,滴定误差 TE≤0.1%,则反应完全程度应达 99.9% 以上,未作用的反应物应小于 0.1%,代入上式得:

$$\lg K' = \lg \frac{c_{Red_1}^{n_2} c_{Ox_2}^{n_1}}{c_{Ox_1}^{n_2} c_{Red_2}^{n_1}} = \lg \frac{(99.9\%)^{n_1} (99.9\%)^{n_2}}{(0.1\%)^{n_2} (0.1\%)^{n_1}} \approx \lg 10^{3n_1} 10^{3n_2} = 3(n_1 + n_2)$$

$$\Delta \varphi^{\varnothing'} = \frac{0.059}{n_1 n_2} \lg K' = \frac{0.059 \times 3(n_1 + n_2)}{n_1 n_2}$$

因此,只有满足 $\lg K' \geq 3(n_1 + n_2)$ 或 $\Delta \varphi^{\varnothing'} \geq \frac{0.059 \times 3(n_1 + n_2)}{n_1 n_2}$ 的氧化还原反应才能用于滴定分析。如对于 1:1 型的反应,即 $n_1 = n_2 = 1$,则反应定量完成的条件是 $\lg K' \geq 6$,$\Delta \varphi^{\varnothing'} \geq 0.35$ V;对于 1:2

型的反应,即 $n_1 = 1, n_2 = 2$,则要求 $\lg K' \geq 9, \Delta\varphi^{\varnothing'} \geq 0.27$ V。

例 10-3-1　尝试判断在 1 mol/L 的硫酸溶液中,用 Ce^{4+} 滴定 Fe^{2+} 的反应能否进行完全?

(已知在 1 mol/L 硫酸中 $\varphi^{\varnothing'}_{Ce^{4+}/Ce^{3+}} = 1.44$ V,$\varphi^{\varnothing'}_{Fe^{3+}/Fe^{2+}} = 0.68$ V)

解　滴定反应式为　　　　　　　　　$Ce^{4+} + Fe^{2+} \Longleftrightarrow Ce^{3+} + Fe^{3+}$

属于 1:1 型的反应,则反应定量完成的条件是 $\lg K' \geq 6, \Delta\varphi^{\varnothing'} \geq 0.35$ V

$$\Delta\varphi^{\varnothing'} = 1.44 - 0.68 = 0.76 \text{ V} > 0.35 \text{ V}$$

$$\lg K' = \frac{1.44 - 0.68}{0.059} = 12.88 > 6$$

> 考点:
> 　氧化还原反应程度的计算和判断。

仅从条件平衡常数考虑,上述反应能进行完全,能够用于氧化还原滴定分析。

2.氧化还原反应进行的速率

氧化还原反应过程和机制比较复杂,实际反应常常是分步进行的,反应的总速度取决于其中最慢的一步。作为一个滴定反应,要求反应速度必须足够快,否则不能用于滴定分析,因此对于氧化还原反应还必须从反应速度的角度来考虑反应的现实性。综合来看,氧化还原反应速度受下列因素影响。

(1)氧化剂和还原剂的性质:不同的氧化剂和还原剂,反应速度可以相差很大,这与它们的电子层结构,以及反应机制因素有关,情况复杂,不易弄清,目前多依靠实践经验判断。

(2)反应物的浓度:根据质量作用定律,反应速度与反应物的浓度乘积成正比。但氧化还原反应多是分步进行,故不能简单地按总反应式来判断浓度对反应速度的影响程度。但一般来说,增加反应物的浓度能加快反应速度。

(3)溶液的温度:温度升高可以增加反应物之间的碰撞次数,增加活化分子或离子的数量。通常温度每升高 10 ℃,反应速度约可提高 2~3 倍。但在加热以提高反应速度时,还应考虑可能引起的不利因素,若物质热稳定性较差(如碘挥发性,加热会导致挥发损失),则必须根据具体情况确定适宜的温度条件。

> 考点:
> 　影响反应速率的主要因素。

(4)催化剂的作用:加入催化剂是改变反应速度的有效方法。反应中由于催化剂的存在,可能产生一些不稳定的中间价态离子、游离基或活泼的中间络合物,从而改变了原来的氧化还原反应历程和机制,即从根本上改变了反应速度。但注意催化剂只能改变反应速度,不能改变反应总的平衡状态(方向)。

二、氧化还原滴定法

(一)氧化还原反应滴定曲线

> 课堂互动
> 　可通过什么措施来提高 $2MnO_4^- + 5C_2O_4^{2-} + 16H^+ \Longleftrightarrow 2Mn^{2+} + 10CO_2 \uparrow + 8H_2O$ 反应速率。

氧化还原滴定法也可以用滴定曲线表示滴定过程中被测物质浓度的变化情况。由于滴定过程中氧化剂和还原剂浓度的改变,导致电对的电位也随之改变,所以通常以电对的电位对加入滴定剂体积(或其百分数)作图,所得 $\varphi - V(\%)$ 曲线即为氧化还原滴定曲线。数据可通过实验方法测量所得,也可用 Nernst 方程式计算出相应的条件点位值。

以在 1 mol/L 硫酸溶液中,用硫酸铈标准溶液(0.1000 mol/L)滴定 20.00 mL 的硫酸亚铁(0.1000 mol/L)溶液为例,滴定反应为:$Ce^{4+} + Fe^{2+} \Longleftrightarrow Ce^{3+} + Fe^{3+}$

反应电对:　　　　　　　　$Ce^{4+} + e \Longleftrightarrow Ce^{3+}$　　$\Delta\varphi^{\varnothing'} = 1.44$ V

　　　　　　　　　　　　$Fe^{3+} + e \Longleftrightarrow Fe^{2+}$　　$\Delta\varphi^{\varnothing'} = 0.68$ V

由前述计算可知 $\lg K' = 12.88 \Rightarrow K' = 7.6 \times 10^{12}$ 很大,反应能完全进行。其滴定过程中电位变化可分四个阶段:滴定开始前、滴定开始至化学计量点前、化学计量点时、化学计量点后。通过这四个阶段可以计算滴定曲线上任一点的电位,得电位值为纵坐标,以加入滴定剂的体积(或百分数)为横坐标,作图即得滴定曲线。

表 10-3-3　在 1 mol/L H_2SO_4 溶液中用 Ce^{4+} 标准溶液滴定 Fe^{2+} 溶液的电位变化

滴入 Ce^{4+} 溶液体积	滴入百分率(%)	电位 φ(V)
1.00	5.0	0.60
5.00	25.0	0.65
10.00	50.0	0.68
19.80	99.0	0.80
19.98	99.9	0.86
20.00	100.0	1.06
20.02	100.1	1.26
20.20	101.0	1.32
40.00	200.0	1.44

由表 10-3-3 和图 10-3-1 可知:

1)用氧化剂滴定还原剂时,滴定百分数为 50% 时的电位是还原剂电对的条件电位,滴定百分数为 200% 的电位是氧化剂电对的条件电位。

2)在化学计量点前后 0.1%,电位有明显突跃。

Ce^{4+} 滴定 Fe^{2+} 溶液($n_1 = n_2 = 1$),φ_{sp} 正好位于突跃范围的中点,若两电对的电子转移数不等($n_1 \neq n_2$),φ_{sp} 不在突跃范围的中点,而是偏向电子转移数较多的电对一方。对于两电对都是对称电对(氧化态与还原态的系数相同的电对)氧化还原反应:

$$n_2 Ox_1 + n_1 Red_2 \rightleftharpoons n_2 Red_1 + n_1 Ox_2$$

化学计量点的电位值 φ_{sp} 计算通式:

$$\varphi_{sp} = \frac{n_1 \Delta\varphi_1^{\varnothing'} + n_2 \Delta\varphi_2^{\varnothing'}}{n_1 + n_2}$$

对于不对称电对,化学计量点还要考虑浓度。

③滴定突跃范围:利用化学计量点前后 0.1% 可估算滴定突跃范围:

$$\varphi_2^{\varnothing'} + \frac{0.059 \times 3}{n_2}(V) \sim \varphi_1^{\varnothing'} - \frac{0.059 \times 3}{n_1}(V)$$

突跃范围越大,越便于选择指示剂,滴定越易准确。应注意,对于氧化还原滴定,氧化剂与还原剂的浓度基本上不影响突跃范围的大小。

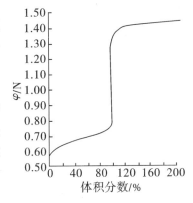

图 10-3-1　Ce^{4+} 液滴定曲线

课堂互动

回顾四大滴定的各自滴定曲线,以及他们各自的特点和影响因素?

(二)氧化还原滴定法的指示剂

氧化还原滴定中,常用指示剂来确定终点。常用的指示剂主要有以下几种。

考点:

氧化还原滴定曲线滴定突跃范围及化学计量点的计算。

1.自身指示剂

有些标准溶液本身有很深的颜色,而滴定产物无色或颜色很浅,此时

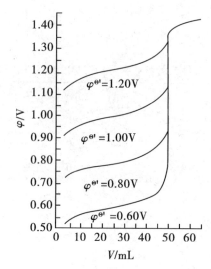

图 10-3-2　Ce^{4+} 液滴定 4 种还原剂的滴定曲线

可不必另加指示剂,只要标准溶液稍微过量,即可显示终点到达。这种物质称为自身指示剂。例如,I$_3^-$ 呈深棕色,还原产物 I$^-$ 为无色,在用 I$_3^-$ 标准溶液滴定无色还原性物质时,只要过量的 I$_3^-$ 浓度达到 2.5×10^{-5} mol/L,就能显示黄色。

2. 特殊指示剂

这种指示剂本身不具备氧化还原性,但能与某种氧化剂或还原剂作用产生特殊的颜色变化以指示终点。例如淀粉指示剂即属于此类指示剂,淀粉溶液(可溶性淀粉)遇 I$_2$(I$_3^-$)生成深蓝色的吸附化合物,反应极为灵敏,即使在 0.5×10^{-5} mol/L 的 I$_3^-$ 溶液中亦能明显看出,并且反应具有可逆性,是碘量法最常用的终点指示剂。

3. 氧化还原指示剂

这类指示剂本身是弱氧化剂或弱还原剂,其氧化型和还原型具有明显不同的颜色,在滴定过程中,指示剂被氧化或还原,同时伴随着颜色变化,从而指示滴定终点。

若用 I$_{Ox}$ 和 I$_{Red}$ 分别表示指示剂的氧化型和还原型,其半电池反应和 Nernst 方程式分别为:

$$I_{Ox} + n e \rightleftharpoons I_{Red}$$

$$\varphi_{I_{Ox}/I_{Red}} = \varphi^{\varnothing'} + \frac{0.059}{n} \lg \frac{c_{I_{Ox}}}{c_{I_{Red}}}$$

式中,$\varphi^{\varnothing'}$ 为指示剂的条件电位。在滴定过程中,根据指示剂的变色原理(与酸碱指示剂相似)可知,若 I$_{Ox}$ 和 I$_{Red}$ 的氧化还原指示剂的变色范围为:

$$\varphi^{\varnothing'} \pm \frac{0.059}{n} (\text{V})$$

当 $c_{I_{Ox}} = c_{I_{Red}}$ 时,$\varphi_{I_{Ox}/I_{Red}} = \varphi^{\varnothing'}$,称为氧化还原指示剂的变色点,此时指示剂显中间色。但若 I$_{Ox}$ 和 I$_{Red}$ 的颜色强度相差较大,变色点的电位将偏离指示剂条件电位。

氧化还原指示剂是氧化还原滴定的通用指示剂。选择其的原则是:指示剂的变色电位范围应在滴定的电位突跃范围之内,尽量使指示剂 $\varphi^{\varnothing'}$ 的条件电位与滴定反应 φ_{sp} 的化学计量点电位一致,以保证终点误差不超过 0.1%。

表 10-3-4　常用氧化还原指示剂的 $\varphi^{\varnothing'}$ 值及颜色变化

指示剂	$\varphi^{\varnothing'}(V)$	颜色变化	
	$[H+]=1\ mol/L$	Ox 色	Red 色
靛蓝-磺酸盐	0.25	蓝色	无色
亚甲蓝	0.36	绿蓝色	无色
二苯胺	0.76	紫色	无色
二苯胺磺酸钠	0.84	红紫色	无色
羊毛罂红	1.00	红色	绿色
邻二氮菲亚铁	1.06	淡兰色	红色
5-硝基邻二氮菲亚铁	1.25	浅蓝色	紫红色

(三)氧化还原滴定法

1. 碘量法

碘量法(iodimetry)是利用 I_2 的氧化性和 I^- 的还原性进行氧化还原滴定的方法。

> 考点:
> 判别指示剂。

$$I_2 + 2e \rightleftharpoons 2I^- \qquad \varphi^{\varnothing}_{I_2/I^-} = 0.5345\ V$$

固体碘在水中较难溶解(溶解度为 $0.018\ mol/L$,25 ℃),通常在配制碘溶液时加入一些碘化物(通常是 KI),使碘与碘离子结合成络离子,从而增大其溶解度并降低其挥发程度。

$$I_2 + I^- \rightleftharpoons I_3^-$$

$$I_3^- + 2e \rightleftharpoons 3I^- \qquad \varphi^{\varnothing}_{I_3/I^-} = 0.5355\ V$$

两者标准电位只相差 1 mV,为简便并突出计算关系起见,通常仍以前者表示。

I_2/I^- 电对的标准电位值适中,I_2 是不太强的氧化剂,可与较强的还原剂作用;而 I^- 是中等强度还原剂,能与多种氧化剂作用。因此,碘量法的测定对象既可为还原性物质,也可为氧化性物质,可用直接和间接两种滴定方式进行。

(1)直接碘量法:凡标准电位低于 $\varphi^{\varnothing}_{I_2/I^-}$ 的电对,且其还原型与 I_2 的反应满足滴定分析的要求,则可用碘标准溶液直接滴定,此方法称为直接碘量法,又称碘滴定法。直接碘量法只能在酸性、中性或弱碱性溶液中进行,如果溶液的 pH>9,则会发生副反应。

(2)间接碘量法:凡标准电位高于 $\varphi^{\varnothing}_{I_2/I^-}$ 的电对,其氧化型可用 I^- 还原,定量置换出 I_2,再用 $Na_2S_2O_3$ 标准溶液滴定置换出生成的 I_2,这种滴定方式称为置换碘量法;有些标准电位低于 $\varphi^{\varnothing}_{I_2/I^-}$ 的还原性物质,若其与 I_2 的反应不满足直接滴定的要求,可先用定量过量的碘标准溶液与样品反应,待反应完全后,再用 $Na_2S_2O_3$ 标准溶液滴定剩余的 I_2,这种滴定方式称为剩余碘量法或回滴碘量法。习惯上将以上两种滴定方式统称为间接碘量法,又称滴定碘法。

间接碘量法的滴定反应为:

$$I_2 + 2S_2O_3^{2-} \rightleftharpoons 2I^- + S_4O_6^{2-}$$

此反应要求在中性或弱酸性溶液中进行。若在强酸性溶液中,不仅 $S_2O_3^{2-}$ 易分解,而且 I^- 也极易被空气中的 O_2 缓慢氧化,若在碱性溶液中,也会发生副反应。

碘量法的误差主要来源于 I_2 的挥性和 I^- 在酸性溶液中被空气中的 O_2 氧化,通常可采取以下措施予以减免:

防止 I_2 挥发的方法:①加入过量的 KI,使 I_2 转化成 I_3^- 而不易挥发;②在室温下进行;③使用碘瓶,快滴慢摇。

防止 I⁻ 被空气氧化的方法：①溶液酸度不宜过高，以降低 I⁻ 被氧化的速率；②除去溶液中可加速 O_2 对 I⁻ 氧化的 Cu^{2+}、NO_2^- 等催化剂；③密塞避光放置，滴定前反应完全后，立即滴定，快滴慢摇。

（3）碘量法的指示剂

1）自身指示剂：实验证明在 100 mL 水中加入 1 滴碘液（0.05 mol/L），溶液即可显示明显的碘自身的黄色，因此碘标准溶液可作为自身指示剂。为使终点更明显，可将黄色的 I_3^- 萃取到氯仿或四氯化碳等有机溶剂中，则转变为紫红色，灵敏度更高。

2）淀粉指示剂：这是碘量法中最常用的指示剂。在有 I⁻ 存在时，淀粉能吸附碘显深蓝色，反应可逆而灵敏，当碘浓度为 $10^{-5} \sim 10^{-6}$ mol/L 时，即能观察到溶液的蓝色。使用淀粉指示剂的注意事项如下：①应使用可溶性直链淀粉配制淀粉指示液。因为支链淀粉只能较松地吸附 I_2 而形成一种红紫色产物。②淀粉指示液应于临用前配制。因为淀粉溶液久置易变质、腐败而失效。③滴定应在室温下进行。因为温度升高会使淀粉指示剂的灵敏度降低。④滴定应在弱酸性溶液中进行。因为此条件下碘与淀粉的反应最为灵敏。若溶液 pH<2，则淀粉易水解成糊精，遇 I_2 显红色；若 pH>9，则 I_2 生成 IO_3^-，遇淀粉不显蓝色。⑤应特别注意淀粉指示剂的加入时间。直接碘量法于滴定前加入，以蓝色出现为滴定终点；间接碘量法则须在近终点时加入，以蓝色刚消失为滴定终点。若指示剂加入过早，则溶液大量的 I_2 被淀粉表面牢固地吸附，使蓝色褪去缓慢（终点迟钝）而产生误差。

（4）碘量法的标准溶液

1）碘标准溶液：因碘易挥发且腐蚀性强，不宜用分析天平直接准确称量，故通常仍需用间接法配制，即先配成近似浓度的溶液后再进行标定，要使用垂熔玻璃漏斗过滤。配制好的碘液应贮于棕色玻璃瓶中，密塞置于阴凉处保存，以防止 KI 见光或受热而被氧化；另外碘液有腐蚀性，应避免与橡皮塞、软木塞等有机物接触。

2）硫代硫酸钠标准溶液：固体 $Na_2S_2O_3 \cdot 5H_2O$ 易风化或潮解，常含有 S、Na_2SO_3、Na_2SO_4 等微量杂质，故只能用间接法配制。因 $Na_2S_2O_3$ 溶液不稳定易分解，在配制时应注意：①应用新煮沸放冷的蒸馏水，以除去水中残留的 CO_2、O_2，并能杀死微生物。②加入少量 Na_2CO_3 作为稳定剂，可使溶液呈弱碱性（pH=9～10），既可抑制嗜硫菌生长，又可防止 $Na_2S_2O_3$ 分解。③贮于棕色瓶中，暗处保存。配好的溶液应放置 7～10 天，待浓度稳定后再进行标定。④若发现 $Na_2S_2O_3$ 溶液变浑浊表示有 S 析出，应滤除 S 后再标定或重新配制。

$Na_2S_2O_3$ 标准溶液的准确浓度可用基准物质进行标定，也可采用标准溶液比较法进行标定。标定 $Na_2S_2O_3$ 的基准物质可用 $KBrO_3$、KIO_3、$K_2Cr_2O_7$、$KMnO_4$ 等氧化剂，其中以 $K_2Cr_2O_7$ 用得最多。标定时采用置换碘量法，即在酸性溶液中，一定量的 $K_2Cr_2O_7$ 先与过量 KI 作用，再用 $Na_2S_2O_3$ 标准溶液滴定析出的 I_2。发生的反应如下：

$$Cr_2O_7^{2-} + 14H^+ + 6I^- \rightleftharpoons 3I_2 + 2Cr^{3+} + 7H_2O \quad （置换反应）$$

$$2S_2O_3^{2-} + I_2 \rightleftharpoons S_4O_6^{2-} + 2I^- \quad （滴定反应）$$

$Cr_2O_7^{2-}$ 与 I⁻ 的反应速度慢，为了加快反应速度和降低 I_2 的挥发程度，需加入过量的 KI 和提高溶液酸度。酸度较低时，置换反应完成较慢，反应不完全，易造成终点"回蓝"现象；若酸度过高，KI 又易被空气氧化成 I_2，因此一般控制酸度在 0.5 mol/L 左右为宜。应须在碘瓶（具塞）中进行，水封，避光放置 10 分钟，保证置换反应完全，减慢 I⁻ 被空气氧化的速度。生成的 I_2 为深褐色，Cr^{3+} 为亮绿色，所以反应完毕后溶液呈深棕色。滴定前要将溶液稀释，以降低溶液酸度至 0.2 mol/L 左右，减缓 I⁻ 被空气氧化的速度，并减弱 $Na_2S_2O_3$ 的分解，还可冲淡溶液颜色，便于终点观察。淀粉指示剂应在临近终点时加入，当溶液蓝色消失即终点。滴定至终点后，若溶液迅速回蓝，表明 $Cr_2O_7^{2-}$ 与 I⁻ 的反应不完全，应重新标定。

防止 I_2 的挥发,滴定时应快滴慢摇。

2. 高锰酸钾法

(1)基本原理:高锰酸钾法是以高锰酸钾为滴定剂的氧化还原滴定分析方法。$KMnO_4$ 是强氧化剂之一,它在酸性溶液中被还原成 Mn^{2+},半电池反应为

$$MnO_4^- + 8H^+ + 5e \Longrightarrow Mn^{2+} + 4H_2O \qquad \varphi^{\varnothing}_{MnO_4^-/Mn^{2+}} = 1.51 \text{ V}$$

溶液中 H^+ 浓度控制在 $1 \sim 2$ mol/L 为宜。酸度过高,会导致 $KMnO_4$ 分解,酸度过低,会产生 MnO_2 沉淀。调节酸度必须用 H_2SO_4,因为 HNO_3 有氧化性,HCl 可被 $KMnO_4$ 氧化。

(2)标准溶液与配制:高锰酸钾在制备和贮存过程中,常混入少量二氧化锰杂质,因此不能用直接法配制标准溶液。取 $KMnO_4$ 溶于新煮沸放冷的蒸馏水中,混匀后置棕色玻璃瓶内,于暗处放置 $7 \sim 10$ d 用垂熔玻璃漏斗过滤,滤液存于棕色玻塞瓶中。

(3)指示剂:通常用 $KMnO_4$ 作为自身指示剂指示终点。若是 $KMnO_4$ 标准溶液的浓度较低(0.002 mol/L以下),终点不易观察时,可选用二苯胺磺酸钠等氧化还原指示剂。

3. 溴量法

是以溴的氧化作用和溴代作用为基础的氧化还原滴定法。在酸性溶液中,溴是较强的氧化剂,其半电池反应为

$$Br_2 + 2e \Longrightarrow 2Br^- \qquad \varphi^{\varnothing} = 1.065 \text{ V}$$

由于单质溴溶液易挥发,浓度不稳定,通常以溴酸钾和溴化钾配制的混合水溶液代替溴溶液进行分析测定。滴定时先将上述混合液加到含被测还原性物质的酸性试液中,$KBrO_3$ 与 KBr 在酸性溶液中立即反应生成 Br_2,反应式为

$$BrO_3^- + 5Br^- + 6H^+ \Longrightarrow Br_2 + 3H_2O$$

待生成的 Br_2 与被测物反应完成后,向溶液中加入过量 KI 与剩余的 Br_2 作用置换出定量的 I_2

$$Br_2 + 2I^- \Longrightarrow I_2 + 2Br^-$$

随后,用 $Na_2S_2O_3$ 标准溶液滴定 I_2,以淀粉为终点指示剂,最后根据溴液加入量和 $Na_2S_2O_3$ 标准溶液用量计算被测物的含量。溴液中 Br_2 的浓度可用置换碘量法标定。据上述实验过程可知,溴量法的实质是一种利用元素溴的化学反应和置换碘量法相结合的滴定分析方法。

利用 Br_2 的氧化作用,可测定硫化氢、二氧化硫、亚硫酸盐以及羟胺等还原性物质含量;利用 Br_2 和某些有机物的定量溴代反应,可以直接测定苯酚及芳胺类化合物的含量。

4. 铈量法

铈量法是一种应用 Ce(Ⅳ)标准溶液为滴定剂的氧化还原滴定法。在中性及碱性介质中 Ce^{4+} 易水解,因此铈量法要求在酸性溶液中进行。其半电池反应为

$$Ce^{4+} + e^- \Longrightarrow Ce^{3+} \qquad \varphi^{\varnothing} = 1.45 \text{ V}$$

铈量法标准溶液可用硫酸铈[$Ce(SO_4)_2$]、硫酸铈铵[$(NH_4)_2Ce(SO_4)_3 \cdot 2H_2O$]、硝酸铈铵[$(NH_4)_2Ce(NO_3)_6$]配制,其中以 $Ce(SO_4)_2$ 最为常用,因此铈量法也称硫酸铈法(cerium sulphate method)。$Ce(SO_4)_2$ 易纯制,可用直接法配制标准溶液,若采用间接法配制,可以 As_2O_3、$Na_2C_2O_4$、$(NH_4)_2Fe(SO_4)_2$ 或纯铁丝为基准物,在 H_2SO_4 介质中进行标定。Ce^{4+} 为黄色,Ce^{3+} 为无色,若用不太稀的 Ce^{4+} 标准溶液滴定无色样品溶液时,可用 Ce^{4+} 标准溶液为自身指示剂以黄色出现指示终点,但由于灵敏度不高,通常多选用邻二氮菲-Fe(Ⅱ)为指示剂指示终点。

铈量法具有许多优点:①$Ce(SO_4)_2$ 标准溶液十分稳定,久置、光照、加热均不会引起浓度变化;②反应机制简单,Ce^{4+} 还原为 Ce^{3+},只有 1 个电子转移;③选择性高,可在 HCl 介质中直接滴定一些还

原剂,而 Cl^- 并无干扰;大多数有机物不与 Ce^{4+} 作用,故不干扰滴定。

铈量法可直接测定一些金属的低价化合物,如常用于药物制剂(如硫酸亚铁糖浆、硫酸亚铁片等)中铁的含量测定;还可测定过氧化氢,以及某些有机还原性物质,如甘油、甘油醛、丙二酸、酒石酸等。

5. 重铬酸钾法

以重铬酸钾为滴定剂的氧化还原滴定法。由于 Cr^{3+} 在中性、碱性条件下易水解,滴定要求在酸性介质中进行。在酸性溶液中,$K_2Cr_2O_7$ 具有较强的氧化性,其半电池反应为

$$Cr_2O_7^{2-} + 14H^+ + 6e^- \rightleftharpoons 2Cr^{3+} + 7H_2O \qquad \varphi^\varnothing = 1.33 \text{ V}$$

重铬酸钾法最重要的应用是测定样品中铁的含量,还可测定盐酸小檗碱等药物。另外,也可采用置换滴定法测定能与 Fe^{3+} 定量反应生成 Fe^{2+} 的还原性物质,还可采用剩余滴定法测定一些氧化性物质。其优点良多,标准溶液可以直接配置,且性质稳定选择性高等。

6. 亚硝酸钠法

亚硝酸钠法是以亚硝酸钠为标准溶液,利用其与有机胺类化合物发生重氮化反应或亚硝基化反应的氧化还原滴定法。

(1)重氮化滴定法:芳伯胺类化合物在盐酸等无机酸介质中,能与亚硝酸钠作用发生重氮化反应(diazotization reaction),生成芳伯胺的重氮盐。

$$ArNH_2 + NaNO_2 + 2HCl \rightleftharpoons [Ar-N^+ \equiv N]Cl^- + NaCl + 2H_2O$$

利用亚硝酸钠的重氮化反应进行滴定的方法称为重氮化滴定法。

(2)亚硝基化滴定法:芳仲胺类化合物在酸性介质中,与亚硝酸钠发生亚硝基化反应。

$$ArNHR + NaNO_2 + HCl \longrightarrow Ar-\underset{\underset{NO}{|}}{N}-R + NaCl + H_2O$$

基于亚硝基化反应进行的滴定法称为亚硝基化滴定法。重氮化滴定法和亚硝基化滴定法统称为亚硝酸钠滴定法,因为它们均以 $NaNO_2$ 标准溶液为滴定剂。

(3)$NaNO_2$ 标准溶液的配制与标定:$NaNO_2$ 标准溶液常用间接法配制,其水溶液不稳定,放置过程中浓度会逐渐下降,如配制时加入少许稳定剂 $NaCO_3$,维持溶液 pH 约为10,则3个月内浓度几乎不变。配好的溶液应贮于棕色瓶中,密闭保存,以免见光易分解。

标定,可采用对氨基苯磺酸作基准物,标定反应为

$$H_2N-\!\!\!\!\bigcirc\!\!\!\!-SO_3H + NaNO_2 + 2HCl \rightleftharpoons [N\equiv N^+-\!\!\!\!\bigcirc\!\!\!\!-SO_3H]Cl^- + NaCl + 2H_2O$$

(4)亚硝酸钠法的指示剂:外指示剂 亚硝酸钠法常用的外指示剂是含氯化锌(起防腐作用)的碘化钾-淀粉糊或试纸。指示终点的原理是在化学计量点后,稍过量的 $NaNO_2$ 将 KI 氧化成 I_2

$$2NO_2^- + 2I^- + 4H^+ \rightleftharpoons I_2 + 2NO\uparrow + 2H_2O$$

生成的 I_2 与淀粉作用显蓝色。但滴定时 KI-淀粉指示剂不能直接加到被滴定的溶液中,否则,滴入的 $NaNO_2$ 将先与 KI 作用而无法指示终点。因此,只能在滴定至近终点时,用玻棒蘸少许被滴定的溶液,在外面与指示剂作用,依据是否出现蓝色来判断是否到达终点。采用外指示剂确定滴定终点,操作烦琐,终点不易确定,影响测定结果的准确度。

内指示剂(internal indicator or inside indicator):近年来,趋向于选用常规的内指示剂确定终点。其中应用较多的有橙黄 IV-亚甲蓝、中性红、亮甲酚蓝及二苯胺。使用内指示剂操作虽简便,但终点变色不是很敏锐,尤其重氮盐有色时更难观察,故效果不太理想。

三、氧化还原滴定法的应用

氧化还原滴定方法多,应用范围广。如上文所述如碘量法、高锰酸钾法、重铬酸钾法、溴酸钾法、铈量法等。各种方法都有其特点和应用范围,应该根据实际情况正确选用。

例 10-3-2 维生素 C 的含量测定

原理:维生素 $C(C_6H_8O_6)$ 又称抗坏血酸,分子中的烯二醇基具有较强的还原性,能被 I_2 定量氧化成二酮基

操作步骤:取维生素 C 0.2 g,精密称定。用新煮沸放冷的蒸馏水 100 mL 及稀 HAc 10 mL 混合溶液使之溶解。加淀粉指示液 1 mL,立即用 I_2 标准溶液(0.05 mol/L)滴定至显持续的蓝色。

例 10-3-3 葡萄糖的含量测定

原理:葡萄糖分子中的醛基具有还原性,在碱性条件下可被碘氧化成羧基。反应过程为

$$I_2 + 2NaO \Longleftrightarrow NaIO + NaI + H_2O$$

NaIO 在碱性溶液中将葡萄糖氧化成葡萄糖酸盐

$$CH_2OH(CHOH)_4CHO + NaIO + NaOH \Longleftrightarrow CH_2OH(CHOH)_4COONa + NaI + H_2O$$

在碱性条件下,葡萄糖先与定量过量的 I_2 反应,剩余的 NaIO 在碱性溶液中继续岐化为

$$3NaIO \Longleftrightarrow NaIO_3 + 2NaI$$

利用岐化反应的可逆性,溶液酸化后又生成 I_2 析出

$$NaIO_3 + 5NaI + 3H_2SO_4 \Longleftrightarrow 3I_2 + 3Na_2SO_4 + 3H_2O$$

最后用 $Na_2S_2O_3$ 标准溶液滴定生成(相当于剩余)的 I_2

$$2Na_2S_2O_3 + I_2 \Longleftrightarrow Na_2S_4O_6 + 2NaI$$

操作步骤:取样品适量(相当于含葡萄糖约 100 mg),置 250 mL 碘瓶中,加蒸馏水 30 mL(使溶解),精密加入 I_2 溶液(0.05 mol/L)25 mL,在不断振摇情况下,滴加 NaOH 溶液(0.1 mol/L)40 mL,密闭,在暗处放置 10 min。然后加 H_2SO_4(0.5 mol/L)6 mL,摇匀。用 $Na_2S_2O_3$ 标准溶液(0.1 mol/L)滴定。近终点时,加淀粉指示液 2 mL,继续滴定至蓝色消失。同时做空白滴定进行校正。

$$w_{\text{葡}}(\%) = \frac{1}{2} \cdot \frac{c_{Na_2S_2O_3}(V_{\text{空白}} - V_{\text{样品}})M_{\text{葡}}}{S \times 1000} \times 100\%$$

$$(\text{计量关系:} C_6H_{12}O_6 \propto NaIO \propto I_2 \propto 2S_2O_3^{2-})$$

例 10-3-4 硫酸铜的含量测定

原理:在含 $CuSO_4$ 的样品溶液中,加入过量 KI,反应如下

$$2Cu^{2+} + 5I^- \Longleftrightarrow 2CuI\downarrow + I_3^-$$

利用生成沉淀效应使反应得以进行。I^- 不仅作为还原剂,而且也是 Cu^+ 的沉淀剂和 I_2 的增溶剂。

操作步骤:取硫酸铜样品约 0.5 g,精密称定,用蒸馏水 50 mL 溶解。加 HAc 4 mL,KI 2 g,用 $Na_2S_2O_3$ 标准溶液(0.1 mol/L)滴定。近终点时,加淀粉指示液 2 mL,继续滴定至蓝色消失,并于 5 min 内不再出现蓝色为止。

例 10-3-5 漂白粉中有效氯的含量测定

原理:漂白粉的主要成分是 CaCl(OCl),它遇酸产生 Cl_2。具有漂白、消毒杀菌作用。有效氯就是指漂白粉在酸化时放出的 Cl_2,其含量可用置换碘量法测定。即利用酸化后产生的 Cl_2 氧化 I^-,生成的 I_2 用 $Na_2S_2O_3$ 标准溶液滴定。有关反应如下:

$$CaCl(OCl) + 2H^+ \rightleftharpoons Ca^{2+} + Cl_2 + H_2O$$

$$Cl_2 + I^- \rightleftharpoons I_2 + 2Cl^-$$

操作步骤:取漂白粉试样 2.5 g,置研钵中,加水研细,定量转移至 250 mL 量瓶中。精密吸取 50.00 mL,置 250 mL 碘瓶中,加 KI 2 g 及稀硫酸 15 mL,用 $Na_2S_2O_3$ 标准溶液(0.1 mol/L)滴定。近终点时,加淀粉指示液 2 mL,继续滴定至蓝色消失。

例 10-3-6 水的测定——费歇尔(Karl Fischer)法

Karl Fischer 法是测量水分最为经典的方法,广泛用于无机物或有机物的水分测定,也是测定药物水分的标准方法之一,在我国各版药典中包括《中国药典》中均有应用。其原理是 I_2 氧化 SO_2 时需要一定量的 H_2O 参与,利用这一特性测定物质中的水分。

$$I_2 + SO_2 + H_2O \rightleftharpoons HI + SO_3$$

由反应式可知,当 H_2O 耗尽时,反应也就停止了,此时,根据消耗的滴定剂 I_2 的体积即可求算 H_2O 的含量。这其中 SO_2 是气体,用卡氏试剂来滴定。即将气体二氧化硫通入碘、吡啶和无水甲醇的混合溶液中,比例为碘-二氧化硫-吡啶-甲醇(1:3:10:50),然后以卡氏试剂为滴定剂滴定含水样品即可。反应如下

$$I_2 + SO_2 + 3C_5H_5N + CH_3OH + H_2O \rightleftharpoons 2C_5H_5N \overset{H}{\underset{I}{\diagdown}} + C_5H_5N \overset{H}{\underset{SO_4CH_3}{\diagdown}}$$

(氢碘酸吡啶)　　(甲基硫酸吡啶)

但是,这一试剂中的 I_2 与 SO_2 在 CH_3OH 介质中仍会缓慢地发生反应

$$I_2 + SO_2 + 2CH_3OH \rightleftharpoons 2HI + CH_3SO_4CH_3$$

所以,该试剂放置一定时间后(如 1 个月后),其中的 I_2 会有明显的损失。为了解决这一问题对该试剂进行了改良,即将 I_2 与 SO_2 分开,配制成两种溶液,其中甲液为 I_2 的无水甲醇溶液;乙液由将 SO_2 通入吡啶和无水甲醇的混合溶液中制得。滴定时,取适量样品,精密称定,用乙液作为溶剂溶解样品,然后以甲液为滴定剂进行滴定,可以碘作为自身指示剂确定终点(由浅黄色变为棕色),根据样品质量和消耗滴定剂(甲液)的体积即可计算样品中水分的含量。由滴定方式来看,虽然并不是在水与碘之间发生氧化还原反应,但水与碘之间具有直接且确定的计量关系,反应迅速完成,也有指示终点的方法。

例 10-3-7 过氧化氢的含量测定

原理:$2MnO_4^- + 5H_2O_2 + 6H^+ \rightleftharpoons 2Mn^{2+} + 5O_2 \uparrow + 8H_2O$

操作步骤:精密吸取 30% 的 H_2O_2 样品溶液 1 mL,放入储有 5 mL 蒸馏水,并已称定质量的带磨口塞小锥形瓶中,精密称量,然后定量地移入 100 mL 量瓶内,加水稀释至刻度,摇匀。精密吸取 10 mL 上述溶液,加 H_2SO_4(1 mol/L)20 mL,用 $KMnO_4$ 标准溶液(0.02 mol/L)滴定至浅红色即达终点。

$KMnO_4$ 可作自身指示剂。但应注意 H_2O_2 样品还常加有乙酰苯胺、尿素或丙乙酰胺等作稳定剂,这些物质也有还原性,能使终点滞后,造成误差。在这种情况下,宜采用碘量法测定。

例 10-3-8 硫酸亚铁的含量测定

原理:$2KMnO_4 + 10FeSO_4 + 8H_2SO_4 \rightleftharpoons 2MnSO_4 + 5Fe_2(SO_4)_3 + K_2SO_4 + 8H_2O$

操作步骤:取 $FeSO_4$ 样品约 0.5 g,精密称定,加稀 H_2SO_4 与蒸馏水各 15 mL,溶解后立即用 $KMnO_4$ 标准溶液(0.02 mol/L)滴定至浅红色即达终点。

例 10-3-9　盐酸普鲁卡因的含量测定

原理:局麻用药。属芳伯胺类药物,可用重氮化滴定法测定。

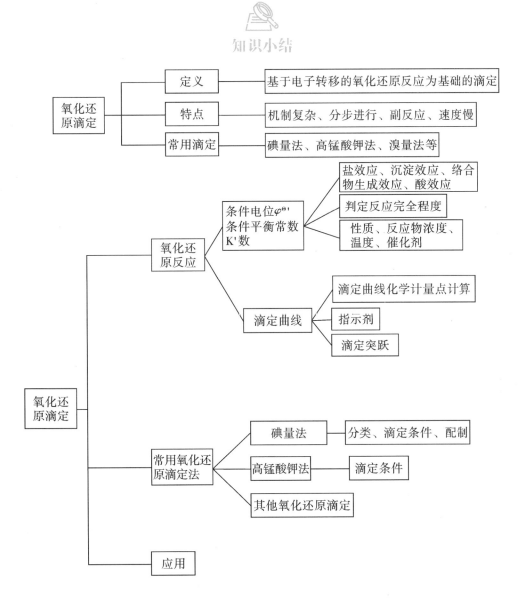

操作步骤:取盐酸普鲁卡因($C_{13}H_{20}N_2O_2 \cdot$ HCl)约 0.6 g,精密称定,加盐酸溶液(1→2)25 mL 振摇使溶解,再加水 25 mL,在 15~25 ℃,采用"快速滴定法"用亚硝酸钠滴定液(0.1 mol/L)滴定,至用细玻璃棒蘸取被滴定液少许,在涂有碘化钾淀粉糊的白瓷板上划一条痕,立即出现蓝色。1 min 后,再蘸再划,若仍立即显蓝色条痕,即达终点。

知识小结

同步检测

一、单项选择题

1. 下列说法正确的是( )

 A. 电对的电位越高,其氧化态能力越弱,对应的还原态的还原能力越强

 B. 电对的电位高低无法判断反应进行的程度

 C. K 值越大则可用于滴定分析

 D. K 值大小无法判断能否用于滴定分析

2. 间接碘量法,加入淀粉指示剂的适宜时间是( )

 A. 滴定开始时　　　　　B. 滴定接近终点时　　　　C. 标准溶液滴定至 50% 时　　D. 任何时候都可以

3. 不属于影响氧化还原反应速率的因素是( )

 A. 反应物浓度　　　　　B. 溶液温度　　　　　　　C. 催化剂　　　　　　　　　D. 电对的电位高低

4. 间接碘量法,加入淀粉指示剂的适宜时间是( )

 A. 滴定开始时　　　　　B. 滴定接近终点时　　　　C. 标准溶液滴定至 50% 时　　D. 任何时候都可以

5. 用直接碘量法测定维生素 C 的含量时,滴定条件为( )

 A. 中性溶液　　　　　　B. 弱酸性溶液　　　　　　C. 弱碱性溶液　　　　　　　D. 强碱性溶液

6. 间接碘量法中为了防止 I_2 的挥发,下列措施中正确的是( )

 A. 在强碱性溶液中进行　　B. 慢滴快摇　　　　　　　C. 加入比理论量大的 KI　　D. 在锥形瓶中进行

7. 在 $KMnO_4$ 法中正确的是( )

 A. $KMnO_4$ 可用 H_2SO_4、HNO_3、HCl 调节酸度

 B. $KMnO_4$ 的标定可用 Na_2CO_3、$H_2C_2O_4$

 C. $KMnO_4$ 溶液可用氧化剂做基准试剂来标定

 D. $KMnO_4$ 自身是有颜色的,在一定条件下可用作自身指示剂

8. 对于 1:1 型的反应,即 $n_1 = n_2 = 1$,则反应定量完成的条件是( )

 A. $\lg K' \geq 6, \Delta\varphi^{\varnothing'} \geq 0.35$ V　B. $\lg K' \geq 9, \Delta\varphi^{\varnothing'} \geq 0.27$ V　C. $\lg K' \geq 9, \Delta\varphi^{\varnothing'} \geq 0.35$ V　D. $\lg K' \geq 6, \Delta\varphi^{\varnothing'} \geq 0.27$ V

9. 对于 1:2 型的反应,即 $n_1 = n_2 = 1$,则反应定量完成的条件是( )

 A. $\lg K' \geq 6, \Delta\varphi^{\varnothing'} \geq 0.35$ V　B. $\lg K' \geq 9, \Delta\varphi^{\varnothing'} \geq 0.27$ V　C. $\lg K' \geq 9, \Delta\varphi^{\varnothing'} \geq 0.35$ V　D. $\lg K' \geq 6, \Delta\varphi^{\varnothing'} \geq 0.27$ V

10. 下列哪项不是影响条件电位的因素( )

 A. 盐效应　　　　　　　B. 酸效应　　　　　　　　C. 沉淀效应　　　　　　　　D. 溶液的温度

11. 下列哪项不是影响氧化还原反应的速率( )

 A. 络合物生成效应　　　B. 反应物的浓度　　　　　C. 溶液的温度　　　　　　　D. 催化剂的作用

12. 配制 $Na_2S_2O_3$ 溶液时,要用新煮沸且冷却的蒸馏水的原因是下列之中的( )

 (1)杀菌,(2)除去 O_2 和 CO_2,(3)使水软化,(4)促进 $Na_2S_2O_3$ 溶解。

 A. (1)和(2)　　　　　　B. (2)　　　　　　　　　　C. (2)和(3)　　　　　　　　D. (1)、(2)和(4)

13. 下列哪些不是氧化还原滴定的特点( )

 A. 机理复杂,分布进行　B. 反应速率过快　　　　　C. 有副反应　　　　　　　　D. 反应速率过慢

14. 关于高锰酸钾法,下列哪项是正确的( )

 A. 酸度控制在 5~7 mol/L 为宜　　　　　　　　　　B. 调节溶液酸度用 H_2SO_4 比较合适

 C. 调节溶液酸度用 HNO_3 比较合适　　　　　　　　D. 调节溶液酸度用 HCl 比较合适

二、填空题

1. $\varphi^{\varnothing'}$ 为条件电位,它是在一定条件下,当氧化型与还原型的分析浓度均为_____或它们的_____时的电位_____。

2. 影响条件电位的因素主要有_____、_____、_____、_____等。

3. 由条件电极电位可知,两个电对的点击电位差越大,反应过程得失电子数越多,条件平衡常数 K' 就越_____,反应向进行的越_____。

4.影响氧化还原反应的速率主要有:氧化剂和还原剂的性质、反应物的浓度_____、_____、_____;等

5.根据氧化还原滴定曲线来看,突跃范围越,越便于选择指示剂,滴定越易准确。若两电对的电子转移数目相等（$n_1 = n_2 = 1$）,φ_{sp}正好位于突跃范围的点,若两电对的电子转移数不等（$n_1 \neq n_2$）,φ_{sp}而是偏向电子转移数较的电对一方。

6.碘量法是基于_____和_____进行测定的氧化还原滴定。

7.碘量法可分为_____和_____。

8.间接碘量法中,淀粉指示剂应该在时加入。

9.间接碘量法的滴定应在或溶液中进行。

10.高锰酸钾法溶液酸度控制在为宜。酸度太高,;酸度太低,反应速度慢,且会产生 MnO_2,调节酸度常用的是。

三、是非题(对的画√,错的画×)

1.条件电位就是标准电位。 （   ）

2.条件电位是实际电位,它不是热力学常数,它反应了离子强度及各种副反应影响的总结果。 （   ）

3.对于 1:1 型的反应,即 $n_1 = n_2 = 1$,则反应定量完成的条件是 $\lg K' \geq 6$, $\Delta\varphi^{\varnothing'} \geq 0.35$ V。 （   ）

4.对于反应 $Ox_1 + 2Red_2 \rightleftharpoons Red_1 + 2Ox_2$,要使反应完全,则 $\lg K \geq 6$ （   ）

5.加入催化剂是改变反应速度的有效方法,催化剂都可以加快反应速率。 （   ）

6.淀粉指示剂属于自身指示剂。 （   ）

7.I_3^- 可以做自身指示剂。 （   ）

8.直接碘量法只能在酸性、中性或弱碱性溶液进行。 （   ）

9.间接碘量法可在强酸性溶液进行。 （   ）

10.为了防止碘的挥发,可加入过量的 KI。 （   ）

11.间接碘量法中,淀粉指示剂应该在一开始滴定加入。 （   ）

12.高锰酸钾法中,不可用 HCl 调节酸度,因为可能会被 $KMnO_4$ 氧化。 （   ）

四、简答题

1.间接碘量法中为防止 I_2 的挥发,常采用哪些措施?

2.配制 $Na_2S_2O_3$ 标准溶液时,为什么要采用新煮沸并冷却的蒸馏水,并且还要加入少量 Na_2CO_3?

3.间接碘量法中,淀粉指示剂应在什么时候加入? 为什么?

五、计算题

1.$KMnO_4$ 滴定 Fe^{2+} 的反应式为:$MnO_4^- + 5Fe^{2+} + 8H^+ \rightleftharpoons Mn^{2+} + 5Fe^{3+} + 4H_2O$

已知:$\varphi^{\varnothing'}_{Fe^{3+}/Fe^{2+}} = 0.68$ V, $\varphi^{\varnothing'}_{MnO_4^-/Mn^{2+}} = 1.45$ V

求:(1) 25 ℃时条件平衡常数 K',并依此判断反应能否进行完全。

(2)化学计量点时电位值 φ_{sp}。

2.$Ce(SO_4)_2$ 滴定 Fe^{2+} 的反应式为:$Ce^{4+} + Fe^{2+} = Ce^{3+} + Fe^{3+}$

已知:$\varphi^{\varnothing'}_{Ce^{4+}/Ce^{3+}} = 1.44$ V, $\varphi^{\varnothing'}_{Fe^{3+}/Fe^{2+}} = 0.68$ V

求:(1) 25 ℃时条件平衡常数 K',并依此判断反应能否进行完全。

(2)化学计量点时电位值 φ_{sp}。

(何茂秋)

任务四　配位滴定法

知识要求

◆掌握配合物的组成,能命名配合物的名称。

◆熟悉配位平衡,能判断平衡移动的影响因素。

◆熟悉 EDTA 的性质及其与金属离子配位反应的特点。

◆了解金属指示剂的变色原理和配位滴定滴定在药物分子中的应用。

能力要求

◆能够判断配位化合物的组成。

◆能够命名配位化合物。

◆能够理解 EDTA 与金属离子配位反应的特点。

◆能够正确使用金属指示剂。

◆能够正确选择滴定方式测定常见金属离子含量。

配位化合物是一大类广泛存在于自然界中的特殊化合物,是现代无机化学的重要研究对象,简称配合物,又称络合物。配合物的数量巨大,组成和结构形形色色,广泛地应用于医药、食品、环境、材料等方面。在医药学方面,配合物可以作为药物排除体内过量或有害的元素,可以治疗各种金属代谢障碍性疾病,甚至还具有杀菌、抗病毒和抗癌的生理作用。例如,乙二胺四乙酸(ethylene diamine tetraacetic acid,简称 EDTA)的钙钠盐是排除人体内某些重金属或放射性元素的高效解毒剂;顺铂配合物不仅能抑制实验动物的肿瘤,也能抑制人体肿瘤,尤其是对人体生殖泌尿系统和其他软体组织等的恶性肿瘤有显著的疗效。因此,配合物的组成、结构和性质是药学、食品相关专业学生学习中的一个重要内容。

一、配位化合物的基本概念

(一)基本定义

配位化合物是一类由简单离子或中性分子与金属离子或原子相结合的复杂化合物,例如 $[Fe(CN)_6]^{3-}$、$[Co(SCN)_4]^{2-}$ 等是一些简单的配合物,它们既不同于 $NaOH$、HCl、H_2O、K_2SO_4 等简单化合物,也不同于 $KCl \cdot MgCl_2 \cdot 6H_2O$(光卤石)、$KAl(SO_4)_2 \cdot 12H_2O$(明矾)等复盐。

在简单化合物中,原子间是由共价键或离子键相结合。配合物却不然,例如向 $CuSO_4$ 溶液中加入 $NaOH$ 溶液,生成天蓝色 $Cu(OH)_2$ 沉淀,再滴加氨水天蓝色沉淀消失,得到深蓝色溶液。反应方程式如下:

$$Cu^{2+} + 2OH^- = Cu(OH)_2 \downarrow$$

$$Cu(OH)_2 + 4NH_3 \cdot H_2O = [Cu(NH_3)_4]^{2+} + 4H_2O$$

实验证明,深蓝色溶液是 $[Cu(NH_3)_4]SO_4$。同时在 $[Cu(NH_3)_4]SO_4$ 水溶液中加入少量 $NaOH$ 溶液,既无淡蓝色 $Cu(OH)_2$ 沉淀生成,也无明显的氨臭,只有在加入 $BaCl_2$ 溶液时有白色 $BaSO_4$ 沉淀生成。这表明,$[Cu(NH_3)_4]SO_4$ 溶液中有 SO_4^{2-},没有或含有少量的 Cu^{2+} 和 NH_3 分子。也就是说,在此溶液中

除了 SO_4^{2-} 外,还存在着由 Cu^{2+} 和 NH_3 分子结合而成的稳定的 $[Cu(NH_3)_4]^{2+}$ 复杂离子,即:

$$[Cu(NH_3)_4]SO_4 = [Cu(NH_3)_4]^{2+} + SO_4^{2-}$$

我们把由简单金属离子或原子与一定数目的中性分子或阴离子按一定的组成和空间构型所形成的复杂离子叫做配离子(Ligand ion),如 $[Cu(NH_3)_4]^{2+}$ 和 $[Cr(CN)_6]^{3-}$ 等。若形成的不是复杂离子而是复杂分子,这类分子叫做配位分子(Ligand molecule),如 $[Ni(CO)_4]$ 和 $[Cu(NH_2CH_2COO)_2]$。含有配离子的化合物及中性配位分子统称为配合物,习惯上把配离子也称为配合物。

应指出的是,复盐是由两种或两种以上的简单盐类组成的同晶型化合物,在水溶液中全部解离成简单的离子,例如 $KCl \cdot MgCl_2 \cdot 6H_2O$ 解离成 K^+、Mg^{2+} 和 Cl^- 等,而无复杂的配位离子存在,所以它们不同于配合物。两者无论在水中的的溶解情况还是它们的性质都不相同,但也要指出,在简单化合物和配合物之间不可能划一明显的界限。

课堂互动
　　请指出复盐 $KAl(SO_4)_2$ 与配合物 $K_3[Fe(CN)_6]$ 的区别。

(二)配合物的组成

考点:
　　配合物的概念,配合物和复盐的区别。

根据配合物分子中各成分的排列情况,配合物分子可以分为内界和外界两个部分。常把配位单元称为内界,其他部分称为外界。内界与外界之间无论在键型、化合比等关系上都与相应的普通化合物相同,其特性主要表现在配位单元上。因此,研究配位单元的组成、结构和性质是讨论配合物的核心。

在配位单元中,中心原子位于它的几何中心,叫中心原子;在中心原子周围的阴离子或中性分子叫配位体,简称配体。例如 $[Ag(NH_3)_2]NO_3$,Ag^+ 称为中心原子,两个配位的 NH_3 称为配体。中心离子 Ag^+ 和配体 NH_3 构成配合物的内界,通常把它们写在方括号内。NO_3^- 构成配合物的外界。这种关系如图 10-4-1 所示。

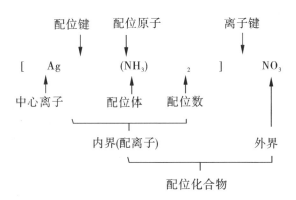

图 10-4-1　配合物 $[Ag(NH_3)_2]NO_3$ 的组成示意

在配合物 $[Pt(NH_3)_2Cl_4]$ 中,两个 NH_3、四个 Cl^- 和一个 Pt^{4+} 构成内界,没有外界。配合物的内外界之间以离子键结合,所以在水溶液中配合物的内界和外界是完全解离的。中心原子和配位体之间以配位键结合。

1.中心离子

位于配离子(或分子)中心位置的离子(或原子)称为中心离子(或原子),也称为配合物的形成体。它是配合物的核心部分,由于原子核外有能成键的空轨道,是电子对的接受体。常见的中心离子是金属离子,以过渡元素金属离子最多,如 Cu^{2+}、Fe^{3+} 等;也有中性原子,如 $[Fe(CO)_5]$ 中的 Fe 原子,还有一些高氧化态的非金属元素,如 $[SiF]^{2-}$ 中的 Si^{4+} 离子。

2. 配位体和配位原子

在配离子中,同中心离子以配位键相结合的阴离子或中性分子称为配位体,简称配体。如 $[Fe(CN)_6]^{3-}$、$[Ag(NH_3)_2]^+$ 和 $[SiF_6]^{2-}$ 中的 CN^-、NH_3 和 F^- 都是配体。在配体中,提供孤对电子直接与中心原子形成配位键的原子称为配位原子,如 CN^- 中的 C 原子、NH_3 中的 N 原子和 F^- 中的 F 原子等。配位原子主要属于周期表中 V、VI、VII 三个主族的元素。

配位体按所含配位原子的数目,可以分为单齿配体和多齿配体。含有一个配位原子的配位体称为单齿配体,如 X^-、CN^-、NH_3、H_2O 等,其配位原子分别是 X、C、N、O。在同一配体中含有两个或两个以上的配位原子同时与一个中心原子以配位键结合,称为多齿配位体。如乙二胺(简写为 en),两个氨基中的 N 原子都是配位原子;乙二胺四乙酸(简写为 EDTA),除了两个氨基中的 N 原子以外,还有四个羟基氧也是配位原子。部分常见的配体和配位原子如表 10-4-1 所示。

表 10-4-1 部分常见的配体和配位原子

类型	配位原子	配体名称	化学式
单齿配体	X	卤素离子	F^-、Cl^-、Br^-、I^-
	N	氨、亚硝基	NH_3、—NO
	O	水、羟基	H_2O、—OH
	S	硫氰根离子	SCN^-
	C	氰根离子	CN^-
多齿配体	N	乙二胺	$NH_2CH_2CH_2NH_2$
	O	草酸根离子	$^-OOC—COO^-$
	N、O	乙二胺四乙酸根离子	$(^-OOCCH_2)_2NCH_2CH_2N(CH_2COO^-)_2$

3. 配位数

在配合物中,与中心离子结合的配位原子的数目,称为该中心离子的配位数。在计算中心离子的配位数时,一般是先在配合物中确定中心离子和配位体,接着找出配位原子的数目。如果配位体是单齿配体,配位体数目就是该中心离子的配位数。例如 $K_4[Fe(CN)_6]$ 和 $[Cu(NH_3)_4]SO_4$ 的配位数分别为 6 和 4。如果配体中有多齿配体,则中心原子的配位数大于配体数。如 $[Cu(en)_2]SO_4$ 中配体 en 是多齿配体,一分子 en 中有两个 N 原子与 Cu^{2+} 形成配位键,因此 $[Cu(en)_2]^{2+}$ 的配位数是 4 而不是 2。

中心离子配位数的多少与中心离子和配体的半径、电荷数、电子层结构以及形成配合物时外界条件等因素有关。一般中心离子的配位数为 2、4、6、8,最常见的是 2、4 和 6。表 10-4-2 列出了部分金属离子常见的、较稳定的配位数。

表 10-4-2 常见离子的配位数

配位数	金属离子	实例
2	Ag^+、Cu^{2+}、	$[Ag(NH_3)_2]^+$、$[Cu(CN_2)]^-$
4	Cu^{2+}、Zn^{2+}、Ni^{2+}	$[Cu(NH_3)_4]^{2+}$、$[ZnCl_4]^{2-}$、$[Ni(CN)_4]^{2-}$
	Pt^{2+}、Co^{2+}、Hg^{2+}	$[PtCl_2(NH_3)_2]$、$[HgI_4]^{2-}$、$[CoCl_4]^-$
6	Fe^{2+}、Fe^{3+}、Co^{3+}、	$[Fe(CN)_6]^{4-}$、$[FeF_6]^{3-}$、$[Co(NH_3)_6]^{3+}$
	Al^{3+}、Cr^{3+}、Pt^{4+}	$[Cr(NH3)_6]^{3+}$、$[AlF_6]^{3-}$、$[Pt(NH_3)_6]^{4+}$

4.配离子的电荷数

配离子的电荷数等于中心离子的氧化数与配体总电荷数的代数和。如配离子$[Fe(CN)_6]^{4-}$所带电荷为$(+2)+(-1)\times6=-4$。由于配合物通常是中性分子,外层离子的电荷总数等于配离子的电荷总数,且符号相反。如$[Co(NH_3)_6]Cl_3$中,外层3个Cl^-的总电荷数为-3,则配离子$[Co(NH_3)_6]^{3+}$的电荷数为$+3$,中心原子的氧化值为$+3$。

(三)配合物的命名

配合物的命名方法仍然服从无机化合物的命名规则,即阴离子名称在前,阳离子的名称在后。如果配位化合物的外界是一个简单的酸根离子,便叫"某化某",如Cl^-、OH^-等;若是一个复杂的酸根离子,便叫"某酸某",如SO_4^{2-}、NO_3^-等。

内界的命名次序是:配位体数(以中文字二、三等表示,只有一个配位体时可以省略"一"字)→配位体名称→"合"字→中心离子名称→中心离子氧化数(用圆括号的罗马数字表示)。例如$[Co(NH_3)_6]^{3+}$配离子命名为六氨合钴(Ⅲ)配离子。

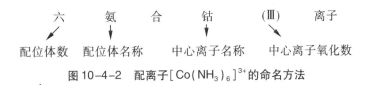

图10-4-2　配离子$[Co(NH_3)_6]^{3+}$的命名方法

内界中有两种以上的配体时,不同配体之间以小圆点"·"隔开,复杂的配位体名称写在圆括号内,以免混淆。不同配体的命名顺序为:①若配体中既有无机配体又有有机配体,则无机配体在前,有机配体在后,即"先无机后有机"。②在无机配体中既有离子又有分子,则阴离子在前,阳离子其次,中性分子在后即"先离子后分子"。③同类配体(如同是无机配体又同是分子),按配位原子的元素符号在英文字母中的顺序排列,即"先A后B"。如$[Co(NH_3)_5H_2O]Cl_3$命名为三氯化五氨·一水合钴(Ⅲ),因为NH_3的N原子和H_2O的O原子,其英文符号N在O之前。④同类配体,配位原子相同,则原子数目少的排在前面,即"先简单后复杂"。若原子数也相同,则按结构式中与配位原子相连的元素符号的英文字母顺序排列。如$[Pt(NH_2)NO_2(NH_3)_2]$命名为二氨·一氨基·一硝基合铂(Ⅱ)。

下面举一些实例说明:

$[Cu(en)_2]^{2+}$　　　　二(乙二胺)合铜(Ⅱ)配离子

$K_3[Fe(CN)_6]$　　　　六氰合铁(Ⅲ)酸钾

$[Co(NH_3)_6]Cl_3$　　　三氯化六氨合钴(Ⅲ)

$H_2[SiF_6]$　　　　　六氟合硅(Ⅳ)酸

$[PtBrCl(NH_3)(Py)]$　溴·氯·氨·吡啶合铂(Ⅱ)

有些配合物,仍沿用习惯叫法,如$H_2[SiF_6]$也称为氟硅酸,$[Cu(NH_3)_4]^{2+}$称为铜氨配离子,$[Ag(NH_3)_2]^+$称为银氨配离子,$K_4[Fe(CN)_6]$称为亚铁氰化钾(黄血盐),$K_3[Fe(CN)_6]$称为铁氰化钾(赤血盐)等。

二、配位平衡

中心离子与配体生成的配离子或配位分子的反应称为配位反应,而配离子或配位分子解离出中心原子和配体的反应称为解离反应。在水溶液中,配合物的解离有两种情况:一是配合物内界与外界之间的完全解离,解离成配离子和外界离子;另一种是配离子的部分解离,即中心离子与配体之间的部分解离(类似于弱电解质的解离)。

(一)配位平衡和稳定常数

1.配位平衡

配位单元的中心离子与配体之间是以配位键结合,在水溶液中很少解离。如前所述,在 $[Cu(NH_3)_4]SO_4$ 溶液中加入少量 Ba^{2+},可以观察到白色的 $BaSO_4$ 沉淀产生,而加入 NaOH 溶液却并无 $Cu(OH)_2$ 沉淀产生。但若加入 Na_2S 溶液,则有黑色的 CuS 沉淀产生($Ksp^{\theta}(Cu(OH)_2) = 2.2\times10^{-20}$,$Ksp^{\theta}(CuS) = 6.3\times10^{-36}$)。这说明 $[Cu(NH_3)_4]^{2+}$ 在水溶液中像弱电解质一样,能部分解离出极少量的 Cu^{2+} 离子,同时 Cu^{2+} 与 NH_3 又可以结合成 $[Cu(NH_3)_4]^{2+}$。因此,在一定条件下,当配位反应速率与解离反应速率相等时,配合物就达到了配位解离平衡,简称为配位平衡(Coordination equilibrium)。

在 $[Cu(NH_3)_4]SO_4$ 溶液中,存在着如下平衡:

$$[Cu(NH_3)_4]^{2+} \underset{配位}{\overset{离解}{\longrightarrow}} Cu^{2+} + 4NH_3$$

考点:
配位平衡的定义。

2.配合物的稳定常数和不稳定常数

根据平衡移动原理,对于上述解离反应,其标准反应平衡常数表达式为:

$$K_d^{\theta} = \frac{\{c(Cu^{2+})/c^{\theta}\}\{c(NH_3)/c^{\theta}\}^4}{c([Cu(NH_3)_4]^{2+})/c^{\theta}} = 4.79\times10^{-14}$$

这个平衡常数称为配离子的不稳定常数,又称解离常数(Dissociation constant),通常用 $K_{不稳}^{\theta}$(或 K_d^{θ})来表示。$K_{不稳}^{\theta}$ 越大,表示配离子越不稳定,在溶液中也越容易解离。$K_{不稳}^{\theta}$ 是表征配离子的解离平衡的,通常也以配离子形成反应的标准反应平衡常数来表征配离子的稳定性。其标准反应平衡常数称为配合物的稳定常数,又称形成常数(Formation constant),通常以 $K_{稳}^{\theta}$(或 K_f^{θ})表示。

$$Cu^{2+} + 4NH_3 \Longrightarrow [Cu(NH_3)_4]^{2+}$$

$$K_{稳}^{\theta} = \frac{c([Cu(NH_3)_4]^{2+})/c^{\theta}}{\{c(Cu^{2+})/c^{\theta}\}\{c(NH_3)/c^{\theta}\}^4}$$

$K_{稳}^{\theta}$ 越大,表示配离子越容易形成,配离子越稳定。显然,不稳定常数和稳定常数表示的是同一事物的两个方面,它们互为倒数。即

$$K_{稳}^{\theta} = 1/K_{不稳}^{\theta}$$

在溶液中,配离子的生成和解离都是分级进行的,这类似于多元弱酸的逐级解离和生成反应。每一级反应都有一个相应的平衡常数,称为配离子的逐级稳定或解离常数。仍以 $[Cu(NH_3)_4]^{2+}$ 的解离为例,则有:

$$[Cu(NH_3)_4]^{2+} \Longrightarrow [Cu(NH_3)_3]^{2+} + NH_3$$

$$K_1^{\theta} = \frac{\{c([Cu(NH_3)_3]^{2+}/c^{\theta}\}\{c(NH_3)/c^{\theta}\}}{c([Cu(NH_3)_4]^{2+})/c^{\theta}} = 5.01\times10^{-3}$$

$$[Cu(NH_3)_3]^{2+} \Longrightarrow [Cu(NH_3)_2]^{2+} + NH_3$$

$$K_2^{\theta} = \frac{\{c([Cu(NH_3)_2]^{2+}/c^{\theta}\}\{c(NH_3)/c^{\theta}\}}{c([Cu(NH_3)_3]^{2+})/c^{\theta}} = 9.12\times10^{-4}$$

$$[Cu(NH_3)_2]^{2+} \Longrightarrow [Cu(NH_3)]^{2+} + NH_3$$

$$K_3^{\theta} = \frac{\{c([Cu(NH_3)]^{2+}/c^{\theta}\}\{c(NH_3)/c^{\theta}\}}{c([Cu(NH_3)_2]^{2+})/c^{\theta}} = 2.14\times10^{-4}$$

$$[Cu(NH_3)]^{2+} \Longrightarrow Cu^{2+} + NH_3$$

$$K_4^\theta = \frac{\{c(Cu^{2+})/c^\theta\}\{c(NH_3)/c^\theta\}}{c([Cu(NH_3)]^{2+})/c^\theta} = 4.90 \times 10^{-5}$$

K_1^θ、K_2^θ、K_3^θ、K_4^θ 称为配离子的逐级不稳定常数。

$$K_{不稳}^\theta = K_1^\theta \cdot K_2^\theta \cdot K_3^\theta \cdot K_4^\theta = 4.79 \times 10^{-14}$$

同理可以推得总稳定常数与逐级稳定常数的关系。一些常见配离子的不稳定常数列于表10-4-3中。

不稳定常数(或稳定常数)是配合物的一个重要性质,配合物的不稳定常数大都是由实验测得的。随着离子强度、温度等条件的不同,以及所测方法精确度的不同,都会引起结果的差异,但基本上还是比较接近的。算配合物溶液中离子浓度时,应该考虑各级配离子的存在,但计算非常麻烦。由于在实际工作中,一般总是使用过量的配位剂,此时低配位数的各级配离子浓度很小,可忽略不计。用总的 $K_{稳}^\theta$(或 $K_{不稳}^\theta$)计算,误差也不会很大。

表10-4-3 部分配离子的不稳定常数($K_{不稳}^\theta$)

配离子	$K_{不稳}^\theta$	配离子	$K_{不稳}^\theta$
$[Ag(CN)_2]^-$	7.94×10^{-22}	$[Cu(CN)_2]^-$	1.0×10^{-24}
$[Ag(NH_3)]^+$	8.91×10^{-8}	$[Fe(CNS)_2]^+$	4.36×10^{-4}
$[AlF_6]^{3-}$	1.44×10^{-20}	$[FeF_6]^{3-}$	1.0×10^{-16}
$[Ca-EDTA]^{2-}$	1.0×10^{-11}	$[HgCl_4]^{2-}$	8.51×10^{-16}
$[Cd(NH_3)_4]^{2+}$	7.58×10^{-8}	$[Mg-EDTA]^{2-}$	2.29×10^{-9}
$[Cd(CN)_4]^{2-}$	1.66×10^{-19}	$[HgI_4]^{2-}$	1.48×10^{-30}
$[Co(NH_3)_6]^{3+}$	6.31×10^{-36}	$[Zn(NH_3)_4]^{2+}$	3.47×10^{-10}
$[Co(SCN)_4]^{2-}$	1.00×10^{-3}	$[Ni(CN)_4]^{2-}$	5.01×10^{-32}

(二)配位平衡的移动

若以 M 表示金属离子,L 表示配体,ML 表示配位化合物,则配位平衡反应式简写为:

> 考点:
> 配合物稳定常数和不稳定常数的表达。

$$M^{n+} + aL^- \rightleftharpoons ML_a^{n-a}$$

根据平衡移动的原理,改变金属离子或配体的浓度均会使平衡发生移动,从而导致配离子的生成或解离。若增加金属离子或配体浓度会增加配合物的稳定性,但若降低金属离子或配体浓度时就导致配离子的解离。例如加入某种沉淀剂,使金属离子生成难溶化合物或者当配体是弱酸根离子时,改变溶液的酸度使 A^- 离子生成难电离的弱酸,都可以使平衡左移。下面我们将讨论配位平衡与酸碱解离平衡、沉淀溶解平衡、氧化还原平衡等的关系。

1.配位平衡与酸碱解离平衡

(1)配体的酸效应:当配合物的配位体为 F^-、CN^-、SCN^- 和 NH_3 以及有机酸根离子时,加入强酸,易生成难离解的弱酸分子,从而使配位平衡向解离的方向移动,导致配合物的稳定性降低,这种现象称为酸效应(Acid effect)。例如,将 AgCl 沉淀溶于氨水中所得的 $[Ag(NH_3)_2]^+$ 配离子中,加入 HNO_3 时,会使 $[Ag(NH_3)_2]^+$ 被破坏,重新生成 AgCl 沉淀,这正是配位平衡与酸碱平衡竞争的结果。

$$[Ag(NH_3)_2]^+ \rightleftharpoons Ag^+ + 2NH_3$$

$$+ \qquad \blacktriangledown \qquad H^+ + NO_3^- \longleftarrow HNO_3$$

平衡移动方向

$$NH_4^+$$

即 $\qquad [Ag(NH_3)_2]^+ + 2H^+ \rightleftharpoons Ag^+ + 2NH_4^+$

这里反应的实质是 H^+ 与 Ag^+ 争夺配位体 NH_3。再如 $[FeF_6]^{3-}$ 配离子中,加入 H^+,可以生成弱酸 HF,同样存在着配位平衡与酸碱平衡的竞争。增大溶液的酸度(或降低溶液 pH 值),使配位平衡向离解方向移动,能够降低配合物稳定性。同样,降低溶液的酸度(或增大溶液 pH 值),可以使配位平衡向配位方向移动,增加配合物的稳定性。

在生成配合物溶液的过程中,为了避免酸效应的影响,常控制溶液的酸度(pH 值)在一定范围内。这是利用配合物进行定性鉴定或定量分析时必须注意的重要条件之一。例如 Fe^{3+}(aq)与水杨酸 $(HO \cdot C_6H_4 \cdot COOH)$ 在不同 pH 条件下能生成有色螯合物(表 10-4-4),比色分析中用缓冲溶液控制溶液 pH,使 Fe^{3+} 与水杨酸根离子(缩写为 Sal^-)基本上只生成某一种组成的螯合物,通过比较螯合物颜色深浅来测定 Fe^{3+} 的浓度。

表 10-4-4　不同 pH 条件下 Fe^{3+}(aq)与 Sal^- 生成有色螯合物

pH> ~9	pH 4 ~ 8	pH 2 ~ 3
$Fe(Sal)_3^{3-}$	$Fe(Sal)_2^-$	$Fe(Sal)^+$
黄色	红褐色	紫红色

(2)金属离子的水解效应:大多数过渡金属离子在水溶液中有明显水解作用,这实质上是金属离子生成羟基配合物的反应。例如 $[FeF_6]^{3-}$ 配离子中 Fe^{3+} 离子可能发生如下的水解反应:

$$Fe^{3+} + H_2O \rightleftharpoons Fe(OH)^{2+} + H^+$$

$$Fe(OH)^{2+} + H_2O \rightleftharpoons Fe(OH)_2^+ + H^+$$

$$Fe(OH)_2^+ + H_2O \rightleftharpoons Fe(OH)_3 + H^+$$

显然溶液的酸度越小,水解平衡右移越多,水解反应越彻底,最后生成 $Fe(OH)_3$ 沉淀,从而使溶液中游离金属离子浓度降低,故 $[FeF_6]^{3-}$ 配离子在酸度小的溶液中遭到破坏,可见金属离子的水解反应也会对配合平衡有影响。若要防止金属离子的水解,应当增加溶液的酸度来抑制水解,防止游离金属离子浓度的降低,从而有利于配合物的形成,这种现象一般称为金属离子的水解效应(Hydrolysis effect)。

从上述两种效应来看,酸度对配合物稳定性的影响是复杂的,既要考虑配位体的酸效应,又要考虑金属离子的水解效应。酸度大,水解程度小,金属离子浓度大,有利于配离子的形成;但配体浓度小,又不利于配离子的形成。因为酸效应和水解效应两者的作用刚好相反,酸度对配体和金属离子浓度的影响也完全相反,所以在考虑酸度对配合物稳定性的影响时要全面地考虑这些因素。一般每种配合物均有其最适宜的酸度范围,调节溶液的 pH 可导致配合物的形成或破坏,实际工作中十分有用。

2. 配位平衡与沉淀溶解平衡

沉淀生成能使配位平衡发生移动,配合物生成也能使沉淀溶解平衡发生移动。在配位平衡中加入某种沉淀剂,它若与该配合物的中心离子生成难溶化合物,则沉淀剂或多或少地导致配离子的破坏。例如在 $[Ag(CN)_2]^-$ 配离子中加入 Na_2S 溶液,就有 Ag_2S 沉淀生成。

$$2[Ag(CN)_2]^- + S^{2-} \rightleftharpoons Ag_2S\downarrow + 4CN^-$$

平衡常数

$$K_{稳} = \frac{[CN^-]^4[Ag^+]^2}{[Ag(CN)_2^-][S^{2-}][Ag^+]^2} = 1/(K_{Ag(CN)2-}^2 \cdot K_{spAg2S}) = 1/\{(1.3\times10^{21})^2 \times 1.6\times10^{-49}\} = 6.3\times10^9$$

平衡常数 $K_{稳}$ 较大,说明反应进行得较完全,S^{2-} 能夺取 $Ag(CN)_2^-$ 中的 Ag^+。又如:$[Ag(CN)_2]^-$ 配离子中加入 NaCl 溶液,就没有 AgCl 沉淀生成。

$$[Ag(CN)_2]^- + Cl^- \rightleftharpoons AgCl(s) + 2CN^-$$

$$K_{稳} = \frac{[CN^-]^2[Ag^+]}{[Ag(CN)_2^-][Cl^-][Ag^+]} = 1/[K_{Ag(CN)2-}K_{spAgCl}] = 1/(1.3\times10^{21} \times 1.8\times10^{-10}) = 4.3\times10^{-12}$$

$K_{稳}$ 很小说明正反应几乎不能进行,而逆反应进行得较完全。即 Cl^- 不能夺取 $[Ag(CN)_2]^-$ 中的 Ag^+,相反,AgCl 可溶于 CN^- 溶液中。可见,在配位平衡和沉淀平衡的竞争中总反应方向取决于 $K_{稳}$ 和 Ksp 的大小,即 $K_{稳}$ 越小,Ksp 越小配合物越易电离生成沉淀;$K_{稳}$ 越大,Ksp 越大沉淀越易溶解生成配离子。

3. 配位平衡与氧化还原平衡

配位平衡与氧化还原平衡之间的影响也是相互的。若在配离子溶液中加入某种氧化剂或还原剂,能与配位体或中心离子发生氧化还原反应,则会使配位平衡向着离解的方向移动,从而破坏配离子的存在。而金属离子在形成配合物后,溶液中金属离子的浓度降低,根据能斯特公式可知,金属配离子—金属电对的电极电势比该金属离子—金属电对的电极电势要低。例如:如 Fe^{3+} 离子能氧化 I^- 离子生成 Fe^{2+} 离子和紫黑色 I_2 固体。

$$Fe^{3+} + I^- \rightarrow Fe^{2+} + \frac{1}{2}I_2(s)$$

$$E^0 = \varphi^0_{Fe^{3+}/Fe^{2+}} - \varphi^0_{I_2/I^-} = 0.77 - 0.54 = 0.23\ V > 0.20\ V$$

故反应正向进行。若上述体系中加入足量 KCN 溶液,由于 CN^- 与 Fe^{2+} 和 Fe^{3+} 都能生成稳定配合物 $Fe(CN)_6^{4-}$ 和 $Fe(CN)_6^{3-}$,后者的稳定性更大($K_{稳,Fe(CN)_6^{4-}}$ 为 1.0×10^{35},$K_{稳,Fe(CN)_6^{3-}}$ 为 1.0×10^{42})使 Fe^{3+} 离子浓度降低更多,于是上述反应逆向进行。即

$$Fe(CN)_6^{3-} + I^- \leftarrow Fe(CN)_6^{4-} + \frac{1}{2}I_2(s)$$

这可用 Fe^{3+}/Fe^{2+} 电对的电极电势说明。

$$\varphi_{Fe^{3+}/Fe^{2+}} = \varphi^\theta_{Fe^{3+}/Fe^{2+}} + 0.0591\lg\frac{[Fe^{3+}]}{[Fe^{2+}]}$$

对于 $Fe(CN)_6^{3-}$
$$[Fe^{3+}] = \frac{[Fe(CN)_6^{3-}]}{[CN^-]^6 \cdot K_{FeCN_6^{3-}}}$$

对于 $Fe(CN)_6^{4-}$
$$[Fe^{2+}] = \frac{[Fe(CN)_6^{4-}]}{[CN^-]^6 \cdot K_{FeCN_6^{4-}}}$$

当 $[Fe(CN)_6^{4-}] = [Fe(CN)_6^{3-}] = [CN^-] = 1\ mol\cdot L^{-1}$(即标准态)时,代入 Fe^{3+}/Fe^+ 电对的奈斯特方程式,有

$$\varphi_{Fe^{3+}/Fe^{2+}} = 0.77 + 0.591\lg\frac{K_{FeCN_6^{4-}}}{K_{FeCN_6^{3-}}} = 0.77 + 0.0591\lg\frac{1.0\times10^{35}}{1.0\times10^{42}} = 0.36\ V$$

此即电对 $Fe(CN)_6^{3-}/Fe(CN)_6^{4-}$ 的标准电极电势,常列入标准电极电势表中备直接查用。由于:$\varphi^\theta_{Fe(CN)_6^{3-}/Fe(CN)_6^{4-}} = 0.54\ V$,所以上述反应逆向进行。

由此题可以看出,由于配合物的生成,降低了氧化型物质的浓度,使其电极电势降低,甚至影响到氧化还原反应的方向。

4. 配位平衡之间的影响

当溶液中存在着两种能与同一金属离子形成配离子的配位体时,或者存在着两种金属离子能与同一配位体形成配离子时,都会发生相互间的争夺与平衡转化。转化主要取决于配离子稳定性的大小,平衡总是向着生成稳定性较强的配离子的方向转化。即两个配离子的稳定常数相差越大,转化越完全。

例 10-4-1 试求下列配离子转换反应的平衡常数:

(1) $[Ag(NH_3)_2]^+ + 2CN^- \rightleftharpoons [Ag(CN)_2]^- + 2NH_3$

(2) $[Ag(NH_3)_2]^+ + 2SCN^- \rightleftharpoons [Ag(SCN)_2]^- + 2NH_3$

已知: $K^\theta_{稳}([Ag(NH_3)_2]^+) = 1.7 \times 10^7$; $K^\theta_{稳}([Ag(CN)_2]^-) = 5.6 \times 10^{18}$; $K^\theta_{稳}(Ag(SCN)_2]^-) = 3.7 \times 10^7$。

解:(1)式的反应平衡常数表达式:

$$K^\theta_{稳} = \frac{\{c([Ag(CN)_2]^-)/c^\theta\} \{c(NH_3)/c^\theta\}^2}{\{c([Ag(NH_3)_2]^+)/c^\theta\} \{c(CN^-)/c^\theta\}^2}$$

即

$$K^\theta_{稳} = \frac{\{c([Ag(CN)_2]^-)/c^\theta\} \{c(NH_3)/c^\theta\}^2}{\{c([Ag(NH_3)_2]^+)/c^\theta\} \{c(CN^-)/c^\theta\}^2}$$

$$= \frac{\{c([Ag(CN)_2]^-)/c^\theta\} \{c(NH_3)/c^\theta\}^2 \{c(Ag^+)/c^\theta\}}{\{c([Ag(NH_3)_2]^+)/c^\theta\} \{c(CN^-)/c^\theta\}^2 \{c(Ag^+)/c^\theta\}}$$

$$= \frac{K^\theta_{稳}(Ag(CN)_2^-)}{K^\theta_{稳}(Ag(NH_3)_2^+)} = \frac{5.6 \times 10^{18}}{1.7 \times 10^7} = 3.3 \times 10^{11}$$

(2)式的反应平衡常数同样可求得:

$$K^\theta_{稳} = \frac{\{c([Ag(SCN)_2]^-)/c^\theta\} \{c(NH_3)/c^\theta\}^2}{\{c([Ag(NH_3)_2]^-)/c^\theta\} \{c(SCN^-)/c^\theta\}^2} = \frac{K^\theta_{稳}(Ag(SCN)_2^-)}{K^\theta_{稳}(Ag(NH_3)_2^+)} = \frac{3.7 \times 10^7}{1.7 \times 10^7} = 2.2$$

由上可知,配离子间转化反应的平衡常数等于产物配离子的稳定常数与反应物配离子的稳定常数之比。平衡常数 $K^\theta_{稳}$ 较大,说明两种配离子的稳定常数相差较大,反应向右进行的倾向较大,转化较完全;平衡常数 $K^\theta_{稳}$ 较小,说明两种配离子的稳定常数相差不大,反应向右进行的倾向不大。

> **课堂互动**
>
> 在 $[Zn(NH_3)_4]SO_4$ 溶液中,存在下列平衡: $[Zn(NH_3)_4]^{2+} \rightleftharpoons Zn^{2+} + 4NH_3$。分别向溶液中加入少量下列物质,请判断上述平衡移动的方向。
> (1) 稀 H_2SO_4 溶液
> (2) $NH_3 \cdot H_2O$
> (3) Na_2S 溶液
> (4) KCN 溶液
> (5) $CuSO_4$ 溶液

三、配位滴定法

配位滴定法是以配位反应为基础的滴定分析方法。利用金属离子与配位剂作用形成配合物进行滴定分析,在分析化学中的应用非常广泛。配位反应很多,但能利用配位滴定分析的配位反应必须具备下列条件:

❖ 生成的配合物必须稳定且可溶于水;
❖ 配位反应要按确定的计量关系进行;
❖ 反应必须快速、瞬间完成;
❖ 有适当的方法指示滴定终点。

> **考点:**
> 配位平衡移动的因素。

大多数有机配位剂与金属离子发生配位反应时能够满足上述条件。目前,广泛应用的有机配位剂是以氨基二乙酸为基体的氨羧配位剂,能与绝大多数金属离子形成稳定的可溶性螯合物。其中,应用最多的是乙二胺四乙酸(ethylene diamine tetraacetic acid,简称 EDTA)。本次内容主要介绍以 EDTA 为配位剂的配位滴定法。

（一）EDTA 的结构与性质

乙二胺四乙酸是一个四元有机弱酸，其结构式为

$$\text{HOOCH}_2\text{C} \qquad\qquad \text{CH}_2\text{COOH}$$
$$\text{N—CH}_2\text{—CH}_2\text{—N}$$
$$\text{HOOCH}_2\text{C} \qquad\qquad \text{CH}_2\text{COOH}$$

为书写方便，常用 H_4Y 表示。EDTA 有六个配位原子，能与金属离子形成稳定的配合物。EDTA 的水溶性较小，22 ℃时，每 100 mL 水中仅能溶解 0.02 g，难溶于酸和有机溶剂，易溶于氨水和 NaOH 溶液并生成相应的盐。为了增大 EDTA 在水中的溶解度，通常将其制成乙二胺四乙酸二钠盐（用 $Na_2H_2Y \cdot 2H_2O$ 表示）使用，一般也成为 EDTA。在 22 ℃时，它在每 100 mL 水中可溶解 11.1 g，其浓度约为 0.3 mol/L，主要型体是 H_2Y^{2-}，故溶液的 pH 约为 4.4。由于易于精制，在配位滴定中往往用 $Na_2H_2Y \cdot 2H_2O$ 配制 EDTA 标准溶液。

1. EDTA 的解离性

在水溶液中，EDTA 分子中两个羧基上的氢转移到氮原子上，形成双偶极离子，在强酸性溶液中，H_4Y 的两个羧酸根可以在接收质子形成 H_6Y^{2+}。这样，EDTA 就相当于六元酸，在溶液中有六级解离平衡：

$$H_6Y^{2+} \rightleftharpoons H^+ + H_5Y^+ \qquad pK_{a1}=0.9$$
$$H_5Y^+ \rightleftharpoons H^+ + H_4Y \qquad pK_{a2}=1.6$$
$$H_4Y \rightleftharpoons H^+ + H_3Y^- \qquad pK_{a3}=2.0$$
$$H_3Y^- \rightleftharpoons H^+ + H_2Y^{2-} \qquad pK_{a4}=2.67$$
$$H_2Y^{2-} \rightleftharpoons H^+ + HY^{3-} \qquad pK_{a5}=6.16$$
$$HY^{3-} \rightleftharpoons H^+ + Y^{4-} \qquad pK_{a6}=10.26$$

EDTA 在水溶液中总是以 H_6Y^{2+}、H_5Y^+、H_4Y、H_3Y^-、H_2Y^{2-}、HY^{3-} 和 Y^{4-} 七种型体存在。各种型体的浓度取决于溶液的 pH，当溶液的 pH<1 时，EDTA 主要以 H_6Y^{2+} 的形式存在；当 pH 为 2.6~6.2 时，主要以 H_2Y^{2-} 形式存在；当 pH>10.2 时，主要以 Y^{4-} 形式存在。在 EDTA 的七种型体中，只有 Y^{4-} 能与金属离子直接配位生成稳定的配合物。

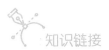

EDTA 配合物在医药领域中的应用

在药物治疗中，EDTA 的钙配合物是排除人体的铅和放射性元素的高校解毒剂。这是因为 CaY 解离出来的 Y^{4-} 可以与这些有毒金属离子形成更稳定的无毒配合物，并随尿液从人体排除。

问题：CaY 配合物的配位比为多少？

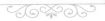

2. EDTA 与金属离子配位反应的特点

（1）普遍性：除碱金属外，EDTA 几乎能与所有的金属离子发生配位反应，生成配位化合物。

（2）组成一定：一般情况下，EDTA 与金属离子形成配位化合物的配位比为 1：1，与金属离子的价态无关，使滴定分析结果的计算变得简单。如：

$$M^{2+} + H_2Y \rightleftharpoons MY + 2H^+$$

（3）稳定性高：与金属离子形成的配位化合物，具有多个五元环结构，稳定性很高，如图 10-5-3 所示。

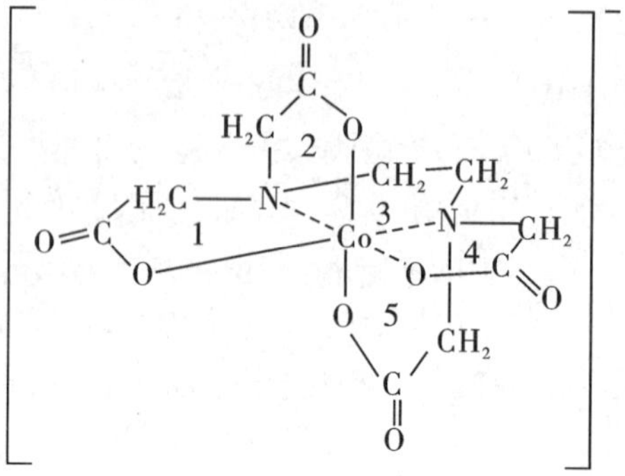

图 10-5-3　EDTA-Co(Ⅲ)螯合物的立体结构

（4）带电易容：与金属离子形成的配位化合物大多数代电荷，水溶性极好，使配位滴定能够在水溶液中进行。

（5）MY 常有颜色：与无色的金属离子配位时形成无色的配合物，而有利于对指示剂颜色变化的观察和终点的确定，如 ZnY^{2-}、CaY^{2-} 等；与有色金属离子反应时，则形成颜色更深的配合物，如 FeY^-（黄色）、NiY^{2-}（蓝绿色）、CuY^{2-}（深蓝色）。

> 课堂互动
> 根据 EDTA 与金属离子形成配合物的特点，说明配位滴定中用 EDTA 作为滴定液的优点？

（二）金属指示剂

配位滴定和其他滴定一样，要有适当的方法确定滴定终点。配位滴定中常用的指示剂是一种能与金属离子生成有色配合物的显色剂，其本身也是一种配位剂，它能与金属离子形成与其本身颜色不同的有色配合物，因而可用来指示溶液中金属离子浓度的变化，这种指示剂成为金属指示剂。配位滴定中常用金属指示剂来确定终点。

> 考点：
> EDTA 的结构特点、解离性和与金属离子配位的特点。

1. 金属指示剂及其变色原理

（1）金属指示剂作用原理：金属指示剂是一种有机染料，本身是一种配位剂，在一定条件下能与被滴定的金属离子反应，生成具有一定稳定性的、与其本身颜色显著不同的配合物。现以金属指示剂铬黑 T（EBT）为例，在 pH＝10 条件下，用 EDTA 标准溶液滴定 Mg^{2+}，说明金属指示剂的作用原理。

滴定前，滴入少许铬黑 T 指示剂于被测溶液中，铬黑 T 与部分 Mg^{2+} 发生配位反应生成酒红色的配合物 EBT-Mg，使溶液显酒红色。

$$\text{滴定前} \qquad Mg^{2+} + EBT \rightleftharpoons EBT\text{-}Mg$$
$$\text{溶液颜色} \qquad\quad （蓝色）\quad （酒红色）$$

滴定时，随着 EDTA 的滴入，游离 Mg^{2+} 逐步被配位而生成配合物 EDTA-Mg。待游离 Mg^{2+} 完全配位后，继续滴加 EDTA，由于 EDTA-Mg 的稳定性大于 EBT-Mg，因此 EDTA 夺取 EBT-Mg 中的 Mg^{2+}，将指示剂铬黑 T 游离出来而使溶液显蓝色，从而致使滴定终点的到达。化学反应式可表示为：

$$\text{终点前} \qquad EDTA + Mg^{2+} \rightleftharpoons EDTA\text{-}Mg$$
$$（无色）$$

终点时　　　EBT–Mg + EDTA $\rightleftharpoons$ EDTA–Mg + EBT

溶液颜色　　（酒红色）　　　　　　　　　　　　　（蓝色）

（2）金属指示剂应具备的条件

1）在滴定的 pH 范围内，游离指示剂和指示剂金属离子配合物两者的颜色应有显著的差别，这样才能使终点颜色变化明显。

2）指示剂与金属离子形成的配合物（MIn）应足够稳定。如果稳定性过低，则未达到化学计量点时 MIn 就会分解，一般要求 $K_{MIn} \geqslant 10^4$。同时，指示剂与金属离子形成的配合物（MIn）的稳定性应小于 EDTA 与金属离子形成的配合物 MY 的稳定性，滴定到终点时，EDTA 才能夺取 MIn 中的金属离子 M，使指示剂游离出来而变色，一般要求 $K_{MY} \geqslant 100 K_{MIn}$。

3）指示剂与金属离子的反应必须灵敏、迅速、且具有良好的可逆性和较高的选择性。

4）指示剂应易溶于水，不易被氧化或变质，便于使用和保存。

（3）指示剂的封闭现象和僵化现象：若指示剂于金属离子生成的配合物非常稳定，在化学计量点时，即使过量的 EDTA 也不能把 In 从 MIn 中置换出来，使指示剂在化学计量点附近不发生颜色变化，这种现象称为指示剂的封闭现象。金属离子与指示剂生成难溶性显色配合物，在终点时与滴定剂置换缓慢，则终点颜色变化向后推迟，这种现象称为指示剂的僵化现象。指示剂发生僵化时，通常可加入适当的有机溶剂，增大其溶解性，使颜色变化敏锐，或将溶液加热，加快置换速度，使指示剂变色明显。

2. 常用的金属指示剂

配位滴定中常用的金属指示剂有铬黑 T（EBT）、二甲酚橙（XO）、钙指示剂（NN）、吡啶偶氮萘芬（PAN）等，有关使用事项见表10-4-5。

> 课堂互动
> 配位滴定中，如果出现指示剂的封闭或僵化现象，对滴定分析的结果有什么影响？

表10-4-5　常用金属指示剂

指示剂	适用的 pH 范围	颜色变化		直接滴定的离子	配制	注意事项
		In	MIn			
铬黑 T（Eriochrome black T）简称 BT 或 EBT	8 ~ 10	蓝	红	pH = 10，Mg^{2+}、Zn^{2+}、Cd^{2+}、Pb^{2+}、Mn^{2+}、稀土元素离子	1∶100NaCl（固体）	Fe^{3+}、Al^{3+}、Cu^{2+}、Ni^{2+} 等离子封闭 EBT
酸性铬蓝 K（Acid Chrome Blue K）	8 ~ 13	蓝	红	pH = 10，Mg^{2+}、Zn^{2+}、Mn^{2+}；pH = 13，Ca^{2+}	1∶100NaCl（固体）	
二甲酚橙（Xylenol Orange）简称 XO	<6	亮黄	红	pH<1，ZrO^{2+}；pH = 1 ~ 3.5，Bi^{3+}、Th^{4+}；pH = 5 ~ 6，Tl^{3+}、Zn^{2+}、Pb^{2+}、Cd^{2+}、Hg^{2+}、稀土元素离子	0.5% 水溶液	Fe^{3+}、Al^{3+}、Ni^{2+}、Ti^{IV} 等离子封闭 XO
磺基水杨酸（Sulfo-salicylic acid）简称 ssal	1.5 ~ 2.5	无色	紫红	pH = 1.5 ~ 2.5，Fe^{3+}	5% 水溶液	ssal 本身无色，FeY^- 呈黄色
钙指示剂（calcon-carboxylic acid）简称 NN	12 ~ 13	蓝	红	pH = 12 ~ 13，Ca^{2+}	1∶100NaCl（固体）	Ti^{IV}、Fe^{3+}、Al^{3+}、Cu^{2+}、Ni^{2+}、Co^{2+}、Mn^{2+} 等离子封闭 NN

续表 10-4-5

指示剂	适用的 pH 范围	颜色变化		直接滴定的离子	配制	注意事项
		In	MIn			
吡啶偶氮萘芬 简称 PAN (1-(2-pyridylazo)- 2-naphthol)	2~12	黄	紫红	pH=2~3,Th^{4+}、Bi^{3+} pH=4~5,Cu^{2+}、Ni^{2+}、Pb^{2+} Cd^{2+}、Zn^{2+}、Mn^{2+}、Fe^{2+}	0.1%乙 醇溶液	MIn 在水中溶解度很 小,为防止 PAN 僵 化,滴定时须加热

1)铬黑 T 简称 EBT,为黑褐色固体粉末,其固体性质相当稳定,水溶液易产生聚合,聚合后不能与金属离子显色。铬黑 T 在不同 pH 条件下发生解离而呈现不同的颜色:pH<6.3 时成酒红色,pH 为 8~10 时呈蓝色,pH>11.6 时为橙色。由于铬黑 T 与金属离子形成的配合物呈酒红色,因此使用铬黑 T 最适宜的 pH 为 8~10。铬黑 T 常用 EDTA 直接滴定 Mg^{2+}、Zn^{2+}、Cd^{2+}、Pb^{2+}、Ba^{2+}等离子,终点时溶液由酒红色变为纯蓝色。Fe^{3+}、Al^{3+}、Ni^{2+}等离子对铬黑 T 具有封闭作用,通常可以加入三乙醇胺(掩蔽 Fe^{3+}、Al^{3+})和 KCN(掩蔽 Ni^{2+})消除干扰。

2)二甲酚橙简称 XO,为紫红色固体粉末,易溶于水。二甲酚橙与金属离子形成的配合物呈红色,在 pH<6.3 的酸性溶液中,可作为 EDTA 直接滴定 Cd^{2+}、Pb^{2+}、Hg^{2+}等离子时的指示剂,终点时溶液由红色变为亮黄色。

3)钙指示剂简称 NN,为紫色固体粉末。钙指示剂与 Ca^{2+}形成酒红色配合物,常在 pH=12~13 时,作为滴定 Ca^{2+}的指示剂,终点时溶液由酒红色变为蓝色。

> 考点:
> 金属指示剂的变色原理及常见指示剂的应用。

四、配位滴定法的应用

配位滴定法主要用于测定金属离子的含量。在配位滴定中,采用不同的滴定方式,不仅可以扩大滴定范围,而且可以提高配位滴定的选择性,常用的滴定方式有以下几种。

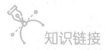
知识链接

配位滴定条件的选择

在 EDTA 配位滴定中,若要求滴定分析误差≤0.1%,则需要满足 lg$C_M K'_{MY}$≥6。而在实际的配位滴定中,金属离子或 EDTA 的浓度一般为 10^{-2}数量级,所以需满足 lgK'_{MY}≥8。因此,通常将 lg$C_M K'_{MY}$≥6 或 lgK'_{MY}≥8 作为判断配位滴定能否进行准确滴定的条件。根据 lgK'_{MY}= lgK_{MY}-lg$\alpha_{Y(H)}$≥8 可知,配位滴定时控制体系的酸度对于实现准确滴定非常重要。根据酸效应和配位效应的分析,酸度过高,酸效应太明显;酸度过低,又会引起金属离子的水解,降低金属离子的配位能力,必须控制滴定体系的酸度。

问题:

如何控制配位滴定的最高酸度(最低 pH)和最低酸度(最高 pH)?

（一）直接滴定法

直接滴定法就是用 EDTA 标准溶液直接滴定被测离子,也是配位滴定中常用的滴定方式。直接滴定法方便、快速、引入误差较小。只要配位反应能符合滴定分析的要求,有合适的指示剂,应当尽量采用直接滴定法。

1.水的硬度的测定

水的硬度是指水中溶解钙盐和镁盐的含量较高。测定水的硬度就是测定水中钙、镁离子的含量,然后把测得的钙、镁离子折算成 $CaCO_3$ 或 CaO 的毫克数来计算硬度($CaCO_3$ 的质量浓度来表示水的硬度,单位为 mg/L;以 CaO 的质量浓度来表示水的硬度,单位为度,1 度=10 mg CaO/L)。

例 10-4-2 精密取水样 100 mL,加 $NH_3 \cdot H_2O-NH_4Cl$ 缓冲溶液 10 mL,滴加铬黑 T 指示剂 3 滴,用 EDTA 标准溶液(0.008826 mol/L)滴定至溶液由酒红色变为纯蓝色,消耗 EDTA 标准溶液 12.58 mL,计算水的总硬度(以 $CaCO_3$ 表示,mg/L)。

解:$CaCO_3$ 的摩尔质量为 100.1 g/mol,则水的总硬度为

$$\rho_{CaCO_3} = \frac{C_{EDTA}V_{EDTA}M_{CaCO_3}}{V_{H_2O}} \times 1000$$

$$= \frac{0.008826 \text{ mol/L} \times 12.58 \times 10^{-3}\text{L} \times 100.1\text{g/mol}}{100 \times 10^{-3}\text{L}} \times 1000$$

$$= 111.14 \text{ mg/L}$$

如果要分别测定水中钙、镁的硬度,可先测得 Ca^{2+}、Mg^{2+} 总硬度,再另取等体积的水样,加入 NaOH 调节溶液酸度至 pH-12～13,将 Mg^{2+} 以 $Mg(OH)_2$ 沉淀形式被掩蔽,选用钙指示剂,用 EDTA 滴定 Ca^{2+},测定钙硬度,然后将测得的总硬度减去钙硬度即得到镁硬度。

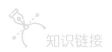

知识链接

EDTA 滴定液的配制与标定

1.配制 乙二胺四乙酸在水中溶解度小,所以常用其二钠盐配制滴定液。配制浓度约为 0.05 mol/L 的溶液,取 $Na_2H_2Y \cdot 2H_2O$ 19 g,溶于约 300 mL 温纯化水中,冷却后用纯化水稀释至 1 L,摇匀即得。贮存于聚乙烯瓶或硬质玻璃瓶中,待标定。

2.标定 标定 EDTA 溶液基准物质很多,如纯 Zn、Cu、Bi 及纯 $CaCO_3$、ZnO 和 $MgSO_4 \cdot 7H_2O$ 等。常用 ZnO 或 Zn 为基准物质,用 EBT 为指示剂。

精密称取于 800 ℃ 灼烧至恒重的基准物 ZnO 约 0.12 g,加稀盐酸 3 mL 使之溶解,加纯化水 20 mL 及甲基红指示剂 1 滴,滴加氨试液至溶液呈微黄色,再加纯化水 25 mL,NH_3-NH_4Cl 缓冲溶液 10 mL 与铬黑 T 指示剂数滴,用 EDTA 滴定至溶液由紫红色变为纯蓝色即为滴定终点。必要时用空白试液校正。

标定条件与测定条件应尽可能一致,如果选用待测元素的纯金属或化合物作为基准物质,在与测定条件相似的情况下标定,则可基本消除系统误差。

问题:EDTA 滴定液浓度的表达式?

2.葡萄糖酸钙的的测定

葡萄糖酸钙是常见的补钙药物,使用配位滴定法可以通过测定 Ca^{2+} 的含量来测定药物中葡萄糖酸钙的含量。

例10-4-3 葡萄糖酸钙($C_{12}H_{22}O_{14}Ca \cdot H_2O$)含量测定。称取试样0.5017 g溶解后,在pH=10的 NH_3-NH_4Cl 缓冲溶液中,以铬黑 T 为指示剂,用0.04905 mol/L EDTA 标准溶液滴定至蓝色出现,消耗 EDTA 标准溶液22.62 mL,计算葡萄糖酸钙的含量。

解:葡萄糖酸钙的摩尔质量为448.39 g/mol,则葡萄糖酸钙的含量为

$$\omega_{\text{葡萄糖酸钙}} = \frac{C_{EDTA}V_{EDTA}M_{\text{葡萄糖酸钙}}}{m_s} \times 100\%$$

$$= \frac{0.04905 \text{ mol}/L \times 22.62 \times 10 \times L \times 448.39 \text{ g/mol}}{0.5017 \text{ g}} \times 100\%$$

$$= 99.16\%$$

(二)返滴定法(剩余滴定法)

返滴定法是在待测溶液中先加入过量的 EDTA,使待测离子完全配位。然后用其他金属离子标准溶液回滴过量的 EDTA,根据两种标准溶液的浓度和用量,即可求得被测物质的含量。例如,测定 Al^{3+} 时,Al^{3+} 与 EDTA 配位速率较慢,不能用 EDTA 直接滴定。采用返滴定法加入定量、过量的 EDTA 标准溶液,煮沸后用 Cu^{2+} 或 Zn^{2+} 标准溶液返滴定过量的 EDTA。氢氧化铝凝胶是一种治疗胃病的药物,其测定方法也是采用返滴定法。

例10-4-4 称取干燥 $Al(OH)_3$ 凝胶 0.3896 g 于 250 mL 容量瓶中,溶解后吸取 25.00 mL,精密加入 0.05000 mol/L EDTA 标准溶液 25.00 mL,过量的 EDTA 用 0.05000 mol/L $Zn(NO_3)_2$ 标准溶液返滴定,用去 15.02 mL,求样品中 Al_2O_3 的含量。

解:氧化铝的摩尔质量为101.96 g/mol,则 Al_2O_3 的含量为

$$\omega_{Al_2O_3} = \frac{(C_{EDTA}V_{EDTA} - C_{Zn}V_{Zn}) \times \frac{101.96}{2000}}{m_s \times \frac{25}{250}} \times 100\%$$

$$= \frac{(0.05000 \text{ mol}/L \times 25.00 - 0.05000 \text{ mol}/L \times 15.02) \times \frac{101.96}{2000}}{0.3896 \times \frac{25}{250}} \times 100\%$$

$$= 65.30\%$$

(三)置换滴定法

置换滴定法是利用置换反应从配合物中置换出等物质的量的另一金属离子或置换出 EDTA,然后用标准溶液进行配位滴定的分析方法。

1.置换出金属离子

若被测离子 M 与 EDTA 反应不完全或所形成的配合物不稳定,可使 M 置换出另一配合物(NL)中等物质的量的 N,再用 EDTA 滴定 N,即可求得 M 的含量。

$$M+NL \Longleftrightarrow ML+N$$

例如,Ag^+ 与 EDTA 的配合物不够稳定($\lg K_{AgY}=7.8$),不能用 EDTA 直接滴定。若将含 Ag^+ 的试液加到过量的 $[Ni(CN)_4]^{2-}$ 溶液中,则发生如下反应:

$$Ag^+ + [Ni(CN)_4]^{2-} \Longleftrightarrow 2[Ag(CN)_2]^- + Ni^{2+}$$

在 pH=10 的缓冲溶液中,以紫脲酸胺作指示剂,用 EDTA 标准溶液滴定置换出来的 Ni^{2+},从而求得 Ag^+ 的含量。

2. 置换出 EDTA

将被测离子 M 与干扰离子全部用 EDTA 配位,然后加入选择性高的配位剂 L 夺取 M 并释放出等量的 EDTA,再用金属离子标准溶液滴定释放出的 EDTA,即可求得 M 的含量。

$$MY+L \Longleftrightarrow ML+Y$$

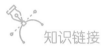

知识链接

提高滴定终点的灵敏性

利用置换滴定的原理,可以改善指示剂知识滴定终点的敏锐性。例如,铬黑 T 与 Mg^{2+} 的显色很灵敏,但与 Ca^{2+} 的显色的灵敏性较差。因此,在 pH=10 的溶液中用 EDTA 滴定 Ca^{2+} 时,常用溶液中加入少量 MgY,此时发生下列置换反应:

$$MgY+Ca^{2+}=CaY+Mg^{2+}$$

置换出的 Mg^{2+} 与铬黑 T 显很深的红色。滴定时,EDTA 先与 Ca^{2+} 配位,当达到滴定终点时,EDTA 夺取 Mg-EBT 配合物中的 Mg^{2+},生成 MgY,游离指示剂 EBT 而显蓝色。滴定终点时颜色变化因 Mg^{2+} 的存在而醒目。由于滴定前加入的 MgY 和最后生成的 MgY 的量是相等的,因此引入的镁盐可不需要空白试验校正。

问题:置换滴定的原理是什么?

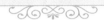

例如,测定合金中的 Sn 含量时,先在试液中加入过量的 EDTA,将可能存在的 Pb^{2+}、Zn^{2+}、Cd^{2+}、Bi^{3+} 等及 Sn^{4+} 全部配位,然后用 Zn^{2+} 标准溶液滴定,除去过量的 EDTA。再加入 NH_4F,选择性地将 SnY 中的 EDTA 释放出来,用 Zn^{2+} 标准溶液滴定释放出的 EDTA,即可求得 Sn 的含量。

（四）间接滴定法

有些例子不与 EDTA 发生配位反应或生成的配位物不稳定,这时可采用间接滴定法,通常是加入过量的能与 EDTA 形成稳定配合物的金属离子作沉淀剂,以沉淀待测例子,过量沉淀剂用 EDTA 滴定,或将沉淀分离、溶解后,再用 EDTA 滴定其中的金属离子。例如,K^+ 可沉淀为 $K_2NaCo(NO_2)\cdot 6H_2O$,过滤,将沉淀溶解后,用 EDTA 滴定其中的 Co^{2+} 以间接测定 K^+ 的含量。

考点:
不同配位滴定方法的原理和区别。

由于间接滴定法手续繁杂,引入误差的机会也较多,故不是一种理想的方法。

知识小结

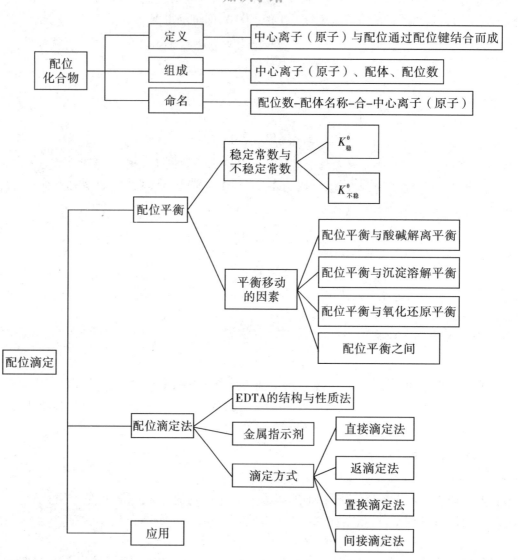

同步检测

一、选择题

(一)单项选择题

1.下列离子不能成为中心离子的是( )

A. Cu^{2+} B. Fe^{3+} C. Ag^+

D. NH_4^+ E. Co^{3+}

2.与中心离子通过配位键相结合的中性分子或阴离子叫作( )

A. 配离子   B. 配位体   C. 配合物

D. 反离子   E. 中心离子

3. 配合物 $[Pt(CN)_4(NO_2)I]^{2-}$ 中心离子 Pt^{3+} 的配位数为(　　)

　　A. 4　　　　　　　　　　　B. 6　　　　　　　　　　　C. 7

　　D. 3　　　　　　　　　　　E. 2

4. EDTA 分子中的配位原子数是(　　)

　　A. 2 个　　　　　　　　　　B. 4 个　　　　　　　　　　C. 6 个

　　D. 8 个　　　　　　　　　　E. 7 个

5. 下列具有相同配位数的一组配合物是(　　)

　　A. $[Co(en)_3]Cl_3$，$[Co(en)_2(NO_2)_2]$　　　　B. $K_2[Co(NCS)_4]$，$K_3[Co(C_2O_4)_2Cl_2]$

　　C. $[Pt(NH_3)_2Cl_2]$，$[Pt(en)_2Cl_2]^{2+}$　　　　D. $[Cu(H_2O)_2Cl_2]$，$[Ni(en)_2(NO_2)_2]$

　　E. $[Pt(CN)_4(NO_2)Br]^{2-}$，$[Cr(H_2O)_3Cl_2]^{+}$

6. EDTA 在 pH 很低的水溶液中的主要存在形式是(　　)

　　A. H_6Y^{2+}　　　　　　　　B. H_5Y^{+}　　　　　　　　C. H_3Y^{-}

　　D. H_2Y^{2-}　　　　　　　　E. HY^{3-}

7. 标定 EDTA 滴定液的浓度应选择的基准物质是(　　)

　　A. 氧化锌　　　　　　　　　B. 硼砂　　　　　　　　　　C. 邻苯二甲酸氢钾

　　D. 碳酸钠　　　　　　　　　E. 氯化钠

8. 配位滴定终点呈现的是(　　)的颜色

　　A. 金属-指示剂配合物　　　B. 配位剂-指示剂混合物　　C. 游离金属指示剂

　　D. 配位剂-金属配合物　　　E. 配位剂

9. 实验表明 EBT 应用于配位滴定中的最适宜的酸度是(　　)

　　A. pH<6.3　　　　　　　　　B. pH=8 ~ 10　　　　　　　C. pH>11.6

　　D. pH=7 ~ 11　　　　　　　E. pH=7

10. EDTA 滴定 Zn^{2+} 时，加入 $NH_3 \cdot H_2O$—NH_4Cl 可(　　)

　　A. 防止 Zn^{2+} 水解　　　　B. 防止干扰　　　　　　　C. 使金属离子指示剂变色更敏锐

　　D. 加大反应速率　　　　　　E. 减小反应速率

(二)多项选择题

1. 下列可以作为中心离子的是(　　)

　　A. Fe^{3+}　　　　　　　　　B. Fe^{2+}　　　　　　　　　C. Cu^{2+}

　　D. Si^{4+}　　　　　　　　　E. Zn^{2+}

2. 下列可以作为配体的是(　　)

　　A. CH_4　　　　　　　　　　B. H_2O　　　　　　　　　　C. NH_3

　　D. SCN^{-}　　　　　　　　　E. NO(硝基)

3. 配合物的组成包括(　　)

　　A. 中心离子(原子)　　　　　B. 配位体　　　　　　　　　C. 配位数

　　D. 配离子的电荷　　　　　　E. 配位原子

4. EDTA 与金属离子形成的配合物有以下特点(　　)

　　A. 稳定性高　　　　　　　　B. 配位比为 1 : 1　　　　　C. 水溶性好

　　D. 有颜色　　　　　　　　　E. 无色金属离子形成的配合物无色

5. 下列指示剂可用于配位滴定的有(　　)

　　A. 铬黑 T　　　　　　　　　B. 铁铵矾指示剂　　　　　　C. 钙指示剂

　　D. 酚酞　　　　　　　　　　E. 铬酸钾指示剂

6. 能够用于配位滴定的配位反应应符合如下条件(　　)

　　A. 生成的配合物稳定　　　　B. 反应快速　　　　　　　　C. 有合适的方法指示终点

　　D. 无副反应发生　　　　　　E. 反应定量进行

二、填空题

1. 配合物 $[Co(NH_3)_5(H_2O)]Cl_3$ 的中心离子是_____，配位体有_____、_____，配位原子是_____、_____，配位数是_____，配离子电荷为_____，命名为_____。

2. 填写下表

化学式	中心离子	配位体	配位原子	配位数	命名
$H_2[PtCl_4]$					
$K_2[Co(SCN)_4]$					
$[Fe(H_2O)_6]^{2+}$					
$K[PtCl_5(NH_3)]$					
$[Co(en)_3]Cl_3$					
$Na[Cr(SCN)_4(NH_3)_2]$					

3. 用 EDTA 为滴定剂测定钙离子和镁离子时，如果含有 Fe^{3+}、Al^{3+}，会对指示剂产生作用，应加入作掩蔽剂，这种方法称为_____。形成螯合物的条件是_____、_____、_____。

4. 在配位滴定中，由于_____的存在，使_____参加主反应能力降低等效应称为酸效应；由于_____的存在，使_____参加主反应的能力降低的效应称为配位效应。

三、是非题(对的画√,错的画×)

1. 配合物中，配位体的总数就是中心离子的配位数。 （　　）

2. 中心离子都带正电荷。 （　　）

3. 配离子在水溶液中的解离过程是逐级进行的。 （　　）

4. $K_稳^0$ 数值越大，表示配离子解离程度越小，配离子越稳定。 （　　）

5. 外界离子都是带负电荷。 （　　）

6. 配位数指中心原子与配位体形成的配位键数、数值上等于配位体个数。 （　　）

7. 配位滴定终点的颜色是游离的指示剂的颜色。 （　　）

8. 配位滴定中为了保持溶液 pH 相对稳定，应加入缓冲溶液。 （　　）

9. 用配位滴定法测定铝盐的含量用的是返滴定法。 （　　）

10. 铬黑 T 指示剂使用的最佳 pH 条件是 8~12。 （　　）

四、简答题

1. 写出下列各物质的化学式：

（1）二氯·四水合铁（Ⅲ）离子　　　　　　（2）六氯合锰（Ⅲ）酸钾

（3）氯化二氯·三氨·水合钴（Ⅲ）

2. 有两种钴（Ⅲ）配合物组成均为 $Co(NH_3)_5Cl(SO_4)$，但分别只与 $BaCl_2$ 和 $AgNO_3$ 生成沉淀。请写出两个配合物的化学结构式。

3. EDTA 作为配位剂，具有哪些有点优点？滴定液为什么使用 EDTA 二钠盐配制？

五、计算题

1. $[Cu(NH_3)_4]^{2+}$ 的 $K_稳=2.1\times10^3$，试计算 0.1 mol/L 的 $[Cu(NH_3)_4]SO_4$ 溶液中 Cu^{2+} 的浓度。

2. 已知 $[Zn(CN)_4]^{2-}$ 的 $K_稳=5.0\times10^{16}$，ZnS 的 $K_{sp}=2.93\times10^{-25}$。在 0.01 mol/L 的 $[Zn(CN)_4]^{2-}$ 溶液中通入 H_2S 至 $[S^{2-}]=2.0\times10^{-15}$ mol/L，是否有 ZnS 沉淀生成？

3. 吸取水样 100.00 mL，以铬黑 T 为指示剂，用 0.01025 mol/L 的 EDTA 标准溶液滴定，滴定到指示剂变色时，用去了 EDTA 标准溶液 15.02 mL，试求水中钙镁离子的总量。

（陈晓靓）

任务五　沉淀滴定法

知识要求

- ◆掌握沉淀掌握沉淀溶解的条件、沉淀形成条件,滴定法中3种确定滴定终点方法的基本原理、滴定条件和应用范围。
- ◆熟悉沉淀滴定法的滴定曲线、标准溶液配制与标定。
- ◆了解沉淀滴定法在药学领域的应用。

能力要求

- ◆能够判断滴定方法。
- ◆能够正确选择合适指示剂。
- ◆能够理解标准溶液的配制。
- ◆能够正确选择滴定方式测定常见阴离子含量。

沉淀滴定法是以沉淀反应为基础的滴定分析方法。但是用作滴定法的沉淀反应必须符合适合直接滴定分析的反应所具备的基本条件,即:①沉淀的组成恒定,溶解度足够小(约 10^{-6} g/mL),且不易形成过饱和溶液,不产生共沉淀现象;②沉淀反应必须迅速、定量地进行完全,有确定的化学计量关系;③必须有合适、可靠的确定滴定终点的方法。

由于上述条件的限制,能用于滴定分析的沉淀反应较少,目前应用较多的是生成难溶性银盐的反应:

$$Ag^+ + X^- \longrightarrow AgX \downarrow (X^- 表示 Cl^-、Br^-、I^-、CN^-、SCN^- 等)$$

以生成难溶性银盐反应为基础的沉淀滴定方法称为银量法(aregentometric method)。该法可用于测定 Cl^-、Br^-、I^-、CN^-、SCN^- 和 Ag^+ 等,也可以测定经处理后能定量产生这些离子的有机物。除银量法外还有其它沉淀滴定法,如 $K_4[Fe(CN)_6]$ 与 Zn^{2+}、$Ba^{2+}(Pb^{2+})$ 与 SO_4^{2-}、Hg^{2+} 与 S^{2-}、$NaB(C_6H_5)_4$ 与 K^+ 等形成沉淀的反应也可用于滴定。在实际应用中,银量法更为普遍,所以沉淀滴定法重点讨论银量法。

一、沉淀溶解平衡

难溶强电解质在通常为水的溶剂中存在沉淀-溶解平衡。这种平衡在沉淀的生成、溶解与转化,在物质制备、分离提纯以及含量测定中有着广泛的应用。

(一)沉淀平衡与溶度积

1. 溶度积常数

当温度一定时,某种难容强电解质 A_mB_n 溶解在水中能形成饱和溶液,此时为溶解的固体物质和溶液中的离子(A^{n+} 和 B^{m-})之间存在沉淀-溶解平衡。

$$A_mB_n(s) \rightleftharpoons mA^{n+}(aq) + nB^{m-}(aq)$$

该过程的标准平衡常数为:

$$K_{sp} = \left[A^{n+}\right]^m \left[B^{m-}\right]^n$$

例如:在饱和 AgCl 水溶液中存在如下平衡:

$$AgCl(s) \rightleftharpoons Ag^+(aq) + Cl^{m-}(aq)$$

那么 AgCl 的溶度积常数即为:

$$K_{sp}(AgCl) = [Ag^+][Cl^-]$$

沉淀:处于溶液中的溶质粒子转为固体状态,并从溶液中析出的过程成为沉淀。

平衡:当溶解的速度和沉淀的速度相等时,这时溶解和沉淀这两个相反的过程达到平衡。即溶液是饱和溶液。所以,对于 K_{sp},沉淀溶解平衡常数,也称为溶度积常数。

其中溶度积的大小与温度有关,而与离子浓度改变无关,它主要决定于难溶电解质的本性。溶度积在一定温度下是可以反映物质的溶解能力和生成沉淀的难易的。

2. 溶度积与溶解度的相互换算

溶解度,S 是浓度的一种表示方法,即在一定温度下 1 L 难溶强电解质的饱和溶液中所含溶质的量。溶解度和溶度积都可以用来反映了难溶强电解质的溶解能力,在单位统一的条件下,可以相互换算。

$$AgCl(s) \rightleftharpoons Ag^+(aq) + Cl^-(aq)$$

设 A_mB_n 的溶解度为 Smol/L 时,则有:

$$K_{sp} = m^m \cdot n^n \cdot s^{m+n}$$

K_{sp} 与 S 之间的关系如下:

(1)S 应用范围比 K_{sp} 广泛,前者只表示难溶电解质的溶解度。

(2)K_{sp} 不受离子浓度的影响,而 S 则不同。

(3)用 K_{sp} 比较难溶电解质的溶解性能只能在相同类型化合物之间进行,S 则比较直观。溶度积大的难溶电解质其溶解度不一定也大,这与其类型有关。

表 10-5-1　难溶电解质的 Ksp 与 S

类型	难溶电解质	K_{sp}	$S/(mol/L^{-1})$
AB	AgCl	1.77×10^{-10}	1.35×10^{-5}
	AgBr	5.35×10^{-13}	7.33×10^{-7}
	AgI	8.52×10^{-17}	9.25×10^{-9}
AB_2	MgF_2	6.5×10^{-9}	1.2×10^{-3}
A_2B	Ag_2CrO_4	1.12×10^{-12}	6.54×10^{-5}

从表中数据可以看出 $Ksp(AgCl) > Ksp(Ag_2CrO_4)$,但 $S_{AgCl} < S_{Ag_2CrO_4}$ 看,在比较不同类型的难容强电解质的溶解能力用 S 比较全面。

3. 溶度积规则

在某难溶强电解质的溶液中,任意时刻离子浓度幂次方的乘积为离子积,用 Q 表示:

$$A_mB_n(s) \rightleftharpoons mA^{n+} + nB^{m-}$$

$$Q = c_{A^{n+}}^m \cdot c_{B^{m-}}^n$$

K_{sp} 表示的是在沉淀-溶解过程达到平衡时的饱和溶液例子浓度幂次方乘积的一个常数;Q 则表示任意状态体系中离子浓度幂次方的乘积。则两者关系:

1)$Q < K_{sp}$ 时,为不饱和溶液,若体系中有固体存在,固体将溶解直至饱和为止。

2)$Q = Ksp$ 时,是饱和状态,处于动态平衡状态。

3)$Q > Ksp$ 时,为过饱和状态,有沉淀析出,直至饱和。

(二)影响沉淀溶解度的因素

1.同离子效应

在难溶电解质饱和溶液中加入共同离子易溶强电解质,使沉淀溶解平衡向沉淀的方向移动,沉淀溶解度降低。

考点:
沉淀溶解的条件是什么? 生成沉淀的条件又是什么?

2.盐效应

在难溶电解质饱和溶液中加入强电解质,使难溶物的溶解度稍有增大。发生盐效应的原因是由于加入的强电解质的种类和浓度影响被测离子的活度系数,当强电解质的浓度增大到一定程度时,离子强度增大而使离子活度系数 明显减小。如果沉淀本身的溶解度很小,一般来讲,盐效应的影响很小,可以不予考虑。只有当沉淀的溶解度比较大,而且溶液的离子强度很高时,才考虑盐效应的影响。

3.酸效应

与配位滴定中 EDTA 的酸效应相同,溶液的酸度对沉淀溶解度的影响,称为酸效应。酸效应的发生主要是由于溶液中 H^+ 浓度的大小对弱酸、多元酸或难溶 酸解离平衡的影响。若沉淀是强酸盐,如 $BaSO_4$、$AgCl$ 等,其溶解度受酸度影响 不大;若沉淀是弱酸或多元酸盐[如 CaC_2O_4、$Ca_3(PO_4)_2$]或难溶酸(如硅酸)以及许多与有机沉淀剂形成的沉淀,则酸效应就很显著。

4.配位效应

若溶液中存在配位剂,它能与生成沉淀的离子形成配合物,将使沉淀溶解度增 大,甚至不产生沉淀,这种现象称为配位效应。

进行沉淀反应时,对无配位反应的强酸盐沉淀,应主要考虑同离子效应和盐效应;对弱酸盐或难溶酸盐,多数情况应主要考虑酸效 应;在有配位反应,尤其在能形成较稳定的配合物,而沉淀的溶解度又不太小时,则应主要考虑配位效应。

除上述因素外,温度、其它溶剂的存在及沉淀本身颗粒的大小和结构,也都对沉淀的溶解度有所影响。

(1)温度的影响溶解一般是吸热过程,绝大多数沉淀的溶解度随温度升高而增大。

(2)溶剂的影响 大部分无机物沉淀是离子型晶体,在有机溶剂中的溶解度比在纯水中要小。例如,在 $CaSO_4$ 溶液中加入适量乙醇,则 $CaSO_4$ 的溶解度就大幅度降低。

二、沉淀滴定法

考点:
影响沉淀溶解度的因素。

(一)沉淀滴定曲线

1.滴定曲线

沉淀滴定法在滴定过程中的溶液离子浓度的变化情况也可以像酸碱滴定用滴定曲线表示,通常以溶液离子浓度负对数值对加入标准溶液的体积比作图。

现以标准溶液 $AgNO_3$ 溶液滴定 $NaCl$ 溶液为例讨论。设 $NaCl$ 的浓度 $C_{Cl}=0.1000$ mol/L,体积 $V_{Cl}=20.00$ mL;$AgNO_3$ 浓度 $C_{Ag}=0.1000$ mol/L,滴定时加入的体积为 V_{Ag} mL,整个滴定过程可分为四个阶段,表 10-5-2 列出了不同滴定点的 pCl 和 pAg 计算结果,并依据结果绘制 $AgNO_3$ 滴定 $NaCl^-$ 的滴定曲线。以加入 $AgNO_3$ 溶液的体积比($V_{Ag}/20.00$)为横坐标,得图 10-5-1。

表 10-5-2　0.1000 mol/L AgNO₃滴定 20.00 mL NaCl 溶液

滴入 AgNO₃溶液(mL)	滴入百分数(%)	pCl	pAg
0.00	0.0	1.00	
5.00	25.0	1.22	8.52
10.00	50.0	1.48	8.26
15.00	75.0	1.84	7.90
18.00	90.0	2.28	7.46
19.80	99.0	3.30	6.44
19.98	99.9	4.30	5.44
20.00	100.0	4.87	4.87
20.02	100.1	5.44	4.30
20.20	101.0	6.44	3.30
22.00	110.0	7.42	2.32
25.00	125.0	7.79	1.95
30.00	150.0	8.04	1.70
40.00	200.0	8.26	1.46

所得曲线即为 AgNO₃溶液滴定 NaCl 溶液的滴定曲线。同理也描绘出 AgNO₃溶液滴定 NaBr 溶液的滴定曲线。滴定曲线有如下特点：

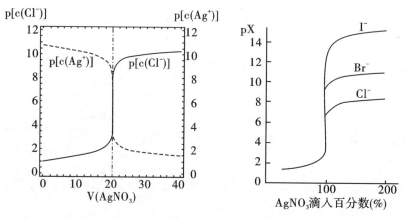

图 10-5-1　AgNO₃滴定 NaCl 溶液的滴定曲线　　　图 10-5-2　AgNO₃滴定卤素 X⁻的滴定曲线

（1）pX 与 pAg 两条曲线以化学计量点对称。这表明随着滴定的进行，溶液中银离子浓度增加的同时，氯离子浓度以相同比例减小；到达化学计量点时，两种离子浓度相等，即两条曲线相交于化学计量点时。

（2）在化学计量点附近有滴定突跃产生。这与酸碱滴定曲线相似，因为滴定开始时，溶液中 X⁻浓度较大，滴入银离子所引起的 X⁻浓度变化不大，曲线较为平坦；而至近化学计量点时，溶液中 X⁻浓度已很小，此时滴入少量银离子即可引起 X⁻浓度发生很大变化而形成滴定突跃。

（3）滴定突跃范围的大小取决于沉淀的 K_sp值和溶液的浓度。如图 10-5-2，沉淀的 K_sp值越小，即沉淀的溶解度越小,则沉淀反应的可逆性越小,反应进行越完全,突跃范围也越大。如 $K_{sp(AgI)} < K_{sp(AgBr)} < K_{sp(AgCl)}$,所以相同浓度的 Cl^-、Br^- 和 I^- 与 Ag^+ 的滴定曲线上,突跃范围最大的是 I^-,最小的是 Cl^-。如果溶液的浓度降低,则突跃范围会变小,这与酸碱滴定法相似。

2.分步滴定

溶液中如果同时含有 Cl^-、Br^- 和 I^- 时,由于 AgI、$AgBr$、$AgCl$ 的 K_{sp} 差别较大,当浓度差别不太大时,可利用分步滴定的原理,用 $AgNO_3$ 溶液连续滴定,分别测定它们各自的含量。滴定时 K_{sp} 最小的 AgI 最先沉淀出来而最先被滴定,而 $AgCl$ 则最后析出最后被滴定,在滴定曲线上显示三个滴定突跃。但是,由于卤化银沉淀的吸附和生成混晶的作用,常会引起误差,因此实际的滴定结果往往并不理想。

(二)沉淀滴定法

1.铬酸钾指示剂法(Mohr 法)

(1)指示终点的原理:用 $AgNO_3$ 标准溶液直接滴定 Cl^-(或 Br^-)时,以 K_2CrO_4 为指示剂,有如下反应。

考点:
滴定突跃范围曲线特点

滴定反应:$\qquad Ag^+ + Cl^- \Longleftrightarrow AgCl\downarrow$(白色)$\qquad K_{sp} = 1.56 \times 10^{-10}$

指示终点反应:$2Ag^+ + CrO_4^{2-} \Longleftrightarrow Ag_2CrO_4\downarrow$(砖红色)$\qquad K_{sp} = 1.10 \times 10^{-12}$

由于 $AgCl$ 的溶解度(1.8×10^{-3} g/L)小于 Ag_2CrO_4 的溶解度(2.3×10^{-2} g/L),故根据分步沉淀的原理,滴定开始至终点前应首先发生滴定反应,析出白色的 $AgCl$ 沉淀,而这段时间内由于 $[Ag^+]^2[CrO_4^{2-}] < K_{sp(Ag_2CrO_4)}$,因此不能形成 Ag_2CrO_4 沉淀。当滴定至 Cl^- 被定量沉淀完全后,稍过量的 Ag^+ 就会与 CrO_4^{2-} 反应,产生砖红色的 Ag_2CrO_4 沉淀从而指示滴定终点到达。

(2)滴定条件

指示剂的用量:指示剂 CrO_4^{2-} 的浓度要适当,若太大氯离子尚未沉淀完全,即有砖红色的铬酸银沉淀生成,引起终点提前,且 CrO_4^{2-} 本身的黄色会影响对终点的观察;若太小则滴定至化学计量点稍过量仍不能形成铬酸银沉淀,导致终点滞后,影响滴定的准确度。

实际滴定时,通常在反应液总体积为 50 ~ 100 mL 的溶液中,加入5%铬酸钾指示剂约 1 ~ 2 mL,此时 $[CrO_4^{2-}]$ 约为$(2.6 ~ 5.2) \times 10^{-3}$ mol/L。若反应液总体积达到 100 mL 时,$AgNO_3$ 溶液(0.1 mol/L)约过量 0.02 mL。

溶液的 pH 条件:滴定应在中性或微碱性环境中进行。若酸度过高,CrO_4^{2-} 会因酸效应致使其浓度降低,导致铬酸银沉淀出现过迟甚至不沉淀;

$$2CrO_4^{2-} + 2H^+ \Longleftrightarrow 2HCrO_4^- \Longleftrightarrow Cr_2O_7^{2-} + H_2O$$

若溶液碱性太强,又将生成 Ag_2O 沉淀。

$$2Ag^+ + 2OH^- \Longleftrightarrow 2AgOH\downarrow \Longleftrightarrow Ag_2O\downarrow + H_2O$$

故适宜的 pH 范围为 6.5 ~ 10.5。当溶液的酸性或碱性太强时,应先以酚酞作指示剂,用 $NaHCO_3$ 或 HNO_3 中和,然后才能用 $AgNO_3$ 标准溶液滴定。

若试液中有铵盐存在,在碱性溶液中它会与 Ag^+ 生成 $Ag(NH_3)^+$ 或 $[Ag(NH_3)_2]^{2+}$,致使 $AgCl$ 和 Ag_2CrO_4 的溶解度增大,降低测定的准确度。

滴定时应剧烈振摇:因 AgX 沉淀具有吸附性,而使待测 X^- 被吸附导致终点提前,所以滴定过程中应用力振摇使被 $AgCl$ 或 $AgBr$ 沉淀吸附的 Cl^- 或 Br^- 及时释放,避免出现假终点。

预先分离干扰离子:凡能与 Ag^+ 生成沉淀的阴离子(如 PO_4^{3-}、AsO_4^{2-}、SO_3^{2-}、S^{2-}、CO_3^{2-} 及 CrO_4^{2-} 等);能与 CrO_4^{2-} 生成沉淀的阳离子(如 Ba^{2+}、Pb^{2+} 等);还有一些有色离子(如 Cu^{2+}、Co^{2+}、Ni^{2+} 等);以及在中性或弱碱性溶液中易发生水解反应的离子(如 Fe^{3+}、Al^{3+}、Sn^{4+} 等),上述离子均会干扰测定,应在测定前预先分离。

（3）应用范围：本法主要用于 Cl^-、Br^- 和 CN^- 的测定。不适用于滴定 I^- 和 SCN^-，因为 AgI 和 $AgSCN$ 沉淀对 I^- 和 SCN^- 有较强的吸附作用，即使剧烈振摇也无法使之释放，致使终点变化不明显。此外，此法也不适用于以 NaCl 标准溶液直接滴定 Ag^+，因为在试液中加入指示剂铬酸钾后，会立即析出铬酸银沉淀，而滴定时铬酸银再转化成氯化银的速率极慢，导致终点迟滞。因此若用铬酸钾指示剂法测定 Ag^+，须采用返滴定法，即先加入一定量过量的 NaCl 标准溶液，然后再加入指示剂，用 $AgNO_3$ 标准溶液返滴定剩余的 Cl^-。

考点：
莫尔法原理适用条件相关滴定反应。

2. 铁铵矾指示剂法（Volhard 法）

以铁铵矾 $[NH_4Fe(SO_4)_2 \cdot 12H_2O]$ 为指示剂，分为直接滴定法和返滴定法两种。

课堂互动
$AgNO_3$、NaCl、KI、NH_4SCN 这四项中莫尔法能直接测哪项？

（1）直接滴定法：在酸性条件下，以铁铵矾为指示剂，用 KSCN 或 NH_4SCN 标准溶液直接滴定溶液中的 Ag^+，发生如下反应：

滴定反应：　　　　　　$Ag^+ + SCN^- \rightarrow AgSCN \downarrow$（白色）　　　$K_{sp} = 1.0 \times 10^{-12}$

指示终点反应：　　　　$Fe^{3+} + SCN^- \rightarrow Fe(SCN)^{2+}$（棕红色）　　　$K = 138$

（2）返滴定法：在含有卤素离子的 HNO_3 溶液中，加入一定量过量的 $AgNO_3$ 标准溶液，使之与卤素离子生成沉淀，然后再以铁铵矾为指示剂，用 NH_4SCN 标准溶液返滴定过量的 $AgNO_3$ 标准溶液。发生如下反应：

滴定前反应：　　　　　　　　　$Ag^+ + X^- \rightarrow AgX \downarrow$

定量过量

滴定反应：　　　　　　　　　　$Ag^+ + SCN^- \rightarrow AgSCN \downarrow$

剩余量

指示终点反应：　　　　　　　$Fe^{3+} + SCN^- \rightarrow Fe(SCN)^{2+}$

（3）滴定条件：滴定应在 HNO_3 溶液中进行，一般控制溶液酸度为 $0.1 \sim 1$ mol/L。一方面若酸度过低，Fe^{3+} 易水解形成颜色较深的 $[Fe(H_2O)_5OH]^{2+}$ 或 $[Fe(H_2O)_4(OH)_2]^{4+}$ 等影响终点的观察，甚至产生 $Fe(OH)_3$ 沉淀以至失去指示剂作用。另一方面，在酸性溶液中能与 Ag^+ 生成沉淀的离子并不多，且在 HNO_3 介质中，许多干扰铬酸钾指示剂法的离子如 PO_4^{3-}、AsO_4^{3-}、S^{2-}、CrO_4^{2-}、CO_3^{2-} 等均不会干扰卤素离子的测定，因此本法选择性较高，是其最大的优点。

在直接滴定法中，为使终点时刚好能观察到 $Fe(SCN)^{2+}$ 明显的红色，所需 $Fe(SCN)^{2+}$ 的最低浓度为 6×10^{-6} mol/L。

另外，直接滴定法在滴定过程中，不断有 $AgSCN$ 沉淀形成，由于它具有强烈的吸附作用，所以有部分 Ag^+ 被吸附于其表面上，因此往往产生终点出现过早的情况，使结果偏低。因此滴定时应充分振摇，使被吸附的 Ag^+ 及时地释放出来。

用返滴定法测 Cl^- 时，由于 $K_{sp(AgCl)} > K_{sp(AgSCN)}$，即 $AgCl$ 溶解度大于 $AgSCN$，当剩余的 Ag^+ 被滴定完之后，过量的 SCN^- 将与 $AgCl$ 发生沉淀转化反应：

$$AgCl \downarrow + SCN^- \rightarrow AgSCN \downarrow + Cl^-$$

该反应使本应产生的 $Fe(SCN)^{2+}$ 红色不能及时出现，或已经出现的红色随着振摇而又消失。因此要得到持久的红色就必须继续滴入 SCN^-，直到 SCN^- 与 Cl^- 之间建立以下平衡为止：$\dfrac{[Cl^-]}{[SCN^-]} = \dfrac{K_{sp(AgCl)}}{K_{sp(AgSCN)}} = \dfrac{1.56 \times 10^{-10}}{1.1 \times 10^{-12}} = 156$

这无疑多消耗了 NH_4SCN 标准溶液,造成一定的滴定误差。因此在滴定氯化物时,为避免发生上述沉淀转化反应,可采取下列措施之一。

1)将已生成的 AgCl 沉淀滤去,再用 NH_4SCN 标准溶液滴这滤液。但这一方法需要过滤、洗涤等操作,手续烦琐。

2)在用 NH_4SCN 标准溶液滴定前,向待测 Cl^- 溶液中加入一定量的有机溶剂如硝基苯、异戊醇或二甲酯类等,强烈振摇后,有机溶液将 AgCl 沉淀包住,使其与溶液隔开,阻止 SCN^- 与 AgCl 发生沉淀转化反应。

但应用返滴定法测定 Br^-、I^- 时,由于 AgBr、AgI 的溶度积常数均比 AgSCN 小,所以不存在沉淀的转化。但在滴定碘化物时,指示剂须在加入过量 $AgNO_3$ 标准溶液之后才能加入,以免发生下述反应而造成误差:

$$2I^- + 2Fe^{3+} = I_2 + 2Fe^{2+}$$

(4)应用范围:采用直接滴定法可测定 Ag^+ 等;采用返滴定法可测定 Cl^-、Br^-、I^-、SCN^- 等离子。

> 考点:
> 佛尔哈德法原理适用条件相关滴定反应。

3. 吸附指示剂法(Fajans 法)

(1)指示终点原理:吸附指示剂是一类有机染料,其离子在溶液中被带异电荷的胶态沉淀吸附后,会因结构的改变引起颜色的变化,从而指示滴定终点。吸附指示剂可分为两类:①酸性染料,如荧光黄及其衍生物,属于有机弱酸,离解出指示剂阴离子;②碱性染料,如甲基紫、罗丹明6G等,离解出指示剂阳离子。

以 $AgNO_3$ 标准溶液滴定 Cl^-,采用荧光黄作指示剂为例进行讨论。荧光黄是一种有机弱酸($K_a \approx 10^{-8}$),用 HFI 表示,在溶液中存在如下离解平衡:

$$HFI \rightleftharpoons H^+ + FI^- \qquad pK_a = 7$$

在化学计量点之前,溶液中 Cl^- 过量,AgCl 胶态沉淀吸附 Cl^- 而带负电荷,同种电荷相斥,荧光黄阴离子 FI^- 不被吸附,溶液呈现 FI^- 的黄绿色;在化学计量点稍过量后,溶液中有过剩的 Ag^+,这时 AgCl 胶态沉淀吸附 Ag^+ 而带正电荷后,将强烈地吸附 FI^-,致使荧光黄指示剂结构发生变化而由黄绿色转变为粉红色,从而指示滴定终点。此过程可示意如下:

终点前 Cl^- 过量　　　　　　AgCl·Cl^- + FI^-(黄绿色)

终点后 Ag^+ 过量　　　　　　AgCl·Ag^+ + FI^- = AgCl·Ag^+·FI^-(粉红色)

如果用 NaCl 滴定 Ag^+,则颜色的变化正好相反。

(2)滴定条件

1)由于颜色的变化发生在胶态沉淀表面,欲使终点变色明显,应尽量使沉淀的比表面积大一些。为此常在滴定前加入糊精或淀粉等亲水性高分子物质以保护胶体;同时要避免大量中性盐存在,以防止卤化银凝聚,使其保持胶体状态。

2)溶液的 pH 条件:溶液的酸度必须有利于指示剂的显色离子存在。例如荧光黄是有机弱酸($K_a \approx 10^{-8}$),起指示作用的是其阴离子,因此其只能在 pH 7.0 ~ 10 的中性或弱碱性溶液中使用。若 pH<7,则主要以 HFI 形式存在,它不被沉淀吸附,无法指示终点。又如甲基紫为阳离子指示剂,须在 pH 1.5 ~ 3.5 的酸性溶液中使用。至于强碱性溶液,虽然有利于指示剂的电离,但会生成氧化银沉淀,故滴定不能在强碱性溶液中进行。

3)胶体颗粒对指示剂离子的吸附能力应略小于对被测离子的吸附能力。即滴定至化学计量点稍过量时,胶粒就立即吸附指示剂离子而变色,否则,如胶粒对指示剂离子吸附过强,未达化学计量点时胶粒就会吸附指示剂离子,而使终点提前;但如胶粒对指示剂离子的吸附能力太弱,则滴定至化学计量点后不能立即变色,致使终点迟滞。

卤化银胶体对卤素离子和几种常用吸附指示剂的吸附能力次序如下:

$$I^- > SCN^- > Br^- > 曙红 > Cl^- > 荧光黄$$

4)滴定应避免在强光下进行。因为吸附着指示剂的卤化银胶体对光极为敏感,遇光易分解析出金属银,而使溶液很快变灰或变黑,影响终点观察。

(3)应用范围:可用于 Cl^-、Br^-、I^-、SCN^- 和 Ag^+ 等的测定。

表10-5-3　常用的吸附指示剂及其适用范围和条件

指示剂	pKa	测定对象	滴定剂	颜色变化	滴定条件(pH)
荧光黄	7.0	Cl^-,Br^-,I^-	Ag^+	黄绿 – 粉红	7.0 ~ 10.0
二氯荧光黄	4.0	Cl^-,Br^-,I^-	Ag^+	黄绿 – 粉红	4.0 ~ 10.0
曙红	2.0	Br^-,I^-,SCN^-	Ag^+	粉红 – 红紫	2.0 ~ 10.0
甲基紫		Ag^+	Cl^-	红 – 紫	酸性

三、沉淀滴定法的应用

(一)标准溶液与基准物质

1. 基准物质

银量法常用的基准物质是市售的一级纯硝酸银(或基准硝酸银)和氯化钠。

考点:
　法杨司法原理适用条件。

硝酸银的市售品若纯度不够,可在稀硝酸中重结晶纯制。精制过程应避光并避免有机物(如滤纸纤维),以免 Ag^+ 被还原。所得结晶可在 100 ℃ 干燥除去表面水,在 200 ~ 250 ℃ 干燥 15 min 除去包埋水。硝酸银纯品不易吸潮,密闭避光保存。

氯化钠也有基准品规格试剂,也可用一般试剂规格的氯化钠进行精制。氯化钠易吸潮,应置于干燥器中保存。

2. 标准溶液

银量法所用标准溶液为 $AgNO_3$ 标准溶液和 NH_4SCN 标准溶液。

课堂互动
　试比较三种方法的优滴定条件、原理、对象。

$AgNO_3$ 标准溶液:可用直接称量法精密称取基准硝酸银,加水定容直接配制;也可用分析纯硝酸银间接配制,以基准 NaCl 标定。硝酸银标准溶液见光易分解,应于棕色瓶中避光保存。但存放一定时间后,应重新标定,标定方法最好采用与样品测定方法相同,以消除方法误差。

NH_4SCN 标准溶液:可直接用已标定好的 $AgNO_3$ 标准溶液标定;也可用 NaCl 作基准物质,用铁铵矾指示剂法,一次同时标定 $AgNO_3$ 标准溶液和 NH_4SCN 标准溶液。

(二)应用实例

1. 体液中氯离子含量的测定

人体有太多氯离子存在细胞外液,浓度约为 0.09 ~ 0.108 mol/L,体内无蛋白滤液常用莫尔法或者佛尔哈德法。临床测血清氯离子时,准确量取已除去蛋白质的血滤液,以 K_2CrO_4 为指示剂,用 $AgNO_3$ 标定溶液滴定,根据硝酸银标准溶液的用量和被测试样计量关系测出 Cl^- 的含量。

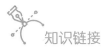

知识链接

实验室各种试剂的瓶装标签颜色分别代表不同的实验需求。

纯度等级	优级纯	分析纯	化学纯	实验试剂
英文代号	G. R. Guarantee Reagent	A. R. Analytical Reagent	C. P. Chemical Pure	L. R. Laboratory Reagent
瓶签颜色	绿色	红色	蓝色	黄色
适用范围	用作基准物质,主要用于精密的科学研究和分析实验	用于一般科学研究和分析实验	用于要求较高的无机和有机化学实验,或要求不高的分析检验	用于一般的实验和要求不高的科学实验

还有色谱纯:色谱纯试剂纯度很高,除要求含量高以外,还对微尘、水分都有很高的要求,属于高纯试剂的范畴。

问题:配制标准溶液应该用什么纯?

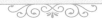

2. 镇痛药罗痛定($C_{21}H_{25}NO_4$)

用 HAc 溶解,加标准溶液 KI,让标准溶液 KI 定量与被测物质发生反应,生成沉淀。待沉淀溶解除去沉淀,剩滤液含有 KI,用法扬斯法回滴。

知识小结

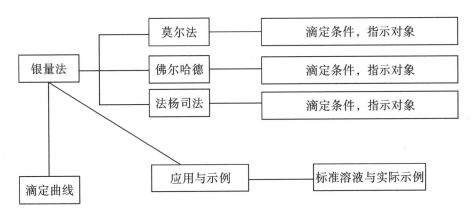

同步检测

一、单项选择题

1. 用 Morh 法测定 Cl^- 浓度,终点时生成什么颜色的沉淀?(   )
   A. 棕色　　　　　　　　B. 黄色　　　　　　　　　C. 砖红色　　　　　　　　D. 亮绿色

2. 用铁铵矾指示剂法测 Cl^- 时,要对 AgCl 沉淀进行过滤或包裹,其目的是防止发生(   )
   A. 封闭现象　　　　　　B. 沉淀转化　　　　　　　C. 酸效应　　　　　　　　D. 配位效应

3. 用铁铵矾指示剂法测 Cl^- 时,要对 AgCl 沉淀进行过滤或包裹,其目的是防止发生(   )
   A. 封闭现象　　　　　　B. 酸效应　　　　　　　　C. 盐效应　　　　　　　　D. 沉淀转化

4. 应用吸附指示剂法时,加入糊精的目的是为了(   )
   A. 增加溶解度　　　　　B. 保护胶体　　　　　　　C. 沉淀完全　　　　　　　D. 避免封闭现象

5. Volhard 法中,所用的标准溶液是(   )
   A. Fe^{3+}　　　　　　　B. $AgNO_3$　　　　　　　C. KSCN　　　　　　　　D. K_2CrO_4

6. 莫尔法测定 Cl^- 时,若酸度过高则(   )
   A. 终点提前出现　　　　B. AgCl 沉淀吸附 Cl 离子增多
   C. Ag_2CrO_4 沉淀不易形成　　D. AgCl 沉淀不完全

7. 莫尔法中所用指示剂是(   )
   A. KSCN　　　　　　　B. $AgNO_3$　　　　　　　C. K_2CrO_4　　　　　　D. Fe^{3+}

8. 采用莫尔法测定 Cl^- 时,滴定条件是(   )
   A. pH = 2.0 ~ 4.0　　　B. pH = 6.5 ~ 10.5　　　C. pH = 4.0 ~ 6.5　　　D. pH = 10.0 ~ 12.0

9. 下列样品中可用 Morh 法直接测定的是(   )
   A. $AgNO_3$　　　　　　B. NaCl　　　　　　　　C. KI　　　　　　　　　D. NH_4SCN

二、填空题

1. 铬酸钾指示剂法终点显色反应式为_____。

2. 铁铵矾指示剂法的终点显色反应式为_____。

3. Mohr 法终点显色反应式为_____。

4. 用铁铵矾指示剂法测 Cl^- 时,要对 AgCl 沉淀进行过滤或包裹,其目的是防止发生_____。

5. 应用吸附指示剂法时,加入糊精的目的是为了_____。

6. 加入强电解质后增大沉淀溶解度的现象叫_____。

三、简答题

1. 根据银量法所采用的指示剂不同,银量法可分为?

2. 影响沉淀溶解度主要有哪些因素?

3. 在溶度积规则里面,Ksp 与其离子积 Q 关系是?

四、计算题

1. 标定 0.1 mol/L $AgNO_3$ 溶液时,称取基准物质 NaCl 0.1652 g,终点时消耗 $AgNO_3$ 溶液 22.85 mL,计算 $AgNO_3$ 溶液的准确浓度。(M_{NaCl} = 58.44 g/mol)

2. 准确移取 25.00 mLNH$_4$SCN 溶液,用 0.1016 mol/L 的 $AgNO_3$ 溶液滴定至终点时消耗了 24.65 mL,计算 NH_4SCN 溶液的浓度。

(何茂秋)

附　录

附录一　常见化合物的摩尔质量

化合物	分子式	分子量	化合物	分子式	分子量
氯化银	$AgCl$	143.32	氢氧化镁	$Mg(OH)_2$	58.32
硝酸银	$AgNO_3$	169.87	溴化钠	$NaBr$	102.89
三氧化铝	AL_2O_3	101.96	氯化钠	$NaCl$	58.44
三氧化砷	As_3O_2	197.84	碳酸钠	Na_2CO_3	105.99
硫酸钡	$BaSO_4$	233.39	草酸钠	$Na_2C_2O_4$	134.00
碳酸钙	$CaCO_3$	100.09	碳酸氢钠	$·NaHCO_3$	84.01
氧化钙	CaO	56.08	EDTA 二钠	$Na_2H_2Y·2H_2O$	372.26
氯仿	$CHCl_3$	119.37	氢氧化钠	$NaOH$	40.00
结晶硫酸铜	$CuSO_4·5H_2O$	249.68	氯化铵	NH_4Cl	53.49
氧化亚铁	FeO	71.85	氨水	$NH_3·H_2O$	35.05
氧化铁	Fe_2O_3	159.69	锌	Zn	65.39
硫铁矿	$FeSO_4·7H_2O$	278.01	氧化锌	ZnO	81.39
盐酸	HCl	36.46	硫酸锌	$ZnSO_4·7H_2O$	287.56
硝酸	HNO_3	63.02	醋酸	CH_3COOH	60.05
过氧化氢	H_2O_2	34.02	草酸	$H_2C_2O·2H_2O$	126.07
硫酸	H_2SO_4	98.09	溴酸钾	$KBrO_3$	167.00
重铬酸钾	$K_2Cr_2O_7$	294.18	碘酸钾	KIO_3	214.00
碘化钾	KI	166.00	邻苯二甲酸氢钾	$KHC_8H_4O_4$	204.22
高锰酸钾	$KMnO_4$	158.03	维生素 C	$C_6H_8O_6$	176.12
氯化镁	$MgCl_2$	95.21	阿司匹林	$C_9H_8O_4$	180.15
碳酸镁	$MgCO_3$	84.31	硼砂	$Na_2B_4O_7·10H_2O$	381.37
氧化镁	MgO	40.30	铁铵矾	$NH_4Fe(SO_4)_2·12H_2O$	482.18

附录二 常用酸碱在水溶液中的解离常数

名称 （Name）	化学式 （Chemical formula）	K_a（或 K_b）	pKa 或 pKb
偏铝酸	$HAlO_2$	6.3×10^{-13}	12.2
亚砷酸	H_3AsO_3	6.0×10^{-10}	9.22
砷酸	H_3AsO_4	$6.3 \times 10^{-3}(K_{a1})$	2.20
		$1.05 \times 10^{-7}(K_{a2})$	6.98
		$3.2 \times 10^{-12}(K_3)$	11.50
硼酸	H_3BO_3	$5.8 \times 10^{-10}(K_{a1})$	9.24
		$1.8 \times 10^{-13}(K_{a2})$	12.74
		$1.6 \times 10^{-14}(K_{a3})$	13.8
次溴酸	$HBrO$	2.4×10^{-9}	8.62
氢氰酸	HCN	6.2×10^{-10}	9.21
碳酸	H_2CO_3	$4.2 \times 10^{-7}(K_{a1})$	6.38
		$5.6 \times 10^{-11}(K_{a2})$	10.25
次氯酸	$HClO$	3.2×10^{-8}	7.5
氢氟酸	HF	6.61×10^{-4}	3.18
高碘酸	HIO_4	2.8×10^{-2}	1.56
亚硝酸	HNO_2	5.1×10^{-4}	3.29
次磷酸	H_3PO_2	5.9×10^{-2}	1.23
亚磷酸	H_3PO_3	$5.0 \times 10^{-2}(K_{a1})$	1.3
		$2.5 \times 10^{-7}(K_{a2})$	6.6
磷酸	H_3PO_4	$7.52 \times 10^{-3}(K_{a1})$	2.12
		$6.31 \times 10^{-8}(K_{a2})$	7.2
		$4.4 \times 10^{-13}(K_{a3})$	12.36
焦磷酸	$H_4P_2O_7$	$3.0 \times 10^{-2}(K_{a1})$	1.52
		$4.4 \times 10^{-3}(K_{a2})$	2.36
		$2.5 \times 10^{-7}(K_{a3})$	6.6
		$5.6 \times 10^{-10}(K_{a4})$	9.25
氢硫酸	H_2S	$1.3 \times 10^{-7}(K_{a1})$	6.88
		$7.1 \times 10^{-15}(K_{a2})$	14.15
亚硫酸	H_2SO_3	$1.54 \times 10^{-2}(K_{a1})$	1.91
		$1.02 \times 10^{-8}(K_{a2})$	6.99

名称 （Name）	化学式 （Chemical formula）	K_a（或 K_b）	pKa 或 pKb
硫酸	H_2SO_4	1.9×10^{-2}（K_{a1}）	1.99
		2.52×10^{-1}（K_{a2}）	0.6
硫代硫酸	$H_2S_2O_3$	1.9×10^{-2}（K_{a2}）	1.72
氢硒酸	H_2Se	1.0×10^{-11}（K_{a2}）	11
亚硒酸	H_2SeO_3	2.7×10^{-3}（K_{a1}）	2.57
		2.5×10^{-7}（K_{a2}）	6.6
硒酸	H_2SeO_4	1×10^{3}（K_{a1}）	−3
		1.2×10^{-2}（K_{a2}）	1.92
硅酸	H_2SiO_3	1.7×10^{-10}（K_{a1}）	9.77
		1.6×10^{-12}（K_{a2}）	11.8
甲酸	HCOOH	1.8×10^{-4}	3.75
乙酸	CH_3COOH	1.74×10^{-5}	4.76
草酸	$H_2C_2O_4$	6.5×10^{-2}（K_{a1}）	1.19
		6.1×10^{-5}（K_{a2}）	4.21
丙酸	CH_3CH_2COOH	1.35×10^{-5}	4.87
丙烯酸	$CH_2 = CHCOOH$	5.5×10^{-5}	4.26
乳酸（丙醇酸）	$CH_3CHOHCOOH$	1.4×10^{-4}	3.86
丙二酸	$HOOCCH_2COOH$	1.49×10^{-3}（K_{a1}）	2.83
		2.03×10^{-6}（K_{a2}）	5.69
水杨酸	$C_6H_4(OH)COOH$	1.07×10^{-3}（K_{a1}）	2.97
		4×10^{-14}（K_{a2}）	13.4
乙二胺四乙酸（EDTA）	H_6Y^{2+}	0.1（K_{a1}）	0.90
	H_5Y^{1}	3.0×10^{2}	1.60
	H_4Y	1.0×10^{-2}	2.00
	H_3Y^{-}	2.14×10^{-3}	2.67
	H_2Y^{2-}	6.92×10^{-7}	6.16
	HY^{3-}	5.5×10^{-11}	10.26
氢氧化银	AgOH	1.10×10^{-4}	3.96
氢氧化钙	$Ca(OH)_2$	3.72×10^{-3}	2.43
		3.98×10^{-2}	1.40
氨水	NH_3	1.76×10^{-5}	4.75
羟氨	$NH_2OH \cdot H_2O$	9.12×10^{-9}	8.04
氢氧化银	AgOH	1.10×10^{-4}	3.96
氢氧化锌	$Zn(OH)_2$	9.55×10^{-4}	3.02
甲胺	CH_3NH_2	4.17×10^{-4}	3.38

名称 (Name)	化学式 (Chemical formula)	K_a(或 K_b)	pKa 或 pKb
尿素(脲)	$CO(NH_2)_2$	1.5×10^{-14}	13.82
乙胺	$CH_3CH_2NH_2$	4.27×10^{-4}	3.37
乙二胺	$H_2N(CH_2)_2NH_2$	$8.51\times10^{-5}(K_{b1})$	4.07
		$7.08\times10^{-8}(K_{b2})$	7.15
乙醇胺	$H_2N(CH_2)_2OH$	3.16×10^{-5}	4.50
苯胺	$C_6H_5NH_2$	3.98×10^{-10}	9.4
吡啶	C_5H_5N	1.48×10^{-9}	8.83

附录三　难溶电解质的标准溶度积常数($18 \sim 25$ ℃)

难溶电解质		溶度积	难溶电解质		溶度积
名　称	化学式		名　称	化学式	
氟化钙	CaF_2	5.3×10^{-9}	氢氧化锌	$Zn(OH)_2$	1.2×10^{-17}
氟化锶	SrF_2	2.5×10^{-9}	氢氧化镉	$Cd(OH)_2$(新↓)	2.5×10^{-14}
氟化钡	BaF_2	1.0×10^{-6}	氢氧化铬	$Cr(OH)_3$	6.3×10^{-31}
二氯化铅	$PbCl_2$	1.6×10^{-5}	氢氧化亚锰	$Mn(OH)_2$	1.9×10^{-13}
氯化亚铜	$CuCl$	1.2×10^{-6}	氢氧化亚铁	$Fe(OH)_2$	1.8×10^{-16}
氯化银	$AgCl$	1.8×10^{-10}	氢氧化铁	$Fe(OH)_3$	4×10^{-38}
氯化亚汞	Hg_2Cl_2	1.3×10^{-18}	碳酸钡	$BaCO_3$	5.4×10^{-9}
二碘化铅	PbI_2	7.1×10^{-9}	铬酸钙	$CaCrO_4$	7.1×10^{-4}
溴化亚铜	$CuBr$	5.3×10^{-9}	铬酸锶	$SrCrO_4$	2.2×10^{-5}
溴化银	$AgBr$	5.0×10^{-13}	铬酸钡	$BaCrO_4^{(2)}$	1.6×10^{-10}
溴化亚汞	Hg_2Br_2	5.6×10^{-23}	铬酸铅	$PbCrO_4$	2.8×10^{-13}
二溴化铅	$PbBr_2$	4.0×10^{-5}	铬酸银	Ag_2CrO_4	1.1×10^{-12}
碘化银	AgI	8.3×10^{-17}	重铬酸银	$Ag_2Cr_2O_7$	2.0×10^{-7}
碘化亚铜	CuI	1.1×10^{-12}	硫化亚锰	$MnS^{(2)}$	1.4×10^{-15}
碘化亚汞	Hg_2I_2	4.5×10^{-29}	氢氧化钴	$Co(OH)_3$	1.6×10^{-44}
硫化铅	PbS	8.0×10^{-28}	氢氧化亚钴	$Co(OH)_2$(粉红)	2×10^{-16}
硫化亚锡	SnS	1.0×10^{-25}		$Co(OH)_2$(新↓)	1.6×10^{-15}
三硫化二砷	$As_2S_3^{(1)}$	2.1×10^{-22}	氯化氧铋	$BiOCl$	1.8×10^{-31}
三硫化二锑	$Sb_2S_3^{(2)}$	1.5×10^{-93}	碱式氯化铅	$PbOHCl$	2.0×10^{-14}
三硫化二铋	$Bi_2S_3^{(2)}$	1×10^{-97}	氢氧化镍	$Ni(OH)_2$	2.0×10^{-15}

难溶电解质		溶度积	难溶电解质		溶度积
名 称	化学式		名 称	化学式	
硫化亚铜	Cu_2S	$2.5×10^{-48}$	硫酸钙	$CaSO_4$	$9.1×10^{-6}$
硫化铜	CuS	$6.3×10^{-36}$	硫酸锶	$SrSO_4$	$4.0×10^{-8}$
硫化银	Ag_2S	$6.3×10^{-50}$	硫酸钡	$BaSO_4$	$1.1×10^{-10}$
硫化锌	$\alpha-ZnS$	$1.6×10^{-24}$	硫酸铅	$PbSO_4$	$1.6×10^{-8}$
	$\beta-ZnS$	$2.5×10^{-22}$	硫酸银	Ag_2SO_4	$1.4×10^{-5}$
硫化镉	CdS	$8.0×10^{-27}$	亚硫酸银	Ag_2SO_3	$1.5×10^{-14}$
硫化汞	$HgS(红)$	$4.0×10^{-53}$	硫酸亚汞	Hg_2SO_4	$7.4×10^{-7}$
	$HgS(黑)$	$1.6×10^{-52}$	碳酸镁	$MgCO_3$	$3.5×10^{-8}$
硫化亚铁	FeS	$6.3×10^{-18}$	碳酸钙	$CaCO_3$	$2.8×10^{-9}$
硫化钴	$\alpha-CoS$	$4.0×10^{-21}$	碳酸锶	$SrCO_3$	$1.1×10^{-10}$
	$\beta-CoS$	$2.0×10^{-25}$	草酸镁	$MgC_2O_4^{(2)}$	$8.6×10^{-5}$
硫化镍	$\alpha-NiS$	$3.2×10^{-19}$	草酸钙	$CaC_2O_4 \cdot H_2O$	$2.6×10^{-9}$
	$\beta-NiS$	$1.0×10^{-24}$	草酸钡	BaC_2O_4	$1.6×10^{-7}$
	$\gamma-NiS$	$2.0×10^{-25}$	草酸锶	$SrC_2O_4 \cdot H_2O^{(2)}$	$2.2×10^{-5}$
氢氧化铝	$Al(OH)_3(无定形)$	$1.3×10^{-33}$	草酸亚铁	$FeC_2O_4 \cdot 2H_2O$	$3.2×10^{-7}$
氢氧化镁	$Mg(OH)_2$	$1.8×10^{-11}$	草酸铅	PbC_2O_4	$4.8×10^{-10}$
氢氧化钙	$Ca(OH)_2$	$5.5×10^{-6}$	六氰合铁(Ⅱ)酸铁铁(Ⅲ)	$Fe_4[Fe(CN)_6]_3$	$3.3×10^{-41}$
氢氧化亚铜	$CuOH$	$1.0×10^{-14}$	六氰合铁(Ⅱ)酸铜(Ⅱ)	$Cu_2[Fe(CN)_6]$	$1.3×10^{-16}$
氢氧化铜	$Cu(OH)_2$	$2.2×10^{-20}$	碘酸铜	$Cu(IO_3)_2$	$7.4×10^{-8}$
氢氧化银	$AgOH$	$2.0×10^{-8}$			

(1)数据摘自 Dean J. A., Lange's Handbook of Chemistry, 14th ed. , 8.2, New York: McGraw Hill, 1992。

(2)数据摘自《化学便览》基础编(Ⅱ),(改订二版),日本化学会编,丸善株式会社,昭和50年。

附录四　EDTA 与金属离子的配合物的稳定常数(20 ℃)

金属离子	lgK 稳	金属离子	lgK 稳	金属离子	lgK 稳
Na^+	1.66	Fe^{2+}	14.33	Ni^{2+}	18.56
Li^+	2.79	Ce^{3+}	15.98	Cu^{2+}	18.70
Ag^+	7.32	Al^{3+}	16.11	Sn^{2+}	22.11
Ba^{2+}	7.86	Co^{2+}	16.31	Cr^{3+}	23.40

金属离子	lgK 稳	金属离子	lgK 稳	金属离子	lgK 稳
Mg^{2+}	8.64	Pt^{3+}	16.40	Fe^{3+}	25.10
Be^{2+}	9.20	Cd^{2+}	16.40	Bi^{3+}	27.94
Ca^{2+}	10.69	Zn^{2+}	16.50	Co^{3+}	36.00
Mn^{2+}	13.87	Pb^{2+}	18.30		

附录五　EDTA 在不同 pH 值的酸效应系数($\lg\alpha_{\gamma(H)}$)

pH	$\lg\alpha_{\gamma(H)}$	pH	$\lg\alpha_{\gamma(H)}$	pH	$\lg\alpha_{\gamma(H)}$
0.0	23.64	4.5	7.50	8.5	1.77
0.4	21.32	5.0	6.45	9.0	1.29
1.0	17.51	5.4	5.69	9.5	0.83
1.5	15.55	5.8	4.98	10.0	0.45
2.0	13.79	6.0	4.65	10.5	0.20
2.8	11.09	6.5	3.92	11.0	0.07
3.0	10.60	7.0	3.32	11.5	0.02
3.4	9.70	7.5	2.78	12.0	0.01
4.0	8.44	8.0	2.27	13.0	0.00

附录六　常见电极电对的标准电极电势

电极反应	φ^{θ} / V	电极反应	φ^{θ} / V
酸性介质		$I_2+2e^-\rightarrow 2I^-$	+0.5355
$Ag^++e^-\rightarrow Ag$	+0.799	$K^++e^-\rightarrow K$	−2.931
$AgCl+e^-\rightarrow Ag+Cl^-$	+0.222	$Li^++e^-\rightarrow Li$	−3.024
$Br_2+2e^-\rightarrow 2Br^-$	+1.066+	$Mn^{2+}+2e^-\rightarrow Mn$	−1.185
$Cd^{2+}+2e^-\rightarrow Cd$	1.066	$MnO_4^-+e^-\rightarrow MnO_4^{2-}$	+0.54
$Ce^{4+}+e^-\rightarrow Ce^{3+}$	−0.402	$MnO_4^-+8H^++5e^-\rightarrow Mn^{2+}+4H_2O$	+1.51
$Cl_2+2e^-\rightarrow 2Cl^-$	+1.72	$Na^++e^-\rightarrow Na$	−2.71

电极反应	φ^{θ} / V	电极反应	φ^{θ} / V
$Co^{3+}+e^-\rightarrow Co^{2+}$	+1.359-	$Pb^{2+}+2e^-\rightarrow Pb$	−0.1262
$Cr^{3+}+3e^-\rightarrow Cr$	−0.71	$Pb^{4+}+2e^-\rightarrow Pb^{2+}$	+1.69
$Cr_2O_7^{2-}+14H^++6e^-\rightarrow 2Cr^{3+}+7H_2O$	+1.83	$Rb^++e^-\rightarrow Rb$	−2.943
$Cs^++e^-\rightarrow Cs$	−0.71	$Sn^{2+}+2e^-\rightarrow Sn$	−0.140
$Cu^{2+}+e^-\rightarrow Cu^+$	+0.153	$Sn^{4+}+2e^-\rightarrow Sn^{2+}$	+0.151
$Cu^{2+}+2e^-\rightarrow Cu$	+0.341	$Zn^{2+}+2e^-\rightarrow Zn$	−0.7618
$F_2+2e^-\rightarrow F^-$	+3.06	碱性介质	
$Fe^{2+}+2e^-\rightarrow Fe$	+2.656	$AsO_4^{3-}+2H_2O+2e^-\rightarrow AsO_2^-+4OH^-$	−0.71
$Fe^{3+}+e^-\rightarrow Fe^{2+}$	−0.447	$Fe(OH)_3+e^-\rightarrow Fe(OH)_2+OH^-$	−0.56
$2H^++2e^-\rightarrow H_2$	+0.771	$2H_2O+2e^-\rightarrow H_2+2OH^-$	−0.8277
$H_2O_2+2H^++2e^-\rightarrow 2H_2O$	0.0000	$Mg(OH)_2+2e^-\rightarrow Mg+2OH^-$	−2.690
$Hg^{2+}+2e^-\rightarrow Hg$	+1.776	$MnO_4^-+2H_2O+3e^-\rightarrow MnO_2+4OH^-$	+0.595
$Hg_2Cl_2+2e^-\rightarrow 2Hg+2Cl^-$	+0.851	$Ni(OH)_2+2e^-\rightarrow Ni+2OH^-$	−0.72

附录七　重要的鉴别反应

序号	试剂	现象	可鉴别的化合物
1	2,4-二硝基苯肼	橙黄色沉淀或橙红色沉淀	醛、酮
2	硝酸银氨溶液或二氯化铜溶液	白色炔化银或砖红色炔化亚铜	$RC\equiv CH$ 型炔烃卤代烃
3	硝酸银醇溶液	卤化银沉淀	卤代烃
4	Benedict 试剂	砖红色氧化亚铜沉淀	脂肪醛、还原糖
5	溴的四氯化碳溶液	褪色	烯、炔
6	Fehling 试剂	砖红色氧化亚铜沉淀	脂肪醛、还原糖
7	茚三酮溶液/加热	蓝紫色或黄色	氨基酸、肽和蛋白质
8	高锰酸钾溶液	褪色	不饱和炔、乙二酸、某些烃基苯、伯醇和仲醇
9	Tollens 试剂	银镜	多数醛、还原糖、α-羟基酸
10	醋酐-浓硫酸	红-紫-褐-绿色	胆固醇和某些甾族化合物
11	重氮盐	有色的偶氮化合物	酚或芳香胺
12	碘	蓝紫色、红色	淀粉、糖原

序号	试剂	现象	可鉴别的化合物
13	碘的碱溶液	淡黄色晶体	乙醛和甲基酮 CH3CH(OH)-R(H)
14	磺酰氯	沉淀及在碱性溶液中溶解与否	伯、仲、叔胺
15	碱性硫酸铜溶液	紫红色或紫色	含两个或两个以上肽键的化合物
16	三氯化铁水溶液	呈色	酚、烯醇
17	碱性稀硫酸铜溶液	绛蓝色的铜盐	邻二醇
18	溴水	褪色	醛糖或酮糖
19	溴水	白色沉淀	苯酚等酚类
20	亚硝酸	黄色油状物或固体	仲胺
21	亚硝酸	放出氮气	脂肪族伯胺、脲

附录八 化学试剂纯度、分类及英文代号

纯度等级	英文代号	瓶签颜色	解释	适用范围
基准试剂	JZ	绿色	作为基准物质,标定标准溶液	标定标准溶液
优级纯	G. R. Guarantee Reagent	绿色	又称一级品或保证试剂,99.8%	用作基准物质,主要用于精密的科学研究和分析实验
分析纯	A. R. Analytical Reagent	红色	又称二级试剂,纯度很高,99.7%,略次于优级纯	用于一般科学研究和分析实验
化学纯	C. P. Chemical Pure	蓝色	又称三级试剂,≥ 99.5%,纯度与分析纯相差较大	用于要求较高的无机和有机化学实验,或要求不高的分析检验
实验试剂	L. R. Laboratory Reagent	黄色	又称四级试剂,主成分含量高,纯度较差	用于一般的实验和要求不高的科学实验

纯度等级	英文代号	纯度等级	英文代号	纯度等级	英文代号
纯	Purum Pur	光谱纯	SP	电子纯	MOS
高纯试剂	EP	分光纯	UV	当量试剂	3N、4N、5N
色谱纯(气相)	GC	指示剂	Ind	显色剂	Deve l oper
色谱纯(液相)	LC	气液色谱	GLC	原子吸收光谱	AAS
高效液相色谱	HPLC	气固色谱	GSC	红外吸收光谱	IR
荧光分析	FIA	薄层色谱	TLC	光谱标准物质	SSS
生物染色	BS	凝胶渗透色谱	GPC	工业用	Tech
生化试剂	BC	有机分析试剂	OAS	分析用	PA
生物试剂	BR	微量分析试剂	MAS	实习用	Pract

附录九　常见官能团优先次序

次序	官能团结构	化合物类型
1	—COOH	羧酸
2	—SO₃H	磺酸
3	$\underset{\|}{\overset{O}{\|}}\text{C}-\text{O}-\underset{\|}{\overset{O}{\|}}\text{C}$	酸酐
4	$\underset{\|}{\overset{O}{\|}}\text{C}-\text{O}$	酯
5	$\underset{\|}{\overset{O}{\|}}\text{C}-\text{X}$	酰卤
6	$\underset{\|}{\overset{O}{\|}}\text{C}-\text{NH}_2$	酰胺
7	—C≡N	腈
8	—CHO	醛
9	$\underset{\|}{\overset{O}{\|}}\text{C}$	酮
10	—OH	醇和酚
11	—NH₂	胺

附录十　常见官能团作为取代基的中英文名称

官能团	取代基中文名称	取代基英文名称
— COOH	羧基	carboxy–
— SO₃H	磺酸基	sulfo–
— CN	氰基	cyano–
— CHO	甲酰基	formyl–

官能团	取代基中文名称	取代基英文名称
—O	氧亚基	oxo-
—OH	羟基	hydroxy-
—OR(如:—OCH₃)	烃氧基(甲氧基)	R-oxy-(methoxy-)
—SH	巯基	sulfanyl-
—NH₂	氨基	amino-
—F	氟	fluoro-
—Cl	氯	chloro-
—Br	溴	bromo-
—I	碘	iodo-
—NO₂	硝基	nitro-

附录十一　《药用基础化学》教学基本要求

一、课程的性质和任务

(一)课程的性质与地位

《药用基础化学》是药学及相关专业的一门重要基础课程,它在药学领域及生产实践中广泛应用。无论是药物分析还是药物检验等都需要以化学理论为指导,以化学计算和实践技能及测定原理、分析方法为依靠。化学知识渗透到了药学及相关专业知识的方方面面,甚至贯穿某些课程的始终,如"药物分析""天然药物化学"专业课程从始至终都需要用到化学知识和化学分析方法,"解剖与生理"中药鉴定技术"等课程也都离不开化学知识。学生只有掌握药用基础化学基础理论、基本知识,学会分析方法,掌握分析技术,才能更进一步学习和掌握专业知识和技能。

(二)课程的任务

《药用基础化学》在药学专业群人才培养体系中具有不可替代的重要作用,课程内容根据人才培养目标确定。药学各类专业人才培养目标要求学生具有扎实的药用基础化学基本概念、基本理论和基本技能,为后续课程的学习和职业岗位工作打下坚实的基础。其课程内容包括无机化学、有机化学和分析化学三个模块,共计126学时,于一年级第一学期和第二学期开设。

二、课程目标

(一)总体能力(技能)目标

以能力培养为核心,以职业技能为重点,以"多媒体教学+实验实训"为教学模式,增加岗位认知能力学习,增加企业技术人员参与课程建设,增加开放实验教学,全方位开放实验室,删减合并理论课程内容,减少理论课堂授课比例;将理论教学和实践教学进行适度融合,实现"教""学""做""考"的一体化,培养学生的岗位工作能力和创新能力,达到为专业培养目标服务并"满足药物制剂和药物分析生产一线岗位需要"的总体目标,实现课程与"药物制剂工"、"药物分析工"以及"药师"职业资格证书培训和考证接轨。

(二)具体目标

通过对高职高专的教育文件以及药事管理法律法规的学习,形成对培养人才模式的认识,同时通过对行业企业的走访调研,了解药师技能型人才要具备的药学知识结构和能力结构,从而制定《药用基础化学》的三维目标。

《药用基础化学》课程三维目标

知识目标	能力目标	素质目标
1.无机化学模块 (1)溶液浓度的各种表示方法; (2)药物的物理性质特征常数 2.有机化学模块 (1)有机化合物的结构及命名 (2)各类官能团的理化性质及鉴定方法 (3)物质的旋光异构 3.分析化学模块 (1)分析数据的处理及计算 (2)误差的来源及避免方法 (3)酸碱滴定分析方法 (4)氧化还原滴定分析方法 (5)沉淀滴定分析方法 (6)配位滴定分析方法	1.专业能力 (1)能配制各种浓度的溶液 (2)能对官能团的理化性质进行鉴定 (3)熟练运用四大滴定分析法 2.社会能力 (1)具有较强的语言表达、职业沟通和协调能力 (2)具有团队合作和协作精神;遵守劳动纪律、自律意识 (3)具有良好的心理素质、诚信品格和社会责任感 (4)具有独立开展项目调查和项目实践的能力 (5)具有踏实肯干的工作作风和卫生、安全、节能、环保的意识 3.方法能力 (1)能自主学习《药用基础化学》新知识、新工艺新技术等 (2)能通过各种媒体资源查找所需信息 (3)能独立制定项目工作计划并进行实施	1.具有主动参与、积极进取、崇尚科学、探究科学的学习态度和思想意识 2.具有理论联系实际,严谨认真、实事求是的科学态度 3.具有辩证思维能力和创新精神 4.具有良好的职业道德和正确的思维方式 5.具有创新意识和解决实际问题的能力

三、课程内容和课时分配

本课程通过对专业、行业企业的走访调查,以"市场需要→岗位特点→技能需求→课程体系→课程内容→知识模块构建"为指导思想,根据教学改革突出实用性、针对性的原则,以依照国家食品药品监督管理局执业药师资格标准、药用技术专业群人才培养目标、"药物分析"等后续课程要求以及药物分析工、药物制剂工和药师等岗位的需求,打破原有课程体系,按知识技能的先后逻辑顺序对无机化学、分析化学和有机化学传统化学类课程进行重组,形成模块,制订出各模块承担的工作任务,初步建立新的课程体系,包含4个模块,13个项目(其中三个为实训项目),从而具备对药物结构合成、生产反应必须的化学基本知识;对药物作用原理必须的物质结构知识;对药品检测所必须的化学滴定分析方法和技能。

《药用基础化学》教学课时分配建议（126 学时）

项目名称	学时分配		
	理论	实训	小计
项目一物质结构	6	0	6
项目二分散体系	10	8	18
项目三化学反应速率和化学平衡	4	2	6
项目四非金属元素和金属元素	2	2	4
项目五有机化合物的基本概述	2	0	2
项目六有机化合物的命名	6	10	16
项目七有机化合物的反应	2	18	20
项目八立体化学基础	8	0	8
项目九定量分析概述	2	2	4
项目十滴定分析法	20	22	42
合计	62	64	126

备注：具体学时在不同专业中因教学重难点不同学时分配会不同。

四、课程实施

（一）教学建议

1. 教学设计应着力于学习情境的设计，精心选择典型工作任务载体，创建职业化的教学环境及基于此的职业氛围，突出工作过程导向的理念，将职业工作作为一个整体化的行为过程进行分析，在技能训练中串联相关知识学习。

2. 教学方法应采取情景教学法、药厂现场教学法、案例分析法、角色扮演法、演示法、讨论法等多种教学方法，以典型工作任务为载体安排和组织教学活动，以工作任务激发学生的学习兴趣和成就感。

3. 教学组织贯彻以学生为主体的思想，实施行动教学。学生是学习过程的中心，教师是学习过程的组织者与协调人。学生按小组分工协作，完成学习型工作任务，着力培养学生"独立制定方案，独立实施方案、独立评估方案"的行动能力。

4. 开发丰富的教学资源，便于教师组织教学，便于学生自主学习。如教师指导用书、多媒体教学课件、视频资料、教学案例、图书资料、电子期刊、实训指导与考核标准等。

5. 本课程实践性强，建议实训室进行开放式管理，满足学生在课余时间训练需要。

（二）教学方法

在课程教学中体现"学为主体、导为主线、知识传授与能力培养并重"的原则，充分利用计算机、多媒体等科学技术在教学中的手段作用，创新智慧平台，利用新视角，形成翻转式教学模式，解决新问题，将教学主体从"教"转移到"学"，最大限度地培养学生的能力，同时合理、灵活运用"任务驱动式"、

"项目式"、"基于工作过程式"、"启发式"、"案例教学"以及"模拟教学法"等先进的教学方法。通过这些教学方法的有机结合,充分发挥学生的主体作用,培养学生的沟通能力、创新能力、团队意识和合作精神。

1. 项目教学法

项目教学法是师生通过共同实施一个完整的"项目"工作而进行的教学行为。《药用基础化学》根据实验教学的前后连贯性,开设综合性的实验项目。如开设"电子天平的使用—氢氧化钠溶液的配制与标定—防腐剂苯甲酸含量的测定—实验数据处理—实验误差分析"项目实验,将几个实验串联形成大的实验项目,使前一个实验结果直接影响后一个实验的成败。通过这种项目训练,能够有效培养学生细密的实验思维、较强的动手能力和严谨的科学态度。

2. 案例教学法

案例教学法是一种很有效的具有独特效果的教学模式,通过生活案例分析拉近学与用的距离,激发学生学习兴趣,活跃课堂气氛,使学生在轻松的氛围中主动掌握并灵活应用知识。如在氧化还原滴定法中高锰酸钾法以血液中钙含量的测定为例,使学生把理论与实际密切联系起来,既可以培养学生分析问题、解决问题的能力,还可以增强学生的学习欲望和自信心,学习由被动转为主动。

3. 模拟教学法

模拟教学法是一种用教学手段和环境为目标导向的行动导向教学法,形象生动地模拟实验全过程,利用计算机技术将教学内容制成多媒体课件,通过图形、动画等形式多角度演示丰富的实验信息,提高实验直观性与趣味性,加深学生理解及掌握操作技能。如酸碱滴定法指示剂的选择原理,通过模拟实验让学生直观接受相关知识和实验操作过程及注意事项,让学生自己做实验时思路更加清晰。

4. 现场教学法

现场教学法以实训现场为中心,以实际问题为对象,以学生活动为主体,具有直观、生动、形象的特点。在实训教学中,学生边做边学,理论与技能训练并重,教师随时知道、纠正学生的操作,强调注意事项和关键步骤,实现师生互动,提高学生的学习兴趣和学习效率。

5. 归纳教学法

《药用基础化学》涉及多门基础学科和专业学科的知识,因此在教学过程中采用总结、归纳和分析比较的方法能帮助学生理解和记忆,在复习中可起到事半功倍的效果。

五、课程考核与评价

(一)考核与评价原则

1. 坚持开放、多元化整体评价观。加强过程考核、动态考核、跟踪考核,注重形成性评价和诊断性评价、对理论水平、实践能力和素质现状作出整体性评价,同时突出教师评价的重要性。

2. 采取现场操作、技能比赛、论文或问题答辩、口试等多样化的考核方法,多角度考核。

3. 坚持约束与激励相结合的评价机制,对创新意识强和综合评价较好的学生予以适当的成绩奖励。

（二）考核与评价方案

《药用基础化学》教学考核与评价

考核类型	考核项目	权重比例		评价方式
过程考核	阶段性检测	10%	50%~70%	学生评价 教师同行互评 第三方督导评价 后续课程教师评价
	作业、实验报告、课堂表现、在线表现等	30%		
	加分项	10%		
终结考核	理论综合评价	25%	50%~30%	教师评价
	实践综合评价	25%		

参考文献

[1] 蔡自由,叶国华.无机化学[M].3 版.北京:中国医药科技出版社,2017.

[2] 蒋文,石宝珏.无机化学[M].4 版.北京:中国医药科技出版社,2021.

[3] 陈任宏,董会钰.药用基础化学[M].2 版.北京:化学工业出版社,2019.

[4] 刘君,张爱平.无机化学[M].2 版.北京:中国医药科技出版社,2021.

[5] 张乐华.无机化学[M].3 版.北京:高等教育出版社,2017.

[6] 陆阳.有机化学[M].9 版.北京:人民卫生出版社,2020.

[7] 中国化学会有机化合物命名审定委员会.有机化合物命名原则(2017)[M].北京:科学出版社,2018.

[8] 张乐华.基础化学[M].4 版.北京:高等教育出版社,2020.

[9] 陆艳琦,马建军,陈瑛.基础化学[M].武汉:华中科技大学出版社,2017.

[10] 牛秀明,林珍.无机化学[M].3 版.北京:人民卫生出版社,2018.

[11] 林辉.有机化学[M].5 版.北京:中国中医药出版社 2021.

[12] 项光亚.有机化学[M].2 版.北京:中国医药科技出版社 2021.

[13] 胡宏文.有机化学[M].5 版.北京:高等教育出版社 2020.

[14] 汪朝阳.有机化学[M].6 版.北京:高等教育出版社 2020.

[15] 王文渊,黄丹云,程萍.分析化学[M].武汉:华中科技大学出版社,2021.

[16] 姜慧君,历廷有.有机化学实验[M].南京:凤凰科学技术出版社,2020.

药用基础化学教学资源
（供参考）

项目一任务一
原子结构及元素
周期律

项目一任务二
化学键及分子结构

项目二任务一
分散系

项目二任务二
溶液组成的表示
方法及配制

项目二任务三
稀溶液的依数性

项目三任务一、二
化学反应速率和
化学平衡

项目四任务一
非金属元素选述

项目四任务二
金属元素选述

项目五任务一
有机化合物和有机化学

项目五任务二
有机化合物的分类

项目五任务三
有机化学中的
酸碱概念

项目六任务一
烃的命名

项目六任务二
烃的衍生物的命名

项目六任务三
杂环化合物的命名

项目七任务一
取代反应

项目七任务二
加成反应

项目七任务三
消除反应

项目七任务四
氧化与还原反应

项目七任务五
特殊反应

项目八任务一
构象异构

项目八任务二
顺反异构

项目八任务三
立体异构

项目九任务一
定量分析的任务、
方法和误差

项目九任务二
分析结果的数据
的处理

项目十任务一
滴定分析法概述

项目十任务二
酸碱滴定法

项目十任务三
氧化还原滴定法

项目十任务四
配位滴定法

项目十任务五
沉淀滴定法

配合物的解离

配合物的生成

焰色反应